Wächter Johanna

D1986999

Wolfgang Larbig

Schmerz

Grundlagen – Forschung – Therapie

Mit einem Vorwort von
Niels Birbaumer

Verlag W. Kohlhammer
Stuttgart Berlin Köln Mainz

Für Christine,
Timmo, Florentine
und meine Eltern

Divinum opus est sedare dolorem
Hippokrates

Lange bevor es Physik und Psychologie
gegeben hat, brachte der Schmerz die Materie
und der Gram die Seele zum Zerfall.
E. M. Cioran

CIP-Kurztitelaufnahme der Deutschen Bibliothek

Larbig, Wolfgang:
Schmerz : Grundlagen – Forschung – Therapie ;
e. Einf. in d. klin.-psychophysiolog. Schmerzforschung
u. klin.-psycholog. Schmerzbehandlung / Wolfgang Larbig.
Mit e. Vorw. von Niels Birbaumer.
– Stuttgart ; Berlin ; Köln ; Mainz : Kohlhammer, 1982.
ISBN 3–17–007489–X

Alle Rechte vorbehalten
© 1982 Verlag W. Kohlhammer GmbH
Stuttgart Berlin Köln Mainz
Verlagsort: Stuttgart
Umschlag: hace
Gesamtherstellung:
W. Kohlhammer Druckerei GmbH + Co. Stuttgart
Printed in Germany

Inhalt

Vorwort

Als Wolfgang Larbig vor 6 Jahren zu unserem Arbeitsbereich Klinische und Physiologische Psychologie an der Universität Tübingen stieß, standen wir anfangs seinem Versuch, uns von der Bedeutung klinisch-psychologischer Schmerzforschung zu überzeugen, ein wenig skeptisch gegenüber. Schmerzerleben und die im Dunstkreis dieses Phänomens betriebene Forschung schien uns zu vieldeutig, schillernd, zu überfrachtet mit dem, was auch im nicht-wissenschaftlichen »Alltag« unter Schmerz verstanden wird. »Schmerz« kennzeichnet viele, höchst unterschiedliche Erfahrungen: »Schmerz« empfindet der Totenredner am Grab des Betrauerten, schmerzlich wende ich mich von Liebgewordenem ab, der Stich schmerzt, manche Lust wird fast schmerzhaft intensiv empfunden, usf. Die Allgegenwärtigkeit des Schmerzes (E. M. Cioran) beunruhigt den nach etwas schärferen Konturen Suchenden. Schmerzphysiologie und Schmerzerleben sind schwierig von anderen »Aversionen« zu trennen, deren Wurzel ja doch körperlicher Schmerz zu sein scheint. Oder ist es umgekehrt: sind Ekel, Wut, Furcht, Angst, Trauer, also jene anderen aversiven, negativen Gefühle nicht die Kinder, sondern die Eltern körperlichen Schmerzes? Ob der Geburtsschmerz am Beginn allen Leidens steht, wie Freud spekulierte, oder unkonditionierte Schmerzreize die Grundlage für das Lernen anderer negativer Emotionen sind, wie Pawlow vermutete, erscheint dabei belanglos. Beide gehen jedenfalls davon aus, daß sich in der kindlichen Entwicklung aus frühen Schmerzerfahrungen späteres Leiden bildet. Sind diese negativen Gefühlszustände vielleicht doch untrennbar verbundene siamesische Zwillinge, Drillinge, usw., die man daher als Einheit behandeln darf? Chronischer Schmerz kann lähmen, Stillstand verursachen, andererseits stellt die Erwartung kommenden Schmerzerlebens doch den Motor bewegten Verhaltens überhaupt dar – wie schon die Vorsokratiker erkannt haben –, und Freude besteht meist aus genießend-schmerzfreiem Stillstand. Soll man Schmerzerleben auf jene Situationen beschränken, in denen eine körperliche Verletzung oder Verfall wahrgenommen oder zumindest als Ursache des Unbehagens angenommen wird; besonders »schmerzhaft« für unser naturwissenschaftlich genährtes Entmythologisierungsbedürfnis war die Tatsache, daß Schmerz auch als Signal für Freude, Lust gelernt wird und dies nicht nur in der Psychopathologie sado-masochistischer Gemeinsamkeit, sondern – allerdings nur beim höchst entwickelten Lebewesen dieses Planeten – in jener alltäglichen Brutalität, die ohne Freude am Schmerz des anderen nicht denkbar ist.
Endlich erging es uns wie dem Kind, das einen noch unbekannten, amorph-gefährlich glitzernden Gegenstand in der Hand des Gefährten zuerst mit Wegsehen bestraft, dann doch den Blick davon nicht wenden kann und schließlich das Ding in die Hand nimmt, um es gemeinsam zu betrachten, und mit Hand und Kopf zu begreifen. Wir stehen zwar heute auch noch in ähnlich fragend-faszinierter Haltung vor dem Phänomen, aber einige der Widersprüche erscheinen uns nach den in diesem Buch berichteten Untersuchungen besser artikulierbar: selbst biologisch nicht bedrohliche Erwartung von kurzen Schmerzreizen löst eine ungewöhnlich intensive Mobilisierung weit gestreuter Hirnareale aus,

unabhängig davon, ob diese Bereitschaft in ein sichtbares Bewältigungsverhalten mündet. Versagen von psychischen oder sichtbar-motorischen Bewältigungsversuchen führt zu neuerlicher präparatorischer Aktivierung des Zentralnervensystems (Teil II, D I). Die Experimente zum Einfluß von Blutdruck auf Schmerzerleben (Teil II, D II) haben uns vor Augen geführt, wie nachhaltig die autonom gesteuerte Peripherie das verarbeitende Zentrum beeinflussen kann. Ob Blutdruckanstieg »wirklich« in vielen Fällen durch Schmerzreduktion negativ verstärkt aufrecht erhalten wird, mag dabei weiter als gewagte These bestehen bleiben. Für den Psychologen besonders aufregend ist die in mehreren Abschnitten des Buches, vor allem bei den Felduntersuchungen zum Feuerlaufen und dem Fakir berichtete Dissoziation zwischen Schlafzuständen und gleichzeitig bestehender senso-motorischer Aktivität. Oder handelt es sich hierbei nicht um Schlaf, sondern um intensiv fokussierte Aufmerksamkeit auf schmerzinkompatible Inhalte? Wenn partieller Schlaf einzelner Hirnregionen mit fokussierter Konzentration bei Schmerzkontrolle simultan auftreten kann, was hier nur als Spekulation geäußert wird, böte dies einen Erklärungsansatz für viele scheinbar heterogene Phänomene von Schmerzbewältigung. Hypnose, Musik, Tanz, Meditation, Fixation, bestimmte Drogen, u. a. immer wieder zur Schmerzbeseitigung herangezogene Aktivitäten hätten vielleicht eine gemeinsame Wurzel. Der Gedanke ist nicht neu, Ernest Hilgard und andere haben ähnliche Ideen und Experimente formuliert. Der Blick auf die elektrische Hirnaktivität des Menschen mit Hilfe neuer Analysetechnologien, wie es hier versucht wird, eröffnet aber einen besseren Zugang zu der Dissoziationsfrage.

Die Entwicklung und Prüfung medikamentenfreier, psychologischer Behandlungsverfahren, wie sie zum Abschluß des Buches beschrieben werden, kann vorerst unabhängig von Grundlagenexperimenten erfolgen. Trotzdem belegen die hier beschriebenen Behandlungsmethoden, daß man im klinischen Alltag oft intuitiv ähnliche Prinzipien, wie die im Labor erarbeiteten, anwendet. Beides, Labor und Praxis klinisch-psychologischer Schmerzbehandlung müssen sich gegenseitig ergänzen, hier wird ein produktiver Anfang gemacht. Die partielle oder völlige Abschaffung von Schmerz durch die Pharmakologie und Anästhesiologie bewirkt ebenso gefährliche Begleiteffekte wie sie Vorteile hat: das Ignorieren peripherer Schmerzinformation durch Schmerzmittel nimmt dem Hirn die Möglichkeit, seine Rolle als gegensteuerndes Gesundheitssystem für die einzelnen Organbereiche wahrzunehmen. Das Zentralnervensystem verlernt – unter dem Einfluß schmerzblockierender Medikamente, da keine negative Rückmeldung aus der Peripherie eintrifft – Korrekturimpulse an das Muskelsystem und die inneren Organe abzugeben. Der systematische und gezielte Einsatz überprüfbarer psychologisch-behavioraler Methoden kann hier eine Alternative darstellen, die uns bewahrt, in wachsende Abhängigkeit von Pharmaka zu geraten. Die Abschaffung des Schmerzes wird sich sonst bald als Quelle neuen und kaum mehr beherrschbaren Leidens entpuppen.

Tübingen, Frühjahr 1982 *Niels Birbaumer*

Vorbemerkung

Das vorliegende Buch hat vor allem *zwei Funktionen:*
1. Es soll eine Einführung in die klinisch-psychophysiologische Schmerzforschung und die klinisch-psychologische Schmerzbehandlung geben, die bisher sowohl im angloamerikanischen als auch im deutschen Sprachraum fehlte.
2. Am Beispiel empirischer Untersuchungen des Autors soll gezeigt werden, daß Schmerzforschung nur bei Kenntnis und Einbezug ganz unterschiedlicher Disziplinen zur Erhellung des komplexen Phänomens Schmerz beitragen kann: Neurochemie, Elektrophysiologie des Nervensystems, Neuroanatomie, Anästhesiologie, also die klassischen medizinischen »Schmerzdisziplinen« müssen sich mit Psychologie, Psychophysiologie, Sportwissenschaft, Ethnologie und manchen anderen Anwendungsbereichen wie Pharmakologie, Psychiatrie, Neurologie, klinische Psychologie verbinden.
Die Aufzählung ist bei weitem nicht komplett. Es wird daraus aber bereits klar, daß ein Einzelner diese Integrationsleistung nicht vollbringen kann. Das Buch soll dabei auch nur als erste *Anregung* für eine solche Integration im theoretischen, experimentellen und psychologisch-therapeutischen Bereich verstanden werden. Der glückliche Umstand, daß der Autor in den Jahren der Entstehung dieser Arbeit Mitglied eines multidisziplinären Forscherteams am Arbeitsbereich für Klinische u. Physiologische Psychologie der Universität Tübingen sein durfte, bestehend aus Klinischen Psychologen, Physikern und Medizinern, bildete die Voraussetzung für diesen Versuch einer integrativen Sichtweise von Schmerzverhalten.
Die hier berichteten empirischen Untersuchungen, die ohne eine solche interdisziplinäre und freundschaftliche Anstrengung von Klinischen Psychologen (Dr. *Brigitte Rockstroh*, Prof. *Niels Birbaumer*), Naturwissenschaftlern (Dr. *Thomas Elbert*, Dr. *Werner Lutzenberger*) und Medizinern (Autor Dr. *Wolfgang Larbig* und Dr. *Gunther Haag*) nicht entstanden wären, bauen – mit Ausnahme der therapeutischen Arbeiten – auf einem gemeinsamen psychophysiologischen Konzept auf, das seit der Entstehung unseres Labors die Arbeit prägt: die psychophysiologischen Mechanismen der Schmerzentstehung, des Fortbestehens von Schmerzverhalten und der Schmerzbewältigung sind ohne Einbezug *zentralnervöser Variablen* auch am Menschen nicht verständlich. Deshalb *ist der verbindende Hintergrund der hier berichteten Experimente und Beobachtungen die Suche nach geeigneten und präzise meßbaren zentralnervösen Prozessen, die mit Schmerzkontrollverhalten auf peripher-physiologischer, verhaltensmäßiger und subjektiv-psychologischer Ebene kovariieren.* Uns ist bewußt, daß wir damit nicht mehr als erste Gehversuche auf diesem schwierigen Terrain gemacht haben, hoffen aber, daß andere Forschergruppen die hier z. T. erstmals am Menschen durchgeführten Beobachtungen replizieren und fortführen. Wir werden uns selbst bemühen, den hier eingeschlagenen Weg möglichst kontinuierlich in den nächsten Jahren weiterzuführen.

Tübingen, Frühjahr 1982 *Niels Birbaumer* *Wolfgang Larbig*

Teil I

Theoretische Grundlagen zur Psychophysiologie der Schmerzregulation

A. Einleitung

Schmerz ist eine Bezeichnung für eine weitgespannte Skala von Erlebnissen und Reaktionen.

Sie reicht von der Wahrnehmung eines experimentellen Laborschmerzes (z. B. elektrische Stimulation oder Hitzereizung) bis zu persönlichkeitsverändernden schweren chronischen Schmerzzuständen. Entsprechend variabel ist auch die Beteiligung des Nervensystems bei der Schmerzreaktion. Der Kenntnisstand über den experimentell induzierten Schmerz ist heute im Vergleich zu den noch kaum erforschten neurophysiologischen Bedingungen des chronischen Schmerzes sehr umfangreich.

Neben den Befunden der experimentellen Schmerzforschung steht die klinische Realität von Millionen chronischer Schmerzpatienten mit oft ungeklärter organischer Genese, denen Ärzte und Psychologen häufig machtlos gegenüber stehen. In den USA gibt es beispielsweise ca. 7 Millionen Patienten, die aufgrund schwerer chronischer Rückenschmerzen arbeitsunfähig wurden (Bullinger und Turk 1981).

Bonica und Buttler (1978) errechneten, daß chronische Schmerzpatienten mit unklarer medizinischer Genese den amerikanischen Steuerzahler jährlich zwischen 40–50 Milliarden Dollar kosten. Diese Zahlen verdeutlichen neben dem unnennbaren persönlichen Leid das gesundheitspolitische Problem Schmerz. Diese prekäre Situation bei der Behandlung chronischen Schmerzes wird von Melzack auf die Dominanz des traditionellen medizinischen Therapiekonzeptes zurückgeführt.

Dem rein somatischen Denken (Spezifitätstheorie des Schmerzes) liegen die Annahmen eines unidimensionalen Verhältnisses Stimulus – Schmerzempfindung sowie spezifischer Schmerzbahnen und -zentren im Gehirn zugrunde. Aus diesen sensorischen Schmerzmodellen abgeleitete medizinische Verfahren der Schmerzkontrolle versuchten die Übertragung der Schmerzreize an den verschiedenen Punkten des Nervensystems zu unterbrechen. So glaubte und glaubt man, durch neurochirurgische Operationen – stereotaktische Manipulationen, Mittelhirnausschaltungen, Durchtrennung der sogenannten »Schmerzbahn« im Rückenmark oder Gehirn, periphere Nervenblockaden, die einzig gültige und wissenschaftlich vertretbare Methode der Schmerzausschaltung gefunden zu haben. Die häufige Wiederkehr des Schmerzes, trotz Behandlung, animierte zu immer radikaleren operativen Eingriffen mit entsprechender Zunahme von Nebenwirkungen und irreparablen Folgeerscheinungen (Spiegel und Wycis 1966). Auch bei nicht operativen Verfahren wie der medikamentösen Behandlung des Schmerzes mit Narkotika, Analgetika oder Psychopharmaka ist neben unbestrittenen Erfolgen bei der Schmerzreduktion aufgrund der meist notwendigen Dosiserhöhung langfristig mit den Gefahren der Suchtentwicklung und toxischen Begleiteffekten einschließlich Schmerzanstiegen (z. B. Migräne) zu rechnen (Birbaumer und Haag 1982)*. Auch die Entwicklung neuerer Technologien in der Behandlung des Schmerzes, bei denen die Vermeidung der Sucht und irreversiblen Organschädigung im Vordergrund steht, z. B. die elektrische Stimulation des zentralen Höhlengraus im Gehirn, geht von dem physiologisch-anatomischen Konzept aus, an isolierten Punkten in dem vielverzweigten System der Schmerzübertragung anzusetzen.

* Birbaumer, N. und Haag, G.: 1982 – Behavioral treatment of migraine or is the pain really in the head? NATO-Symposium on Behavioral Medicine, Plenum Press.

Diese Auffassung wird der Multidimensionalität und subtilen Komplexität des Phänomens nicht gerecht. Mit der Dominanz des »medizinischen Modells« blockierte der in der westlichen Medizin vorherrschende Anspruch einer totalen Schmerzbeseitigung bzw. eines schmerzfreien Lebens die Entwicklung adäquater Schmerztherapien. Es ist Klinikern bekannt, daß diese Alles-oder-Nichts-Einstellung auch viele Schmerzpatienten vertreten, so daß der therapeutische Vorschlag, bei chronischer therapieresistenter Erkrankung, Schmerzen *zunächst* einmal zu akzeptieren, um zu lernen mit ihnen anders umzugehen, oft nur die Suche nach neuen diagnostischen und therapeutischen Maßnahmen intensiviert.

Erst die einflußreiche Gate-Control-Theorie von Melzack und Wall (1965) verursachte einen Paradigmenwechsel vom somato-sensorischen Inputmodell zugunsten eines multifaktoriellen und efferenten Konzeptes der Übertragung und Verarbeitung des Schmerzes. Diese innovative Theorie – wenngleich heute in wichtigen Teilaspekten widerlegt – betont eine umfassende und integrative Sichtweise des Schmerzes als *multikausal verursachtes Phänomen. Die Grundlage stellen neurophysiologische Erkenntnisse der Autoren dar.* Neben der Entdeckung eines zentralen Schaltmechanismus in den Hinterhörnern des Rückenmarks (Gate) wurden neben peripher-viszeralen Rezeptoren vor allem auf- und absteigende neuronale Leitungsbahnen sowie zentrale (neothalamische, neokortikale, retikulär-limbische) Strukturen in die Theorie integriert. Melzack betont die zentralnervösen Strukturen als Basis für sensorische, affektiv-motivationale und kognitive Prozesse bei der Schmerzwahrnehmung. Der Einfluß der Theorie ist groß, und neurophysiologische und psychologische Untersuchungen *sind seither nicht mehr als trennbar anzusehen.* Die Entwicklung psychologisch orientierter Interventionsverfahren wurde damit stark angeregt. »Schmerz kann nicht nur durch eine Blockade sensorischen Inputs behandelt werden, sondern ebenso durch die Beeinflussung von motivational-affektiven und kognitiv-evaluativen Faktoren des Schmerzerlebens« (Melzack und Casey 1968, S. 435).

Die oben erwähnte gesundheitspolitische Problematik von Schmerz sowie die Kenntnisse über psychophysiologische Determinanten der menschlichen Schmerzempfindung haben zur Entwicklung einer psychophysiologischen Schmerzforschung geführt, die neben grundlagenorientierten experimentellen Studien sich vor allem auf die Konzipierung und Überprüfung geeigneter psychologischer Schmerzkontrollverfahren konzentriert. Der Mißbrauch von Medikamenten sowie die oft drastischen medizinischen Eingriffe machen den Schmerzpatienten zu einem passiven »Therapieempfänger«, der nur noch durch die moderne Medizin und Pharmakologie fremdkontrolliert wird. In diesem Zusammenhang vertritt Gary Schwartz (1979) die These, daß moderne pharmakologische und chirurgische Therapien, abgesehen von der erforderlichen Krisenintervention bei langfristiger bzw. häufiger Anwendung den gesundheitserhaltenden negativen Feedbackkreis zwischen Organsystemen und Gehirn zerstören.

An einem Beispiel verdeutlicht bedeutet dies, daß die Schmerzsignale bei einem Gastritispatienten, die darauf hinweisen, daß z. B. bestimmte situative Belastungen mit der Schmerzsymptomatik in Zusammenhang stehen, durch medikamentöse Eingriffe reduziert oder beseitigt werden. Dadurch erhält das Gehirn keine Information mehr aus der Peripherie und kann somit auch keine gegenregulatorischen Aktionen einleiten, z. B. Vermeiden aversiver Umweltbedingungen u. a. Das Medikament reduziert somit negative Feedbacksignale, die eine Verhaltensänderung anregen könnten, aber nicht die eigentliche Ursache (z. B. Beseitigen psychosozialer Stressoren).

Es wird somit die individuelle Selbstkontrolle (z. B. Verhaltens- oder Umweltveränderung oder autonome Selbstregulation) verhindert, damit bleibt der organschädigende Einfluß aufrechterhalten.

Die Erforschung von psychophysiologischen Schmerzkontrollmechanismen und psychologischen Regulationsvorgängen zur Korrektur des schmerzverstärkenden Verhaltens stimmt mit Zielen der *Verhaltensmedizin*, einem 1977 an der Yale Universität (»Yale Conference on Behavioral Medicine«) neugeschaffenen Konzept, überein. In dieser wissenschaftlichen Richtung beschäftigt man sich mit der Anwendung verhaltenswissenschaftlich fundierter Erkenntnisse und Techniken (u. a. auch verhaltenstherapeutische Verfahren) in der Medizin, vor allem auch bei chronischen Schmerzsyndromen. Die zentrale Annahme des behavioralen Ansatzes der Verhaltensmedizin besteht darin, daß Krankheits (oder Schmerz-) Verhalten wie jedes Verhalten von seinen unmittelbaren Konsequenzen gesteuert wird. Dies bedeutet, es kann verstärkt, aufrechterhalten oder gelöscht werden, indem positive, negative oder aversive Verstärker dargeboten oder entzogen werden.

Die Methoden der psychologischen Schmerzbekämpfung werden im Rahmen der Verhaltensmedizin zunehmend in Diagnose, Behandlung, Rehabilitation und Prävention von Erkrankungen angewendet. Programme der Schmerzbehandlung umfassen eine Modifikation chronischen Schmerzverhaltens, Medikamentenentzug, körperliche Rehabilitation und operante Konditionierung physiologischer Reaktionen.

Trotz der Bedeutung verhaltensmedizinischer Konzepte, die mit einem zunehmenden Interesse innerhalb der Klinischen Psychologie und weiten Kreisen der Medizin korrespondiert sowie rasch anwachsende Befunde aus der Schmerzforschung, überrascht die Tatsache, daß es bisher im deutschen Sprachraum noch kein einführendes Werk in die Psychophysiologie des Schmerzes gibt.

Erst in den letzten Jahren nehmen Artikel über Schmerz in der klinisch-psychologischen Literatur allmählich zu. Bis dahin taucht das Stichwort Schmerz in der psychologischen Literatur kaum auf. So wird z. B. in dem zweibändigen Handbuch der Klinischen Psychologie von Pongratz auf 3300 Seiten der Begriff »Schmerz« im Stichwortverzeichnis nicht erwähnt.

Ein wichtiges Motiv für das vorliegende Buch war, eine Einführung in die Grundlagen des Schmerz-Verhaltens vorzulegen sowie einen Einstieg in aktuelle Verhaltensprobleme der experimentellen und klinischen Schmerzforschung zu ermöglichen. Einen vollständigen Überblick über die Ergebnisse der gegenwärtigen Schmerzforschung zu geben, war aufgrund der inzwischen fast unübersehbaren Fülle der Daten nicht möglich und hätte den einführenden Charakter dieses Buches gesprengt.

Mein Anliegen bestand darin, dieses unübersichtliche Arbeitsgebiet des Schmerzes hinsichtlich Theorie, Forschung und Praxis, widerstreitenden Terminologien und auch Gruppenmeinungen (bezogen auf einzelne Therapieschulen) zu ordnen und anhand ausgewählter Themenbereiche zusammenfassend darzustellen.

Es geht dem Verfasser in erster Linie darum, eine integrative Sichtweise des Phänomens Schmerz zu vermitteln, um eine Brücke zwischen der Medizin, Psychologie und anderen Verhaltenswissenschaften zu schlagen. Es sollen fruchtbare interdisziplinäre Alternativen aufgezeigt werden, die für die zukünftige Schmerzforschung sinnvoll sein könnten.

Der integrative Ansatz gründet sich auf dem Dreiebenenmodell menschlichen Verhaltens, das psychologische, physiologische und soziale Aspekte miteinander verbindet.

Diesem Konzept wurde in der Gliederung des Buches Rechnung getragen. Beispielhaft werden anhand der Darstellung eigener feld- und laborexperimenteller Schmerzstudien sowie einer kontrollierten Psychotherapieuntersuchung bei Schmerzpatienten aktuelle Probleme der Schmerzforschung aufgezeigt sowie die Vorgehensweise bei der Durchführung entsprechender Experimente demonstriert.

Im ersten Kapitel wird eine Übersicht des gegenwärtigen Kenntnisstandes zu lernpsychologischen, neurophysiologischen und neuroendokrinologischen Grundlagen des

Schmerzes gegeben. Der Schwerpunkt des 1. Abschnittes über psychologische Aspekte des Schmerzes liegt bei der Darstellung des Einflusses verschiedener Persönlichkeitsvariablen sowie der Depression auf die menschliche Schmerzerfahrung.
In dem Abschnitt Neurophysiologie werden neuroanatomische Grundlagen der peripheren, spinalen, subkortikalen und kortikalen Nociception erläutert sowie die Gate-Control-Theorie kritisch gewürdigt.
Im neuroendokrinologischen Abschnitt wird der schwierige Bereich der biochemischen Schmerzforschung, insbesondere das endogene Analgesiesystem der Endorphine auch im Zusammenhang mit Streß beschrieben.
Das darauffolgende Kapitel über Schmerzkontrollmechanismen folgt wiederum dem Dreiebenenkonzept und geht zunächst am Beispiel archaischer Trance- und Besessenheitsrituale auf Methoden der Schmerzregulation bei einzelnen Naturvölkern ein. Danach werden die Basismechanismen verschiedener Entspannungsverfahren sowie die Biofeedbackmethode ausgeführt. In dem Abschnitt über kognitive Kontrollmöglichkeiten wird u. a. das neue Verfahren der »Schmerzimpfung« vorgestellt. Der folgende Beitrag beschäftigt sich mit der Bedeutung von Aktivität, sportlicher Betätigung und Ausdrucksmotorik bei der Schmerzinhibition. Abschließend wird ein hypothetisches Modell zur Schmerzregulation am Beispiel des sexuellen Verhaltens diskutiert.
Das 4. Kapitel führt uns in einen recht schwierigen Bereich der Schmerzkontrolle. Es wird hier die Rolle der selektiven Aufmerksamkeitsänderung bei der Schmerzblockade besprochen, die bei den verschiedenen psychologischen Behandlungsverfahren eine große Rolle spielt. Zunächst wird ein Überblick über psychologische Aufmerksamkeitstheorien gegeben sowie der Zusammenhang von Änderungen der Aufmerksamkeit mit elektroencephalographischen Parametern, evozierten Potentialen und kortikalen Gleichspannungsverschiebungen aufgezeigt.
In einem weiteren Kapitel werden neuere Befunde über die Beziehung evozierter Potentiale und Schmerzwahrnehmung sowie die operante Kontrolle evozierter Potentiale zur Schmerzregulation als interessanter Ansatz in der Biofeedbackforschung erörtert.
Schließlich werden in dem folgenden überleitenden Kapitel die bisher vorgestellten Schmerzkontrollprinzipien als theoretischer Ausgangspunkt für die im 2. Teil des Buches beschriebenen experimentellen Schmerzstudien nochmals zusammenfassend auf der Basis des integrativen Schmerzkonzeptes der Gate-Control-Theorie dargestellt.
Der 2. Teil umfaßt eigene empirische Untersuchungen. In diesem Teil des Buches werden einige sehr heterogene Forschungsansätze zur Untersuchung der Schmerzkontrolle beschrieben. Diese Heterogenität mag dem Leser auffallen, sie ist jedoch vom Autor beabsichtigt. Es soll mit dieser Darstellungsweise demonstriert werden, daß es viele Zugangswege zur Erforschung des Phänomens der Schmerzkontrolle gibt. *Die Heterogenität der Lebensrealität bei der Schmerzregulation* – Ablenkung, Bewegung, Passivität, kognitive Übungen, Autosuggestion, sexuelle Aktivität, der »Griff« zur Pille – *sollte sich in den vielfältigen experimentellen Ansätzen widerspiegeln.* Heterogene Untersuchungen fördern möglicherweise ähnliche Prozesse der Schmerzregulation zutage. Einige durch unsere Experimente gefundene zentrale Mechanismen der Schmerzkontrolle durchziehen als Grundgedanken dieses ganze Buch, z. B.: *Dissoziationstheorie* (partieller Schlaf – kortikale Aktivierung), Einflüsse der *Ablenkung* und *selektiven Aufmerksamkeit* auf den Schmerz, *kognitive Faktoren* (z. B. Umbewertung der Schmerzerfahrung), *Lernen der Kontrolle autonomer Reaktionen* (Biofeedback), *Verlernen der Kontrolle* z. B. bei der *Hypertonie* (bei der eine reduzierte Schmerzwahrnehmung postuliert wird).
Der bisher übliche Weg neurophysiologischer oder neuropsychologischer Forschung war und ist die Untersuchung eines sehr umschriebenen Aspektes in einer bestimmten

Experimentalanordnung, obwohl gleichzeitig betont wird, daß man damit dem multidimensionalen Phänomen des Schmerzes (d. h. vor allem chronischer Schmerzen) nicht voll gerecht werden kann. Mit der Befürwortung der heterogenen Schmerzforschung soll allerdings keineswegs die Notwendigkeit weiterer gezielter Untersuchungen von Einzelaspekten in Frage gestellt werden.
Eine wesentliche Voraussetzung für die Realisierung heterogener Untersuchungen ist eine enge interdisziplinäre Zusammenarbeit von Medizinern, Klinischen Psychologen und Naturwissenschaftlern.
Das 1. Kapitel des 2. Teiles befaßt sich zunächst mit verschiedenen Möglichkeiten der experimentellen Schmerzreizung, der Messung experimenteller und klinischer Schmerzen u. a. mit der Methodik der Signalentdeckungstheorie.
Das Kapitel über feldexperimentelle Schmerzforschung beschreibt psychophysiologische Studien bei griechischen Feuerläufern, die an verschiedenen Orten Nordgriechenlands durchgeführt wurden. Die Untersuchungen können als Erkundungsexperimente (pilot study) zur Gewinnung erster Anhaltspunkte für psychophysiologische Korrelate der Schmerzkontrolle während starker Belastungssituationen angesehen werden.
Im folgenden Kapitel werden die Daten von Untersuchungen einer »in-vivo«-Schmerzdemonstration eines Fakirs dargestellt und im Zusammenhang mit den Ergebnissen der Feldbeobachtungen diskutiert.
Im folgenden Kapitel wird an zwei Experimenten aus unserem Laboratorium das Auftreten spezifischer elektrophysiologischer Parameter während der experimentellen Schmerzreizung illustriert. Im 1. Experiment werden psychophysiologische Mechanismen in Antizipation und während schmerzhafter Reizung studiert. Im 2. Experiment werden unter ähnlichen Bedingungen Schmerzparameter während medikamentös induzierter Blutdruckerhöhung untersucht. Es interessierte hier insbesondere die Interaktion zentralnervöser mit peripher-physiologischen Prozessen bei der Schmerzkontrolle.
In den beiden darauffolgenden Kapiteln werden die empirischen Befunde der Schmerzuntersuchungen in einem umfassenden Rahmen diskutiert. Zunächst wird das Konzept selektiver Aufmerksamkeitsänderung als mögliche schmerzinkompatible Kontrollstrategie auf der Basis einer kortikofugalen peripheren sensorischen Hemmung erörtert. Die EEG-Befunde während der Schmerzregulation (Thetaaktivität) werden vor dem Hintergrund psychophysiologischer Aspekte veränderter Bewußtseinszustände (meditative Zustände, zentrale Dissoziation, Schlaf) diskutiert. Das letzte – umfangreichste – Kapitel dieses Buches beschäftigt sich einleitend mit allgemeinen methodischen Problemen der Schmerz-Psychotherapieforschung und Überlegungen zu gemeinsamen therapeutischen Wirkbedingungen von Interventionen verschiedener Schulrichtungen. Die weiteren Abschnitte sind dann der Beschreibung der wichtigsten psychotherapeutischen Interventionsmethoden sowie medikamentösen Verfahren der Behandlung chronischer Schmerzpatienten gewidmet. Die Auswahl der verschiedenen therapeutischen Verfahren richtete sich nach den Kriterien wie ausreichende empirische und theoretische Fundierung und gute Anwendungsmöglichkeiten in Forschung und Praxis. Im letzten Abschnitt des Psychotherapiekapitels wird am Beispiel der Darstellung einer kontrollierten Therapiestudie bei chronischen Schmerzpatienten das experimentelle und praktisch-therapeutische Vorgehen illustriert.
Die in diesem Buch geschilderten eigenen empirischen Arbeiten beruhen auf einer intensiven interdisziplinären Kooperation von Klinischen Psychologen, Medizinern und Naturwissenschaftlern.
An erster Stelle möchte ich *Niels Birbaumer* für die unermüdliche Hilfestellung, Anregung und fruchtbare Kritik herzlich danken. Er verfolgte alle Stationen dieser Arbeiten, beeinflußte sie entscheidend bzw. ermöglichte erst deren Durchführung.

Ohne ihn wäre dieses Buch nicht zustande gekommen. *Brigitte Rockstroh, Thomas Elbert* und *Werner Lutzenberger* verdanke ich die entscheidende Mitarbeit bei Planung, Aufbau, Durchführung und Auswertung der Laborexperimente. *Gerhard Schnerr* führte mit mir in unermüdlichem Einsatz die Felduntersuchungen in Griechenland durch. Außerdem entwickelte er, meist an Wochenenden, die Telemetrieanlage. Ihm sei an dieser Stelle herzlich gedankt. Mein besonderer Dank gilt auch *Gunther Haag*, der die psychosomatische Therapiestudie leitete und gleichzeitig als Therapeut tätig war.

B. Grundlagen

I. Lernpsychologie

Im klassischen medizinischen Krankheits-Modell wurde Schmerz fast ausschließlich im neurophysiologischen Kontext als primäre Sinneswahrnehmung definiert. Beecher (1956) kritisierte als einer der ersten Autoren diese Auffassung, indem er auf die wechselseitige Abhängigkeit schmerzhafter Gewebsschäden von subjektiv-psychologischen Bewertungskategorien hinwies. Melzack und Wall (1965) schließlich versuchten in der Gate-Control-Theorie die enge Verzahnung psychologischer und neurophysiologischer Determinanten bei der Entstehung des Schmerzverhaltens zu konzeptualisieren (vgl. Abschnitt Neurophysiologie). In der Folgezeit wurden in der Schmerzforschung zunehmend lernpsychologische Prinzipien der Verhaltensmedizin (der Begriff stammt von Birk 1973) verwandt. Im Vordergrund der Untersuchungen stehen chronische Schmerzzustände, die eine Dauer von mindestens drei Monaten haben im Gegensatz zum akuten Schmerz. Schmerz als meßbares und über längere Zeitverläufe kontrollierbares Verhalten wurde von Fordyce (1976) in einem trimodalen Konzept operationalisierbar gemacht (siehe Tabelle 1).

Tab. 1: Trimodales Modell des Schmerzverhaltens (modifiziert nach Sanders 1979)

Reaktionstyp	Verhaltens-ebenen	Schmerzverhalten	gesundes Verhalten
offene Reaktionen	1. Verbal	klagen, stöhnen, schreien	Aussagen über fehlende Schmerzen, lachen, singen
	2. Non-verbal, motorisch	schmerzhafte Mimik und Gang, Einnehmen von Analgetika	sportliche Übungen entspanntes Laufen
verdeckte Reaktionen	1. Gedanken	Selbstgespräche über Schmerzen, das Leben ist hoffnungslos, die Schmerzen sind unerträglich	Selbstgespräche über ungestörte Leistungsfähigkeit, Glück
	2. Gefühle	Wahrnehmung aversiver Schmerzreize, Depression, Angst	Angenehme Gefühle der Enstspannung, sexuelle Appetenz,
	3. Vorstellungen	Visuelle Vorstellungen: im Bett liegen, unfähig sich wegen der Schmerzen zu bewegen, Sitzen im Rollstuhl, Gesichter behandelnder Ärzte	Vorstellungen ohne Schmerzen zu laufen und zu tanzen
physiologische Reaktionen	1. autonom	starke vegetative Labilität, z. B. periphere Vasodilatation (Migräne)	stabile adäquate vegetative Reaktionen
	2. pyramidale u. extrapyramidale Reaktionen	verstärkte muskuläre Anspannung (z. B. Spannungskopfschmerz)	entspannte Muskulatur

1. Lernpsychologische Schmerzkonzepte

1.1. Trimodales Schmerzverhalten

Trimodales Schmerzverhalten besteht aus offenen (Klagen, Weinen, Schreien), verdeckten (negative Selbstverbalisationen, depressive Gedanken, Einstellungen der Hoffnungslosigkeit, antizipatorische hypochondrische Vorstellungen) und physiologischen Verhaltensweisen (Muskelverspannung, Schweißausbrüche, Schwindelzustände, Herzjagen etc.). Das trimodale Schmerzmodell entspricht dem Dreiebenenmodell menschlichen Verhaltens (verbal-subjektiv, motorisch-verhaltensmäßig, physiologisch; Birbaumer 1977).

a) *Offenes Schmerzverhalten:* Klagen über Schmerzen, Gespräche über vergangene, aktuelle und zukünftige Schmerzen, Bitten um Schmerzmedikamente gehören zu den häufigen verbalen Schmerzreaktionen. Nonverbales Schmerzverhalten besteht aus mimischen Reaktionen, Einnehmen von Analgetika, Schonhaltung, Ausruhen etc.

Der diagnostische Wert schmerzbeschreibender Adjektive ist allgemein anerkannt. Melzack und Torgerson (1971) untersuchten an Versuchspersonen unterschiedlichen ökonomischen Status 102 schmerzverwandte Wörter, die unterschiedliche Aspekte der Schmerzerfahrung beschreiben wie: sensorisch (brennender Schmerz, krampfend), affektiv (angsterzeugend, zermürbend) und evaluativ (störend, unerträglich). Unter Berücksichtigung verschiedener Schmerzintensitäten (5-Punkte Skala: leichte – qualvolle Schmerzen, present pain intensity PPI), Empfindungs-, Stimmungsqualitäten und Urteilsbegriffe (subjektive Schmerzerfahrung) wurden die Schmerzadjektive in einem Fragebogen zur Bestimmung verschiedener Schmerzsyndrome eingeordnet (McGill-Schmerzfragebogen).

b) *Verdecktes Schmerzverhalten:* Es handelt sich um subjektive Ereignisse wie Gedanken, Vorstellungen, Gefühle (Sanders 1979). In ausführlichen Gesprächen können Gedanken und Vorstellungen, die simultan zum Schmerz auftreten, identifiziert werden. Man kann die Patienten auch auffordern, sich bei geschlossenen Augen Schmerzsituationen vorzustellen und dabei spontan auftretende Gedanken sofort mitzuteilen (Meichenbaum 1977). Bei Schwierigkeiten mit Vorstellungsübungen kann auch offenes Schmerzverhalten demonstriert werden bzw. durch Videoszenen über Schmerzreaktionen die Gedankentätigkeit angeregt werden.

c) *Physiologische Schmerzreaktionen:* Eindeutige schmerzspezifische physiologische Reaktionen ließen sich aufgrund sehr unterschiedlicher Schmerzreize und der großen Varianz individueller Reaktionsstereotypien nicht finden (Sternbach 1968). Aus der Literatur lassen sich vielmehr eine Vielzahl autonomer, pyramidaler und extrapyramidaler Symptome als Zeichen genereller Hyperaktivierung bei schmerzhafter Reizung entnehmen: Anstieg des Blutdruckes, Hautwiderstandes, Herzfrequenz, Atmung, Muskelspannung etc. (Sternbach 1968). Es muß hierbei zwischen physiologischen Bedingungen als kausaler antezedenter Stimulation für Schmerz und physiologischen Reaktionen als Teil trimodalen Schmerzverhaltens unterschieden werden. Ethnische Unterschiede in autonomen Reaktionen fanden sich bei Engländern, Iren, Juden und Italienern (vgl. S. 39), mit signifikant ausgeprägter autonomer Reaktivität bei letzteren beiden Gruppen (Tursky und Sternbach 1967).

1.2. Operantes Schmerzmodell

Klinische Untersuchungen bei spezifischen Störungsbildern zeigten z. B. beim Spannungskopfschmerz EMG-Anstiege des Musculus frontalis und Musculus trapezius, beim Morbus Raynaud herabgesetzte Hauttemperatur (zusammengefaßt bei Sanders 1979). Schmerz läßt sich verhaltensanalytisch in respondentes und operantes Schmerzverhalten unterteilen. *Respondentes Schmerzverhalten wird durch körperschädigende Stimuli hervorgerufen.* Sekundäre Muskelverspannungen können den Schmerz intensivieren. Verstärkte muskuläre Anspannungen führen zu einem sich selbst aufrechterhaltenden Circulus vitiosus. Ärztlich verordnete Immobilisation (Bettruhe, generelle Aktivitätsabnahme, Krücken) kann die Muskelspannung und Schmerzen verstärken. Respondentes Verhalten wird auf dem Wege der klassischen Konditionierung erlernt. Alle Reize, die mit der noxischen Stimulation gemeinsam auftreten (Arzt, Krankenhaus, Medikamente, ärgerliche Stimme der Krankenschwester etc.) können zum konditionalen Reiz für das Auftreten von Schmerzen werden.

Das operante Modell berücksichtigt nicht den Schmerz per se, sondern positive oder negative Konsequenzen, die dem Schmerzverhalten folgen und Intensität und Dauer der Schmerzen kontrollieren. Operantes Schmerzverhalten wird erworben und aufrechterhalten (Fordyce 1978) durch wiederholte kontingente positive und negative Verstärkung. Z. B. können häufige Klagen über Schmerzen kranker Kinder durch intensive Pflegemaßnahmen verstärkt werden. Das Kind lernt, häufiger dieses Verhalten anzuwenden, wenn es lediglich während der Schmerzen Zuwendung und Anteilnahme erfährt. In ähnlicher Weise bedeutet die Zuwendung des Ehepartners während Zeiten schmerzhafter Erkrankung eine positive Verstärkung des Schmerzverhaltens ebenso wie Berentung, Aufmerksamkeit durch Juristen, Ärzte, Nachbarn. *Schmerzkontingente Medikation ist ein bedeutender Verstärker für die Zunahme der Auftretenshäufigkeit von Schmerzen,* lange nachdem nociceptive Reize die primäre Ursache für Schmerzen waren. Das Prinzip der direkten positiven Verstärkung kann dann wie folgt beschrieben werden: *es ereignen sich angenehme Dinge, wenn ich Schmerzen habe, andernfalls nicht* (Fordyce 1978). Schmerzverhalten wird somit an diskriminative Reize und an eine antizipierte direkte Verstärkung gebunden.

Schmerzen können indirekt verursacht und aufrechterhalten werden durch Vermeidung unangenehmer Erfahrung wie anstrengende verantwortungsvolle Arbeit, belastende soziale Begegnungen, sexuelle Aktivität, sofern sie ausschließlich als Pflicht angesehen wird. Hier gilt, was auch als sekundärer Krankheitsgewinn (negative Verstärkung) angesehen wird: *unangenehme Ereignisse treten nicht auf, wenn Schmerzen auftreten.*

Schmerzverhalten kann auch operant aufrechterhalten werden aufgrund fehlender Verstärkung oder Bestrafung von gesundem aktiven Verhalten.

In den meisten klinischen Fällen treten alle drei operanten Bedingungen kombiniert auf. Es liegt auf der Hand, daß eine psychologische Behandlung chronischen Schmerzverhaltens unter anderem in einer Modifikation von antezedenten Bedingungen und Umweltkontingenzen bestehen muß. Abnahme von Schmerzen ist fast immer eine negative Verstärkung jener Verhaltensweisen, die die Schmerzverminderung bewirkt haben.

Fordyce (1976) hat einige Hypothesen aufgestellt, die in der Verhaltensanalyse des akuten und chronischen Schmerzverhaltens differentialdiagnostische Schlußfolgerungen erleichtern. Für das Vorliegen eines akuten Schmerzsyndromes sollen folgende Bedingungen sprechen: 1. kein systematisierter Zeitablauf des Auftretens von Schmerzen, die vielmehr episodisch in sehr variablen Zeitintervallen auftreten können, 2. Zeitdauer der Schmerzen, einige Tage bis Wochen, 3. Bezugspersonen können vom Verhalten des Patienten nicht ableiten, wann Schmerzen bestehen, 4. unverändertes oder gering eingeschränktes Arbeitsverhalten, 5. Patienten werden nicht daran gehindert, Aktivitäten aufzunehmen, 6. Entspannung und abnehmende sensorische Stimulation verschlimmern die Schmerzen. Die Unterscheidungskriterien von Fordyce mit Ausnahme des Zeitfaktors sind sehr problematisch, da die angegebenen Charakteristika, die für akuten Schmerz typisch sein sollen im Grunde auch für chronischen Schmerz gelten können. Hingegen wäre eher das Fehlen psychopathologischer Merkmale wie *keine Depression*, keine hypochondrischen Einstellungen, *keine Hilflosigkeit*, sowie *fehlende Bewegungseinschränkung* Kennzeichen akuter Schmerzen.

1.3. Modellernen

Neben operanten Konditionierungsprozessen sind soziale Lernprozesse (Beobachtungslernen, stellvertretendes Lernen bzw. Identifikationslernen) wichtige ätiologische Bedingungen für die Entstehung und auch Aufrechterhaltung des Schmerzverhaltens (zusammengefaßt bei Craig 1978). Sozialisationseinflüsse sowie soziale Ereignisse, die während schmerzhafter Gewebsverletzungen auftreten, bestimmen den Charakter des Schmerzerlebnisses, die Empfindlichkeit gegenüber noxischen Reizen und das Schmerzverhalten. Hinzu kommen in der Belastungssituation aktualisierte Erinnerungen an frühere Schmerzerlebnisse, emotionale Reaktionen und eingesetzte effektive oder erfolglose *Bewältigungsmaßnahmen*, die ebenfalls die aktuelle Schmerzreaktion determinieren.
Durch stellvertretendes Lernen werden familiäre und ethnokulturelle Eigenheiten der Schmerzäußerung über Generationen hinweg vermittelt. Der Nachweis erheblicher kultureller Unterschiede der Schmerzreaktionen illustriert die Effekte des Modellernens (vgl. S. 40). Die Motive allgemeiner *Neugier* in allen Altersgruppen für Unfälle, Kriegsereignisse und Katastrophen liegen vermutlich u. a. darin, zu erfahren, *wie andere mit Belastungen und Schmerzen umgehen, welche Schmerzreaktionen sozial angemessen bzw. erfolgreich sind, ob und welche Bewältigungsstrategien Schmerzen erleichtern etc.* (Craig 1978). Unbestritten ist, daß soziale Modelle Lernprozesse und auch neue Verhaltensweisen anregen (Bandura 1969). Dies gilt auch für den Erwerb unangemessenen Schmerzverhaltens, wenn z. B. soziale Modelle intensive Schmerzreaktionen demonstrieren, die in keinem Verhältnis zum Ausmaß der Verletzung stehen. Beobachtungen des Schmerzverhaltens am Modell kann die Übernahme von Verhaltensweisen intensivieren, wenn erlebt wird, daß *unangemessene Schmerzen kontingent sozial belohnt werden* oder im Sinne der indirekten Verstärkung unangenehme Ereignisse nicht auftreten (Craig 1978).
Unterschiedliche normative Standards im Umgang mit Krankheit, Krankenhausaufenthalt, Schmerz werden für soziokulturelle Differenzen und kulturspezifische Einstellungen gegenüber Schmerzen verantwortlich gemacht. Beispielsweise reagieren im Durchschnitt Amerikaner mehr »phlegmatisch« auf Schmerzen, Juden reagieren sehr empfindlich, Italiener neigen dazu, Schmerzen auf allen drei Verhaltensebenen deutlich auszudrücken, Iren verleugnen Schmerzen (Craig 1978).
Potentielle Einflußfaktoren bei modeling-Prozessen sind situative und individuelle Bedingungen bei der Schmerzerfahrung sowie Arten der Schmerzreaktionen: erhöhte Selbstkontrolle oder ungehemmtes Ausdrucksverhalten mit steigender emotionaler Erregung.
Die Erforschung der Wirksamkeit sozialer Lernprozesse im Zusammenhang mit Schmerzverhalten konzentriert sich auf drei mögliche Untersuchungsrichtungen:
1. *Sozialisationsvorgänge in der Kindheit:* subjektive Bewertung externer und interner

Schmerzereignisse, gleichzeitig ablaufende kognitive Prozesse, Ausmaß des emotional-physiologischen Arousals, Erfolg und Mißerfolg kognitiver und sozialer (soweit sie Hilfe ersuchen) Strategien zur Schmerzbewältigung. Im Sozialisationsprozeß lernen Kinder, wie Unfälle und Verletzungen zu vermeiden sind, wie sie Krankheitszeichen diskriminieren können und sich Behandlungen zur Schmerzerleichterung fügen. Bekanntlich korrespondiert die Schwere affektiver Schmerzreaktionen mit den Ängsten der Eltern. In sog. »Schmerzfamilien« haben Kinder signifikant häufiger Schmerzen als in Kontrollgruppen (Craig 1978).
2. *Modellprozesse beeinflussen die Schmerztoleranz:* Minimale Schmerzreaktionen bei noxischen Reizen setzen die Schmerztoleranz herauf. Beispielsweise erhöht sich die Schmerztoleranz für Elektroschocks in Gegenwart eines toleranten Modells mit fehlendem Schmerzverhalten auf 9,9 mAmpère, in Gegenwart eines intoleranten Modells liegt die Toleranzschwelle bei 5,4 mAmpère (Craig 1978).
3. Eine Reihe von Untersuchungen belegen den erfolgreichen *Einsatz von modeling-Effekten bei der Schmerzbehandlung* (zusammengefaßt bei Craig 1978).

2. Persönlichkeit und Schmerz

Durch die kombinierte Anwendung laborexperimenteller und psychometrischer Verfahren ließ sich der Einfluß einer Vielzahl verschiedener Persönlichkeitsvariablen auf die menschliche Schmerzerfahrung empirisch belegen. So sind Persönlichkeitsdimensionen wie Introversion – Extraversion, Neurotizismus, Depression, Psychopathie sowie perzeptuelle Variablen (Feldabhängigkeit – Feldunabhängigkeit, Repression – Sensitivierung, Augmenting – Reducing) von Einfluß auf die Schmerzreaktion. Schließlich haben einige Persönlichkeitseigenschaften, die sich am besten mit dem angloamerikanischen Begriff »hardiness« (hohes persönliches Engagement, ausgeprägte Streßtoleranz) umschreiben lassen, und soziokulturelle Faktoren Beziehungen zum Schmerzverhalten. Psychoanalytisch orientierte Persönlichkeitstheorien von chronischen Schmerzpatienten mit besonderer Relevanz für das therapeutische Setting werden im Therapieteil (Kap. G) diskutiert.

2.1. Introversion – Extraversion

Die teilweise sehr widersprüchlichen und oft nicht vergleichbaren Ergebnisse über den Einfluß psychometrischer Korrelate auf die Schmerzverarbeitung beruhen nach Morgan et al. (1978) auf folgenden grundlegenden Versuchsfehlern: Anwendung unterschiedlicher Schmerzstimulationsverfahren, vorwiegende Verwendung von Meßinstrumenten für »trait«- anstatt für »state«-Merkmale, unterschiedliche Schmerzmessung, seltene Replikation früherer Experimente, fehlende Angaben über ethnische Zugehörigkeit der Vpn.
Mittels des MPI (Maudsley-Persönlichkeits-Inventar) fanden Lynn und Eysenck (1961) eine Korrelation von .69 bei Extraversion – Schmerztoleranz bei thermischen Schmerzreizen sowie eine Korrelation von .36 zwischen Schmerztoleranz und Neurotizismus (autonome Labilität und Ängstlichkeit). Eysencks (1960) Hypothesen einer positiven Korrelation zwischen Extraversion und Schmerztoleranz, einer geringeren Toleranz bei introvertierten Personen und einer negativen Korrelation Neurotizismus – Schmerztoleranz, wurden von einigen Autoren bestätigt (Petrie 1960, Schalling 1971). Haslam (1967,

zit. n. Weisenberg 1982) gelang es, durch Hitzereize eine niedrigere Schwelle (Stirnschmerzen) bei Introvertierten als bei Extravertierten zu demonstrieren. Haslam vermutet, daß für dieses Ergebnis der höhere Aktivierungsgrad der Introvertierten verantwortlich ist, der die Schmerzschwelle herabsetzt. Levine et al. (1966) sowie Brown et al. (1973) fanden jedoch keinerlei Verbindung zwischen Extraversion, Neurotizismus und Schmerzschwelle bei elektrischer Reizung. Davidson et al. (1969a) versuchten die kontroversen Ergebnisse durch eigene Untersuchungen aufzulösen, fanden aber keine signifikante Beziehung zwischen Extraversion und Neurotizismus mit der Schmerztoleranz (thermische und Kaltwasserstimulation). Es zeigte sich lediglich eine positive Korrelation Extraversion – Toleranz bei Elektroschocks sowie eine negative Korrelation bei Angst (Davidson et al. 1969b). Bond und Pearson (1969, zit. n. Sternbach 1978) untersuchten krebskranke Frauen (Collumkarzinom) bezüglich Schmerzerfahrung, Medikamentengebrauch, Extraversion – Introversion und Neurotizismus. Mit Hilfe des Eysenck-Persönlichkeits-Inventars (EPI) ließen sich 3 Gruppen bilden:

1. *Keine Schmerzen, keine Analgetika:* Frauen dieser Gruppe hatten niedrige Werte auf der EPI-Skala für Extraversion und Neurotizismus.
2. *Schmerzen, keine Analgetika:* Hier zeigten sich hohe Werte für Neurotizismus und niedrige für Extraversion.
3. *Schmerzreaktion, Einnahme von Analgetika:* In dieser Gruppe erreichten die Frauen wiederum hohe Werte für Neurotizismus sowie hohe für Extraversion.

Aus diesen Ergebnissen resultiert, daß die *Schmerzerfahrung positiv mit dem Neurotizismus korreliert, Klagen über Schmerzen (um Medikamente zu erhalten) mit Extraversion in Zusammenhang gebracht wird. Neurotische introvertierte Personen leiden eher stumm,* selbst bei starken Schmerzen, Extravertierte jedoch sind bereit, ihre Schmerzen verbal mitzuteilen und verhaltensmäßig deutlich auszudrücken (vgl. S. 40).

Im Zusammenhang mit der Darstellung der Beziehung verschiedener Persönlichkeitskonstrukte mit Schmerzreaktionen ist auch Petries (1960) Ansatz zu erwähnen, Individuen entsprechend ihrer Schmerzempfindung in *Sensibilisierer und Reduzierer (augmenting – reducing)* zu unterteilen. Personen, die dazu tendieren, Schmerzen zu erhöhen (sensitivieren), beurteilen den Schmerzreiz auch intensiver als Personen, die Schmerzempfindungen herabsetzen. Daraus ergibt sich die Hypothese einer größeren Schmerztoleranz für Reducer, die externe und körperinterne Reize durch Vermeidungsstrategien herunterspielen, dadurch Schmerz und Streß eher akzeptieren als Augmenter. Davidson und Bobey (1970) untersuchten die Hypothese von Petrie an 72 weiblichen Vpn mit thermischen Reizen (Hardy-Wolff-Goodell Test, 1952) und Druck-Algometer-Schmerzreizung. In einem Cross-over Design erhielt eine Hälfte der Personen zunächst Druckreize, danach Hitzereize, die 2. Gruppe zunächst Hitzereize, dann Druckreize. Personen mit der Tendenz *Schmerzen zu unterdrücken (Repressor) erzielten wie erwartet in der 1. Hälfte höhere Schmerztoleranzwerte als die Sensitivierer.* Die Toleranz fiel aber in der 2. Hälfte der Schmerzreizung signifikant ab. Sensitivierer reagierten in beiden Versuchsdurchgängen ähnlich, ohne deutlich unterschiedliche Effekte auf die Wahrnehmung der noxischen Stimulation.

Eysenck und Eysenck (1969) setzten Augmenting mit Introversion und Reducing mit Extraversion gleich. Die Resultate von Davidson et al. (1970) entsprechen somit den Ergebnissen von Schalling und Levander (1964), die beobachteten, daß Extravertierte (Reducer) eine höhere Schmerztoleranz zeigten als Introvertierte (Augmenter), jedoch niedrigere Schmerzschwellen im Gegensatz zu Introvertierten. Diese Daten stehen in deutlichem Widerspruch zu oben erwähnten Befunden von Haslam, der niedrigere Schmerzschwellen bei Introvertierten im Vergleich zu Extravertierten fand. Andrew (1970, zit. n. Weisenberg 1982) untersuchte an chirurgischen Patienten folgende Hypothese: Sensitivierer würden von präoperativen Informationen profitieren und postoperativ weniger Medikamente verbrauchen sowie kürzere Rehabilitationszeiten haben als Personen (Reducer), die Schmerzen verleugnen und nach dem operativen Eingriff (Bruchoperation) mehr Medikamente sowie längere Genesungszeiten benötigen. Im Gegensatz zu den anfänglichen Vermutungen zeigten die *Patienten ohne spezifische Abwehrstrategien die kürzesten Rehabilitationszeiten und die geringste Medikation.* Die Gruppe der Reducer verbrauchte nach der Information mehr Medikamente bei gleicher Rehabilitationszeit. Die Sensitivierer blieben von der Information über die Operation unbeeinflußt. In detaillierten Nachuntersuchungen von DeLong (1970, zit. n. Weisenberg 1982) wurde die Beziehung von Bewältigungsstrategien zwischen Schmerz, Angst und Information näher untersucht. Angstanstiege vor der Operation waren unterschiedlich schnell: Individuen ohne Abwehrmaßnahmen zeigten schnelle und hohe Anstiege mit allmählichem Abfall der Angstwerte, Personen mit der Tendenz Schmerzen zu verleugnen wiesen zunächst langsame Anstiege auf, wurden dann aber zunehmend ängstlicher. Patienten ohne Anwendung von Abwehrmanövern schätzen ein bedrohliches Ereignis frühzeitiger ab und sind dadurch besser vorbereitet. Sie erholen sich, wie bereits von Andrew festgestellt, nach der Operation am schnellsten. Personen mit ausgeprägter Abwehrstruktur verhindern vorzeitige Aufnahme und Verarbeitung von Informationen und somit adäquate Vorbereitungen auf die kommende Belastung. Weitere Faktoren, die in den bisherigen Arbeiten noch zu wenig untersucht wurden, betreffen *Verhalten des Arztes und Pflegepersonals* (autoritär, abweisend – zugewandt, freundlich), *Schwere der Operation, Ausmaß der Überlebenschancen* (subjektive Einschätzung, evtl. objektive Information), die vermutlich entscheidende Determinanten für präoperative Angst, Coping-Verhalten und postoperativen Verlauf darstellen. Eine Konsequenz der Untersuchungen über die Effektivität präoperativer psychologischer Vorbereitung ist die Erfassung des Ausmaßes individuellen Abwehrverhaltens sowie des Copingrepertoires des betreffenden Patienten.

Ein weiteres persönlichkeitstheoretisches Konstrukt, die Dimension »Feldabhängigkeit versus Feldunabhängigkeit«, die von Eysenck (1969) ebenfalls mit Extraversion – Introversion gleichgesetzt wird, wurde im Zusammenhang mit der Schmerzwahrnehmung untersucht.

Dieses Persönlichkeitskonzept wurde von Witkin (1965) in die wissenschaftliche Diskussion eingeführt. Witkin ging von Untersuchungen der visuellen Differenzierungsfähigkeiten aus. Je besser die visuelle Wahrnehmung und intellektuelle Leistung, je ausgeprägter die Fähigkeit, den eigenen Körper und sich selbst als von anderen getrennt wahrzunehmen und je effektiver Kontroll- und Verteidigungsmechanismen eingesetzt werden können, desto artikulierter d. h. spezifischer wird die Umwelt wahrgenommen. Diese Persönlichkeitsdimensionen umfassen das Konstrukt der Feldunabhängigkeit. Feldabhängige Personen nehmen Umweltaspekte undifferenzierter wahr, verlassen sich eher auf die Hilfe anderer, besitzen ein weniger stabiles Selbstbild, sind sozial beeinflußbarer und streßanfälliger, sollen jedoch nach Sweeney und Fine (1965) eine größere Schmerztoleranz haben. Dieses widersprüchliche Ergebnis begründen die Autoren damit, daß »global« erlebende Personen Schmerzen in einem weiten Umweltkontext gedämpfter wahrnehmen würden. Ablenkungseffekte sind vermutlich auch größer bei Wahrnehmung vieler Einzelaspekte. Feldunabhängige Individuen nehmen jedoch nur bestimmte Umweltsegmente wahr. Schmerzreize werden isoliert vor der Umgebung abgehoben erlebt mit entsprechend niedriger Schmerztoleranz. Das Konzept von Sweeney et al. (1965) wird durch Befunde von Nichols und Tursky (1967) in Frage gestellt, die bei feldunabhängigen Personen auf elektrische Reizung eine größere Schmerztoleranz feststellten.

Diese und bereits zitierte z. T. sehr widersprüchliche Befunde weisen darauf hin, daß z. Z. keine klaren und endgültigen Schlußfolgerungen über die Beziehung unterschiedlicher Schmerzsensitivität mit verschiedenen Persönlichkeitskonstrukten zu ziehen sind.

2.2. Depression

Die klinische Erfahrung lehrt, daß die Klassifikation und Deskription chronischen Schmerzverhaltens und Depression sehr starke Ähnlichkeit haben und in der klinischen Praxis kaum voneinander getrennt werden können. Man könnte soweit gehen, anzunehmen, daß beide Störungsbilder austauschbare psychopathologische Phänomene seien. Diese spekulative Hypothese läßt sich durch drei Tatsachen stützen: *Ätiologie,* unter besonderen Bedingungen *Symptomatologie* und *Therapie depressiver Erkrankungen* und *chronischen Schmerzverhaltens* sind weitgehend ähnlich.
Gemeinsame ätiologische Wurzeln für Depression und Schmerzverhalten liegen in dem unspezifischen Seligmanschen Modell der gelernten Hilflosigkeit, auf das wir im Zusammenhang mit der Bedeutung der Kontrolle für die Schmerzregulation näher eingehen werden (vgl. Kap. C, Teil 1). Die zentrale Annahme Seligmans (1975) ist, daß gelernte Hilflosigkeit entsteht, wenn ein Individuum lernt, daß eigene Reaktionen unabhängig von Konsequenzen sind, somit Reagieren zwecklos ist. Seligmans Ätiologiekonzept ist insofern unspezifisch, als es auch für die Entstehung und Aufrechterhaltung psychosomatischer, phobischer und vermutlich auch schizophrener Störungen Gültigkeit hat. Lewinsohns (1975) Verstärkerverlust-Modell (Extinktionshypothese) geht davon aus, daß eine geringe Rate an verhaltenskontingenten positiven Verstärkern, das eigene aktuelle Verhalten, sowie bestimmte überdauernde Persönlichkeitsmerkmale depressive Verhaltensweisen auslösen können. Lewinsohns Depressionsmodell entspricht dann der Hilflosigkeitshypothese als ein Modell für die Entstehung von chronischem Schmerzverhalten, wenn das Extinktions-Modell als Kontrollverlust aufgefaßt wird. In der Extinktionsphase wird eine vorher geübte Verhaltensweise ausgeführt, ohne daß sie die erwarteten Verstärker nach sich zieht. Verfügt die betreffende Person über keine erfolgreichen alternativen Verhaltensweisen, erlangt sie *keine Verstärkung durch eigene Aktivitäten.* Sie kann diese unangenehmen Erfahrungen nicht vermeiden und unterliegt einem Hilflosigkeitstraining. *Genesebedingungen von Schmerz und Depression sind also nur dann parallel, wenn realer oder vermuteter sozialer Verstärkerverlust (Bindungsverlust) vorliegt.*
Weitere Bedingungen für Entstehung und Aufrechterhaltung chronischen Schmerzes und Depression sind Dimensionen der Ursachenattribution: *Dimension intern – extern* (extern: Die Situation ist grundsätzlich nicht steuerbar; intern: Die Situation ist nur von anderen steuerbar); *Dimension global – spezifisch* (global: mir fehlt die Intelligenz; spezifisch: in dieser Situation fehlen mir die Fähigkeiten); *Dimension stabil – instabil* (stabil: ich bin immer unfähig, die Situation zu steuern; instabil: ich konnte die Situation nicht steuern, da ich gerade müde war) (Abramson et al. 1978). Diesen Attributionsdimensionen kann die Ursachenattribution zugrundeliegen, ich bin unheilbar krank, die bei chronischen Schmerzpatienten und Depressiven häufig angetroffen wird.
Lewinsohns Ätiologiekonzept der Depression und der operante Geneseansatz von Fordyce (1978) für die Entstehung chronischen Schmerzverhaltens gehen jedoch von unterschiedlichen lerntheoretischen Voraussetzungen aus. Nach Fordyce wird Schmerzverhalten durch kontingente positive Zuwendung und negative Verstärkung aus der sozialen Umgebung hervorgerufen.

Somit liegen hinsichtlich der Ätiologie von Schmerz und Depression mit Ausnahme des Verstärkerverlustes unterschiedliche Ausgangsbedingungen vor.
Offensichtliche Analogien zwischen beiden Störungsformen liegen im Verhalten. Der Begriff Depression beinhaltet unter Berücksichtigung seiner ethymologischen Wurzel *herabgesetzte motorische und kognitive Aktivität* (Seligman 1975), *das charakteristische Symptom Depressiver und Schmerzpatienten.* Für Depressive und chronische Schmerzpatienten sind weiterhin verminderter Appetit, Schlafstörungen und Libidoverlust charakteristisch. Die psychomotorische Retardation (besonders der Grobmotorik) korrespondiert mit dem subjektiven Erleben der Lähmung des Willens, einer inneren Leere, Initiativeverlust und kognitiven Manifestationen (u. a. negative Selbstbewertung und Erwartung, kognitive Triade: negative Sicht von sich selbst, der Umwelt und Zukunft, Beck 1970). Beispielsweise sind bei Depressiven die Gesten (Illustratoren), die das Reden begleiten, stark reduziert (Seligman 1970).
Weitere Querverbindungen zwischen Depression und chronischen Schmerzsyndromen werden in der Therapie deutlich. Im Vordergrund steht eine Anhebung des Aktivitätsniveaus z. B. durch Milieumaßnahmen, durch Entwicklung neuer sozialer Fertigkeiten sowie durch kognitive Therapie (vgl. Kap. G, Teil 2). Der durch Psychotherapiestudien belegte *enge korrelative Zusammenhang zwischen Stimmungsverbesserung und Aktivitätszunahme* legt nahe, über eine Reduktion der Verhaltensdefizite durch Ausdruckstraining und soziales skill-Training motorisches Verhalten in einem positiven sozialen Kontext und damit die Stimmung zu verbessern (Hoffman 1976). Dies gilt auch für den Einsatz kognitiver Interventionen (z. B. Gedankenstop, Modifikation negativer schmerzinduzierender Selbstverbalisationen, vgl. S. 284 und 286), obwohl insbesondere bei Schmerzpatienten Sozialtraining, kombiniert mit aufbauender Bewegungstherapie effektiver sein dürfte, da durch die Anwendung neuer flexibler und aktiver Verhaltensweisen die Kontrolle über die Umwelt zunimmt, die Hilflosigkeit somit abnimmt. Die psychopharmakologische Behandlung der Depression (trizyklische Antidepressiva, Benzodiazepine) hat nicht nur antidepressive Effekte, sondern hebt die Schmerzschwelle und -toleranz. Dies scheint vor allem für die trizyklischen Antidepressiva zu gelten, die (z. B. Clomipramin) vermutlich über eine Konzentrations- und Aktivitätssteigerung des Serotonins im Gehirn schmerzblockierend wirksam werden (Sternbach 1982). Bradley (1963, zit. n. Sternbach 1978) erzielte durch antidepressive Therapie positive Resultate bei Schmerzen, die gleichzeitig mit der Depression auftauchten. Waren Schmerzen der Depression vorausgegangen, reagierte nur die Depression auf die medikamentöse Therapie. Dies weist allerdings eher auf Unabhängigkeit von Schmerz und Depression hin.
Weitere Parallelen zwischen Depression und Schmerz ergeben sich aus Schmerzstudien an psychiatrischen Patienten, die häufig von einem gleichzeitigen Auftreten von Depression und Schmerz berichten, wobei gelegentlich schwer beurteilt werden kann, ob Schmerzen die Depression – und vice versa – hervorgerufen haben (Merskey und Spear 1967).
Spear (1967) fand Schmerzen bei etwa 45–50% aller psychiatrischen Patienten, die aufgrund seiner klinischen Beobachtungen hauptsächlich mit operativen Eingriffen, somatischen Symptomen und Angst in Verbindung stehen. Bräutigam und Christian (1973) bezeichnen die Depression als »leibnaheste« seelische Erkrankung, Walcher (1969) sieht viele Schmerzzustände aufgrund zahlreicher begleitender manifester Organprozesse als »larvierte Depression«. Wieck (1965) stellte aus einer Population von 200 depressiven Patienten eine Liste folgender somatischer Beschwerden zusammen.
Zusammenhänge zwischen Depression und psychosomatischen Erkrankungen, die mit Schmerzen einhergehen, wurden von verschiedenen Autoren beschrieben. Luborsky et al. (1973) fanden bei der Durchsicht von 53 klinischen Studien, daß psychosomatische

Tab. 2: Somatische Beschwerden bei Depressiven

Lokalisation	**Häufigkeit**	**Art der Beschwerden**
Kopf	50%	Schmerzen, Druckgefühl, Gefühle des Zerspringens, Kopfleere
Herz	30%	Druck, Beklemmung, Stechen
Brust	20%	Angst, Unruhe, Herzjagen
Oberbauch Unterleib	25%	Druck, Schmerzen, Stechen, Angst
Hals	15%	Flimmern, Sehstörungen
Ohren, Mundhöhle, Rachen, Nase	10%	Ohrensausen, Hörminderung, Mundtrockenheit, Geschmacksbeeinträchtigungen
Beine	10%	Schmerzempfindungen
Rücken	5%	
Arme	3%	
Füße	2%	

Störungen meist mit Depression gekoppelt sind, insbesondere bei langfristigen Erkrankungen mit schleichendem Beginn. Bräutigam et al. (1973) beschrieben ein alternierendes oder gleichzeitiges Auftreten psychosomatischer bzw. depressiver Symptome. Auch Patienten mit herzneurotischen Symptomen (anfallsartige Herz-, Kreislauf- und Atembeschwerden ohne organischen Befund) haben hypochondrische Befürchtungen, panische Todesängste und zu 80–85% depressive Verstimmungen (Richter und Beckmann 1973). Diamond (1964) berichtet von 423 Patienten mit verschiedenen Depressionsformen, daß 84% Kopfschmerzen als wesentliches zusätzliches Symptom angaben.

Ein Beispiel aus der psychophysiologischen Depressionsforschung zeigt weitere Querverbindungen zum Schmerz auf. Elektromyographische Untersuchungen bei Depressiven ermittelten einen erhöhten Ruhetonus der Muskulatur im Vergleich zu Kontrollgruppen. Die Messungen der EMG-Aktivitäten wurden vor allem an der Stirn vorgenommen. Nach Besserung der Depression wurde ein Rückgang auf normale EMG-Werte festgestellt (Whatmore und Ellis 1962). Auch bei Schmerzpatienten, vor allem beim Spannungskopfschmerz ist die Ruhespannung des Musculus frontalis im EMG höher als bei Normalpersonen (Sainsbury und Gibson 1954). Budzynski et al. (1973) erreichten durch ein Entspannungstraining nach Jacobson der Stirnmuskulatur mit EMG-Feedback in wenigen Sitzungen (3–6) eine Verminderung der Muskelverspannungen und Linderung der Kopfschmerzen.

Problematisch scheint jedoch eine Einordnung hemisphärenspezifischer Befunde zur Depression in das Konzept überwiegender Parallelität von Depression und Schmerz. Erste Beobachtungen schwerer depressiver Angstreaktionen nach pharmakologischer Inaktivierung der dominanten Hemisphäre (dadurch relatives Überwiegen der rechten Hemisphäre) von Terzian und Cecotto (1959, zit. n. Dimond 1980), die von anderen Autoren bestätigt wurden (vgl. Dimond 1980) lassen vermuten, daß nach *rechtshemisphärischer Aktivierung vorwiegend negative, angstbesetzte Emotionen (»dark emotions«)* ausgelöst werden, die normalerweise durch euphorische, hypomanische linkshemisphärische Reaktionen kontrolliert werden. Dimond (1980) bestätigte anhand einer phantasievollen Versuchsanordnung die Daten von Terzian. Durch Kontaktlinsen erzielte er eine Lateralisierung visuellen Inputs mit einer verstärkten Aktivierung der rechten Hemisphäre (HR-Anstiege) bei Präsentation eines Operationsfilmes und einer linkshemisphärischen Aktivierung während eines lustigen Filmes (Tom und Jerry). Auf der anderen Seite werden wir sehen (vgl. Kap. C, Teil 1 zur Hemisphärenspezialisierung), daß eine *gezielte Aktivierung der rechten Hemisphäre durch psychologische*

Interventionen schmerzblockierende Effekte hat. Die Divergenz der Befunde läßt sich möglicherweise durch die Annahme etwas reduzieren, daß eine depressionsfördernde Aktivierung der rechten Hemisphäre bestimmte Begleiterscheinungen depressiver Reaktionen, z. B. Apathie, generelle Desaktivierung hervorruft, die schmerzdämpfende Effekte haben.

Weitere Befunde aus der Endorphinforschung relativieren ebenfalls das Konzept überwiegender psychopathologischer Gemeinsamkeiten von Schmerz und Depression. Terenius (1976, 1978, 1980) fand bei chronischen Schmerzpatienten mit starken Schmerzen (u. a. Trigeminusneuralgie) stark erniedrigte Endorphinspiegel im Liquor cerebrospinalis im Vergleich zu neurologischen Patienten ohne Schmerzen oder gesunden Personen. Bei depressiven Patienten fand Terenius mehrere Subgruppen bezüglich der Aktivität des Endorphinsystems. Depressionen mit vorwiegend organisch bedingten Schmerzzuständen zeigten niedrige Endorphinkonzentrationen im Liquor. Patienten mit psychogenen Schmerzsyndromen und vorwiegend depressiver Symptomatik zeigten erhöhte Endorphinspiegel. Almay et al. (1978) fanden eine *positive Korrelation zwischen Intensität der Depression und abnorm erhöhtem Endorphinspiegel.* Bei diesen Patienten wurde eine *verringerte Schmerzempfindlichkeit* beobachtet. Schließlich stellte Terenius (1980) bei einer Subgruppe *schwer depressiver Patienten (Suicidalität) erniedrigte Endorphinspiegel im Liquor fest.*

Diese Befunde lassen kaum einen Zweifel daran, daß eine enge Beziehung zwischen der Schmerzmodulation durch Endorphine und psychopathologischem Geschehen besteht. Es wurden auch bei Schizophrenen erhöhte Endorphinspiegel beobachtet (Terenius et al. 1976).

Zusammenfassend ergibt sich, daß wir über den Zusammenhang Depression – Schmerz z. Z. noch wenig wissen. Querverbindungen zwischen Depression und chronischem Schmerzverhalten bestehen vor allem aufgrund ähnlicher Beschwerden und aufgrund der Anwendung derselben psychologischen Therapieverfahren. Es ist jedoch unklar, warum es Schmerzpatienten ohne Depression bzw. mit Depressionen gibt. Die klinische Erfahrung lehrt, daß chronische Schmerzen zu depressiven Verstimmungen führen können. Verantwortlich dafür ist vermutlich die erlebte Hiflosigkeit aufgrund der Attribution: ich bin unheilbar krank. Es gibt aber auch Patienten, die trotz dieser Gewißheit (Ursachenattribution) nicht depressiv werden. Es ist möglich, daß eine Reihe der besprochenen *Persönlichkeitsmerkmale* (Extraversion, Feldabhängigkeit, Hardiness-Charakteristiken, Insensitivität, soziokulturelle Erfahrung und Normen, social support) sowie der erfolgreiche *Einsatz spezifischer Bewältigungstechniken für das Fehlen von Depressionen* verantwortlich gemacht werden kann. Schmerzpatienten mit Depression kennen möglicherweise keine Copingtechniken oder sind nicht in der Lage, diese anzuwenden, so daß der Circulus vitiosus Schmerz – Depression – Schmerz nicht durchbrochen wird.

Hier könnten detaillierte einzelfallorientierte Langzeitstudien an Schmerzpatienten mit und ohne Depression näheren Aufschluß über zugrundeliegende psychophysiologische Mechanismen bringen. Dies gilt auch für Patienten, bei denen episodisch Depressionen im Wechsel mit Schmerzzuständen (z. B. Migränephasen) auftreten. Oben dargestellte neuere Befunde aus der klinischen Endorphinforschung brachten bisher zwar keine näheren Hinweise für kausale Zusammenhänge zwischen Schmerz und Depression, zeigten jedoch auf, daß es *mehrere »endokrine« Subgruppen von Schmerzzuständen und Depressionen gibt.* Vorwiegend depressive Patienten mit psychogenen Schmerzen haben höhere Endorphinspiegel im Liquor als organische Schmerzpatienten und endogen Depressive. Dieser Befund macht oben geäußerte Überlegungen verständlicher, daß eine psychologisch induzierte Aktivierung der rechten Hemisphäre mit depressiven Begleit-

erscheinungen verbunden ist, die aufgrund möglicher Aktivierung des Endorphinsystems schmerzdämpfend wirkt.
Diese noch sehr vagen Konzepte zum Problem Schmerz – Depression verdeutlichen die Notwendigkeit intensivierter interdisziplinärer Forschungsarbeit.

2.3. Psychopathie

Rotenberg (1978) weist darauf hin, daß es *den* ›Psychopathen‹ nicht gibt und schlägt vor, diesen belasteten Begriff durch ein für die Psychopathie charakteristisches Konzept einer »differentiellen Insensitivität« gegenüber spezifischen aversiven, noxischen Reizen, vor allem auch sozialen Furchtstimuli (z. B. Elternsanktionen) zu ersetzen. Auf die großen Schwierigkeiten, den Begriff der Psychopathie zu operationalisieren haben wir hingewiesen (Larbig und Birbaumer 1980). Bisher wurde fast ausschließlich der kriminelle primäre Soziopath (im Gegensatz zum sekundären Soziopathen mit deutlichen Angstzeichen auf einer oder allen 3 Verhaltensebenen) untersucht. Erst in den letzten Jahren wuchs das Interesse an der Psychopathie, vor allem ausgelöst durch psychophysiologische Forschungsansätze von Hare und Schalling (1978), Mednick und Hutchings (1978) und anderen. Primäre Psychopathie ist vor allem durch *Mangel an Angst, d. h. durch dauerhafte Insensitivität gegenüber sozial bedeutsam bewerteten Furchtreizen und Schmerzreizen gekennzeichnet.* Hare et al. (1978) zeigten bei primären kriminellen Psychopathen mit schwacher Sozialisierung gegenüber gesetzlichen Normen (definiert durch Interviews und Fragebögen), daß diese Personengruppe im Vergleich zu kriminellen Nicht-Psychopathen und »Normalen« in der Antizipation intensiver aversiver Töne (120 dB) und elektrischer Reize verringerte Spontanfluktuationen des Hautwiderstandes, keine antizipatorische Hautleitfähigkeitsreaktion (SCR) und verlängerte Recoveryzeiten (Recoveryzeit ist die Zeit, in der die Hautleitfähigkeitsreaktion auf 50% des prä-Stimulus-Niveaus abgesunken ist, Birbaumer 1977a) aufwiesen. Bei weniger aversiven Reizen zeigten sich keine Unterschiede. Im Gegensatz zum Hautwiderstand besteht die antizipatorische Herzfrequenzänderung bei primären Psychopathen in einer starken Beschleunigung im CS (konditionierter Warnreiz) – US (aversiver Stimulus) Intervall (7–12 sec): Anstieg der Herzrate (HR) um durchschnittlich 3–4 Schläge nach dem CS-Beginn, Abfall unter Baseline-Werte vor dem US. Normale und nicht-soziopathische Kriminelle zeigen dagegen HR-Verlangsamung in diesem Zeitintervall. Hare et al. (1978) interpretieren im Anschluß an Lacey und Lacey (1974) die HR-Beschleunigung bei niedrigem Hautwiderstand als kardiovaskuläre Bewältigung noxischer Stimuli: *durch die erhöhte HR wird über den Barorezeptorreflex die Intensität der zentralnervösen Verarbeitung des antizipierten Schmerzreizes gehemmt* (»gate out«, vgl. Kap. D, Teil 2 über Blutdruck und Schmerz). Ausdruck der Hemmungsintensität sind die reduzierten Hautwiderstandsänderungen. Die verlangsamte Recovery-Zeit interpretieren Hare et al. (1978), im Gegensatz zu Mednick et al. (1978), als Aufmerksamkeitsreduktion gegenüber dem aversiven US, während Mednick darin ein Korrelat der mangelnden unmittelbaren negativen Verstärkung einer Vermeidungsreaktion sieht.
Rotenbergs Konzept der differentiellen Insensitivität bei Soziopathen gegenüber Schmerzreizen impliziert keineswegs, daß alle Schmerzunempfindlichen Soziopathen sind oder vice versa. Außerdem ist diese Insensitivität ein Merkmal psychopathischen Verhaltens neben zahlreichen anderen. Insensitivität stellt auf einem bipolaren Persönlichkeitskontinuum eine Extremvariante dar. Am anderen Ende rangiert die Übersensitivität, die mit Neurotizismuswerten hoch korreliert. Das Auftreten variabler Übergangsformen bei verschiedenen Populationen ist die Regel. Die *Insensitivität kann eine*

notwendige Voraussetzung für eine erfolgreiche Streßbewältigung darstellen. Der Arzt erwirbt im Laufe seiner beruflichen Erfahrung *selektive Insensitivität* gegenüber Blut, Wunden, Tote, indem er langsam Selbstkontrolle über seine autonomen Reaktionen durch Desensibilisierung lernt. Dies gilt für verschiedene Berufsgruppen (Pilot, Fallschirmspringer, Polizei etc.), die häufig extremen Angstreizen ausgesetzt sind. Kultische Handlungen bei »Primitivvölkern« (vgl. Kap. C, Teil 1) sowie häufige Konfrontationen gegenüber externen Schmerzreizen im Laufe der kindlichen Entwicklung sind für die Insensitivität auf der Basis genetischer Dispositionen verantwortlich. Auch die soziale Insensitivität und Mangel an Empathie kann durch Desensibilisierung gegenüber sozialen Sanktionen erworben werden. Hierbei sind asoziale und insensitive Modelle (Eltern) sowie wenig kontingente bzw. emotional adäquate Zuwendung wichtige Faktoren für die Entstehung sozial insensitiven Verhaltens.

2.4. Hardiness

Psychologen der Universität von Chicago (Kobasa, Hilker u. Maddi 1979) lenkten die Aufmerksamkeit in der Streßforschung auf Persönlichkeitsfaktoren wie Konfrontation mit sozialer Herausforderung (»challenge«), Engagement bzw. persönliche Involviertheit (»commitment«), Gefühle der Kontrolle und Offenheit gegenüber sozialem Wechsel (»openness to change«), die eine wesentliche Rolle bei der Resistenz gegenüber Schmerz und Erkrankungen spielen. Diese Faktoren basieren auf Begriffen der »Existentialpsychologie« Viktor Frankls, in der Engagement und Gefühle der Kontrolle über das eigene Leben wesentliche Voraussetzungen für die Gesundheit sind. Die Autoren umschreiben diese Persönlichkeitscharakteristiken mit dem Begriff »hardiness« (sich Abhärten gegenüber Streß, hohe Toleranz gegenüber Belastungen). In einer ersten Studie an 670 Personen (Mittelschicht, verheiratet, 2 Kinder, 40–49 J., protestantisch) wurden die Auswirkungen der Einschätzung des psychosozialen Streß (»appraisal«, Lazarus 1976) untersucht. Alle sozialen Belastungssituationen (life events – Rahe et al. 1968) der letzten drei Jahre wurden mittels Fragebögen und Interviews erfaßt.
126 Vpn mit hohen »life-event«-Werten und niedrigen Erkrankungsraten wurden mit einer Gruppe von 200 Vpn verglichen, die ebenfalls hohe »life-event«-Werte aufwiesen, hingegen durch vermehrte Raten von Erkrankungen auffielen. Die 1. Gruppe zeigte deutliche Unterschiede in den »hardiness«-Kategorien. Diese Vpn waren stärker im Berufsleben engagiert, skalierten deutlich höher in »challenge«-Items und äußerten Gefühle persönlicher Kontrolle. Diese Ergebnisse stehen im Gegensatz zu Befunden der »life-event« Forschung, denen zufolge »life-event« Streß in jedem Fall als wesentlicher Krankheitsauslöser anzusehen ist und als Konsequenz eine Streßvermeidung sinnvoll sei. In einer Longitudinalstudie an 259 Geschäftsleuten über 2 Jahre ließ sich bestätigen, daß *hohe Scores in »hardiness«-Charakteristiken (»challenge«, »commitment«, »control«) mit deutlich verringerter Krankheitshäufigkeit verbunden sind.* Die positive Einstellung gegenüber Änderungen (»challenge«) in verschiedenen sozialen Bereichen wurde als bedeutsamster protektiver Faktor für Gesundheit identifiziert. Arbeits- oder Wohnortwechsel bedeutet keine persönliche Katastrophe oder einen unersetzbaren Verlust, sondern eine Herausforderung für den Beginn einer neuen Karriere. Personen, die Feststellungen wie »Langeweile ist fatal«, »das Leben ist befriedigend, wenn ein Problem gelöst ist, und danach ein neues auftaucht« bejahten, skalierten hoch in »challenge«-Skalen. Im Gegensatz zu Psychopathen oder »sensation-seekers« (Zuckermann 1964, vgl. Kap. B, Teil 2), die nur Engagement in Extremsituationen aufbringen können, sind die Vpn mit Extremwerten in Challengeskalen keine »sensation-seekers«, obgleich sie

gerne ein risikoreiches Leben führen. Kobasa et al. (1979) betonen, daß die kognitive Bewertung von Streßsituationen bei jenen Personen mit ausgeprägten Hardiness-Persönlichkeitsmerkmalen im Sinne von Challenge und Commitment aversive Streßeffekte reduziert. Personen mit schwach ausgeprägten Hardiness-Charakteristiken (niedrige Scores in Challenge-Skalen) neigen eher dazu mittels Kurzzeitstrategien (Fernsehen, Alkohol, Sedativa, vermehrter Schlaf) Belastungssituationen abzuwehren, jedoch ohne sie erfolgreich zu bewältigen. Kobasa (zit. n. Pines 1981) stellte auch bei 157 Rechtsanwälten trotz hoher Streßbelastung keine gesundheitsgefährdenden Einflüsse fest. Charakteristische Einstellungen dieser Personen sind der Glaube an ihre Fähigkeiten zur Streßbewältigung und die Überzeugung, daß sie besonders gut unter Druck arbeiten können. Negative Einstellungen zum Streß z. B. bei Managern oder Soldaten (»Streß bringt mich um; Streß führt zum Herzinfarkt«) kovariieren mit einer erhöhten Erkrankungsrate bereits bei minimalem Streß.
Neben Hardiness-Merkmalen tragen enge soziale Bindungen an Freunde, Berufskollegen und Familie (»social support«) sowie vor allem die Intensität der Partnerbindung zur erfolgreichen Streßbewältigung bei. Medalie und Goldcourt (zit. n. Pines 1980) beschrieben *Faktoren des »social support« als wichtigsten Prädiktor für kardiovaskuläre Erkrankungen.* Trotz organischer (erhöhte Serumcholesterinwerte, pathologisches EKG) und psychologischer Risiken (hohe Angstwerte) verringerten diese Faktoren bei 10000 israelischen Männern in einer 5-Jahresstudie die Erkrankungshäufigkeit der Angina pectoris von 93/1000 auf 52/1000. Die streßreduzierende Bedeutung des »social support« ließ sich auch an geringeren Mortalitätsraten bei ehemaligen weiblichen Konzentrationslagerhäftlingen bestätigen (Antonovsky 1979).
Das Phänomen des Voodoo-Todes, der aufgrund sozialer Deprivation bei australischen Eingeborenenstämmen eintritt, illustriert ebenfalls den Einfluß sozialer Bande auf kardiovaskuläre Funktionen (Cannon 1942).
McClelland (1976, zit. n. Pines 1980) machte auf einen weiteren Faktor aufmerksam, der in der Streßbewältigung eine große Rolle spielt. Das Erkrankungsrisiko (Hochdruck, koronare Herzerkrankungen) ist umso höher, je höher das persönliche Macht- (Aggression – ähnelt aggressiv-feindseligem Typ-A Verhalten, Friedman und Rosenmann 1974) und Prestigestreben bei gleichzeitigem gehemmten emotionalen Ausdrucksverhalten ist (vgl. Kap. G, Teil 2).

2.5. Soziokulturelle Faktoren

Nach Melzack (1978, S. 17) ist offensichtlich, »daß Schmerz wesentlich variabler und wandlungsfähiger ist, als es die Menschen in der Vergangenheit geglaubt hatten. Schmerz ändert sich von Person zu Person, von Kultur zu Kultur. Reize, die bei einer Person unerträglichen Schmerz hervorrufen, werden von einer anderen, ohne mit der Wimper zu zucken, ertragen.«
Beobachtungen belegen Melzacks Feststellung, daß in verschiedenen Kulturen Initiationsriten und andere Rituale, die unmittelbar mit intensiven Schmerzreizen in Verbindung stehen, ohne oder mit nur geringem Schmerzausdruck (und Wahrnehmung) durchgeführt werden (vgl. Kap. C 1, Teil 1 und B–D, Teil 2). Daraus läßt sich folgern, daß auch die Schmerzwahrnehmung als Erfahrung gewertet werden muß, die von kulturellen und situativen Faktoren, sowie von eigenen Sozialisationserfahrungen abhängt, die innerhalb des jeweiligen Kulturkreises sowie transkulturell sehr variabel sind.
So wird etwa in der westlichen Welt die Geburt sehr häufig als Schmerzerlebnis

angesehen. Auf der anderen Seite gibt es anthropologische Beobachtungen über die sogenannte *»Couvade«* (Kroeber 1948). Die Frauen empfinden während der Geburt keine Schmerzen, zeigen diese nicht und geben keine subjektiven Beschwerden an. Sie arbeiten bis kurz vor der Geburt auf dem Feld und kehren danach sofort wieder zur Arbeit zurück. Der Ehemann liegt während der Geburt im Bett, stöhnt vor Schmerzen und muß sich meist nach der Geburt seiner Frau erholen.

Interkulturelle Unterschiede bezüglich der Empfindungsschwelle (geringste Reizstärke, die zuerst eine Empfindung auslöst) wurden nicht gefunden. Sternbach und Tursky (1965) stellten Empfindungsschwellenmessungen bei Frauen verschiedener ethnischer Gruppen an: Italienerinnen, Jüdinnen, Irinnen und Frauen alteingesessener amerikanischer Familien. Fehlende Unterschiede zwischen den Gruppen bezüglich der Empfindungsschwelle legen die Annahme nahe, daß die Empfindungsschwelle unabhängig vom kulturellen Hintergrund einheitlich ist. Daraus folgert Melzack (1978), daß der sensorische Leistungsapparat bei allen Menschen ähnlich funktioniert. Hauptunterschiede zwischen diesen Gruppen fanden Sternbach et al. (1965) in den Toleranzkomponenten des Schmerzes. Italienerinnen zeigten die niedrigsten Schmerztoleranzwerte. Amerikanische und irische Frauen fielen durch wesentlich höhere Schmerztoleranz auf. Sie zeigten kaum Schmerzreaktionen, während italienische und jüdische Frauen deutlich Schmerzverhalten demonstrierten. Psychophysiologische Parameter verdeutlichen die Daten. In Antizipation des elektrischen Reizes traten biphasische Potentiale der Hautleitfähigkeit auf, die im Laufe der Habituation in monophasische Fluktuationen übergingen. Sternbach und Tursky fanden bei den amerikanischen Frauen die schnellsten Habituationsraten. Die Ergebnisse bestätigen Petries (1960) Theorie, daß Reizverminderer (Reducer) Schmerzen am besten tolerieren, da sie wie die amerikanischen Vpn versuchen, durch eine Hemmung emotionalen Ausdrucksverhaltens die Schmerzen zu blockieren.

In einer Studie an schwarzen, puertoricanischen und weißen Zahnarztpatienten wurden Einstellungen zum Schmerz untersucht, die als wesentliche Ursache für Unterschiede in der Schmerztoleranz angesehen werden. Es ergaben sich zwischen den Gruppen signifikante Einstellungsunterschiede, die durch folgende Items ermittelt wurden: »Der beste Weg mit dem Schmerz fertig zu werden ist, ihn zu ignorieren. Es ist ein Zeichen von Schwäche, dem Schmerz nachzugeben. Wenn ich krank werde, möchte ich, daß der Arzt die Schmerzen beseitigt.« Diese Einstellungen, die im wesentlichen Abwehr, sich mit dem Schmerz auseinanderzusetzen widerspiegeln, wurden am stärksten von puertoricanischen Patienten, weniger ausgeprägt von Schwarzen und am schwächsten von Weißen vertreten (Weisenberg 1982).

Merskey und Spear (1967) fanden keinen Unterschied in der Schmerzreaktion (Druckalgometertest) zwischen Weißen und Schwarzen.

Nach Weisenberg (1982) scheinen die uneinheitlichen Daten in der transkulturellen Schmerzforschung teilweise auf Stichprobeneffekte zurückzugehen. Es ist fraglich, ob dieselben Ergebnisse hinsichtlich soziokultureller Schmerzreaktionen bei verschiedenen rassischen Personengruppen zustandekommen mit Versuchsleitern unterschiedlicher ethnischer Herkunft. Ethnokulturelle Unterschiede in der Art, Schmerz zu äußern, wurden in der klassischen Studie von Zborowski (1952) anhand von Interviews und Beobachtungen an irischen, jüdischen, italienischen und alteingesessenen amerikanischen (Protestanten britischer Abstammung) Schmerzpatienten (vorwiegend neurologische Erkrankungen: u. a. Diskushernien, spinale Läsionen) untersucht. Miteinbezogen wurden auch Familienangehörige, die hinsichtlich ihrer Haltung gegenüber Schmerz und Schmerzäußerungen befragt wurden. Jüdische und italienische Patienten zeigen emotionale Schmerzreaktionen. Den Interviewdaten ist zu entnehmen, daß beide Gruppen eine

niedrige Schmerzschwelle haben. *Jüdische Patienten* sind eher *pessimistisch* gegenüber Ursache und Therapie der Schmerzen. Die *Italiener* versuchen, *sofortige Hilfe in Anspruch zu nehmen,* die sie dann schnell zufriedenstellt. Die *Amerikaner* zeichnen sich durch *phlegmatische* und *nüchterne* Einschätzung der Schmerzen aus und *ertragen* die Schmerzen *ohne entsprechende Schmerzäußerungen. Irische* Vpn zeigen sich ebenfalls *zurückhaltend im Schmerzausdruck,* ziehen sich von Familie und Freunden zurück, u. a. um unbeobachtet ihren Schmerz auszudrücken.
Wesentliche Determinanten kulturell unterschiedlicher Schmerzwahrnehmung sind individuelle Schmerzerfahrungen in der Familie im Laufe der Entwicklung (Craig 1982). Schiefenhövel (1980) hat in jahrelangen Beobachtungen bei einem Naturvolk (Eipo) im Innern Neuguineas das Erleben von Schmerz und Krankheiten studiert. Erstaunlich hohe Schmerz- und Toleranzschwellen führt er im wesentlichen auf Konfrontation gegenüber extremen Schmerzen von früher Kindheit an zurück.
Die bisherigen Ergebnisse der transkulturellen Schmerzforschung sind sehr vorsichtig zu beurteilen. Dies liegt daran, daß die Befunde an kleinen, z. T. inhomogenen Stichproben erhoben wurden. Weitere Nachteile vorliegender Untersuchungen sind oft fehlende Dokumentationen der Diagnose klinischer Schmerzen, unpräzise Beschreibung experimenteller Schmerzreizung, starke Verallgemeinerungen aufgrund zu geringen Datenmaterials, fehlende Replikationsstudien.
Abschließend soll ein anekdotenhaftes Beispiel die interkulturell sehr große Bandbreite möglicher Schmerzreaktionen verdeutlichen.
Christophersen (1966, zit. n. Fordyce et al. 1982) schildert Reaktionen von Eskimos bei Angst und Schmerz, die meist aus Lachen bestehen. Der Autor beobachtete diese Reaktionen selbst dann, als bei einem Eskimo der Arm von einem Eisbären abgerissen wurde.

3. Zusammenfassung

Schmerz als meßbares und kontrollierbares Verhalten kann als trimodales Verhaltensmodell operationalisierbar gemacht werden: offenes Schmerzverhalten (Klagen, schmerzhafte Mimik), verdecktes Schmerzverhalten (Gedanken, Vorstellungen über Schmerzen und Krankheit) und physiologische Schmerzreaktionen (autonome, pyramidale und extrapyramidale Aktivierung). Respondentes Schmerzverhalten wird durch körperschädigende Reize hervorgerufen. Chronischer Schmerz kann durch operante Mechanismen, z. B. durch positive oder negative Konsequenzen, durch fehlende Verstärkung oder Bestrafung von gesundem aktiven Verhalten sowie durch schmerzkontingente Medikation aufrechterhalten werden. Unterscheidungskriterien von chronischem und akutem Schmerz besitzen wenig Trennschärfe. Akuter Schmerz gilt bis zu 3 Monaten Dauer und ist meist charakterisiert durch Fehlen der Bewegungseinschränkung und verschiedener psychopathologischer Syndrome (Depression, Angst, Hypochondrie).
Soziale Lernprozesse (Modellernen) und Sozialisationseinflüsse sind weitere ätiologische Determinanten des Schmerzverhaltens.
Zahlreiche Persönlichkeitsvariablen determinieren die menschliche Schmerzerfahrung. Die Gründe für z. T. sehr widersprüchliche Ergebnisse bezüglich verschiedener Persönlichkeitsdimensionen und Schmerzempfindung werden diskutiert. Einige Daten sprechen für eine positive Korrelation zwischen Extraversion bzw. reducing, Feldabhängigkeit und der Schmerztoleranz. Eine negative Korrelation ließ sich für Neurotizismus, augmenting (sensitizer) und Feldunabhängigkeit finden. Die Information vor schmerzhaften diagnostischen und operativen Eingriffen spielt ebenfalls eine wichtige Rolle bei der Schmerz- und Streßbewältigung sowie für günstige postoperative Rehabilitationsverläufe. Einige empirische Daten sprechen für detaillierte Information bei Personen ohne deutliche Abwehrstruktur.

Modal = die Art und Weise kenn-zeichnend!

Im Anschluß daran wird der Zusammenhang Depression – Schmerz anhand einiger klinisch-psychologischer Querverbindungen (Ätiologie, Symptomatologie, Therapie) erläutert und kritisch darauf hingewiesen, daß der bisherige Kenntnisstand nicht ausreicht, die meist auf klinischen Beobachtungen basierende Feststellung einer Ähnlichkeit beider Störungsbilder ausreichend zu erklären. An einem weiteren psychopathologischen Beispiel, der Psychopathie, werden Beziehungen zum Schmerzproblem aufgezeigt. Psychophysiologische Mechanismen einer dauerhaften Insensitivität gegenüber sozialen Furcht- und Schmerzreizen werden dargestellt: antizipatorische Herzratenbeschleunigung bei niedrigem Hautwiderstand sind Zeichen einer kardiovaskulären Bewältigung noxischer Stimuli. Über eine Barorezeptorenaktivierung kommt es zur zentralen Desaktivierung und Hemmung der Schmerzverarbeitung.
Im nächsten Kapitel werden neuere Befunde aus der Streßforschung im Zusammenhang mit der Schmerzbewältigung erläutert. Hardiness-Persönlichkeitscharakteristiken (challenge, commitment, Engagement) spielen eine große Rolle für eine gesteigerte Resistenz gegenüber Schmerz und Erkrankungen. Empirische Daten relativieren Befunde der bisherigen Life-event Konzepte, denen zufolge Streß in jedem Fall als Krankheitsauslöser anzusehen ist. Der rasche Wechsel einer wissenschaftlichen Anti-Streß- in eine Pro-Streß-Anschauung äußert sich auch darin, daß Entspannung und »kreatives Nichtstun« als gering eingeschätzt werden.
Abschließend wird die Variabilität der Schmerzerfahrung am Beispiel einiger Ergebnisse aus der transkulturellen Schmerzforschung erörtert.

II. Neurophysiologie

Angesichts des umfangreichen Schrifttums zur Neurophysiologie des Schmerzes kann nur ein zusammenfassender Überblick gegeben werden, der sich auf einige wesentliche Ergebnisse beschränkt (siehe Übersichtsreferate bzw. Monographien bei Iggo 1973, Bonica 1974, Bonica und Albe-Fessard 1976, Mayer und Price 1976, Zottermann 1976, Price und Dubner 1977, Zimmermann 1979, Keeser 1981).
Bisherige Ergebnisse der Schmerzforschung beruhen vorwiegend auf tierexperimentellen Befunden oder Laboruntersuchungen am Menschen und betreffen somit lediglich phasische Schmerzanstiege. *Die neurophysiologischen Vorgänge bei chronischen schweren Schmerzzuständen sind noch weitgehend unbekannt* (Zimmermann 1979).

1. Periphere Schmerzperzeption

1.1. Schmerztheorien

Die Natur des Schmerzes ist seit Ende letzten Jahrhunderts Gegenstand heftiger Kontroversen (s. historischen Überblick zur Schmerzforschung bei Dallenbach 1939). V. Frey entwickelte 1894 die *Spezifizitätstheorie* des Schmerzes in der angenommen wird, daß es vier spezifische Empfindungsqualitäten der Hand gibt: Berührung, Wärme, Kälte und Schmerz, mit jeweils verschiedenen Rezeptoren und speziellen Projektionssystemen zum Gehirn (Schmerzzentrum). Als Rezeptortyp für den Schmerz postulierte v. Frey freie Nervenendigungen. Eine Reihe von Schmerzstudien stellten jedoch die Allgemeingültigkeit der Spezifitätstheorie in Frage. Beechers (1956) Beobachtungen bei schweren Kriegsverletzungen amerikanischer Soldaten machten deutlich, daß die Soldaten, die dem lebensbedrohenden Schlachtfeld entkommen waren geringe oder keine Schmerzen zeigten und keine Schmerzmittel verlangten. Ergebnisse der transkulturellen Schmerzforschung belegen ebenfalls signifikante Unterschiede in den Schmerzreaktionen bei verschiedenen ethnischen Gruppen. Weiterhin erzielten spezifische chirurgische Eingriffe (Nervendurchtrennungen, frontale Lobotomie) keine langfristigen und durchgängigen Effekte in der Reduktion chronischer Schmerzen.

Diese Befunde sprechen dafür, daß Intensität und Art des wahrgenommenen Schmerzes neben sensorischen Eingangsreizen noch von zahlreichen anderen, insbesondere psychologischen Variablen determiniert wird (Melzack 1978). Die Spezifitätstheorie mit der Annahme eines starren Stimulus-Response-Verhältnisses von 1:1 reicht somit nicht aus, die komplexen Mechanismen der Schmerzwahrnehmung zu beschreiben.

Auch die *Patterntheorie* ist ein unbefriedigendes alternatives Schmerzkonzept. Diese Theorie, die ursprünglich von Goldscheider (1894) vorgeschlagen wurde und u. a. Sinclair (1955) weiterentwickelte geht davon aus, daß Reizintensität und zentrale Summation der Nervenimpulse wichtige Determinanten des Schmerzerlebens sind, jedoch die nociceptive Stimulation an nichtspezifischen Rezeptoren hervorgerufen wird. Die Patterntheorie berücksichtigt nicht die physiologische Spezialisierung der Rezeptoren (Reaktionsbereich, Adaptation, Modalitätsspezifität).

Einen wesentlichen Schritt in der Weiterentwicklung der Schmerzkonzepte stellte schließlich die Formulierung der »Gate-Control«-Theorie dar (s. S. 51).

Melzack (1978, S. 71) beschreibt Schmerz als eine *»höchstpersönliche und wandlungsfähige Erfahrung, die von den kulturellen Werten, der jeweiligen Situation, der Aufmerksamkeit und von weiteren kognitiven Aktivitäten beeinflußt wird.«*

Nach Melzack beruht die Variabilität der Schmerzerfahrung auch auf verschiedenen vergangenen Erfahrungen, Erwartungen und Ängsten, die die Wahrnehmung, Schmerzübertragung und Verarbeitung individualspezifisch beeinflussen.

1.2. Neurophysiologie der Schmerzrezeptoren

Trotz der berechtigten kritischen Feststellung Melzacks, daß ein allzu starres Festhalten an der traditionellen Spezifitätstheorie einer Erweiterung der neurophysiologischen Schmerztheorie durch psychophysiologische Komponenten im Wege steht, muß zunächst von den bisher vorliegenden physiologischen Befunden ausgegangen werden.

Wir werden kurz auf einige rezeptorphysiologische Aspekte eingehen, soweit sie für das Verständnis der peripheren Nociception von Bedeutung sind (s. ergänzende Literatur bei Handwerker und Zimmermann 1976, Caspers und Speckmann 1976, Dudel 1980, Schmidt 1980). Mittels spezifischer neurophysiologischer Techniken gelang es in den letzten Jahren durch Untersuchungen bei Tieren und menschlichen Vpn das Konzept der Rezeptorspezifität zu erhärten (zusammengefaßt bei Handwerker et al. 1976). Häufig wurde die neurophysiologische Technik der »perkutanen Neurographie« erfolgreich angewendet. Darunter versteht man die Ableitung von einzelnen afferenten Nervenfasern von intakten menschlichen Hand- und Muskelnerven mittels Metallmikroelektroden. Gleichzeitig werden die Rezeptorendigungen mit definierten, quantifizier- und reproduzierbaren Reizen aktiviert. Auf diese Weise wurden verschiedene Typen von Mechano- und Thermorezeptoren genauer untersucht sowie auch hochschwellige Rezeptoren gefunden, die für die Schmerzempfindung verantwortlich gemacht werden. Sie werden als *Nociceptoren* bezeichnet. Von diesen ausgehende afferente Nervenfasern werden als *spezifische Schmerzfasern* angesehen. Man unterscheidet myelinisierte A-delta Fasern (Gruppe III-Fasern, spezifisch erregbar durch Knüffe und Quetschung,

Burgess und Pearl 1967) und dünne nicht-myelinisierte C-Fasern (Gruppe IV-Fasern). Mit zunehmendem Durchmesser der Nervenfaser steigt die Nervenleitungsgeschwindigkeit (von 1 m/sec der C-Fasern bis zu 120 m/sec der A-delta Fasern). Spezifische Schmerzfasern wurden erstmals von Heinbecker et al. (1933) nachgewiesen. Während einer Beinamputation stimulierten sie freiliegende Nerven des proximalen Stumpfes mit Elektroden, die an einen Elektrostimulator angeschlossen waren. Bei Reizung der A-alpha und A-beta Fasern traten keine Schmerzen auf. Erst bei Reizstärken, die die A-delta und C-Fasern reizten, traten Schmerzen auf. In Abb. 1 ist das Summenpotential bei der Stimulation dargestellt, mit einer Aktivierung schnelleitender A-alpha, A-beta und Schmerzfasern (A-delta, C-Fasern).

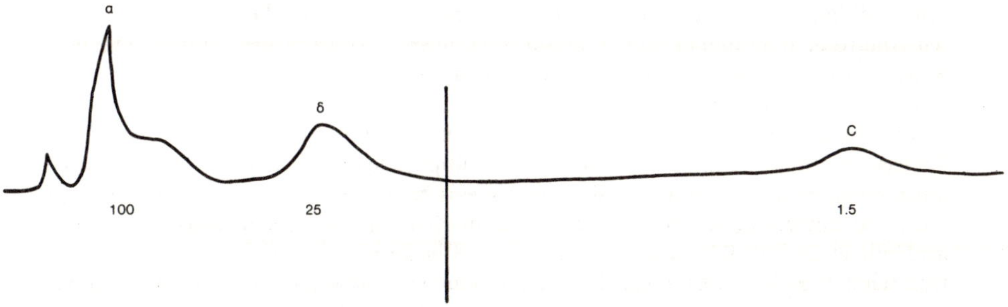

Abb. 1: Summenaktionspotential eines menschlichen Hautnerven von verschiedenen Nervenfasern (nach: Heinbecker et al., 1933).

Nach Iggo (1973) lassen sich drei Typen kutaner Nociceptoren unterscheiden, die am besten untersucht sind: Mechanosensive Nociceptoren, Hitze-Nociceptoren und polymodale Nociceptoren. Mechanosensive Nociceptoren finden sich unter den III- und IV-Fasern. Starke, jedoch nicht schmerzhafte Reize erregen diese Rezeptoren meist nicht. Sie finden sich auch sehr zahlreich in der Muskulatur.

Hitze-Nociceptoren wurden bisher nur unter den C-Fasern gefunden. Eine gute Korrelation zwischen Temperatur und Entladungsfrequenzen befähigen diese Rezeptoren, dem ZNS das Überschreiten einer noxischen Hauttemperatur und die Reizintensität zu melden (Handwerker et al. 1976).

Polymodale Nociceptoren werden durch starke mechanische Reizung und noxische Hitzereize erregt.

Das Konzept der Rezeptorspezifität darf allerdings nicht darüber hinwegtäuschen, daß *extrem hohe Stimulation alle Nervenfasern* (direkte Axonreizung) *erregt*, sogar efferente sympathische Fasern (Handwerker et al. 1976).

Weiterhin gibt es *viszerale Nociceptoren.* Der Kenntnisstand über diese Rezeptoren ist bislang noch gering. Man unterscheidet Mechanorezeptoren, die sich in der glatten Muskulatur von Hohlorganen befinden sowie juxtakapilläre Rezeptoren. Diese liegen im Interstitium der Lunge. Wirksame noxische Reize bei der viszeralen Nociception sind starke Dehnung der Hohlorgane, chemische Reize, Ischämie.

Topophysiologische Untersuchungen der Haut mit sehr feinen Stachelborsten zeigten, daß sich der oberflächliche Schmerz von bestimmten Stellen auslösen läßt, die nicht identisch mit anderen Hautrezeptoren sind. Dieser Befund macht es wahrscheinlich, daß diese *Schmerzpunkte* spezifische Nociceptoren darstellen.

Die gefundene große Zahl von Schmerzpunkten läßt vermuten, daß die Nociception über *freie marklose Nervenendigungen* erfolgt (Schmidt 1980). Diese Vermutung wird

auch durch andere Befunde gestützt: Cornea, Trommelfell und Zahnpulpa, von denen man eher Schmerzen als andere Empfindungen auslösen kann sowie ulceröses Hautgewebe, von dem nur Schmerz ausgelöst werden konnte, enthielten ausschließlich freie Nervenendigungen. Schmidt (1980) weist jedoch nachdrücklich darauf hin, daß keineswegs alle freien Nervenendigungen der Nociception dienen. Elementare Mechanismen der Erregungsbildung und Erregungsübertragung sind vermutlich an allen Rezeptoren ähnlich (Caspers et al. 1976). Dies gilt demnach auch für die Nociceptoren. Bei Reizung eines Rezeptors entsteht durch Depolarisation (Permeabilitätssteigerung für Natrium-Ionen) das Rezeptor- oder Generatorpotential. Die Amplitudenzunahme ist abhängig von der Reizstärke. Aufgrund dieser *reizabbildenden Funktion* des Rezeptorpotentials werden keine Aktionspotentiale nach dem Alles-oder-Nichts-Typ gebildet. Die Reizumwandlung in ein Rezeptorpotential nennt man Transduktion. An der nachgeschalteten konduktilen Membran kommt es zur explosiven Auslösung fortgeleiteter Aktionspotentiale nach dem Alles-oder-Nichts-Gesetz, sobald das Generatorpotential einen kritischen Depolarisationswert erreicht hat.
Die Höhe der Rezeptorpotentiale und die Frequenz der Aktionspotentiale nimmt mit der Reizamplitude zu. Die Kodierung der Reizamplitude erfolgt also über die Impulsfrequenz. Für Schmerzrezeptoren sind im Gegensatz zu anderen Rezeptoren folgende Übertragungsfunktionen (Reiz – Reaktion) typisch: Aktionspotentialfrequenzen steigen im Sinne einer Potenzfunktion mit steigender Reizamplitude steiler an.
Der Schmerz läßt sich nach Qualität und Entstehungsort klassifizieren (s. Abb. 2). So kann man zwischen somatischen und viszeralen Schmerzen unterscheiden. Der *somatische Schmerz* wiederum unterteilt sich in Oberflächenschmerz (Haut) und Tiefenschmerz (Muskeln, Gelenke). Löst man durch Einstechen einer Nadel in die Haut einen Oberflächenschmerz aus, so empfindet man einen stechend-hellen Schmerz, der schnell abklingt. Schnelle A-Fasern rufen diesen 1. Schmerz *(Primärschmerz)* hervor. Bei hohen Reizintensitäten folgt nach 0,5–1 sec ein zweiter Schmerz *(Sekundärschmerz)* von brennend-bohrendem, dumpfen Charakter, der nur langsam abklingt und schlechter lokalisierbar ist (Bishop 1946). Diesen Schmerz kann man gut durch Quetschen einer

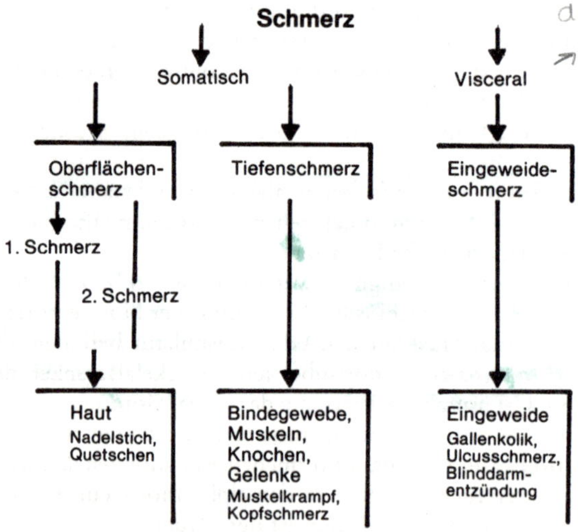

Abb. 2: Schmerzqualitäten sowie Lokalisationen der jeweiligen Schmerzqualitäten. Ganz unten sind Schmerzbeispiele angeführt (aus: Schmidt, 1980).

DERMATOME = Hautabschnitt

Hautfalte auslösen. Er wird durch langsame C-Fasern übertragen. Der helle Schmerz löst unter Umständen gezielte, rasche motorische Reaktionen zum Schutz und zur Abwehr von Schäden aus, der dumpfe Schmerz hemmt die Willkürmotorik (z. B. Ruhigstellen entzündeter Körperstellen), führt aber auch zu Spasmen.
Das bekannteste Beispiel des *Tiefenschmerzes* ist der Kopfschmerz, vermutlich die häufigste menschliche Schmerzform. Dieser Schmerz ist von dumpfem Charakter, schwer zu lokalisieren und neigt dazu, in die Umgebung auszustrahlen (Irradiation).
Neben den bisher besprochenen Unterschieden ist der 2. Schmerz und der Tiefenschmerz durch affektive und vegetative Komponenten charakterisiert. Diese Schmerzqualitäten sind meist stärker unlustbetont, von Krankheitsgefühlen begleitet und lösen vegetative Reaktionen wie Übelkeit, Schweißausbruch und Blutdruckabfall aus.
Neben dem somatischen Schmerz ist als weitere wichtige Schmerzqualität der viszerale Schmerz (Eingeweideschmerz) von eher dumpfem Charakter und von vegetativen Reaktionen begleitet, ähnelt also dem Tiefenschmerz. In Lokalanästhesie freigelegte Baucheingeweide können schmerzlos gequetscht oder geschnitten werden. Nur bei Reizung des parietalen Peritoneums und Dehnung der Hohlorgane sowie bei Spasmen treten starke Schmerzen auf (Schmidt 1980). Schmerzhafte Reizung innerer Organe wird oft an entfernteren Strukturen empfunden (übertragener Schmerz). Diese Übertragung erfolgt in entsprechende periphere Hautabschnitte (Dermatom), die vom gleichen Rückenmarkssegment innerviert werden. Oft werden Organe von mehr als einem Rückenmarkssegment versorgt. Mehrere Dermatome werden als sogenannte *Head'sche Zone* des betreffenden Organs zusammengefaßt. Zum Beispiel strahlen Herzschmerzen in die Brust und Innenseite des linken Armes aus und bilden somit ein diagnostisches Merkmal für die Lokalisation des betreffenden Organs.

1.3. Periphere Mechanismen bei der Entstehung klinischer Schmerzsyndrome

vom Muskel ausgehend

Neuere Forschungsergebnisse zur Entstehung myogener Kopfschmerzen als weit verbreitetes klinisches Beispiel des Tiefenschmerzes wurden im Zusammenhang mit rezeptorphysiologischen Untersuchungen diskutiert (interdisziplinäres Symposium über Muskelverspannung und Kopfschmerz, 1981 in Bad Homburg).
Ausgangspunkt der Entstehung des Spannungskopfschmerzes sind langanhaltende durch Angst, Streß oder Entzündungsprozesse ausgelöste extreme Anspannungen der Nackenmuskulatur. Möglicherweise wird durch chronische Muskelkontraktionen die Blutzufuhr gedrosselt. Die Verminderung der Sauerstoffversorgung führt langfristig zur Senkung des pH, damit zur Freisetzung algogener Substanzen: Wasserstoffionen, Kaliumionen, sowie von Neuromodulatoren wie Serotonin, Bradykinin, Substanz P, Acetylcholin, Prostaglandinen der E-Gruppe. Auch bei entzündlichen Prozessen oder durch mechanische Gewebsschädigung werden diese *Schmerzstoffe* freigesetzt. Es kommt zur Aktivierung und Sensibilisierung polymodaler Nociceptoren, die sich in den Gefäßwänden (Adventitia, Muskelschicht) der Muskulatur befinden. Die erhöhte Impulsaktivität dieser Nociceptoren führt über feine Muskelafferenzen der Gruppen III und IV (A-delta und C-Fasern) zur Erregung der alpha-Motoneurone im Rückenmark. Gleichzeitig werden die gamma-Motoneurone erregt, die eine verstärkte Kontraktion der intrafusalen Muskelfasern und damit vermehrte Entladungen der Muskelspindelafferenzen bewirken. Der erregende Zufluß zu den alpha-Motoneuronen führt zur permanenten Erhöhung des Muskeltonus. Damit ist der Circulus vitiosus *Muskelspannung – Produktion algogener Substanzen – Schmerz (Nociceptorerregung) – anhaltende Erregung in alpha- und gamma-Motoneuronen – Muskeltonuserhöhung – Schmerzzunahme*

in Gang gesetzt, der zu chronischen Schmerzzuständen in der Kopfmuskulatur führt (Schmidt 1981, Mense 1981). Die diskutierten Entstehungsbedingungen chronischer Schmerzen durch ischämische Kontraktionen verdeutlichen das komplexe Zusammenwirken chemischer, mechanischer und neurophysiologischer Mechanismen auf Rezeptorebene und spinalem Niveau, die jedoch unter zentraler Kontrolle stehen.

2. Hinterhornneurone

Die somatosensiblen Nervenbahnen enden an den Hinterhornzellen (pericornuale und kleine Sternzellen, Hassler 1960). Die Informationen, die das Schmerzempfinden vermitteln, gelangen über mehrere Leitungsbahnen (spino-thalamische Bahn, Hintersäulen-System, Hinterseitenstrang, rückenmarkseigenes Fasersystem) im Rückenmark zum Gehirn. Es gibt nicht »die Schmerzbahn«, so wenig wie es ein »Schmerzzentrum« im Gehirn gibt. Vielmehr spielen *alle somatosensiblen Projektionsbahnen eine direkte oder indirekte Rolle beim Schmerzgeschehen.*
Die *Hinterhörner* sind wesentlich für den Ablauf der Schmerzprozesse (Schmerzerfahrung und anschließende Reaktion). Sie bestehen aus mehreren Schichten (Laminae), von denen besonders Schicht zwei und drei (Substantia gelatinosa, SG) für die Schmerzmodulation wichtig sind. In diesen beiden Schichten liegen die meisten Endigungen peripherer Nervenfasern und die Rückenmarksneuronen, die zum Gehirn aufsteigen. Nach Iggo (1980) kommen auf 1 Kubikmillimeter ca. 100000 Neurone. Hinterhornneurone verhalten sich wie periphere Nociceptoren. Entladungsfrequenzen der Neurone im Hinterhorn sind jedoch um den Faktor 10 höher als die einzelner Nociceptoren. Daraus kann man schließen, daß viele afferente C-Fasern auf ein Hinterhornneuron konvergieren. Konvergenz bedeutet auch, daß ein Zusammentreffen von A-alpha, A-beta Afferenzen mit Nociceptor-Afferenzen zu einem Informationsgemisch »schmerzhafter« und »nicht schmerzhafter« Impulsmuster in Hinterhornneuronen führt. Es ist jedoch noch ungeklärt, auf welche Weise im ZNS zwischen den verschiedenen Reizen unterschieden werden kann (Zimmermann 1979). Die *Modulation der Entladungsschwellen der Hinterhornneurone gegenüber nociceptiven Inputs geschieht über absteigende (deszendierende) Bahnen,* die in der weißen Substanz des Rückenmarks verlaufen und in erster Linie eine tonische Hemmung bewirken, die teilweise präsynaptisch angreift. Efferenzen kommen aus verschiedenen Gehirngebieten (mesencephales periaquäduktales Grau, Nukleus raphé mit deszendierenden serotonergen Bahnen, Nukleus coeruleus mit noradrenergen Bahnen, lateralen Anteilen der Formatio retikularis und dem medullär gelegenen Nukleus gigantozellularis, sowie dem sensomotorischen Kortex). In Selbstreizungsexperimenten ließ sich bei wachen Versuchstieren und Patienten vor allem im zentralen Höhlengrau durch elektrische Reize eine wirkungsvolle Analgesie erzeugen (vgl. auch S. 59 sowie Reynolds 1969, Liebeskind et al. 1974 und die Übersicht von Mayer und Price 1976).

Abb. 3: Beispiel für die absteigende Kontrolle des Gehirns auf die Neurone des Rückenmarks bei der Katze. In A ist die experimentelle Anordnung zu entnehmen: im lumbalen Rückenmark (L6) wurde von einzelnen Hinterhornneuronen abgeleitet. Bei L1 wurden die Faserverbindungen von und zum Gehirn reversibel durch lokale Abkühlung (ca. 0° C) unterbrochen.
In B ist das Histogramm der Entladungen eines Hinterhornneurons auf Hitzereizung der Fußhaut (54° C) unter Kälteblockade (ausgezogene Linie) und nach Aufhebung der Kälteblockade (gepunktete Linie) zu sehen (aus: Handwerker et al., 1975).

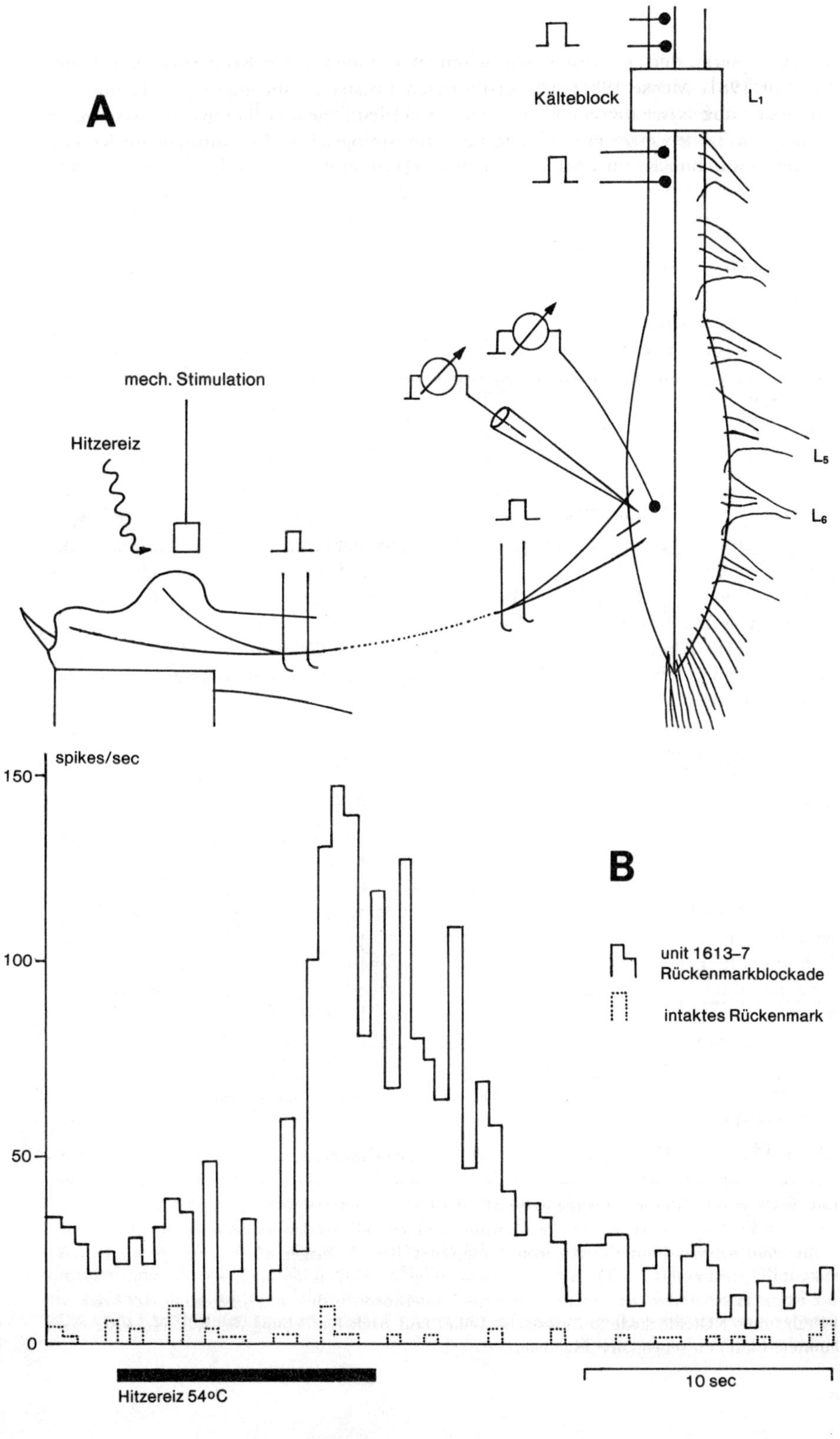

A
Kälteblock
L1
mech. Stimulation
Hitzereiz
L5
L6
B
spikes/sec
150
100
50
0
unit 1613–7
Rückenmarkblockade
intaktes Rückenmark
Hitzereiz 54°C
10 sec

Hassler (1960) nimmt an, daß wesentlich mehr Efferenzen, vor allem vom Hirnstamm und Kortex als periphere Schmerzafferenzen in die SG gelangen.
Die Bedeutung deszendierender Kontrolle auf die SG-Neurone ließ sich tierexperimentell belegen. Handwerker et al. (1975) legten bei der Katze auf Rückenmarksniveau von L 1 einen Kälteblock von 0 Grad Celsius an. Dadurch wurde eine Nervenübertragung vom und zum Hirn unterbrochen (»temporäre Querschnittslähmung«). An der Fußhaut applizierte noxische Hitzereize (58 °C) verursachten distal der Blockade Entladungen, die von einzelnen Hinterhornneuronen (L 6) abgeleitet wurden. In Abb. 3 sieht man, daß vor Anlegen der Blockade auf die Hitzestimulation die neuronale Antwort nur sehr gering ist, nach der Blockade (Wegfall deszendierender Hemmung) eine enorme Zunahme der Hitzeentladung zu registrieren ist.
Auf der Basis dieser Experimente wurden in dieser Arbeitsgruppe (Carstens et al. 1979) weitere Untersuchungen durchgeführt, die die komplizierten Modulationsprozesse noxischer Informationen auf spinalem Niveau, insbesondere der *tonischen deszendierenden Inhibition* erforschten.
Die Abb. 4 zeigt, daß die Entladung eines Hinterhornneurons auf einen kutanen

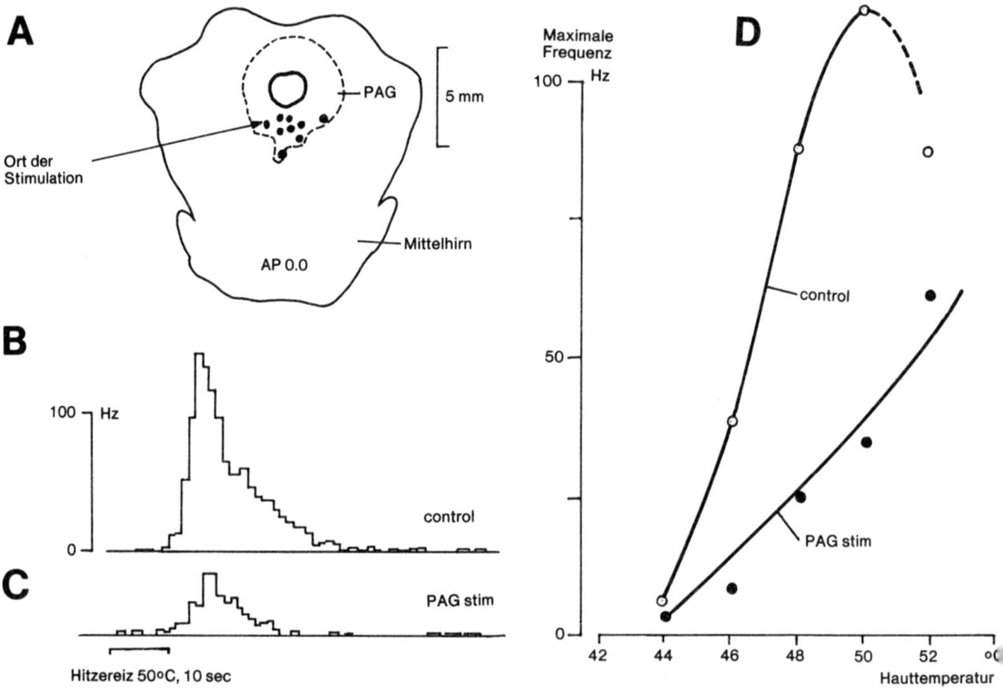

Abb. 4: Absteigende Hemmung von Hinterhornneuronen durch Reizung im Mittelhirn. A: Lokalisation der koaxialen bipolaren Reizelektrode im periaquäductalen Grau (PAG). B: Histogramm der Entladung eines Hinterhornneurons auf einen cutanen Hitzereiz (50° C, 10 s). C: Histogramm der Entladung auf Hitzereiz wie in B, jedoch bei gleichzeitiger PAG-Stimulation. Die PAG-Stimulation wurde bereits 10 s vor Beginn des Hitzereizes eingeschaltet, die PAG-Reizparameter waren: Rechteckimpulse 300 µA, 0.1 ms Dauer, 100 Hz während 100 ms, Wiederholungsfrequenz der Reizgruppen war 3 Hz. D: Maximalfrequenz der Hitzeentladung (Ordinate) in Abhängigkeit von der Intensität des cutanen Hitzereizes (Abszisse). Messungen ohne (control) und mit PAG-Stimulation (PAGS) (aus: Kocher et al., 1980).

noxischen Hitzereiz (50 °C, 10 sec; Abb. 4 B) bei gleichzeitiger Stimulation des periaquäduktalen Graus (PAG), die 10 sec vor Beginn des Hitzereizes beginnt stark gehemmt wird (Abb. 4 C). In Abb. 4 D wird nochmals die starke Abnahme der Antwortfrequenz (Ordinate: Maximalfrequenz der Hitzeentladung) des Hinterhornneurons durch die PAG-Stimulation verdeutlicht (Änderung der Steigung). Die absteigende tonische und phasische Inhibition beruht auf den Effekten des Serotonins, Adrenalins und endogener Opiate (s. Abb. 5). Im Abschnitt Neuroendokrinologie wird beschrieben, daß Serotonin in verschiedenen Bereichen des ZNS antagonistische Effekte hervorrufen kann: in der Peripherie kann es als algetische Substanz wirksam werden, an den Hinterhornneuronen wirkt es schmerzhemmend.

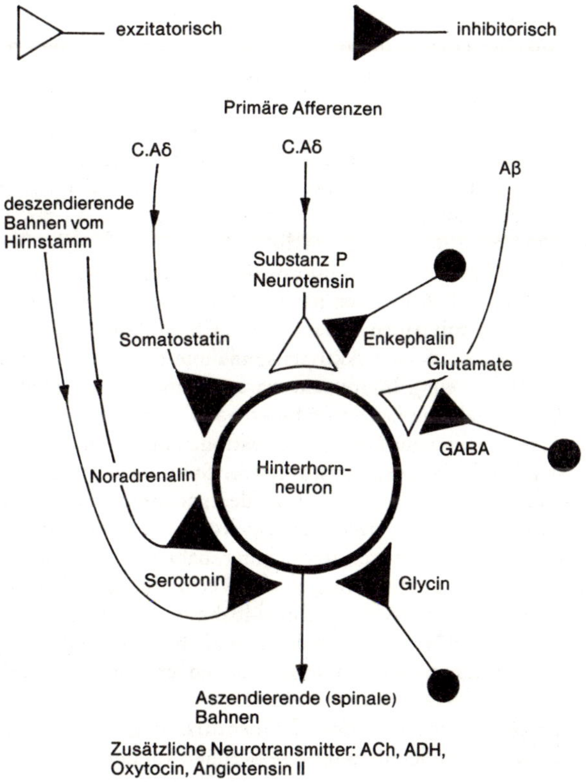

Abb. 5: Übersicht über vermutete Transmittersubstanzen an exzitatorischen u. inhibitorischen Synapsen von Neuronen des Hinterhorns (aus: Zimmermann, 1979).

3. Subkortikale und kortikale Mechanismen der Nociception

Die komplexe Natur des Schmerzphänomens spiegelt sich in den weiten Verzweigungen der Afferenzen im Gehirn. Der Vorderseitenstrang ist für die Schmerzübertragung von den Neuronen des Hinterhorns zentralwärts von Bedeutung. Er besteht vor allem aus

dem Tractus paläospino-thalamicus bzw. extralemniscalen System und dem entwicklungsgeschichtlich jüngeren Tractus neospinothalamicus bzw. lemniscalen System. *Fasern des Tractus spinothalamicus* leiten die »diskriminatorisch-sensitive« Information nach der kontralateralen Hirnseite zum Thalamus (ventrobasale Kerne) weiter. Viele Abzweigungen erreichen vorher den Hirnstamm bzw. geben Kollateralen zu Kernen der Formatio retikularis, der Oblongata und Brücke ab. Diese Kerne vermitteln vegetative Schmerzreaktionen. Kollateralen gehen auch zum Höhlengrau des Aquädukts. Vom Thalamus werden die Informationen somatotopisch an den somatosensorischen Kortex übertragen. Der *paläospinothalamische (spinoretikuläre) Trakt* leitet an Hirnareale weiter, die für die »affektiv-motivationalen« Aspekte des Schmerzes verantwortlich sind. Diese Bahnen projizieren vorwiegend auf die »unspezifischen« medialen Thalamuskerne (centrum medianum und intralaminäre Kerne), die wiederum Verbindungen zum Hypothalamus, limbischen System und präfrontalen Kortex haben. Der spinoretikuläre Trakt versorgt die Formatio (vor allem Nukleus retikularis gigantozellularis – NRGC – und zentrales Höhlengrau im Bereich des Aquäduktes).
In Untersuchungen an Katzen von Casey (1971) konnte gezeigt werden, daß die neuronale Aktivität der Zellen des NRGC bei Reizung kutaner A-delta und C-Fasern stark zunahm. Gleichzeitig stellte er fest, daß die Intensität der Zellentladungen in Zusammenhang mit der Häufigkeit der Fluchtreaktionen steht. Weitere tierexperimentelle Konditionierungsexperimente stützen die Auffassung, daß retikuläre Hirnstrukturen das neuronale Substrat der affektiv-motivationalen Seite des Schmerzerlebens darstellen. Vertes und Miller (1976) wiesen nach, daß nach wiederholter Paarung eines CS (konditionaler Stimulus) mit einem noxischen UCS (unkonditionaler Stimulus) die alleinige Darbietung eines CS eine Aktivitätszunahme der Nervenzellen des NRGC hervorrief (»Angstdetektoren«). Interessant wären telemetrische Ableitungen der Zellaktivität im NRGC mittels implantierter Elektroden in Experimenten zur »gelernten Hilflosigkeit« im Sinne Seligmans (1975) in Situationen der Vermeidung schmerzhafter Reize oder bei Unfähigkeit (Hilflosigkeit), aversiven Stimuli zu entgehen (Keeser 1981).
In der Erregung und komplexen Interaktion der genannten Hirnstrukturen ist das neuronale Korrelat kognitiver und affektiver Aspekte des bewußten Schmerzerlebens zu sehen (Zimmermann 1979). Eine besondere Schmerzbahn zur präfrontalen Rinde gibt es nicht. Neurochirurgische Durchtrennungen der Verbindungen Thalamus-Frontallappen (frontale Lobotomie) beseitigen manchmal insbesondere die affektiven Qualitäten des Schmerzes. Melzack (1978) unterscheidet bezüglich des zentralen Schmerzerlebens drei psychische Dimensionen des Schmerzes, denen er spezifische Hirnlokalisation zuordnet.
1. *Sensorisch-unterscheidende Dimension:* die Identifizierung räumlicher, zeitlicher und quantitativer Eigenheiten der Schmerzimpulse beruhen auf der Übertragung des spinothalamischen Projektionssystems. In diesem schnelleitenden System werden A-delta Afferenzen weitergeleitet, die die erste Schmerzantwort hervorrufen.
2. *Motivierend-affektive Dimension:* eine wichtige Rolle im Rahmen dieser Schmerzdimension spielen Fasern des Vorderseitenstranges (spino-retikuläre und paläo-spinothalamische Anteile) zur Formatio retikularis (u. a. hypothalamische Belohnungs- und Bestrafungszentren, zentrales Höhlengrau, zentrale Haubenbahn) und zum limbischen System (Hippocampus, Mandelkern). Besonders das limbische System bildet eine zentrale nervale Basis für aversive Triebe und Affekte, indem es Annäherungs-, Vermeidungs- oder Fluchtverhalten bei schädigender Reizeinwirkung auslöst. Außerdem wird die Ansprechbarkeit auf aversive Reize durch Veränderung affektiver Komponenten beeinflußt. Der paläo-spinothalamische Trakt ist für die verzögerte zweite Schmerzantwort verantwortlich, die aus C-Fasern stammt (Struppler und Hiedl 1976). Diese

subkortikalen Strukturen sind für das affektive Schmerzgefühl verantwortlich (Hassler 1960).
3. *Kognitiv-bewertende Dimension:* schnelleitende Afferenzen (vor allem Hintersäulenbahn und dorsolaterale Projektionswege) und Efferenzen (u. a. pyramidale Fasern) sind für eine Aktivierung zentraler, somatosensorischer, kognitiver Kontrollprozesse verantwortlich. Kognitive Funktionen (Aufmerksamkeit, kulturelle Wertvorstellungen, Vorerfahrungen mit Schmerzerlebnissen, individuelle Schmerzbewertung) haben einen wesentlichen Einfluß auf die Schmerzerfahrung. Kognitive Funktionssysteme beeinflussen die anderen beiden Schmerzdimensionen. Bekanntlich ist Schmerzerleben reduziert oder ausgeschaltet selbst bei schwerer körperlicher Verletzung, z. B. während des sportlichen Wettkampfes oder nach Schußverletzungen bei Soldaten an der Front. In diesen Fällen haben kognitive Prozesse (z. B. den sportlichen oder feindlichen Gegner zu besiegen, Verletzung bedeutet Fronturlaub, Sicherheit) primäre Bedeutung, so daß über absteigende Bahnen in den Hinterhornzellen die sensorische Eingangsstimulation verändert wird, noch bevor die schädigenden Reize subkortikale motivierende oder unterscheidende Systeme erreicht haben.
Neurale Mechanismen der Schmerzreaktion lassen sich nach Melzack und Wall (1965) in einer Reaktionsfolge darstellen, die zielgerichtet Motoneuronenverbände in den Vorderhörnern bahnt, um motorisches Verhalten in Gang zu setzen. Das Modell besteht aus folgenden Reaktionen: 1) Schreckreaktion, 2) Beugereflex, 3) Neuorientierung der Körperstellung, 4) Lautäußerung, 5) Orientierungsreaktionen von Kopf und Augen, um die Schädigung zu lokalisieren, 6) Aktivierung vergangener Erfahrungen, kognitive Vergleichsprozesse, 7) motorische Reaktion (Vermeidung, Flucht etc.).

4. »Gate-Control«-Theorie

In einer umfassenden Schmerztheorie versuchten Melzack und Wall (1965, 1978) grundlegende Ideen Johannes Müllers, von einem integrierten und nicht-spezialisierten Schmerzsystem aufgreifend, experimentelle Daten und klinische Befunde der Schmerzforschung zu einem einheitlichen, evtl. sogar allgemeingültigen Konzept zu vereinigen. Der innovative Einfluß dieser sog. *»Gate-Control«-Theorie des Schmerzes* ist in der Medizin und Klinischen Psychologie bis heute beträchtlich, obwohl die Theorie heftigen Widerspruch erregte und in einigen Aspekten als widerlegt gilt. Melzack et al. versuchten in dieser Theorie verschiedene Sachverhalte zu berücksichtigen: hochspezifische Rezeptor-Fasersysteme in der Peripherie und Projektionsbahnen im ZNS, zeitlich-räumliche Kodierung der neuralen Impulsmuster, psychische Einflüsse auf Schmerzwahrnehmung und Reaktion, klinische Phänomene wie Schmerzausbreitung und Chronifizierung der Schmerzen.
Die Grundidee der Theorie, die in dem Namen zum Ausdruck kommt, basiert auf der Vorstellung, daß der Übertragungsmodus von Nervenimpulsen in den Hinterhörnern wie ein »Tor« funktioniert, das Afferenzen verstärken oder abschwächen kann, bevor eine zentrale Schmerzverarbeitung und nachfolgende Reaktion stattfindet. Der Theorie liegen folgende Annahmen zugrunde (Melzack 1978):
1. Die sensorische Übertragung afferenter Nervenimpulse auf *Transmissionszellen (T-Zellen)* in den Hinterhörnern des Rückenmarks wird durch den spinalen »Tormechanismus« der Substantia gelatinosa modifiziert.
2. Der *Gate-Mechanismus* wird durch *variable Nervenfaserdicke* beeinflußt, indem

dicke (A-beta Fasern) die *Übertragung hemmen (das »Tor« wird geschlossen), bei Aktivierung dünner Fasern (A-delta, C-Fasern) wird die Übertragung erleichtert (das »Tor« geöffnet).* Die Hemmung durch dicke Fasern erfolgt durch Aktivierung hemmender Substantia gelatinosa-Zellen, die den Input zu den T-Zellen hemmen, dünne Fasern hemmen die Substantia gelatinosa-Zellen, der Einstrom zu den T-Zellen wird nicht gehemmt. An den Endigungen aller Afferenzen greift präsynaptische Hemmung an, die durch die Interneurone der SG vermittelt wird.

3. *Deszendierende Leitungsbahnen beeinflussen den Tormechanismus.*

4. Spezifische schnelleitende Fasersysteme aktivieren kortikale Prozeße, die über Efferenzen auf den Tormechanismus einwirken.

5. Bei sehr hoher Eingangsstimulation in den T-Zellen wird jenseits eines kritischen Schwellenwertes ein zentrales Aktionssystem in Gang gesetzt, das für eine komplexe Schmerzreaktion verantwortlich ist. Melzack gibt allerdings über das physiologische Korrelat dieses Systems keine Auskunft. Die dünnen Fasern sollen direkt die T-Zellen (in der Lamina 5) aktivieren, heben damit bei stark schädigenden Reizen die Schmerzschwelle an. Die A-delta- und C-Fasern öffnen das Tor und werden somit für die Ausbreitung der Schmerzen auf andere Körperregionen und für die Chronifizierung verantwortlich gemacht. Der spinale Gate-Mechanismus steht unter der zentralen Kontrolle kognitiver Prozesse (»central control trigger«), die über dicke schnelleitende absteigende pyramidale Kontrollfasern direkt die Nervenübertragung in den Hinterhörnern regulieren können, bevor afferente Informationen über langsamleitende Fasern im Gehirn ankommen. Dies bedeutet, daß das neospinothalamische System paläospinothalamische Afferenzen hemmt. In Abb. 6 sind die Funktionszusammenhänge zwischen den drei Schmerzdimensionen dargestellt, die für das komplexe schmerzspezifische Verhaltensmuster verantwortlich sind. Die sensorischen Eingangsreize werden über das Steuersystem des spinalen Gate-Mechanismus über spino-thalamische Projektionsbahnen an die zentralnervösen, sensorischen, motivierenden und neokortikalen Strukturen weitergeleitet und über den »central control trigger« (dicke Verbindungslinie in Abb. 6)

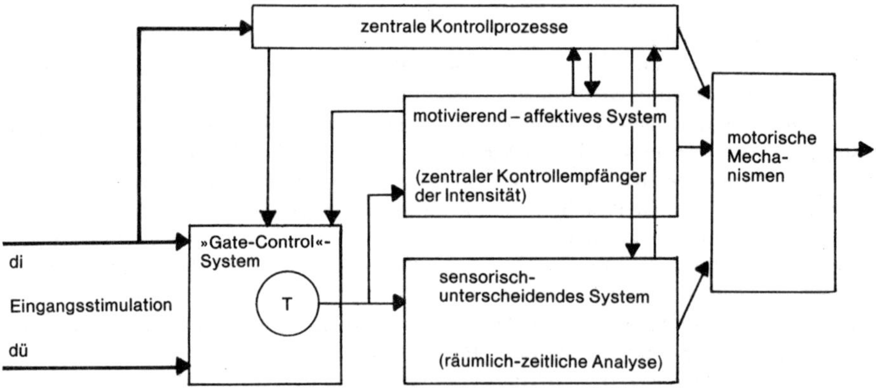

Abb. 6: Interaktionsmodell sensorischer, motivierender und zentraler Schmerzaspekte mit dem Gate-Control-System und dem motorischen System. Der Output der Transmitterzellen (T-Zellen) wird auf die unterschiedlichen Schmerzsysteme weitergeleitet. Das zentrale Kontrollsystem erhält Impulse von dicken Fasern (di) und projiziert auf das Gate-Control-System, das motivierend-affektive und sensorisch-diskriminative System zurück. Alle Schmerzsysteme interagieren mit dem motorischen System (aus: Melzack, 1978).

Formatio retikularis: Durchflechtung von grauer und weißer Substanz. Hirnstamm; vereinigt motorische Teilfunktionen zu komplizierten Gesamtleistungen!

selektive kognitive Prozesse aktiviert, die ihre Impulse an das Gate-Control-System zurückgeben.

Die Schmerzreaktion ist schließlich das Ergebnis komplexer Wechselwirkung afferenter und efferenter Impulsübertragungen, die Informationen vermitteln über Lokalisation, Ausmaß und räumlich-zeitliche Qualitäten schädigender Reize, sowie motivierende (Flucht, Angriff, aversive Affekte) und kognitive Informationen (z. B. frühere Erfahrungen im Umgang mit Schmerzbewältigungsstrategien) geben.

Die Formatio retikularis scheint bei der Schmerzkontrolle nach Melzack (1978) eine besondere Rolle zu spielen im Sinne eines zentralen Steuerungsmechanismus, der alle synaptischen Ebenen des somatosensorischen Systems erfaßt, einschließlich des spinalen »Tormechanismus«. Ein tonisch hemmender Einfluß, der vom Hirnstamm ausgeht, wird durch Afferenzen ausgelöst. Bei Abnahme sensorischer Eingangsreize nimmt die Hemmung ab. Prinzipiell kann der Schmerz durch zwei Mechanismen oder deren Kombination zustandekommen: 1. wenn die schädigende Stimulation so groß ist, daß Kontrollmöglichkeiten nicht mehr wirksam sein können, 2. wenn Kontrollfunktionen durch Zell- und Faserschädigungen stark vermindert sind, so daß nociceptive Afferenzen ungenügend kontrolliert werden können (Struppler u. Hiedl 1976).

Die *Melzacksche Schmerztheorie bietet zahlreiche Erklärungsmöglichkeiten für die Wirkungsmechanismen verschiedener Schmerztherapien* (Akupunktur, transkutane Nervenstimulation, psychologische Interventionen wie z. B. Hypnose, kognitive und operante Verfahren) und für *chronische Schmerzzustände* an. Das »Tor« kann durch Verlust an dicken Fasern aufgrund peripherer Nervenverletzung offen bleiben. Die überwiegende Erregungsübertragung nociceptiver Reize erfolgt somit über dünne Fasern, die das »Tor« geöffnet halten. *Ebenso reduziert unzureichende Bewegung verletzter Körperteile das Ausmaß von Spontanimpulsen, die für eine Aktivierung hemmender zentraler Steuerungsmechanismen notwendig sind* (vgl. S. 108 über Bewegungstherapie und Schmerz). Durch Nervenblockade kann die unterschwellige Dauerstimulation reduziert werden und das Entladungsniveau der T-Zellen unter eine kritische Grenze absinken, so daß die Schmerzen abklingen. Beispielsweise läßt sich der *Phantomschmerz,* der nach Amputation eines Körperteiles auftritt und bei Patienten trotz einwandfrei verheiltem Stumpf jahrelang fortbestehen kann, durch einige Injektionen lokal wirksamer Betäubungsmittel (z. B. Novocain) kurzfristig oder sogar für immer beenden (Melzack 1978). Unterschwellige Dauerstimulation peripherer Nerven und/oder abnorme sympathische Aktivität können krampfartige stechende, brennende Schmerzen im Phantomglied unterhalten, die im Laufe der Jahre zunehmen können. Auslösezonen können sich auf gesunde Gebiete ausbreiten. Druck oder Nadelstich in andere Körperteile können unerträgliche Schmerzen im Phantomglied auslösen. Auch bei der *Kausalgie* (brennende Schmerzen nach Nervenverletzung) und Neuralgie (Schmerzen durch Nervenentzündung) kann durch wiederholte Nervenblockaden Schmerzerleichterung durch eine Regulation der sensorischen Eingangsstimulation erreicht werden.

Kritik an dem Gate-Control-Modell entzündete sich vor allem am präsynaptischen Mechanismus der Hemmung des Inputs zu den T-Zellen. Befunde von Mendell und Wall (1964), die die neurophysiologische Basis der Schmerztheorie bilden, ließen sich in späteren Untersuchungen nicht replizieren. Die Hauptaussage des Konzeptes von Melzack besteht also darin, daß die Reizung dünner Fasern zu einer präsynaptischen Enthemmung führt. Das elektrophysiologische Korrelat der präsynaptischen Hemmung ist eine Depolarisation intraspinaler Endigungen afferenter Fasern, die als Hinterwurzelpotential (dorsal root potential, DRP) gemessen werden kann. Gegen Ende einer präsynaptischen Hemmung tritt ein positives DRP auf. Mendell et al. (1964) fanden nach C-Faser-Reizung im Sinne der »Gate-Control«-Theorie positive DRPs im Gegensatz zu

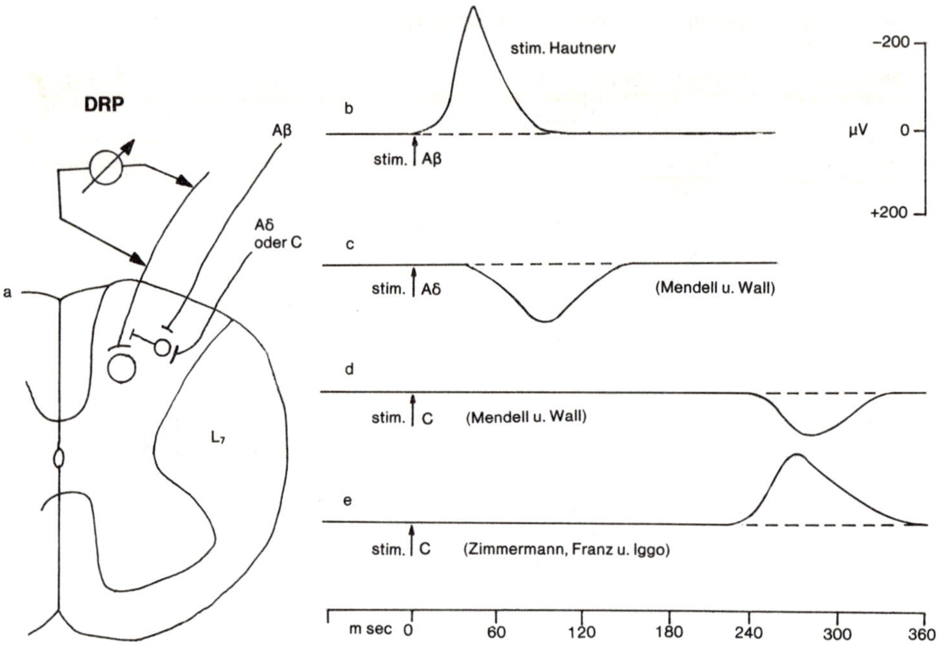

Abb. 7: Hinterwurzelpotentiale (DRP) nach elektrischer Reizung kutaner Nerven: a) Ableitungsschema von DRP nach Aktivierung von Fasern unterschiedlicher Dicke (Aβ, Aγ, C); b–e) Zeitsynchrone DRP nach isolierter Faserreizung (Abszisse: Zeit in ms, Ordinate: Potentialhöhe in µV) (aus: Luderer, 1974).

negativen DRPs, die durch Reizung von dicken Fasern hervorgerufen werden. Zahlreiche Untersuchungen haben jedoch ergeben (zusammengefaßt bei Luderer 1974, Handwerker und Zimmermann 1976), daß selektive C-Faser-Reizung normale, negative DRPs hervorruft. Adäquate noxische Reizung ergab ebenfalls Zeichen einer präsynaptischen Hemmung (Zimmermann 1968). Diese Befunde weisen darauf hin, daß nociceptive Impulse im Rückenmark präsynaptische Hemmung erzeugen (s. Abb. 7). Dies bedeutet, daß ein wesentlicher Aspekt der Gate-Control-Theorie, die Balance präsynaptischer Hemmung – Enthemmung, experimentell keine Stütze gefunden hat. Offen bleibt, ob es sich um einen postsynaptischen Mechanismus handeln könnte. Neurophysiologische Befunde belegten jedoch zwei andere Aussagen der »Gate-Control«-Theorie: Konvergenz noxischer und nicht-noxischer Afferenzen an zentralen Neuronen und die Inhibition nociceptiver Reize durch vorausgehende nicht-noxische Reize (Schmerzbekämpfung durch Stimulation sensibler Hinterstränge).

5. Zusammenfassung

Nach der Darstellung historischer Schmerztheorien werden rezeptorphysiologische Aspekte der peripheren Nociception erläutert. Drei kutane Nociceptoren werden unterschieden: mechanosensive, thermische und polymodale Schmerzrezeptoren. Weiterhin gibt es viszerale Nociceptoren.

Einige neurophysiologische Grundlagen der Erregungsbildung und Erregungsübertragung auf Rezeptorniveau werden am Beispiel der Nociceptoren erläutert. Eine Unterscheidung in verschiedene Schmerzqualitäten (somatischer Schmerz, Tiefenschmerz, Eingeweideschmerz) ist von Relevanz für die neurophysiologische und klinische Schmerzforschung. Periphere Mechanismen bei der Entstehung klinischer Schmerzsyndrome werden am Beispiel des myogenen Kopfschmerzes demonstriert: streßinduzierte chronische Muskelanspannung führt zur Ischämie. Diese bewirkt eine Freisetzung algetischer Substanzen, die Nociceptoren reizen und gegenüber verschiedenen anderen Schmerzstoffen (z. B. Bradykinin) sensibilisieren. Eine Zunahme der Nociceptorentladungen bewirkt vermehrte Impulsaktivitäten der alpha- und gamma-Motoneurone. Daraus resultiert erneute Erhöhung des Muskeltonus (circulus vitiosus).
Auf spinalem Niveau konvergieren nociceptive und nichtnociceptive Afferenzen in Hinterhornneuronen, deren Entladungsschwellen gegenüber nociceptivem Input über absteigende Bahnen moduliert werden. Anhand tierexperimenteller Befunde wird die tonische deszendierende Inhibition verdeutlicht. PAG-Stimulation bewirkt eine Hemmung der Hinterhornentladung bei gleichzeitiger kutaner Hitzestimulation.
Anschließend werden die neuroanatomischen Grundlagen subkortikaler und kortikaler Mechanismen der Nociception dargestellt: eine Vielzahl von Hirnstrukturen, einschließlich der Hirnrinde sind an der Schmerzverarbeitung beteiligt. Drei psychische Dimensionen zentralen Schmerzerlebens, die spezifischen Hirnlokalisationen zugeordnet sind, können unterschieden werden: sensorisch-unterscheidende Dimension (schnelleitende A-delta Afferenzen rufen den Primärschmerz hervor), motivierend-affektive Dimension (Formatio retikularis, limbisches System), kognitiv-bewertende Dimension (kognitive Funktionssysteme wie Aufmerksamkeit, kulturelle Wertvorstellungen, Vorerfahrung mit Schmerz).
Im folgenden Kapitel wird die stark beachtete Gate-Control-Theorie ausführlich vorgestellt. Eine wesentliche Aussage dieses Konzeptes ist, daß nociceptive Impulse dünner Fasern in den Hinterhörnern über eine Hemmung inhibierender Interneurone der Substantia gelatinosa (präsynaptische Enthemmung) T-Neurone aktivieren, die zu supraspinalen Bereichen projizieren (das »Gatter« wird geöffnet). Dicke Fasern schließen das Tor durch Aktivierung der inhibitorischen Neurone der Substantia gelatinosa (präsynaptische Hemmung). Deszendierende Leitungsbahnen modulieren den Tormechanismus. Ein wesentlicher Teilaspekt der Gate-Control Theorie gilt jedoch als widerlegt: Die Balance zwischen präsynaptischer Hemmung und Enthemmung fand experimentell keine Stütze. Trotzdem hat die Gate-Control Theorie eine Reihe physiologischer und klinisch-psychologischer Untersuchungen angeregt. Sie bietet auch plausible Erklärungsmöglichkeiten für die Wirkungsmechanismen verschiedener Schmerztherapien (Akupunktur, transkutane Nervenstimulation, Hypnose).

III. Neuroendokrinologie*

Neuroendokrinologische Forschung beschäftigt sich mit der Wechselwirkung Nervensystem – endokrine Drüsen. Ein zunehmend bedeutsamer werdendes Sondergebiet ist die Psychoendokrinologie, die sich mit Korrelationen zwischen psychischen und neuroendokrinen Phänomenen befaßt (Fehm und Voigt 1979).
In den letzten Jahren ist das Wissen in beiden Forschungsgebieten über die beim Schmerzgeschehen zugrundeliegenden neurochemischen Prozesse sprunghaft angestie-

* Fr. Dr. B. Rockstroh und Herrn Prof. K.-H. Voigt – Endokrinologie, Universität Ulm – danke ich für die kritische Durchsicht dieses Kapitels.

gen (s. zusammenfassende Darstellungen u. a. bei Calne 1978, Costa und Trabucchi 1978, Benedetti 1979).

Die Entdeckung opiatartig wirksamer Substanzen (Endorphine) im Gehirn gab der Schmerzforschung einen entscheidenden Anstoß, verführte jedoch auch zu verfrühten spekulativen Hypothesen, die Wirkung der Endorphine für noch unzureichend geklärte wissenschaftliche Probleme verantwortlich zu machen, ohne daß dies dem tatsächlichen Wissensstand entsprach. Ohne Zweifel haben jedoch die neuen biochemisch-pharmakologischen Erkenntnisse über das Schmerzproblem zu einem besseren Verständnis psychologischer Aspekte des Schmerzes beigetragen (vgl. u. a. Streß und Endorphine S. 61 und Feuerlaufen S. 268, Akupunktur, Placebo und Endorphine S. 275 und 304).

Bei den im folgenden besprochenen Substanzen, die an der Schmerzübertragung oder Schmerzhemmung beteiligt sind, handelt es sich vorwiegend um *Neurotransmitter.* Dies sind Stoffe, die auf *chemische Weise die Impulsübertragung zwischen den Nervenzellen garantieren.* Nach Reubi (1980) haben die Transmitter folgende Eigenschaften: Sie werden im *Endigungsgebiet der Neuronen* durch *spezifische Enzyme synthetisiert und in Vesikeln gespeichert.* Durch eintreffende Aktionspotentiale werden die Neurotransmitter aus der Endigung (Präsynapse) in den *Interzellulärraum ausgeschüttet.* An der Membran des Erfolgsorgans erfolgt die *Bindung an den spezifischen Rezeptor.* Dies führt zu Permeabilitätsänderungen der Membran für Ionen mit nachfolgender *Exzitation oder Inhibition des Neurons.* Durch enzymatischen Abbau wird ein Teil der Neurotransmitter inaktiviert, ein anderer in die Endigung wieder aufgenommen (recycling). Eine Zuordnung bestimmter Transmitter zu spezifischen neuronalen Bahnen im ZNS gelingt z. B. nach Durchtrennung einzelner Nervenbahnen. Verschwinden die erwähnten Eigenschaften der betreffenden Transmitter, gilt dies als Hinweis, daß in dieser Bahn bestimmte Transmitter wirksam sind. Auf diese Weise wurde z. B. Dopamin der nigrostriatalen Bahn, GABA (Gammaaminobuttersäure) den Purkinje-Zellen des Kleinhirns zugeordnet.

1. Das Endorphinsystem

Die aufsehenerregenden Fortschritte in der Opiatforschung nahmen 1973 ihren Ausgang, als es Pert und Snyder (1973) gelang, im Nervengewebe von Wirbeltieren spezifische Opiatrezeptoren zu isolieren. Die pharmakologische Wirkung der Opiate (Hemmung der Schmerzempfindung bei weitgehend fehlender Beeinflussung anderer Sinnesfunktionen) sowie Eigenschaften besonderer Antagonisten (z. B. Naloxon = N-allylnoroxymorphin, s. Abb. 8) legten Vermutungen nach sehr speziellen Haftstellen für Stoffe dieser Substanzklassen nahe.

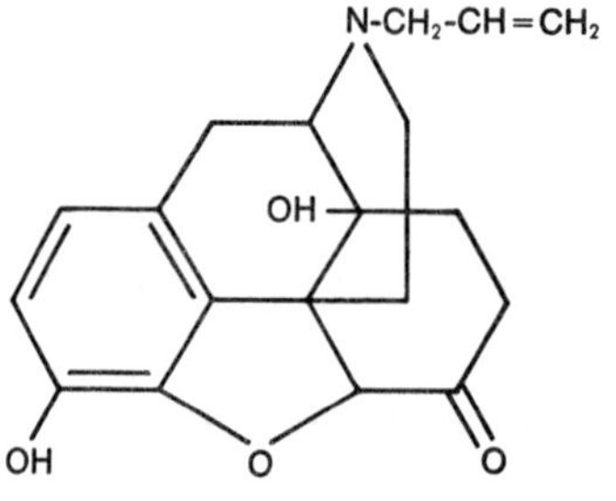

Abb. 8: Strukturformel von Naloxon (1-N-allyl-7,8-dihydro-14-hydroxynormorphinon).

Mit Hilfe radioaktiv markierter Opiate konnte nachgewiesen werden, daß verschiedene Hirnregionen sehr unterschiedliche Fähigkeiten aufweisen, Opiate stereospezifisch zu binden (nur die linksdrehende L(-) Konfiguration des Morphins besetzt den Rezeptor). Die Tatsache *hoher Rezeptordichten* in jenen zentralnervösen Strukturen (periaquäduktales Grau des Mittelhirns, limbisches System – besonders Mandelkerne, Substantia gelatinosa des Rückenmarkhinterhorns, Hirnstamm), die in *enger Beziehung zur sensorischen und emotionalen Verarbeitung von Schmerzreizen* stehen, aber auch in der Entwicklung süchtigen Verhaltens eine Rolle spielen, macht das wissenschaftliche Interesse verständlich, weiteren Aufschluß über neuropharmakologische Mechanismen beim Schmerzgeschehen zu erhalten. Die Suche nach möglichen endogenen Liganden für Opiat-Rezeptoren führte schließlich 1975 zur Entdeckung von ersten *natürlichen Liganden, den Enkephalinen,* unabhängig voneinander durch 2 Forschergruppen (Hughes et al. 1975 und Terenius 1975). Es handelt sich um niedermolekulare Pentapeptide (Methionin- und Leucin-Enkephalin, Molekulargewicht 600). Kurze Zeit später gelang der Nachweis eines weiteren *opiatartig wirkenden Peptides, des* β-Endorphins aus der Hypophyse (31 Aminosäuren, Molekulargewicht 3500, Cox, et al. 1975). Guillemin isolierte weitere Peptide mit endogener Opiataktivität wie das α-, γ- u. δ-Endorphin. Zusammenfassend werden alle Peptide mit opiatähnlicher Wirkung als Endorphine (»*endo*genous mor*phin*«) bezeichnet. Die Aminosäuresequenzen dieser Peptide entsprechen der Struktur des β-Lipotropins, das aus der Hypophyse isoliert wurde (s. Abb. 9). Mit zunehmender Kettenlänge steigt die analgetische Wirksamkeit der Endorphine an. ACTH und β-Lipotropin entstammen einer gemeinsamen Vorstufe (Mains et al. 1977).
Das pharmakologische Wirkungsbild der *Endorphine* entspricht dem der Opiate: *Reduktion von Schmerz, Atemdepression, Obstipation, extrapyramidalmotorische Effekte, Euphorisierung.* Systematisch verabreicht gelangen die Enkephaline in nur geringen Mengen ins ZNS und werden sehr schnell metabolisch inaktiviert. β-Endorphin ist stabiler und verursacht intravenös injiziert eine *Analgesie von 2–3 Stunden* (Tseng, Loh und Li 1976). Hoffnungen auf eine fehlende Entwicklung von Toleranz und Abhängigkeit nach exogener Zuführung von Endorphinen ließen sich bisher nicht bestätigen. Entzugssymptome aufgrund diskontinuierlicher Morphingabe ließen sich zwar nach Endorphininjektionen beseitigen, nach wiederholter intracerebraler Applikation von β-Endorphin bzw. abbauresistenten Enkephalinderivaten kommt es jedoch wie bei den Opiaten zu *Toleranz und Abhängigkeit bzw. zu Entzugssymptomen* nach Gabe des Opiatantagonisten Naloxon (Herz und Bläsig 1979).
Die Methoden der Immuncytochemie und des Radioimmunoassays brachten den Nachweis einer unterschiedlichen Lokalisation von endorphinergen und enkephalinergen Systemen: β-Endorphin findet sich insbesondere in der Hypophyse, im Hypothalamus und im Mesenzephalon; Enkephaline im Striatum, N. amygdala, N. caudatus. Dies deutet daraufhin, daß Endorphine und Enkephaline in unterschiedlichen Funktionskreisen wirksam sein könnten. *Sie blockieren die Schmerzübertragung im Hinterhorn des Rückenmarks* (Lamina I, II und Substantia gelatinosa). Dort werden die aus der Peripherie kommenden Schmerzreize erstmals umgeschaltet. Immunhistochemische Analysen erbrachten den Nachweis einer engen Beziehung zwischen Met-Enkephalin und der Substanz P, ein exzitatorisch wirksames Peptid für nociceptive Impulse (Konishi und Otsuka 1974). *Präsynaptisch wird die Freisetzung der Substanz P durch die Enkephaline blockiert und somit die Schmerzweiterleitung unterbrochen* (Jessell und Iversen 1977, Pickel et al. 1979). Endorphin-Rezeptoren findet man konzentriert in den Neuronen der Schmerzleitungsbahnen entlang des paläospinothalamischen Systems von der *Substantia gelatinosa* als erster Schmerzrelaisstation bis zum periaquäduktalen Grau des Mittelhirns und des medialen Thalamus.

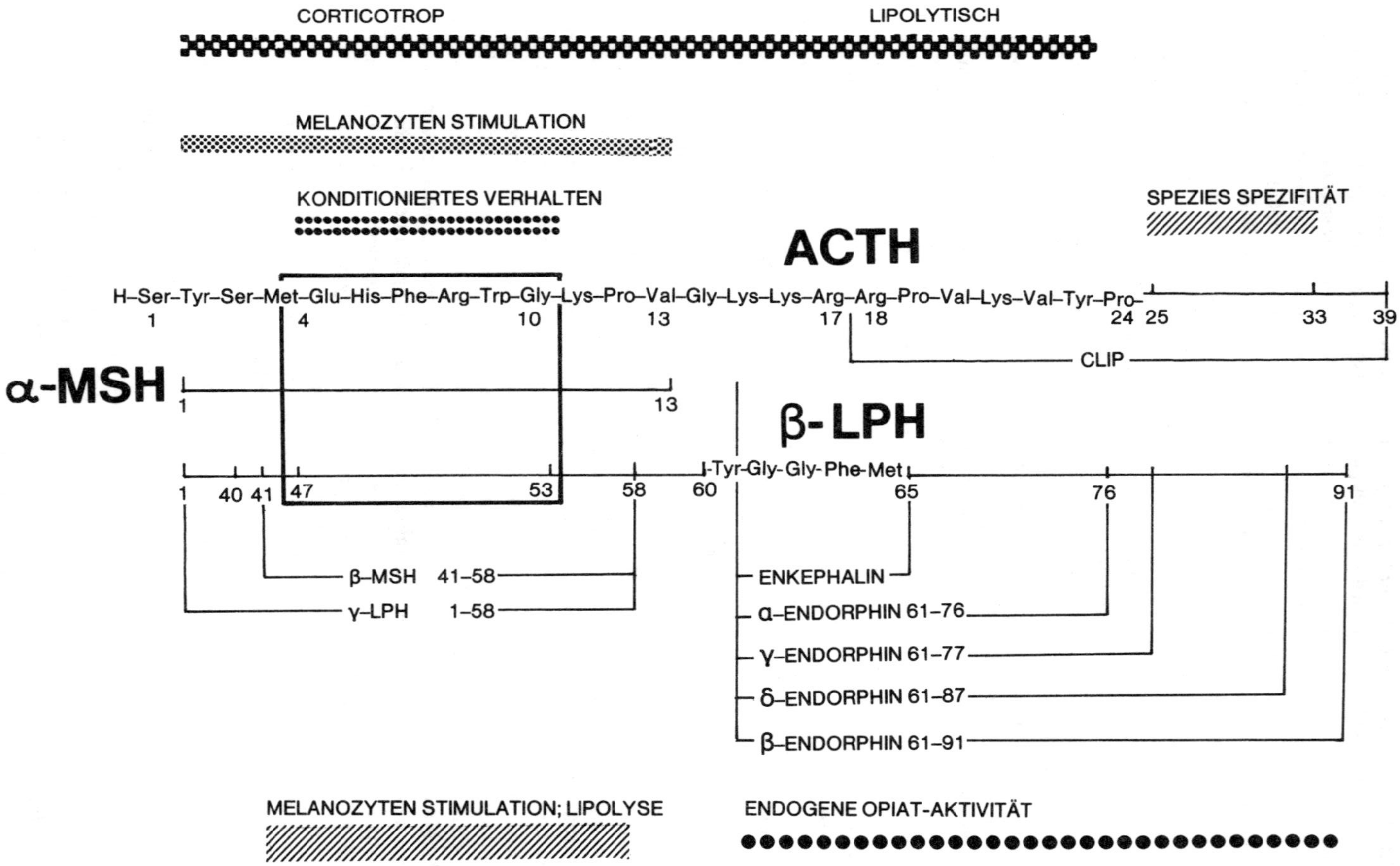

Abb. 9: Modell gemeinsamer Aminosäuresequenzen des ACTH, β-Lipotropin und der Endorphine (aus: v. Uexküll, 1979).

Endorphinfreisetzung ließ sich in Selbstreizungsexperimenten an Ratten und Menschen im zentralen Höhlengrau nachweisen (Reynolds 1969, Liebeskind et al. 1974, Boethius et al. 1976). Bei Ratten senkte sich die Rate elektrischer Selbststimulation durch Naloxon, nach Absetzen des Naloxon kam es zur signifikanten Steigerung der Selbstreizungsrate (z. B. im N. paratenialis des Thalamus). *Die erhöhte Endorphinsekretion aktiviert deszendierende inhibitorische Nervenbahnen sowie Neuronen des N. raphé magnus. Damit geht eine gesteigerte Sekretion von Serotonin einher. Durch diese Mechanismen* können im Hinterhorn eintreffende nociceptive Afferenzen *blockiert werden.*

Die pathophysiologische Bedeutung des Endorphinsystems wurde bei psychiatrischen Patienten untersucht. Eine deutliche Erhöhung der opiatartigen Aktivität im Liquor cerebrospinalis Schizophrener mit einer Normalisierung nach neuroleptischer Therapie fanden Terenius und Mitarbeiter (1976). Bei endogener Depression und manisch-depressiver Erkrankung wurden ebenfalls signifikant erhöhte Endorphinwerte im Liquor festgestellt (Terenius 1978). Patienten mit *chronischen Schmerzen* (Trigeminusneuralgie, Herpes zoster, lumbale Diskushernie) zeigen eine *signifikant erniedrigte Endorphinkonzentration im Liquor* (Terenius 1978), ebenso Migränepatienten während eines Kopfschmerzanfalls. Im beschwerdefreien Intervall stiegen die Endorphinspiegel im Liquor um das 3–4fache an (Sicuteri et al. 1978). Bei der kongenitalen Analgesie wird ein pathologisch erhöhter Endorphinspiegel vermutet, da die Gabe von Naloxon bei diesen Patienten die Schmerzschwelle beträchtlich herabsetzt (Schulz 1978).

Tierexperimentelle und klinische Untersuchungen belegen, daß durch *Akupunktur und transkutane Nervenstimulation hervorgerufene Analgesie durch Naloxon partiell oder total aufhebbar ist* (Mayer, Price, Rafii 1977). Eine der überzeugendsten und gut kontrollierten Untersuchungsreihen über die Akupunkturanalgesie wurde an der zoologischen Abteilung der Universität Toronto von Pomeranz (1978) durchgeführt. Er wies analgetische Effekte bei Katzen während der Akupunktur mittels Einzelzellableitungen an spinalen Hinterhornzellen (Lamina V) nach. Es zeigte sich eine signifikante Reduktion der Nervenzellaktivität, die nach Naloxongabe völlig reversibel war. Der charakteristische Zeitverlauf des Abfalls der Aktivität ca. 10–30 Minuten nach Beginn der Akupunktur und überdauerndes Sistieren nach Beendigung der peripheren Stimulation sprechen für einen Neuromodulatoreffekt. Vorläufige Befunde zeigten jedoch keinen Endorphinanstieg im Liquor während der Akupunktur (Pomeranz) im Gegensatz zu Ergebnissen von Terenius (1978), der in Tierexperimenten und an Schmerzpatienten deutliche Endorphinanstiege im Liquor nach Elektroakupunktur und intracerebraler Stimulation nachwies. Narkotische Wirkungen scheinen ebenfalls mit Endorphinmechanismen zusammenzuhängen. Eine durch Lachgas (N_2O) induzierte Analgesie ließ sich durch Naloxon partiell unterdrücken (Berkowitz et al. 1976).

Intraventrikuläre Injektionen von β-Endorphin und Enkephalin riefen Analgesie hervor (Cannon et al. 1978). Aufgrund dieser Beobachtungen konnten Hosobuchi und Li (1978) 3 Patienten mit schweren therapieresistenten Schmerzen durch intraventrikuläre Gaben von β-Endorphin erfolgreich behandeln. Eine Dosis von 200 µg brachte eine *Analgesie von bis zu 6 Stunden Dauer,* bei 400 µg ca. *8 Stunden Schmerzfreiheit.* Es zeigten sich keinerlei Nebenwirkungen (z. B. Euphorie, Halluzinationen), die Patienten waren entspannt und kooperativ. Der analgetische Effekt ließ sich durch Naloxon vollständig blockieren. Schmerzschwellenmessungen mittels thermischer Dolorimetrie kontrollierten die schmerzhemmenden Effekte (vgl. Abb. 10 und 11). Die Kontrolle der Schmerzvermittlung ist nur ein Aspekt eines weiten Spektrums ganz unterschiedlicher Endorphinwirkungen bei der Verhaltenssteuerung.

Neue Ergebnisse der Rezeptorenforschung brachten einige Hinweise auf die mögliche

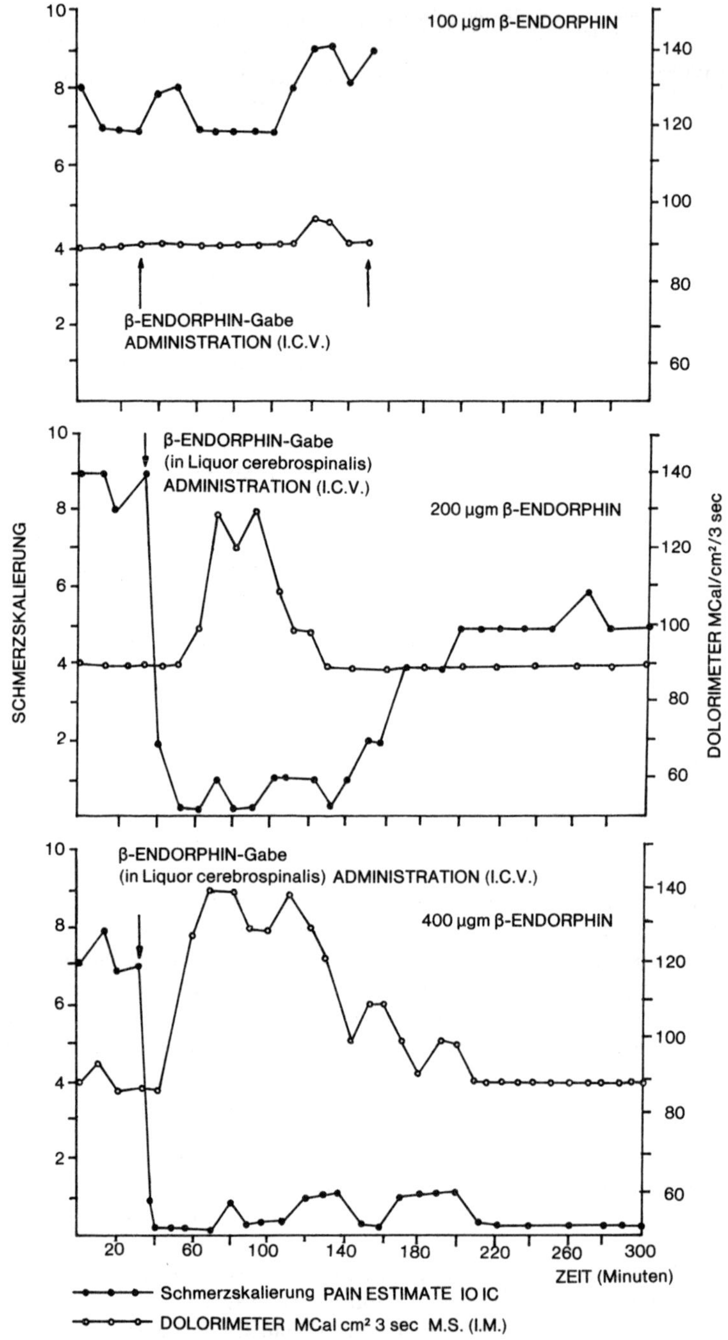

Abb. 10: Zunehmende Analgesie bei steigender intraventrikulärer Gabe von β-Endorphin (200 µgm, 400 µgm), objektiviert durch subjektive Schmerzeinschätzung und thermische Dolorimetrie auf einer Skala von 0–10 (aus: Hosobuchi und Li, 1978).

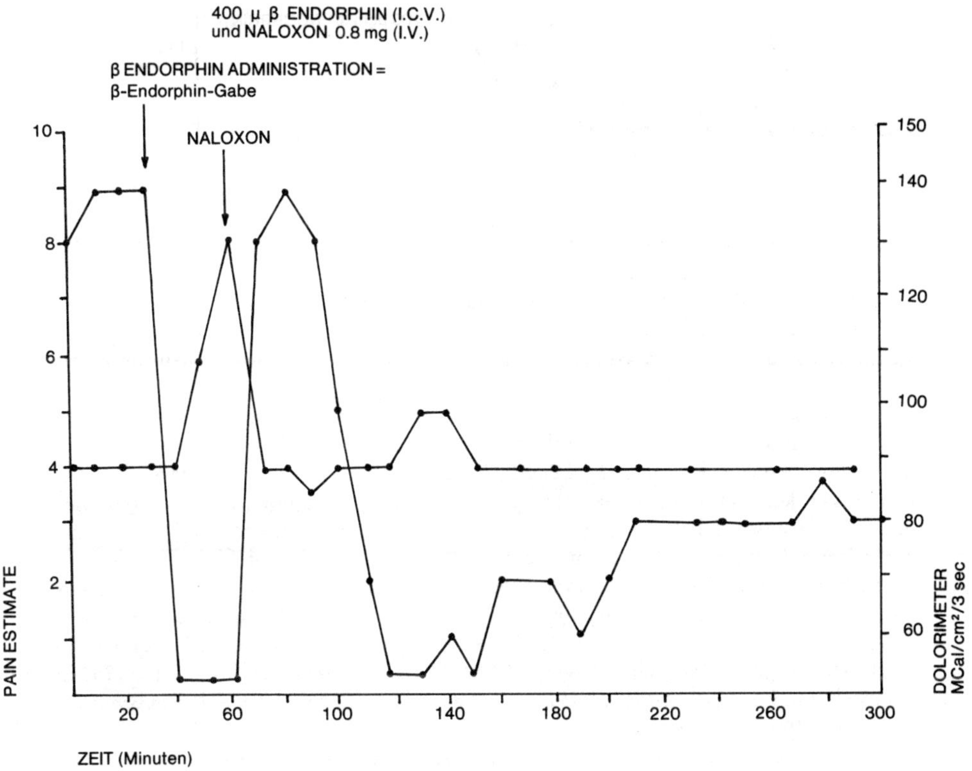

Abb. 11: Blockade durch β-Endorphin (400 μgm) induzierte Analgesie mittels Naloxon (aus: Hosobuchi & Li, 1978).

Existenz verschiedener Typen von Opiatrezeptoren, sodaß erneut die Hoffnung geweckt wurde, opiatartige Analgetika mit geringem oder fehlendem Suchtpotential zu finden (Herz et al. 1979). Befunde über variable bzw. partielle Naloxoneffekte bei streßinduzierter Analgesie (Akil 1978) sowie schmerzinhibitorische Effekte des zyklischen GMP (Guanosin 3', 5'-Monophosphat; Cohn et al. 1978) stützen die Hinweise auf andere nicht durch Opiatrezeptoren vermittelte Schmerzmechanismen.

2. Streß und Endorphine

In der psychoendokrinen Streßforschung gibt es inzwischen eine Fülle von Arbeiten, die die Bedeutung des Endorphinsystems bei der endokrinen Streß-Reaktion hervorheben (vgl. zusammenfassende Darstellung bei Amir et al. 1979).
Einen wesentlichen Anstoß bekam die biochemische Streßforschung durch tierexperimentelle Befunde von Guillemin et al. (1977), die zeigten, daß eine durch *Streß provozierte ACTH-Sekretion von einer äquimolaren* β-Endorphinausschüttung begleitet ist.

Bevor ich näher auf die Beziehung Streß – Endorphine eingehe, will ich kurz das Streßkonzept darstellen.

2.1. Streßkonzept

In der experimentellen Psychophysiologie wird Streß als affektive, verhaltensmäßige und physiologische Reaktion auf aversive, angstauslösende, exogene oder endogene Reize extremer Intensität definiert (Glass 1977). Selye (1950) beschreibt hinsichtlich der Stressoren eine Vielzahl von umgebungsbedingten, mentalen und sozialen Belastungsbedingungen, die alle eine relativ stereotype unspezifische physiologische Streßreaktion auslösen können. Labhardt (1980) wies auf die Bedeutung von Schmerz (als Folge struktureller organischer Läsion, funktioneller Störung, emotionaler Konflikte) als einem der wesentlichen Stressoren hin.

Im Zusammenhang mit möglicher phasischer Endorphinaktivierung werden im Kapitel B–F, Teil 2 bestimmte z. T. schmerzhafte Streßsituationen am Beispiel der Schmerzdemonstration eines Fakirs und des Feuerlaufes dargestellt. (Bei diesen Untersuchungen fanden sich keine erhöhten Endorphinspiegel im Blut und Liquor). Das erste grundlegende Erklärungsmodell über den Zusammenhang sozialer Stimulation und physiologischer Veränderungen stammt von Cannon (1929). In der Kampf/Fluchtreaktion als streßbewältigende »Notfallsreaktion« lösen subkortikale Impulszuflüße vom Nukleus amygdala (»defense area«, Henry und Stephens 1977) über Stria terminalis und Hypothalamus die sympathisch bedingte Katecholaminausschüttung aus dem Nebennierenmark aus. Ausgehend von Cannons endokrinem Abwehrsystem beschrieb Selye 1950 in dem *»allgemeinen Adaptationssyndrom« ein stereotypes hormonelles Reaktionsmuster*, das in drei Phasen abläuft.

In der *»Alarmreaktion«* (*1. Phase*, »defense reaction«, Sokolov 1963) dominiert die Ausschüttung der Katecholamine mit kurzfristiger Energiemobilisierung (Herzfrequenzzunahme, Bluteinstrom in die Skelettmuskulatur, Muskelanspannung etc.). Aktivierte ergotrope, sympathisch-vegetative Funktionen bei intensiver körperlicher affektiver Erregung als lebenswichtige gefühlsbetonte Abwehrreaktion des belasteten Organismus hat Selye (1950) mit »stress-reaction« bezeichnet. In dieser Phase der Energiebereitstellung ist vor allem die Aktivierung des unspezifischen Aktivierungssystems (Retikulärformation) von Bedeutung. Der retikuläre Einfluß aktiviert über Gamma-Motoneurone und Muskelspindeln Willkürbewegungen und macht den Bewegungsapparat aktionsbereit (vgl. S. 107ff.). Dadurch kann in extremen Belastungsreaktionen flexibel und sehr schnell adäquat motorisch reagiert werden, zumal gleichzeitig über Formatio retikularis und Kortex das Ultrakurzzeitgedächtnis (multisensorische Vergleichsprozesse) und die Assoziationsfähigkeit verbessert wird. Der steigende Pegel retikulärer Aktivierung kann schließlich bei sensorischer Überlastung unter extremen Belastungen bis zum Sättigungsbereich angehoben werden, was zu einer Übersteuerung des Systems führt im Sinne einer gegenregulatorischen Parasympathikusaktivität mit Muskeltonusverlust, gestörter Bewegungskoordination und Unfähigkeit zur mentalen Verarbeitung sensorischer Afferenzen.

Bei länger dauerndem Streß *(2. Phase)* kommt es über die auch vom Hippocampus beeinflußte Hypophysen-Nebennierenrindenachse zur verstärkten Glukokortikoidausschüttung mit Mobilisierung verschiedener physiologischer Abwehrmaßnahmen, die an länger dauernden Heilungsprozessen beteiligt sind: Zuckerumwandlung zur Bereitstellung anaerober Energie und Speicherung als Glykogen wird beschleunigt, Adrenalinreaktionen der Blutgefäße, Immunabwehr wird gehemmt, ebenso die Ausschüttung

verschiedener Hormone (somatotropes Hormon und die gonadotropen Hormone LH und FSH).
In der *3. Phase* wird das Widerstandsstadium von einer *»Erschöpfungsphase«* abgelöst: der Widerstand gegenüber jeglichem Streß nimmt extrem stark ab, die adaptiven Mechanismen brechen zusammen.

2.2. Streß und Schmerzregulation

Es ist allgemein bekannt, daß in Angst- und Streßsituationen die Schmerzempfindung reduziert ist oder Analgesie vorliegt. Eine Dämpfung des Schmerzerlebens insbesondere bei starken Schmerzen erscheint in Gefahrsituationen sinnvoll. Dadurch wird die psychische Belastung des Individuums in Grenzen gehalten und durch Konzentration auf die Belastungsbedingungen eine optimale Streßbewältigung möglich. Die oft zitierte Analgesie nach starken Verletzungen im Kriege dürfte mit dem Phänomen der Schmerzschwellen- und -toleranzerhöhung unter Streßeinwirkung in Zusammenhang stehen.
Für die Beteiligung endorphinerger Mechanismen an der Schmerzmodulation unter Streß sprechen wie bereits erwähnt erste Befunde von Guillemin und Mitarbeitern (1977) sowie eine Vielzahl neuerer Daten. Allerdings gibt es auch eine Reihe von Ergebnissen, die diese Hypothese nicht stützen. Die gleichzeitige Ausschüttung von β-Endorphinen und ACTH im Streß spricht für eine gemeinsame Speicherung der Peptide in der Hypophyse.
Mittels immuncytochemischer Nachweismethoden konnte das gleichzeitige Vorkommen von β-Endorphin und ACTH in korticotrophen Zellen der Hypophyse (Pars anterior) nachgewiesen werden (Weber, Voigt und Martin 1978).
Unterschiedliche Streßreize (Elektroschock, Hitze, insulininduzierte Hypolykämie, Immobilisation, Angst) verursachten im Tierexperiment *parallele Plasmaanstiege von Endorphin und ACTH* bzw. regionalen Konzentrationsabfall in Speicherzentren (z. B. Adenohypophyse, Guillemin et al. 1977, Rossier et al. 1978).
Die funktionelle Bedeutung der unter Streß zusammen mit ACTH in das Blut ausgeschütteten Endorphine für die peripheren Organe ist noch unklar. Hohe Konzentrationen von Opiatrezeptoren in der Bauchspeicheldrüse, Nebennierenrinde und im Nebennierenmark lassen vermuten, daß die Peptide periphere endokrine Drüsen bei der Streßreaktion beeinflussen. Amir et al. (1979) postulieren einen direkten Einfluß des β-Endorphins auf die Adrenalinsekretion aus dem Nebennierenmark. Endorphine scheinen auch eine Rolle in der Kontrolle der Hypothalamus-Hyphophysen-Nebennierenrindenachse zu spielen (Kortikosteroidproduktion; Gibson et al. 1979). Ebenso scheinen β-Endorphin und Enkephaline in der Stimulation des Corticotropin-Releasing-Faktors im Hypothalamus, der die ACTH-Ausschüttung bewirkt, eine Rolle zu spielen.
Möglicherweise ist das Endorphinsystem auch an einer im Streßgeschehen notwendigen Aktivierung der Pankreashormone (Glucagon, Insulin) beteiligt (Amir et al. 1979).
Auf Grund der Befunde zu den endokrinen Funktionen der Endorphine im Streß kann gefolgert werden, daß sie wahrscheinlich ein integraler Bestandteil eines diffusen neuroendokrinen Systems sind, das Abwehr- und Anpassungsreaktionen im Streß steuert und somit physiologische und behaviorale Folgen des Streß vermittelt.
Zur *Streßanalgesie* gibt es einige tierexperimentelle Ergebnisse, die eine *Beteiligung endorphinerger Mechanismen nahelegen.*
Nach unvermeidbarer elektrischer Reizung durch einen Metallrost (»inescapable electric foot shock«) kommt es bei Ratten zu einer die Schockperiode überdauernden verringer-

ten Schmerzempfindlichkeit. Die Plasmaspiegel des β-Endorphins waren um das 5–6fache angestiegen. Ähnliche Anstiege fand man für ACTH. Gleichzeitig kam es im Hypothalamus zum Absinken des β-Endorphins (Rossier et al. 1977). *Diese Schmerzreduktion wird durch Naloxon (Opiatantagonist) mehr oder weniger stark abgeschwächt, jedoch nicht völlig aufgehoben* (Akil et al. 1982). Nach Herz (1982) ist es unwahrscheinlich, daß das aus dem Hypophysenvorderlappen ins Blut ausgeschüttete β-Endorphin bei der Schmerzmodulation eine wesentliche Rolle spielt, da es nicht die für die Schmerzhemmung verantwortlichen zentralen Zentren in wirksamer Konzentration erreichen kann. Auf der anderen Seite scheint für die Streßanalgesie eine intakte Hypophyse wesentlich zu sein. Nach Hypophysektomie wurde die Schmerzreduktion im Streß blockiert (Amir und Amit 1978). Eine Beteiligung intracerebralen β-Endorphins bei der Streßanalgesie ließ sich kürzlich nachweisen. Nach Koagulation des Nukleus arcuatus, des hypothalamischen Ursprungskernes des β-Endorphinsystems im Gehirn, war die Schmerzhemmung im Streß stark abgeschwächt (Millan et al. 1980, zit. n. Herz 1982). Andere Befunde bezüglich der Mobilisierung cerebraler Endorphinspeicher sind widersprüchlich. So fanden Madden et al. (1977) erhöhte Endorphinspiegel im Gehirn nach Streß. Die Untersuchung wurde jedoch kritisiert aufgrund unzureichender biochemischer Nachweismethoden, die zwischen den einzelnen Peptidfraktionen keine Unterschiede machten. Fratta et al. (1977) konnten mit Hilfe eines Radioimmunoassays für Met^5-Enkephalin nach Streß keine Peptidanstiege im Gehirn feststellen. Die Autoren vermuten jedoch, daß im Streß verstärkt β-Endorphine im Hirngewebe akkumulieren.

Humanuntersuchungen wiesen ebenfalls starke Anstiege des Plasma-β-Endorphins und ACTH im Streß, z. B. während der Geburt im mütterlichen und Neugeborenenblut im Vergleich zu nicht schwangeren Frauen nach (Csontos et al. 1979). Bei psychotischen Patienten (Schizophrenie, Depression) scheint eine verstärkte Aktivierung des Endorphinsystems vorzuliegen, die im Streß persistieren kann, so daß der Schmerz als sinnvolles Warnzeichen ausbleibt oder abgeschwächt ist und somit keine adaptive Streßreaktion möglich ist. Diese Daten werden auch durch Berichte über günstige therapeutische Resultate durch Naloxon gestützt (Terenius et al. 1976).

Verlängerte Streßexposition kann zu verstärkter Schmerzempfindlichkeit führen. Dies wird auf eine Reduktion verfügbaren Endorphins und damit auf eine Abnahme endorphinerger Aktivität im Organismus (Gehirn, Peripherie) zurückgeführt, oder auch auf eine Änderung der Endorphin-ACTH Relation (Madden et al. 1977, Amir et al. 1978).

Abschließend soll an Hand eines hypothetischen *biokybernetischen Modells* (Keeser 1981) der *Funktionsweise* des *endogenen »Antischmerzsystems«* dessen biologische Bedeutung veranschaulicht werden.

Wie bereits mehrfach betont, hat der Schmerz als Signal auf die Gefahr von Verletzungen in Belastungssituationen wichtige Überlebensfunktionen. Die biologische Bedeutung des Schmerzes wird auch dadurch verdeutlicht, daß ca. 50% aller sensorischen Afferenzen nociceptive Afferenzen sind (Zimmermann 1979). Die Dominanz des Schmerzsystems drückt sich auch darin aus, daß der Organismus auf Schmerzreize nicht adaptiert, vielmehr mit zunehmender Sensitivierung reagiert (Chapman 1982).

Aus evolutionären Gründen war die Entwicklung eines »Antischmerzsystems« notwendig, das auch unter Extrembedingungen eine sinnvolle Reaktion des Organismus ermöglicht. Mit Hilfe des Gate-Control Konzeptes von Melzack (1978, s. S. 51) kann nun durch das übergeordnete »zentrale Kontrollsystem« eine Steuerung beider antagonistischer Systeme postuliert werden. Aufgabe zentraler Kontrollprozesse ist es festzustellen, *ob eine Gefahrsituation (»emergency state«*, Cannon 1929) *vorliegt, die dann eine Aktivierung des »Antischmerzsystems« notwendig macht.* Entsprechend der Funktionsweise eines hierarchischen Regelkreismodells können nociceptive Impulse vom Rezeptor bis zum Kortex blockiert werden. In diesem Fall wäre kein Schmerz die »Sollgröße« und Schmerz die »Störgröße«. Falls kein »emergency state« vorliegt, gilt kybernetisch die ungestörte Schmerzübertragung als »Sollgröße« sowie die rückgemeldete Störung z. B. durch externe oder interne Opiate als »Störgröße«, auf die das zentrale Kontrollsystem mit Toleranz reagiert. Liegt Streß bzw. Gefahr vor, wäre es für die akute Reaktion (phasische Aktivierung des Endorphinsystems) nicht sinnvoll, mit Toleranzentwicklung zu antworten. In diesem Fall läge in der zentralen Kontrollstelle die »Efferenzkopie« eines »emergency state« vor.

In den Rahmen dieses Regelkreismodells passen Befunde an Ratten, die nach elektrischer Stimulation des Frontalkortex (der Streßreizung einer Elektroschocktherapie vergleichbar) weder Abhängigkeit noch Toleranz auf Morphium entwickelten (Crabbe und Rigter 1980).

3. Weitere für Schmerzvorgänge wichtige endogene Substanzen

3.1. Substanz P

Substanz P ist das am längsten bekannte Neuropeptid (11 Aminosäuren, Molekulargewicht über 1000), das 1931 durch v. Euler isoliert wurde. Es kommt im Magen-Darm-Kanal, im ZNS (u. a. Substantia nigra, Hypothalamus) und in den Hinterhörnern des Rückenmarks (Substantia gelatinosa) vor. Intraarteriell injiziert ruft es intensivere Schmerzzustände hervor als Bradykinin bei gleicher Konzentration (Lim 1968). Eine Unterbindung der Hinterwurzeln führt zur starken Akkumulation zwischen Rücken-

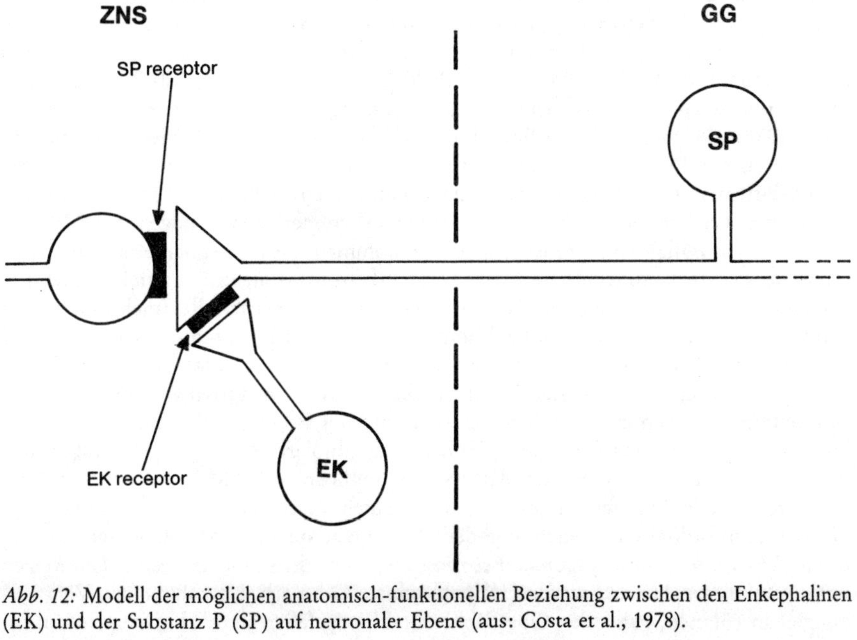

Abb. 12: Modell der möglichen anatomisch-funktionellen Beziehung zwischen den Enkephalinen (EK) und der Substanz P (SP) auf neuronaler Ebene (aus: Costa et al., 1978).

mark und Ganglion sowie zur Entleerung aus den Hinterhörnern (Calne 1979). Microjontophoretische Untersuchungen gaben weiteren Aufschluß über Neurotransmitterfunktionen der Substanz P, die die Übertragung von Schmerzreizen in spinalen Neuronen wesentlich beeinflußt. Neuromodulatorische Effekte setzen allmählich ein und halten längerfristig an. Dies entspricht charakteristischen Kennzeichen der Schmerzerfahrung. *Die Substanz P scheint der einzige bisher bekannte natürliche Gegenpart zu den Endorphinen zu sein.*

Durch schmerzhafte Reizung wird Substanz P (ebenso Acetylcholin, Glutamat) im Rückenmark freigesetzt und damit die Übertragung schmerzhafter Impulse zentralwärts gefördert. Ab einer bestimmten Schmerzschwelle werden Enkephaline aus im Nebenschluß liegenden Neuronen präsynaptisch freigesetzt. Die Enkephaline verbinden sich am exzitatorischen Neuron mit den Opiatrezeptoren. Über eine vermutliche Hemmung des Natriumionenflusses wird die Sekretion der Substanz P und anderer exzitatorischer Neurotransmitter im synaptischen Spalt gehemmt, wodurch die Schmerzempfindung blockiert wird (s. Abb. 12) (Jessel und Iversen 1977). Jessel und Iversen vermuten, daß die *Enkephaline eine Entleerung der Substanz P in den synaptischen Spalt blockieren und somit das »Tor« für die Schmerzweiterleitung auf der spinalen Ebene schließen.*

3.2. Prostaglandine

Die Prostaglandine sind zyklisch ungesättigte Fettsäuren. Sie werden aus der mehrfach ungesättigten Arachidonsäure synthetisiert. Über den Cyclooxygenaseweg (Zyklisierung und Oxygenierung der Arachidonsäure) entstehen zunächst die zyklischen Prostaglandinendoperoxide PGO_2 und PGH_2. Sie sind vermutlich wesentliche Substrate für die Produktion der primären Prostaglandine: PGO_2, PGE_2, PGF_{2a}. Weiterhin werden Thromboxan $A_2(TXA_2)$ und Prostacyclin (PGI_2) gebildet. TXA_2 und PGI_2 zerfallen in Thromboxan $B_2(TXB_2)$ und 6-Kezo-PGF (Monacada et al. 1975). Das diffuse Vorkommen in den verschiedensten Organgeweben und im ZNS macht es verständlich, daß die Prostaglandinwirkungen nicht auf einen einheitlichen biochemischen Grundvorgang zurückgeführt werden können (Greven 1979). Es gilt als gesichert, daß Prostaglandine im Schmerzgeschehen, z. B. beim *Entzündungsvorgang*, eine wichtige Rolle spielen. Vane (1976) wies nach, daß über Bradykinin die Phospholipase A_2 aktiviert wird, die eine Freisetzung von Prostaglandinvorstufen aus der Arachidonsäure bewirkt. Diese Vorstufen beeinflussen die Entstehung von Entzündungszellen sowie die Folgeerscheinungen wie Fieber, Oedeme und Schmerz. Entzündungshemmende Wirkungen von Medikamenten (Acetylsalicylsäure, Glukocorticoide) kommen wahrscheinlich über eine Hemmung der Prostaglandinsynthese zustande. Deutliche hyperalgetische Effekte der Prostaglandine ließen sich tierexperimentell nachweisen. Intraarterielle Injektionen oder Infusionen von Prostaglandinen bei Hunden riefen Kopfschmerzen sowie eine generell gesteigerte Sensibilität gegenüber Schmerzreizen hervor (Monacada et al. 1975). Collier et al. (1974) legen aufgrund tierexperimenteller Befunde an Ratten eine biochemische Interaktion zwischen dem Endorphinsystem und der Prostaglandinbiosynthese nahe. Stereospezifisch wirksame opiatartige Substanzen inhibieren die Prostaglandin E_1 induzierte Aktivierung des zyklischen Adenosinmonophosphat (cAMP), das eine entscheidende Rolle in der Synthese der Prostaglandine spielt. Nach heutiger Auffassung besteht die pathophysiologische Bedeutung der Prostaglandine bei der Schmerzentstehung darin, *Schmerzrezeptoren gegenüber chemischen, thermischen und mechanischen Reizen zu sensibilisieren.* Hierbei werden freie, terminale C-Fasern mit zahlreichen Verzweigungen an kutanen, viszeralen Oberflächen und Blutgefäßen als Wirkort angenommen.

Weiter wird angenommen, daß die prostaglandinbedingte Hyperalgesie Voraussetzung für die algetische Wirkung anderer Mediatoren ist (Bradykinin, H- und K-Ionen, Monacada et al. 1978, zit. n. Schrör 1980).

3.3. Bradykinin

Bradykinin ist ein Nonapeptid und ist das wirksamste unter den biochemischen Schmerzmediatoren, das beim Menschen verabreicht brennende Schmerzen verursacht. Der analgetische Effekt wird durch Aspirin blockiert (Lim 1968). Die hyperalgetischen Wirkungen werden vermutlich nur in Gegenwart von Serotonin und Prostaglandinen ausgelöst (Sicuteri et al. 1965). Bradykinin ist auch eine wirksame Komponente beim Entzündungsprozeß. Traumatische Gewebsschäden aktivieren Kallikrein, das zahlreiche Kinine (u. a. Kallidin, Bradykinin) freisetzt, die die Entzündung in Gang bringen. Der schmerzerzeugende Effekt beruht u. a. auf einer Vasodilatation, Senkung des arteriellen Blutdrucks und Erhöhung der kapillären Permeabilität. Dadurch kommt es zur entzündlichen Exsudatbildung und generellen Sensibilisierung gegenüber unterschiedlichen Schmerzreizen. Besson (1972) nimmt an, daß Bradykinin über die Lamina V-Zellen der Hinterhörner im Rückenmark einen neuromodulatorischen Effekt auf die Schmerzleitung hat.

3.4. Dopamin

Dopamin ist ein Vorläufer in der Noradrenalinbiosynthese. Ebenso wie andere Neurotransmitter (Gammaaminobuttersäure – GABA-System, Acetylcholin, Substanz P) wird die Sekretion von Dopamin durch enkephalinerge Neuronen präsynaptisch gehemmt (s. Abb. 13). Langfristige Inhibition dopaminerger Übertragung, beispielsweise durch chronischen Morphingebrauch, soll zu einer »diffusen« Erregbarkeitssteigerung dopaminerger Neuronen führen. Die erhöhte Ansprechbarkeit von Dopaminrezeptoren bei chronischem Dopamindefizit dauert auch nach aufgehobener Inhibition (Naloxongabe, Absetzen von Morphium) länger an. Dieser überdauernde Effekt könnte möglicherweise für die Entwicklung von *Toleranz und Entzugssymtomatik* verantwortlich sein (Schwartz et al. 1978). In Abb. 13 ist dieses Interaktionsmodell enkephalinerger – dopaminerger Neuronen im Striatum, das vermutlich auch für das übrige ZNS Gültigkeit hat, dargestellt.

3.5. Serotonin

Die Biosynthese erfolgt im Gehirn aus der Aminosäure Tryptophan über 5-Hydroxytryptophan zum Serotonin (5-Hydroxytryptamin, 5-HT). Hohe 5-HT Konzentrationen wurden im N. raphé, im Mittelhirn und autonomen Seitenhorn des Rückenmarks und in den Blutplättchen gefunden. Untersuchungen über schmerzmodulatorische Effekte des Serotonins zeigten bei pharmakologisch induzierter Serotoninreduktion im Serum von Ratten eine signifikante Hyperalgesie (Tenen 1967). Sicuteri et al. (1973) riefen bei Kopfschmerzpatienten (Migräne und andere Kopfschmerzformen) durch eine *Blockade der Serotoninsynthese* mittels Parachlorphenylalanin *verstärkt Kopfschmerzen* hervor, die bei 20% der Patienten 5–10 Tage anhielten. Berde und Fanchamps (1975) faßten Daten und Spekulationen über serotoninerge Mechanismen der Migräne von

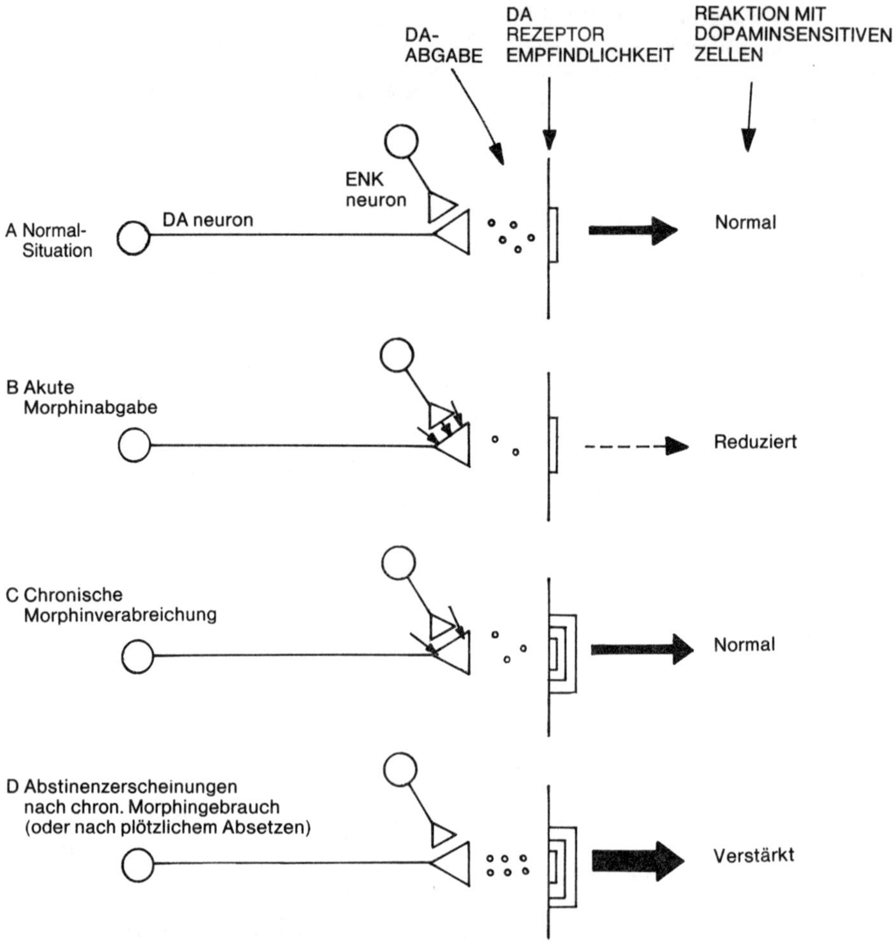

Abb. 13: Pharmakologisches Interaktionsmodell enkephalinerger u. dopaminerger Neurone im Striatum (aus: Stein et al., 1978).

Sicuteri (1973) und Lance (1969) zu einer umfassenderen Theorie zusammen: 1) Zu Beginn der Migräneattacke Freisetzung von Serotonin aus den Blutplättchen, 2) Serotonin und Histamin erhöhen die kapilläre Permeabilität, 3) Transsudation von Plasmakinin in Gefäßwände und perivaskuläres Gewebe, 4) kombinierte Wirkung von Plasmakinin und Serotonin auf Rezeptoren in den Arterienwänden verringert die Schmerzschwelle, 5) Serotonin wird während der Schmerzattacke als 5-Hydroxyindolessigsäure vermehrt ausgeschieden, so daß der Serotonin-Plasmaspiegel stark absinkt, 6) dies führt zur Tonusabnahme der extrakraniellen Gefäße, 7) nachfolgende Dilatation in Kombination mit erniedrigter Schmerzschwelle scheinen wesentliche pathophysiologische Vorgänge bei der Migräneattacke zu sein (s. Abb. 14).
Periphere Mechanismen des Serotonins sind von zentralen überlagert. Serotoninerge Neuronen im Gehirn stehen in Zusammenhang mit trophotropen Funktionen (Thermo-

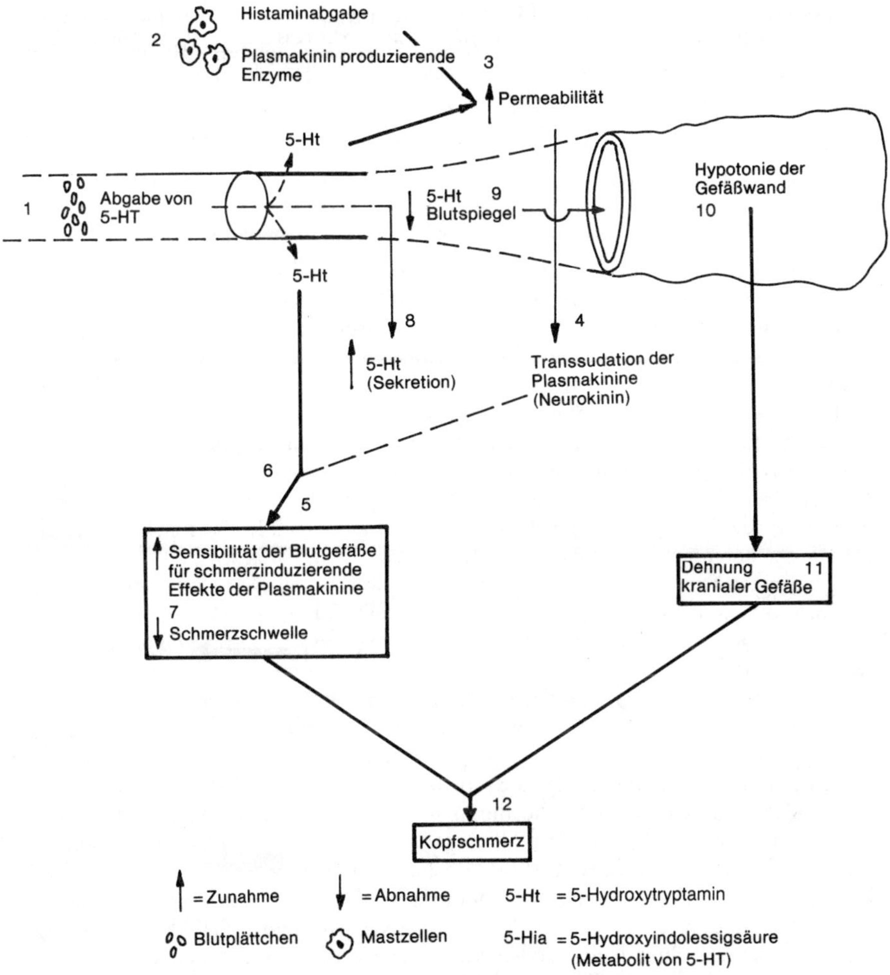

Abb. 14: Hypothetisches biochemisches Ätiologiemodell der Migräne. Die Zahlen beziehen sich auf die numerierte pathophysiologische Ereigniskette vor der Migräneattacke (aus: Berde und Fanchamps, 1975).

regulation, Erbrechen, Schlaf, Stimmung, Schmerzempfinden), die während der Migräneschmerzen gestört sind.

Weitere Untersuchungen zur Schmerzmodulation des Serotonins im ZNS von Akil und Liebeskind (1975) zeigten, daß die simultane Abnahme der drei Neurotransmitter Serotonin, Dopamin und Noradrenalin analgetische Effekte ausübt. In diesem Fall haben Morphin und die Elektrostimulation keine schmerzhemmenden Wirkungen.

Die Anwesenheit von Serotonin in den Hinterhornsynapsen (auch Substantia gelatinosa) scheint ebenfalls für die Schmerzhemmung von Bedeutung zu sein. Es wird vermutet, daß Serotonin für die *deszendierende Inhibition der Hinterhornneurone* verantwortlich ist (Reubi 1980).

Zusammenfassend gesehen besitzt der Organismus ein hochwirksames endogenes Analgesiesystem, in dem neben den Enkephalinen und Endorphinen noch andere biogene Amine und Peptide wie Substanz P, Prostaglandine, Bradykinin, Dopamin, Serotonin, Glutamat, GABA eine wichtige Rolle spielen, die noch nicht restlos geklärt ist (s. Abb. 5).

4. Streß und Immunsystem

Es gibt eine Reihe tierexperimenteller Untersuchungen, in denen der hemmende Einfluß von Streß und Schmerz auf Immunvorgänge (erhöhte Erkrankungsrate) nachgewiesen wurde (Marsh et al. 1963). Frühe Tierversuche von Ader und Friedman (1964) an Ratten zeigen, daß schmerzhafte Streßreize (Elektroschock, Lärm) sowie Hunger, Durst, Mangel an Bewegung, frühe Trennung und Isolation in Zusammenhang stehen mit späterem Versagen in der immunologischen Abwehr gegenüber Krebsviren. Diese Ratten starben früher, hatten größere Tumoren und erkrankten häufiger nach Impfung mit Krebsviren im Vergleich mit Ratten, die intensive Zuwendung erlebten.
Neuere Untersuchungen von Riley (1975) bestätigen diese Ergebnisse. Chronischem Streß ausgesetzte Mäuse erkrankten zu 97% nach Impfung mit Krebsviren im Gegensatz zu 7% der unter streßfreien Bedingungen aufgewachsenen Mäuse.
Das Immunsystem, das die Anpassung bzw. Abwehr aversiver Streßeffekte (u. a. Infektionskrankheiten, Krebsentstehung) steuert, teilt Solomon (1969) in 3 Phasen ein:
1. Die *afferente Phase* ist durch Makrophagen (Phagozytose-Zellen) und lymphatische Aktivität charakterisiert.
2. In der *zentralen Phase* kommt es zur Produktion von Antikörpern im retikuloendothelialen System (B-Zellen) und zur Bildung von Antigen-Antikörper-Komplexen. Immunglobuline (IgM, G, A, D und E) greifen vermittelnd in diese Reaktionen ein.
3. In der *efferenten Phase* erfolgt die Abstoßung der Antigen-Antikörper-Komplexe durch Makrophagen-Aktivität, die durch mäßige Steroidsteigerung stimuliert wird (Nicol et al. 1960). Bei Versagen der Makrophagentätigkeit sistieren weitere Immunvorgänge und es kommt zu einer Ausbreitung der Krankheit.
Diese Befunde sind insofern von Bedeutung, da Streß meist zur Steigerung der Kortikosteroid-Produktion führt, umso mehr, je intensiver psychologische Abwehrvorgänge versagen. Geringer Streß kann nützlich sein, starke Streßeinwirkung kann die Ausbreitung von Infektionen und Tumoren begünstigen (Bahnson 1979). Erhöhtes Steroid-Niveau stört auch die Thymus-Funktionen (Lähmung der Thymozyten, Bahnson), somit die Immunkompetenz, die durch Gabe von Thyroxin und somatotropen Hormon wieder gestärkt werden kann.
Streß führt auch zu Veränderungen der γ-Globulinkonzentration, damit zur Immunsuppression. Schließlich ist auch die Interferon-Produktion (nichtimmunologisches Eiweiß) von Streßfaktoren abhängig. Solomon (1969) fand, daß akuter Streß vor einer Virusinfektion die Interferonproduktion erhöht und es dadurch zur Suppression immunologischer Reaktionen kommen kann. Inwieweit die tierexperimentellen Ergebnisse auf den Menschen übertragbar sind, ist z. Z. noch unklar und kann nur durch weitere Untersuchungen nachgewiesen werden.

5. Zusammenfassung

Die biochemische Schmerzforschung erhielt durch die Entdeckung der Endorphine einen wesentlichen Anstoß. 1973 wurden spezifische Opiatrezeptoren im tierischen Nervengewebe isoliert, 1975 die ersten natürlichen Liganden (β-Endorphin und Enkepaline) entdeckt. Alle Peptide mit opiatähnlicher Wirkung werden als Endorphine bezeichnet. Die pharmakologischen Effekte entsprechen denen der Opiate (Schmerzreduktion, Atemdepression, Euphorie etc.), einschließlich der Gefahr der Toleranz- und Abhängigkeitsentwicklung. Eine erhöhte Endorphinsekretion aktiviert deszendierende inhibitorische Nervenbahnen (u. a. vom N. raphé magnus). Auf diese Weise werden nociceptive Afferenzen auf spinaler Ebene blockiert. Die Verteilung der Opiat-Rezeptoren im ZNS ist unterschiedlich (β-Endorphin in Hypophyse und Hypothalamus, Enkephalin u. a. in spinalen Hinterhornneuronen und im periaquaeduktalen Grau).

Das Endorphinsystem hat auch eine pathophysiologische Bedeutung bei verschiedenen psychiatrischen Krankheitsbildern. So fanden sich erhöhte Liquorwerte bei schizophrenen, manisch-depressiven und endogen depressiven Patienten. Bei chronischen Schmerzpatienten (z. B. Migräne, Trigeminusneuralgie) ist der Endorphinspiegel im Liquor erniedrigt. Ein direkter Nachweis der analgetischen Effekte der Endorphine gelang nach intraventrikulären Injektionen von β-Endorphin und Enkephalin bei chronischen Schmerzpatienten.

Eine Reihe tierexperimenteller Befunde und Untersuchungen am Menschen erbrachten den indirekten Nachweis, daß bei der Akupunktur und transkutanen Nervenstimulation eine Aktivierung des Endorphinsystems vermutlich die wesentliche Determinante für die Schmerzhemmung ist. So konnte mit Naloxon die Akupunktur-Analgesie gehemmt werden. Die Wirkungsmechanismen der endogenen Opiate sind noch ungeklärt. Es wird eine prä- als auch postsynaptische Inhibition diskutiert.

Im folgenden Abschnitt werden weitere an der Schmerzvermittlung beteiligte Neurotransmitter dargestellt. Substanz P, ebenfalls ein Neuropeptid, beeinflußt die Übertragung von Schmerzreizen in spinalen Neuronen und ist der bisher einzige bekannte natürliche Gegenpart zu den Endorphinen, die die Sekretion der Substanz P und anderer exzitatorischer Neurotransmitter im synaptischen Spalt hemmen.

Die Prostaglandine haben ein breites pharmakologisches Wirkungsspektrum und sind u. a. beim Entzündungsvorgang wesentlich beteiligt. Bradykinin ist eine der effektivsten algetischen Substanzen. Es wird z. B. durch Aspirin gehemmt. Dopamin, ein Vorläufer in der Noradrenalinbiosynthese soll durch langfristige Inhibition bei chronischem Morphingebrauch für die Entwicklung von Toleranz und Entzugssymptomatik verantwortlich sein. Schmerzmodulatorische Effekte des Serotonins spielen u. a. bei der Migräne eine große Rolle. Während des Migräneanfalls kommt es zum starken Abfall des Serotonin-Plasmaspiegels. In einem weiteren Absatz werden im Zusammenhang mit dem Endorphinsystem neue biochemische Modellvorstellungen zur Streßhypothese dargestellt. Zunächst wird das klassische Streßkonzept (Adaptationssyndrom; Selye, Cannon) erläutert. Es waren vor allem die Befunde von Guillemin und seiner Mitarbeitergruppe, die die neuroendokrine Streßforschung aktivierten. Sie fanden in tierexperimentellen Untersuchungen, daß unter Streß sowohl ACTH als auch β-Endorphin ausgeschüttet wird. Dies spricht für eine gemeinsame Speicherung dieser Substanzen in der Hypophyse. Die Endorphine scheinen im Streßgeschehen bei der Stimulation zahlreicher Hormone ein integraler Bestandteil zu sein. Das Phänomen der streßinduzierten Analgesie beruht aufgrund zahlreicher tierexperimenteller Daten auf einer Beteiligung endorphinerger Mechanismen. Die biochemischen Befunde bezüglich einer Mobilisierung cerebraler und peripherer Endorphinspeicher im Streß sind allerdings noch widersprüchlich.

Schließlich wird an Hand biokybernetischer Modellvorstellungen die Funktionsweise des endogenen »Antischmerzsystems« diskutiert. Das Endorphinsystem ist ein zentraler Gegenspieler des Schmerzes. Eine endorphinvermittelte Schmerzdämpfung im Streß erscheint sinnvoll für die Konzentration auf eine optimale Streßbewältigung.

Im letzten Abschnitt werden Befunde aus verschiedenen Untersuchungen über den inhibitorischen Einfluß von Streß und Schmerz auf das Immunsystem dargestellt. Es wird die Hypothese vorgestellt, daß chronische Streßreize Immunvorgänge hemmen und dadurch die Entstehung von Infektionskrankheiten und Krebs begünstigt wird.

C. Schmerzkontrolle

In einer Vielzahl von Arbeiten wird nachgewiesen, daß die *psychologische Kontrolle über Schmerzreaktionen innerhalb bestimmter Grenzen möglich ist.*
In diesem Kapitel werden verschiedene *psychophysiologische Schmerzkontrollmechanismen* auf den drei Verhaltensebenen (kognitiv, physiologisch, motorisch) dargestellt. Ist eine direkte Beeinflussung aversiver, schmerzverstärkender sozialer Reize nicht möglich (z. B. Kontingenzänderung durch operante Maßnahmen, s. Kap. G, Teil 2) können kognitive Kontrollstrategien oder autoregulative Veränderungen autonomer Systeme zur Selbstregulation des Schmerzerlebens beitragen.
Bei der psychologisch induzierten Schmerzkontrolle steht eine *Kovariation zwischen den Verhaltensebenen* im Vordergrund. An der Entstehung chronischer Schmerzsyndrome können zwar ebenenspezifische Faktoren isoliert verantwortlich sein (physiologische Ebene: Verletzung oder Muskelverspannung; kognitiv: schmerzinduzierende, z. B. depressive Gedanken; verhaltensmäßig: Bewegungseinschränkung), in der Regel sind jedoch mehrere Faktoren auf verschiedenen Verhaltensebenen an der Aufrechterhaltung der Schmerzen beteiligt. Der Einsatz schmerzblockierender Strategien auf einer Ebene kann sich günstig auf das Schmerzverhalten einer anderen Ebene auswirken (s. trimodales Schmerzverhalten in Kap. B, Teil 1). Beispielsweise können gezielte Bewegungsübungen bei umschriebenen Verletzungen physiologische (muskuläre Verspannung) und kognitive Faktoren (depressive Gedanken) günstig beeinflussen.
Allen psychophysiologischen Schmerzkontrollprinzipien liegt das Selbstkontrollkonzept zugrunde. Dies bedeutet, der Mensch ist kein passiver Empfänger von Umweltreizen, sondern vermag mittels verschiedener selbstregulativer Kontrollmöglichkeiten aktiv auf den Stressor einzuwirken, um dadurch emotionale Belastungen zu minimieren. Positive Gefühle über die eigene Selbstkontrollkompetenz sind vermutlich der grundlegende Wirkmechanismus des Copingtrainings bei der Schmerzreduktion. Sie scheinen in der Lage zu sein, den Teufelskreis von Schmerz, Hilflosigkeit, Depression und Schmerzintensivierung zu durchbrechen (self-efficacy).
Mangel an Kontrolle oder Kontrollverlust hingegen resultiert in einer Zunahme von Angst und Schmerz in Belastungssituationen. Hier sind es vor allem Seligman und seine Mitarbeiter, die in beeindruckenden Versuchsserien zum Phänomen der Kontrollierbarkeit bzw. Unkontrollierbarkeit eine Reihe interessanter Befunde vorgelegt haben.
Melzack et al. (1968, S. 435) betonen die Bedeutung psychologischer Kontrollverfahren bei der Schmerzregulation, indem sie schreiben, daß Schmerz nicht nur behandelt werden kann, »indem der sensorische Input durch anästhetische Blockaden, operative Eingriffe oder dergleichen unterbrochen wird, sondern genauso, indem man die motivationalen und kognitiven Faktoren beeinflußt.«
Eine exakte Abgrenzung – entsprechend den verschiedenen Kapitelüberschriften – zwischen den drei Verhaltensebenen ist allerdings nicht möglich, da beim Schmerzverhalten psychophysiologische und verhaltensmäßige Prozesse beteiligt sind.

I. »Trance« und Entspannung

1. Archaische Trance- und Besessenheitsrituale

Psychophysiologische Untersuchungen zur Schmerzkontrolle haben sich vorwiegend mit veränderten Bewußtseinszuständen (altered states of consciousness), die durch psychologische Interventionsmethoden (Hypnose, Entspannung, Meditation, Biofeedback) hervorgerufen werden können, befaßt. Einer Vielzahl ethnologischer Berichte von Naturvölkern (vgl. zusammenfassende Darstellungen von Prince 1968, Pfeiffer 1971, Eliade 1975) ist zu entnehmen, daß eine *partielle oder völlige Schmerzinhibition bei der Anwendung archaischer Ekstasetechniken beobachtet wird.* Im folgenden wird ein Überblick über bedeutsame psychophysische Ausnahmezustände bei einzelnen »Primitivkulturen« im Zusammenhang mit der Schmerzregulation gegeben sowie im Anschluß daran einige institutionalisierte Formen veränderter schmerzinkompatibler Bewußtseinszustände vorgestellt, die durch psychotherapeutische Verfahren (u. a. Hypnose, Biofeedback) induziert werden.

Eine systematische Analyse möglicher therapeutisch effektiver Komponenten zum Beispiel von schamanistischen Techniken, die für ein besseres Verständnis der Wirkungsweise psychotherapeutischer Verfahren wichtig sein könnten, steht noch aus. Levi-Strauss (1969) hat in seiner »Strukturalen Anthropologie« auf einige Parallelen zwischen schamanistischen Ekstaseformen und moderner Psychotherapie hingewiesen: zum Beispiel auf therapeutisch wirksame suggestive Einflüsse des Schamanen auf den Patienten, auf kollektive ritualisierte Heilzeremonien, in denen über Prozesse des Modellernens Schmerzbewältigungsstrategien vermittelt werden, sowie auf die therapeutische Nutzung von Träumen und hypnagogen Vorstellungen, die in der Psychoanalyse, dem katathymen Bilderleben (Tagtraumtechnik) und hypnobehavioralen Techniken ebenfalls von Bedeutung sind.

Bourguignon (1980) beschreibt in ihren ethnographischen Studien im wesentlichen zwei unterschiedliche Typen von ekstatischen Ausnahmezuständen, den Besessenheits- und den Trancezustand. Besessenheit impliziert eine Inbesitznahme durch fremde Geister, indem deren Sprache und Verhaltensweisen übernommen werden. Die Wahrnehmungsverzerrung bezieht sich auf die eigene Person (z. B. Körperschemastörungen), nicht auf andere Sinnesobjekte. Meist kommt es zur nachfolgenden Amnesie. Im Trancezustand treten Halluzinationen oder Visionen auf, der temporäre Abwesenheitszustand wird als Reise zu fremden Mächten gedeutet. Die Berichte der betreffenden Person über ihre Tranceerlebnisse sind in vielen Kulturen besonders wichtig. Es werden Botschaften der Geister dem Hörerkreis mitgeteilt, Berichte über Reisen und Abenteuer zu den fremden Mächten gegeben, Handlungen der Geister nachgeahmt oder auch private Erfahrungen des Individuums erörtert. Beide Erlebniskategorien – Trance und Besessenheit – können ineinander übergehen, sind jedoch meist klar unterscheidbar. Weltweite Stichproben (Bourguignon 1980) zeigen ein Überwiegen des Trancetyps bei indianischen Völkerstämmen Nordamerikas, des Besessenheitsglaubens mit einem Maximum auf den pazifischen Inseln und in Indonesien, ein kombiniertes Auftreten beider Kategorien in Schwarzafrika.

An einigen Beispielen aus verschiedenen Primitivkulturen werden die kultischen Merkmale verschiedener Formen veränderten Bewußtseins (Trance – Besessenheit) verdeutlicht.

1.1. Trancetyp bei afrikanischen Buschmännern

Das Trancephänomen bei den Kung-Buschmännern der Kalahari-Wüste (Beschuanaland) besteht aus einem stereotypen Set von Verhaltensweisen, die durch Autosuggestion, rhythmischen Tanz, intensive Konzentration und Hyperventilation hypnagoge Zustände, räumliche Desorientierung, Halluzinationen und Muskelspasmen hervorrufen. Soziale Funktionen dieser Rituale bestehen darin, Kranke zu heilen, Schmerzen zu beseitigen und soziale Gruppenkontrolle in Notzeiten (Hunger, Katastrophen, Tod) auszuüben. Die Tanzzeremonie besteht in der Regel aus 5 Phasen. Der Tanz erfolgt um ein Feuer, das medizinische Heilkräfte symbolisiert und während der ganzen Nacht brennen muß. Ein enger Kreis sitzender Frauen, die singen und den Rhythmus durch Trommeln, Rasseln oder Händeklatschen angeben, umschließt das Feuer. Im Innenraum tanzen fast ausschließlich Männer nach einem komplexen stereotypen Tanzmuster wechselnder Tempi.

Die erste Phase ist durch stundenlanges Tanzen charakterisiert, die zweite Phase durch das Eintreten der Trance (»halber Tod«). Minutenlange (30 bis 60 Min) Konzentration durch intensive Fixation der Füsse oder ferner Punkte am Horizont bei starrer Körperhaltung, genereller muskulärer Anspannung und Schweißausbrüchen wird durch einen plötzlich auftretenden komatösen Zustand abgelöst, indem der Buschmann schreiend oder still zu Boden fällt.

In Phase 3 werden die in Trance versetzten Personen massiert und durch Bewegungsübungen warmgehalten.

In der vierten Phase erheben sich die Personen, verharren weiterhin in Trance, beginnen nun aber durch Handauflegen zu »heilen«. Zwischenzeitliche »Tanzeinlagen« dienen dazu, die Trance zu vertiefen, insbesondere wenn viele Personen geheilt werden müssen.

In der fünften Phase endet der Trancezustand mit dem Übergang in Schlaf. Meist kommt es zu zwei Tranceepisoden mit Heilritualen, gelegentlich werden auf Grund besonderer Anlässe Marathontänze veranstaltet, die sich über 36 Stunden hinziehen können und durch häufigen Wechsel der Tänzer in Gang gehalten werden.

Durch Novizen, die auf Grund mangelhaften Trainings über zu geringe Selbstkontrolle im Trancezustand verfügen kann es zu »Ausschreitungen« kommen. Zum Beispiel tanzen sie über die Glut, wälzen sich in den glühenden Kohlen, reiben den Körper mit der Glut ab und verteilen die Glut an die übrigen Personen. Es treten zwar keine beobachtbaren Schmerzreaktionen auf, jedoch verbrennen die Körperhaare, außerdem kommt es öfters zu Brandverletzungen. Ferner kann es zum Amoklauf kommen. Im Dämmerzustand werden plötzlich aggressiv wahllos Menschen oder Tiere angegriffen, verletzt oder getötet.

Mystische Heilvorstellungen der Buschleute bestehen darin, die von den Göttern übermittelten medizinischen Kräfte im Magen zu deponieren, die durch Tänze erhitzt werden und im dampfförmigen Zustand über den Wirbelkanal das Gehirn erreichen und die Trance hervorrufen. Durch Berührung mit den Kranken wird die Medizin direkt übertragen. Ein Trancetänzer berichtet hierzu folgendes (Lee 1968, S. 43, übersetzt durch den Autor):

»Die Buschmann-Medizin gelangt über die Wirbelsäule in den Körper. Wenn die Frauen mit den Gesängen anfangen, beginne ich zu tanzen. Ich fühle mich zunächst ganz normal. Allmählich beginnt die Medizin von meinem Magen nach oben zu steigen. Ich sehe nun alle Leute als sehr kleine Vögel. Der ganze Platz beginnt um mich zu kreisen, ebenso die Bäume, deswegen rennen wir im Kreise herum. Auch die Bäume fangen an, sich zu drehen. Ich fühle jetzt das heiße Blut, als ob es über dem Feuer gekocht wird. Nun beginne ich zu heilen. Im Augenblick dieses Berichtes fühle ich mich als ganz normale Person. Die Heilkräfte steigen auf, wenn der Tanz zu Ende ist und ich die Hände den Kranken auflege. Die Medizin geht von mir auf den Kranken über und heilt ihn.«

Derselbe Tänzer erwähnt auch, daß er sich während des Feuertanzes verbrennen würde, wenn er auf die Glut ginge, bevor die Medizin zu kochen anfängt und ins Gehirn aufsteigt.
Feuer, Hitze und Schweiß sind Schlüsselsymbole des Trancekomplexes. Feuer und Hitze aktivieren die heilenden Kräfte. Schweiß repräsentiert die aktivierte Medizin, die in die Haut des Kranken eingerieben wird. Im Gegensatz zur symbolischen Bedeutung des Schweißes bei den Buschmännern sehen nordamerikanische Indianer ihn als ein Mittel, das den Körper von schädigenden Stoffen reinigt (Mooney 1965, zit. n. Lee 1968).

1.2. Besessenheitsriten (Schamanenkomplex)

Der Schamanismus ist das klassische Beispiel eines ekstatischen Besessenheitsritus, der vorwiegend im zentralasiatischen Raum (Sibirien) lebendig ist. Im Gegensatz zur passiven Haltung, dem Ich-Verlust und der Überwältigung durch das »Eindringen« der Geister bei vielen Besessenheitsriten (z. B. der Zar-Kult in Nord-Ostafrika kann mit Apathie, Depression, hysteriformen Anfällen, akuten Psychosen einhergehen, Pfeiffer 1971) ist der Schamanismus durch aktive Selbstkontrolle bei der Anwendung mystischer Praktiken ausgezeichnet, die auf einen langjährigen Entwicklungsprozeß zurückzuführen ist. Der Schamane (Medizinmann, Magier, Zauberer) gilt als Meister der Ekstase, die in vielen asiatischen Stämmen für das religiöse Erleben schlechthin gehalten wird. Er tritt mit den Toten, Dämonen und Naturgeistern in Verbindung. Es kann auch zu Besessenheitszuständen kommen. Im Trance verfügt er durch die Hilfsgeister über heilende Kräfte. Die Erwählung zum Schamanen erfolgt in jungen Jahren oder bereits in der Kindheit. In manchen Volksstämmen gilt die Schamanenkraft als erblich. Eliade (1975, S. 26) erwähnt einige Einzelheiten über den Rekrutierungsmodus:

»Die zum Schamanen bestimmte Person beginnt zu toben, verliert dann auf einmal das Bewußtsein, zieht sich in die Wälder zurück, nährt sich von Baumrinden, stürzt ins Wasser und ins Feuer und bringt sich mit dem Messer Wunden bei. Die Familie wendet sich nun an einen alten Schamanen und dieser übernimmt die Aufgabe, den jungen Verwirrten über die verschiedenen Klassen von Geistern zu unterweisen und über die Art, wie man sie ruft und beherrscht. Dies ist aber erst der Anfang der Initiation im eigentlichen Sinn . . .«

Die Berufung kann während einer Krankheit erfolgen. Der künftige Schamane lernt mit Hilfe von Geistern (oft Ahnen), die später seine Schutz- und Hilfsgeister werden, seine Schmerzen zu kontrollieren. Das Erleiden der Erkrankung weist typische Züge der schamanischen Initiationszeremonie auf: Leiden, Tod (Agonie, Bewußtlosigkeit), Auferstehung (Gesundung). Die symbolischen traditionellen Initiationserlebnisse (Träume, Mutproben, Imaginationen während des Tanzes) umfassen die Zerstückelung des Körpers, nachfolgende Erneuerung der inneren Organe, Auffahrt zum Himmel bzw. Abstieg in die Unterwelt zur Unterweisung mit den Göttern durch Offenbarungen religiöser und schamanischer Art. Das Zerstückelungsmotiv durchzieht die schamanische Mythologie und beinhaltet in vielen Variationen die vollständige Zerstörung des menschlichen Körpers in viele Einzelteile, die von verschiedenen Krankheitsgeistern verschlungen werden. Dadurch erlangt der zukünftige Schamane die Fähigkeit, unterschiedliche Schmerzen und Krankheiten zu heilen. Ein Riesenvogel brütet auf dem Ast des Weltenbaumes den neuen Schamanen aus, indem die Einzelteile wieder von ihm zusammengefügt werden. C. G. Jung (1976) sieht in dem Zerstückelungsmotiv ein archetypisches Wandlungssymbol (Parallelen zur christlichen Opfersymbolik), das dem qualvollen psychotherapeutischen Prozeß der Zerlegung und Diskrimination unbewußter Konflikte und Selbsterkenntnis im Laufe des langfristigen Heilungsprozesses entspricht.

Die Initiationsthemen (Zerstückelung, Auffahrt zum Himmel, etc.) werden zum Beispiel bei den Eskimos in anstrengenden langwierigen geistigen Übungen in völliger Zurückgezogenheit bei gleichzeitigem Fasten erarbeitet. Ein Ziel der Meditationsübung besteht darin, sich als Skelett zu sehen, sich alle Körperteile, Muskeln und Knochen vorzustellen und entsprechend der Schamanensprache zu benennen. *Der Sinngehalt dieser »geistigen Operationen« scheint zu sein, Distanz und Unabhängigkeit von leiblichen Einflüssen, Schmerz und Krankheit zu gewinnen, um dadurch besser Kontrolle ausüben zu können.* Eliade (1975) bezeichnet diesen Prozeß als mystische Wiedergeburt, indem die meditative Zurückführung (buddhistische Herkunft) auf den Skelettzustand die Vergänglichkeit und Illusion des Fleisches verdeutlicht und das vergangene Leben vergessen macht. *Die Initiationsmethoden umfassen auch erhebliche Folterungen,* zum Beispiel stundenlange Schläge bis zur Bewußtlosigkeit (Südamerika, Melanesien), Rösten der Füsse am Feuer (Australien: Yin-Stamm), Amputation von Fingern bzw. Aufhängen in der Luft (nordamerikanische Indianer – Sioux, Dakotastamm).

In der Vorbereitungszeit soll der künftige Schamane mystische Techniken erlernen und sich religiöse Überlieferungen bzw. Stammesmythologien aneignen. Die freiwillig gewählten Folterungen sind wahrscheinlich ein wesentlicher Bestandteil des schrittweisen Erlernens der Bewältigungsstrategien starker Schmerzen (vgl. Reizüberflutung und self-efficacy Kap. C. Teil 1 und G, Teil 2).

Magische Heilsitzungen sind charakterisiert durch Tieropfer und Tänze um das Feuer sowie durch Trommelmusik, die mittels des »Lärmzaubers« die Dämonen austreiben soll und schließlich zum ekstatischen Erleben führt. In der kataleptischen Ekstase verläßt die Seele des Schamanen den Körper, begibt sich in die Unterwelt, um die Seele des Kranken zu suchen, sofern vermutet wird, daß die Krankheit auf Seelenraub durch böse Geister zurückgeht. Immer ist die Ekstase ein Mittel, um die Ursache der Krankheit zu finden. Nach dem Erwachen aus der Ekstase hält der Schamane die Seele des Kranken in der Hand und fügt sie ihm durch das Ohr wieder in den Körper ein (bei den Lappen und Ugriern). Die eigentliche Behandlung erfolgt dann durch Massieren, Anblasen, bzw. Heraussaugen der Kranheitsursache. In der Besessenheit als wesentlichem Teil der Kur treten die Hilfsgeister in den Körper des Schamanen ein. Bei tierischen Geistern verwandelt sich der Priester in ein Tier und führt durch Tierschreie einen Dialog mit dem mystischen Tier über die Entstehung der Krankheit. Im Zustand der Raserei spricht das Medium zum Beispiel in Polynesien das Orakel über Ursache und Behandlung der Krankheit. Oft werden Orakelsprüche vor kriegerischen Ereignissen oder längeren Reisen ausgesprochen. Der Priester gilt in dieser Situation als göttliche Inkarnation mit entsprechend religiös-magischer und sozialer Autoriät. Die Ekstase symbolisiert in der schamanischen Mythologie eine gefährliche Brücke ins Jenseits, die sonst nur Tote überschreiten können. Das Überschreiten von scharfen Säbelbrücken ist ein häufiges Initiationsritual und symbolisiert die Rückkehr in die mystische Zeit des verlorenen Paradieses (s. S. 190).

1.3. Die psychologische Bedeutung archaischer Ekstasetechniken

Der übergreifende Aspekt von Trance- und Besessenheitskulten ist nach Eliade (1975) der Einsatz sehr unterschiedlicher archaischer magischer Techniken zur metaphysischen

Befreiung des Menschen durch »Aufhebung physikalischer Gesetze«. Trotz zahlreicher Gemeinsamkeiten sind die rituellen Erscheinungen sehr vielgestaltig und mit interdisziplinärer wissenschaftlicher Methodik noch kaum erforscht. Mit Hilfe des psychoanalytischen Begriffes der Regression können zwar einzelne kultische Vorgänge, nicht aber die Vielzahl meditativer und ekstatischer Phänomene ausreichend erklärt werden. *Allen rituellen Ausnahmezuständen ist gemeinsam, einen Zustand veränderten Bewußtseins herzustellen, um unverletzlich zu werden und außergewöhnliche Leistungen zu vollbringen.* Das Unverletzlichkeitsmotiv spielt ebenso bei den institutionalisierten kulturell überformten Überbleibseln archaischer Kulte, zum Beispiel den Fakirübungen (vgl. S. 190) oder als Akaia bei den Feuerläufern in Griechenland (vgl. S. 152ff.) eine zentrale Rolle. Derartige Unverletzlichkeitsriten treten keineswegs nur in der Ekstase oder Besessenheit auf. Beispielsweise bewirkt die Nähe der Heiligen beim islamischen Zeremoniell der Dabus in Indonesien Unverletzlichkeit und Schmerzfreiheit. Koranlesen und Beten sowie Tanz zu Trommeln dient der Vorbereitung zur Schmerzdemonstration: Mit Dolchen, Messern und eisernen Pfriemen (dabus) werden verschiedene Körperstellen durchbohrt. Bei einer Person traten Wunden und Blutungen auf, die durch Handauflegen zum Stillstand kamen (Beobachtung von Pfeiffer 1957 auf der indonesischen Insel Simelue, 1971). Die Überzeugung von der Nähe des Heiligen bzw. der Glaube soll die Unverletzlichkeit bewirken. Gelegentliche Verletzungen werden auf einen Mangel an kultischer Reinheit oder gläubiger Hingabe zurückgeführt (vgl. Feuerläufer Kap. B, Teil 2).

Im transkulturellen Vergleich zeigt sich, daß bei den Kulten ähnliche Ekstasemittel benutzt werden: Tabakgift, Pilzgift, Narkotika, stereotyper zeremonieller Ablauf mit Tieropfer, Tanz, monotone oder aufpeitschende Musik, Heilbehandlung im kollektiven Rahmen, oft extreme klimatische Bedingungen (Arktis, tropische Hitze) und wiederholte Schmerzreizung. Untersuchungen in der Antarktis bestätigen die günstigen Umgebungseffekte für Bewußtseinsänderungen zum Beispiel in der Hypnose. Barabasz (1979) stellte unter extremen Isolationsbedingungen (sensorische Deprivation) in der Antarktis eine Zunahme der Hypnotisierbarkeit fest. Während kultischer Besessenheitssessionen bei brasilianischen Umbambas wurden spezifische Verhaltensmanierismen beobachtet, die als *propriozeptive Leitstimuli* für die Aufrechterhaltung des ekstatischen Zustandes verantwortlich sind: Starkes Abspreizen des Zeigefingers bei geballter Faust, Spreizen der Beine, Herabziehen des Mundwinkels, Innervation des M. frontalis (Figge 1973). Die ethnologischen Berichte sowie auch unsere Beobachtungen bei griechischen Feuerläufern und einem Fakir belegen, daß jahre- bzw. jahrzehntelange Erfahrungen im meditativen Training die Selbstkontrollfähigkeit verbessert und damit die Leistungsfähigkeit (Heilerfolge, Unverletzlichkeit, Schmerzkontrolle) optimiert (vgl. auch Trainingsdauer und Intensität der Zen-Erfahrung, im Kap. F, Teil 2).

Die *transkulturelle Tranceanalyse* bei verschiedenen rituellen Praktiken ergibt zahlreiche gemeinsame Elemente für das Erreichen veränderten Bewußtseins:

1. Zunächst gelten als notwendige Vorbedingung intensive religiöse Glaubensvorstellungen.
2. Primärprozeßhafter Gedankenablauf (Ängste, Triebwünsche, ungerichtete Aggression), der zur Realitätsverkennung beiträgt (rechte Hemisphäre).
3. Gestörtes Zeiterleben: Gefühle, die Zeit steht still oder ist verkürzt. Meist dominieren jedoch Gefühle der Zeitdehnung je erlebnisreicher die Zeit der Bewußtseinsänderung abläuft. Dies entspricht Untersuchungen von Ploeger (1966) mit verlängertem Zeiterleben in Extremsituationen, wenn ein Ende absehbar ist, mit verkürztem Zeiterleben bei absoluter Todesbedrohung ohne Rettungsmöglichkeiten.
4. Zunehmende Selbstkontrolle in der Steuerung der Ekstase mit der Trainingsdauer,

Abnahme unkontrollierter Fehlhandlungen (psychotische Krisen, Amok, Feuerlaufen).
5. Körperschemaänderungen: Depersonalisation (einzelne Glieder lösen sich vom Körper, Leichtigkeitsgefühle, Verkleinerung – Vergrößerung einzelner Körperteile), Derealisation (Verschwimmen der Grenzen Körper – Umwelt, Wahrnehmungsverzerrung der Umwelt), Analgesie.
6. Angenehme Gefühle der Freiheit, Freude, außerordentlichen Leistungsfähigkeit haben selbstverstärkende Funktionen und tragen wesentlich dazu bei, daß zum Beispiel Schamanen lebenslang ihre magischen Funktionen ausüben (vgl. Endorphinhypothese s. S. 268). Freud (1948) spricht in Anlehnung an Romain Rolland über den möglichen Ursprung der Religiosität vom »ozeanischen« Gefühl.
7. Konfrontation mit extremen Schmerz- und Gefahrreizen bei gleichzeitigem Einsatz von Elementen veränderten Bewußtseins (1.–6.)
8. Gruppeneffekte mit angst- und schmerzreduzierender Wirkung der Gruppenmitglieder bzw. Verstärkung durch Zuschauer.
Ludwig (1968) versuchte die veränderten Bewußtseinszustände anhand unterschiedlicher externer und interner Reizbedingungen zu klassifizieren.
1. Reduktion exterozeptiver Stimulation und motorische Aktivität (hypnagoge Zustände, halluzinatorische Erlebnisse bei sensorischer Deprivation, Somnambulismus, Hypnose).
2. Zunahme externer Stimulation und/oder motorischer Aktivität (hyperkinetische Trance- und Besessenheitsriten, tanzende Derwische, Feuerlaufen, Amok-Syndrom, psychotische Krisen).
3. Zunahme der Aufmerksamkeit (verändertes Bewußtsein bei erhöhter Vigilanzleistung auf externe Reize: z. B. bei Radarbeobachtern, bzw. auf interne Reize: Atmung).
4. Abnahme der Aufmerksamkeit: Meditation (Versenkungszustand Satori beim Zen-Buddhismus, Samadhi beim Yoga).
5. Somatische Faktoren: Hypoglykämie durch Fasten, Hyperglykämie, Dehydratation (Wüste), Hyperventilation, Entzugserscheinungen bei Sucht, toxische Effekte bei medikamentöser Überdosierung, Halluzinogene (LSD, Meskalin), Opiate, Stimulantien, Narkotika.
Psychotherapeutische Aspekte der Heilwirkung und Schmerzregulation bei archaischen Kulten, die als psychosomatisch wertvolle Therapieelemente anzusehen sind (Schiefenhövel 1980) liegen in der engen Beziehung Medizinmann – Patient. Eine wesentliche therapeutische Handlung ist die Integration der isolierten Kranken in die Gemeinschaft sowie die Möglichkeit, Konflikte zu verbalisieren und »auszuagieren«. Die Gemeinschaft wird in den Diagnoseprozeß miteinbezogen (therapeutisches »Palaver«, Schiefenhövel 1980). Gruppentherapeutische Effekte beruhen in einer langdauernden Wechselwirkung zwischen Heilkundigen, Kranken und der Gruppe, die in Form ritueller Dramen schwer integrierbare Konflikte in das Gruppenspiel einbringen (Pfeiffer 1971). Höhepunkt geistig-emotionaler Zuwendung ist das *gemeinschaftliche Tanzen* und Erreichen ekstatischer Zustände durch Heilspezialisten (z. B. Schamanismus, San-Buschleute der Kalahari), das angst- und schmerzreduzierende und damit heilungsfördernde Wirkungen hat. Diese fast identischen magischen Heilmuster lassen sich bei fast allen Völkern wiederfinden. Schiefenhövel (1980) hat darauf hingewiesen, daß vor allem *die physische Zuwendung zum Kranken in Form intensiver Hautkontakte* ein wesentliches Element der Be»hand«lung darstellt, ein Begriff, der für die Therapie moderner westlichorientierter Medizin nicht mehr zutrifft.
Schiefenhövel betont ferner die frühzeitige, häufige Konfrontation der Neugeborenen, Kinder und Heranwachsenden mit intensiven Schmerzreizen.

Ein weiterer wesentlicher Aspekt der magischen Riten ist die ordnende und kontrollierende Kraft, die die Stammesgemeinschaft gegenüber der meist feindseligen und schwer beeinflußbaren Umwelt (extremes Klima, Naturkatastrophen, Erreichbarkeit von Wild etc.) zusammenschließt. Durch zusätzliche Dämonisierung der Umwelt mittels projektiver Abwehrmaßnahmen werden individuelle Spannungen vermindert und bewältigt und die unkontrollierbare Umwelt subjektiv kontrollierbar gemacht. Mit Hilfe des Besessenheitstrance besteht die Möglichkeit, über Medien auf symbolische und ritualisierte Weise mit den fremden und gefährlichen Naturmächten in Kontakt zu kommen sowie der Gemeinschaft die Erlebnisse mit den Geistern mitzuteilen, so daß ein Gefühl der Kontrolle Sicherheit bewirkt. Die Rolle des Medizinmannes repräsentiert somit ein stabilisierendes Element der naturvolklichen Gemeinschaft. In sozial besonders »rigiden« Gesellschaften ist das Vorkommen von Besessenheitsriten sehr hoch (Bourguignon 1980). Vermutlich sind hier eher ekstatische Rituale als sozial sanktioniertes »Sicherheitsventil« notwendig, um dadurch Spannungen mittels emotional-motorischen Ausdrucksverhaltens im Trance »abzureagieren«. Hyperaktives Verhalten in der Ekstase entschädigt dafür, die äußere Lebenssituation nicht verändern zu können. Die geringe Häufigkeit psychosomatischer Erkrankungen und die erfolgreiche Anwendung von Schmerzkontrollstrategien bei den sogenannten »Primitivkulturen« hängt möglicherweise mit einem hohen Maß an Kontrollierbarkeit und Vorhersagbarkeit der unmittelbaren Umgebung durch den »kulturellen Kanon« der Religion (z. B. magisch-religiöse Trancekulte, Henry und Stephens 1977) zusammen – trotz aversiver sozialer Umweltbedingungen (vgl. Abschnitt über Unkontrollierbarkeit in diesem Kapitel).

2. Moderne Entspannungstechniken

Das gemeinsame Prinzip archaischer Ekstasetechniken und moderner Entspannungsverfahren beruht auf einem veränderten schmerzinkompatiblen Bewußtseinszustand. Die enge Verwandtschaft zwischen heutigen kulturell überformten meditativen Übungen und magisch-rituellen Praktiken der Naturvölker beruht darauf, daß therapeutische Elemente aus dem alten geistigen Erbe ekstatischer Erlebnisse und magischer Fähigkeiten Eingang in heutige klinisch-psychologische Interventionen gefunden haben, leider ohne Einbeziehung des tänzerisch-motorischen und musikalischen Elementes. Pfeiffer (1966) zum Beispiel hat das autogene Training durch Elemente der buddhistischen Atemmeditation bereichert, die seit Jahrhunderten in buddhistischen Klöstern praktiziert wird. Kennzeichnend ist unter anderem die reine Betrachtung des Atmens, unaufhörliches Zählen der Atemzüge von 1 bis 10 (Benson 1974, schlug bei der transzendentalen Meditation vor, jeden exspiratorischen Atemzug innerlich mit 1 zu kommentieren), Aufrechterhaltung des Oberkörpers im Sitzen.
Im folgenden werden einige aktiv-autosuggestive Entspannungsverfahren besprochen wie autogenes Training, Meditation, progressive Muskelrelaxation, Hypnose und Biofeedback. Einige gemeinsame Induktionselemente spielen bei allen Entspannungstechniken eine große Rolle: Entspannungsinstruktion (Ruhehaltung, Aufmerksamkeitsfokussierung, Monotonie), Erreichen eines hypnoidähnlichen Zustandes durch Auto- bzw. Heterosuggestionen, formelhafte Vorsatzbildung, die zu Verhaltensänderungen führen können. Die erwünschten Effekte der genannten Interventionsmethoden beruhen auf einer Entspannungsreaktion durch trophotrop-endophylaktische Umschaltung über hypothalamisch gesteuerte Reaktionen. Die grundsätzliche Annahme bei der Verwen-

dung der Entspannungsverfahren zur Behandlung von Schmerzsyndromen ist, daß durch die Entspannungsreaktion der Circulus vitiosus Angst – muskuläre Verspannung – Schmerzanstieg durchbrochen wird, indem eine zentralnervöse und periphere Desaktivierung eintritt, die inkompatibel mit den bei Schmerzen auftretenden Reaktionsmustern ist. Die Entspannungsreaktion führt zu einer relativen Zunahme meist parasympathischer Aktivitäten: Blutdruck- und Herzfrequenzsenkung, Reduktion des Sauerstoffverbrauches, Verlangsamung der Atmung, Abnahme der Schweißsekretion, Zunahme des Hautwiderstandes, Tonusregulation der Skelettmuskulatur, zunehmende Synchronisation im EEG, Verhaltensänderungen (Inaktivität, Schläfrigkeit). Die Entspannungsreaktion kann als »Kontrastreaktion« zur Cannonschen (1929) Notfallsreaktion aufgefaßt werden (Vaitl 1979). Generelles Ziel der Entspannungsverfahren ist eine Stabilisierung der Entspannungsreaktion durch längeres Training zum differentiellen Einsatz in verschiedenen Belastungssituationen als Alternative zur ergotropen Reaktionsbereitschaft (Bernstein u. Borkovec 1975).

2.1. Autogenes Training (a. T.)

Eine ausführliche Darstellung des Verfahrens findet sich bei dem Begründer des a. T. Schultz (1973) sowie im sechsbändigen Werk »Autogenic Training« von Luthe (1970). Nach vorbereitenden Instruktionen, in denen insbesondere die prinzipielle Erlernbarkeit der somatischen Selbstregulation betont werden soll, wird in Unterstufen-Übungen (Schwere-, Wärme-, Herz-, Atem-, Sonnengeflecht-, Stirnkühle-Übungen) die Entspannungsreaktion erlernt, damit sie in den Alltagssituationen abrufbereit zur Verfügung steht. Voraussetzung dafür ist ein konstantes systematisches Einüben einzelner Entspannungsschritte, bis sich die physiologischen Effekte (Schwere, Wärme, gleichmäßige Atmung, Stirnkühle etc.) zuverlässig einstellen. Dies gelingt durch spezifische Formeln, zum Beispiel »ich bin ganz ruhig, es atmet mich, Sonnengeflecht strömend warm, Stirn angenehm kühl«, die durch inneres wiederholtes Vorsprechen die gewünschten somatischen Effekte hervorrufen. Oberstufen-Übungen, die seltener praktiziert werden, bestehen aus unsystematischen meditationsähnlichen Techniken mit Fixation und Vorstellungsübungen (z. B. gleichförmige Farbe). Nur in seltenen Fällen wird durch das a. T. eine Analgesie erreicht, eine Hypalgesie hingegen ist möglich (Vaitl 1979). Mentale Ruhehaltung, Aufmerksamkeitsablenkung vom Schmerz mittels Autosuggestionen der Schmerzfreiheit einer Hand führt zur Schmerzreduktion nach Nadelstichen im Vergleich zur anderen Hand bei etwa 50% der Pbn (Schultz 1974). Entspannende Wirkungen zum Beispiel durch Schwere- und Wärmeübungen bei muskulären Spasmen durch Immobilisation führen ebenfalls zu einer Schmerzreduktion. Der Einsatz des a. T. während der Geburt brachte deutliche Schmerzlinderung sowie eine Verkürzung der gesamten Wehendauer und der Dauer der Eröffnungsperiode (Prill 1966). Es scheint neben dem Read'schen Verfahren und anderen Entspannungsmethoden eine geeignete Methode, den durch Angst und Spannung erzeugten hypoxischen Schmerz abzubauen.

2.2. Meditationsverfahren

Die Vielfalt von Meditationsformen der verschiedenen asiatischen Kulturbereiche läßt sich nach Ornstein (1972) in einen konzentrativen und entfaltenden (»opening-up«) Meditationstyp unterteilen (vgl. auch Kap. E u. F, Teil 2). Die aktive konzentrative

Meditation (z. B. initiale konzentrative Phase der Zen-Meditation, Yoga, Sufismus) ist charakterisiert durch Fokussierung des Bewußtseins auf eine einzige, unveränderliche Reizquelle. Monotone Gesänge oder Laute, Wortklänge (Mantras), Gebete oder Beobachtung der Atmung erleichtern die Aufmerksamkeitszuwendung über längere Zeiträume. Meditative Praktiken der tanzenden Derwische (Sufismus) benutzen als diskriminativen Stimulus neben Musik, Rhythmus, Anrufen des Allah-Namens und Askese vor allem den hypermotorischen Bewegungsablauf in ihren wirbelnden konzentrischen Tänzen, die sich über Stunden hinziehen (Burke 1973). Die entfaltende passive Meditation richtet die Aufmerksamkeit mehr auf alltägliche Aktivitäten in Form distanzierter Selbstbeobachtung.

a) Transzendentale Meditation (TM)

TM ist eine aktive Konzentrationsübung mit aktiver Aufmerksamkeitszuwendung auf bestimmte Klangworte (Mantra – Vokale und Konsonanten aus dem Sanskrit) in einer reizarmen Umgebung. Ständiges gedankliches Repetieren bei geschlossenen Augen von semantisch bedeutungslosen Silben eignet sich dafür, Assoziationsketten zu blockieren, um den gewünschten Versenkungszustand zu erreichen. Spezielle Atemtechniken (Pranayama) beschleunigen den Vorgang der Entspannung. Veränderungsmuster des Spontan-EEGs und andere neurophysiologische Reaktionen (Habituation, Alpha-Blockadereaktion) werden im Kapitel F diskutiert. Die vegetativen Reaktionsmuster entsprechen der Entspannungsreaktion (metabolischer Zustand, Wallace 1970).
Goleman und Schwartz (1976) verglichen in einem Streß-Experiment (Film über Arbeitsunfälle) eine Meditationsgruppe mit einer Entspannungsgruppe bezüglich streßreduzierender Effekte. Beide Gruppen zeigten während der Streßkonfrontation in gleichem Ausmaß eine zentralnervöse Desaktivierung, unterschieden sich aber deutlich hinsichtlich psychophysiologischer Veränderungen in der Antizipation des Streßreizes. Meditanten zeigten nach anfänglicher Sensibilisierung beschleunigte Habituation und rasches Absinken autonomer Reaktionen zum Baselineniveau nach dem Streß im Vergleich zur Entspannungsgruppe. Orme-Johnson (1973) erzielte ähnliche Resultate im Vergleich von Meditierern mit nichtmeditierenden Pbn in einer Labor-Streß-Situation (akustische Stressoren von 110 dB). Meditierer zeigten in verschiedenen Experimentalsituationen schnellere Habituationsraten und geringere Häufigkeit von Spontanfluktuationen der Hautleitfähigkeit. Elson et al. (1977) untersuchten Meditierer und Non-Meditierer (Entspannungsgruppe). Die Meditationsgruppe zeigte deutliche Anstiege des Hautwiderstandes, Reduktion der Atemfrequenz und wies stabile EEG-Muster (Alpha-Theta-EEG) auf, im Gegensatz zu den Kontrollpersonen, die zum größeren Teil bei der Entspannung einschliefen (Schlafstadien 1 bis 2) bzw. in einen aktivierten Wachzustand (Beta-EEG) gerieten. Travis et al. (1976) hingegen konnten diese Befunde nicht bestätigen. Sie fanden vielmehr nur bei nichtmeditierenden Pbn Zeichen autonomer Desaktivierung (Herzrate, Frontalis-EMG, occipitaler Alpha). Insgesamt sprechen die psychophysiologischen Befunde zur TM für eine Dämpfung des Sympathikotonus sowie für eine Unterdrückung von kortikalen Arousal-Reaktionen auf externe und interne Reize. Die effektive mentale Ruhigstellung, die mit einer objektivierbaren Abnahme psychischer und körperlicher Verspannungen einhergeht, spricht für eine therapeutische Wirksamkeit bei der Streß- und Schmerzbewältigung. Systematische Studien an Schmerz- und psychosomatischen Patienten mit kontrolliertem Gruppendesign oder experimentellem Einzelfalldesign gibt es bislang noch nicht, so daß endgültige Aussagen über die Effektivität der TM zur Zeit nicht möglich sind.

b) Zen-Meditation

Detaillierte psychophysiologische Untersuchungen führte Hirai (1974) durch (vgl. S. 254). Im Gegensatz zur TM werden alle Zen-Übungen bei offenen Augen durchgeführt. In den ersten Phasen wird durch konzentrative Übungen das diskursive Denken eingeschränkt und eine mentale »Leere« angestrebt. Die beständige Ausrichtung der Aufmerksamkeit gilt einer aufrechten Haltung (Lotussitz) sowie der Atmung (Zählen der Atemzüge). Im fortgeschrittenen Versenkungszustand (Satori) erfolgt aktive geistige Konzentration auf einen paradoxen Sachverhalt (»Koan«, zum Beispiel, »wie groß ist dein wirkliches Ich«, Ornstein 1972). Spezifische Zen-Varianten (Soto) gehen nach konzentrativen Übungen in eine Form der entfaltenden Meditation mit gleichmäßig verteilter schwebender Aufmerksamkeit auf alle externen und internen Stimuli über. Diese Meditationsform wird durch den japanischen Begriff »Shikan-taza« charakterisiert, was bedeutet, einfach dasitzen, um offen zu sein für alle äußeren und inneren Reize. Die Wahrnehmung der Umwelt soll im Sinne der »Deautomatisation« (Deikman 1966) erfolgen, d. h. alle Reize sollten in derselben Frische, Lebendigkeit (»vivid, luminous«) und Einmaligkeit wahrgenommen werden wie beim ersten Mal, auch wenn sie laut einem Zen-Motto bereits fünfhundertmal registriert wurden. Die fehlende Habituation der Orientierungsreaktion kann als neurophysiologisches Korrelat dieses gleichbleibenden stabilisierten Aufmerksamkeitsniveaus gesehen werden (Hirai 1974).

Die Zen-Übungen aktivieren mentale Prozesse (soziale Anforderungen des Meister-Schüler-Verhältnisses, strenges Reglement auf Grund asketischer Lebensweise, geistige Anspannung bei körperlicher Entspannung), *die über deszendierende inhibitorische Bahnen entsprechend der Gate-Control-Theorie nach Melzack (1978) möglicherweise auf spinaler oder subkortikaler Ebene eine Schmerzmodulation bewirken* (vgl. hierzu das Konzept der peripheren sensorischen Hemmung Kap. E, Teil 2). Klare Beweise dafür liegen aber nicht vor.

2.3. Entspannung nach Jacobson

Die progressive Muskelrelaxation nach Jacobson (1938) hat sich seit Wolpe (1958) als Standardverfahren bei der systematischen Desensibilisierung oder kombiniert mit anderen verhaltenstherapeutischen Methoden bzw. auch als alleinige psychologische Intervention bei den verschiedensten Verhaltensstörungen bewährt. Durch systematisch erlernbare Tonuskontrolle verschiedener Muskelpartien wird mittels progressiver Muskelentspannung das physiologische Erregungsniveau gesenkt. Eine Generalisierung der Entspannungsreaktion kann durch kontinuierliches Heimtraining erreicht werden. Vom Therapeuten an Entspannungszustände gekoppelte Vorstellungsbilder ermöglichen die sukzessive Ausbildung eines konditionierten Reaktionsmusters, das im Sinne einer differentiellen Entspannung (Bernstein u. Borkovec 1975) in belastenden Alltagssituationen nach Gewahrwerden autonomer Erregungszeichen, zum Beispiel bei Auftreten von Schmerzreaktionen als Alternativreaktion abrufbar ist. Die selbstregulierte körperliche Entspannung kann eine Senkung des physiologischen Erregungsniveaus und damit eine Abnahme der Ängste bewirken. Ein wesentlicher Anteil der Symptomverbesserung scheint dadurch bedingt zu sein, daß die Entspannung als aktive Selbstkontrollmaßnahme erlebt wird (Goldfried u. Trier 1974). Wolpe (1958) hat darauf hingewiesen, daß Muskelentspannung antagonistisch auf die Entstehung von Angstreaktionen wirkt. Daraus läßt sich folgern, daß *Entspannung die Schmerztoleranz anhebt, somit Schmerzreaktionen reduzieren oder blockieren kann.*

In laborexperimentellen Schmerzuntersuchungen von Bobey und Davidson (1970)

wurden die Effekte des Entspannungstrainings bei 85 weiblichen Vpn unter 4 verschiedenen Bedingungen überprüft: 1. Entspannung; 2. Angststeigerung (Tonbandaufnahmen mit schreienden gebärenden Frauen); 3. gedankliche Vorbereitung; 4. Kontroll-Bedingung. Die Entspannungsgruppe hatte die höchsten Schmerztoleranzwerte bezüglich thermischer Reize und Druckreize (Algometer). Es zeigte sich ein interessanter Versuchsleitereffekt: Bei einem männlichen Experimentator unterschieden sich alle Behandlungsgruppen von der Kontrollgruppe, bei einem weiblichen Versuchsleiter war nur die Entspannungsgruppe deutlich besser als die Kontrollpersonen.
An Zahnarztphobikern wurden neben Effekten der Entspannung, Hypnose, Gabe von Anaesthetika im Vergleich zu einer Kontrollgruppe auch Reaktionen bei Druckreizung untersucht (McAmmond et al. 1971, zit. n. Weisenberg 1982). Der positive Einfluß der Entspannung auf die Streßreaktion war bei Vpn mit hohem Ausgangsniveau der Hautleitfähigkeit am größten, verfehlte allerdings seine Wirkung bei mittleren oder niedrigen Ausgangswerten. Die Hypnose-Gruppe schätzte die Behandlungseffekte als sehr effizient ein. In Folgeuntersuchungen über 5 Monate zeigte sich, daß alle Vpn der Hypnose-Gruppe zur zahnärztlichen Behandlung wiederkamen, hingegen nur eine Person der Entspannungsgruppe.
Einige experimentelle Befunde sowie auch Daten aus klinischen Studien (vgl. Kap. E, Teil 2) sprechen dafür, daß Entspannung unter bestimmten Bedingungen eine wirksame Methode darstellt, Schmerzreaktionen zu dämpfen. Weisenberg (1982) weist darauf hin, daß erst auf Grund eines besseren Verständnisses der Interaktion Angst – Schmerz die Rolle der Entspannung bei der Schmerzregulation geklärt werden kann.

2.4. Hypnose

In vielen Kulturen zählen Hypnose und Suggestion zu den ältesten therapeutischen Verfahren in der Schmerzbehandlung. Spektakuläre anekdotische Berichte z. B. im 19. Jahrhundert über völlig schmerzfrei durchgeführte Operationen (Amputationen) unter Hypnose mystifizierten zu Unrecht diese Behandlungsmethode. Eine große Zahl neuerer experimenteller Untersuchungen haben die therapeutische Anwendung der Hypnose praktikabler und kontrollierbarer gemacht (Barber u. Ham 1974, Hilgard 1978, Burrows, Collison u. Dennerstein 1979). Basis für die internationale wissenschaftliche Verständigung im Rahmen der Hypnoseforschung ist eine allgemein akzeptierte Definition der Hypnose. Die Britische Medizinische Gesellschaft einigte sich auf folgende Begriffsbestimmung: *Hypnose ist ein temporärer Zustand veränderter Aufmerksamkeit,* der durch eine andere Person hervorgerufen wird. *In diesem Zustand treten spontan oder aufgrund verbaler oder anderer Reize verschiedene Phänomene auf wie Veränderung des Bewußtseins, Gedächtnisses, erhöhte Suggestibilität gegenüber Suggestionen,* die ungewohnt sind und normalerweise nicht auftreten. Weitere Phänomene wie *Anaesthesie, Bewegungseinschränkung, muskuläre Anspannung und vasomotorische Veränderungen* können während des hypnotischen Zustandes auftreten und wieder verschwinden (Collison 1979, S. 79). Nach Spiegel und Spiegel (1978) ist der *»Trancezustand«* eine wesentliche Komponente der Hypnose. Dieser Zustand ist über eine *intensive Aufmerksamkeitseinengung* durch fokale Konzentration zum Beispiel auf wenige viscerale und somatische Reize bei weitgehender Ausblendung von Umgebungsreizen und Herabsetzung von konkurrierenden physiologischen Reaktionen in völliger Wachheit zu erreichen (s. Tab. 3).
In einer operationalisierten deskriptiven Definition konzentriert sich Halder (1976) in Anlehnung an Hilgard auf folgende Hypnosemerkmale: Reaktionen auf Instruktionen

Tab. 3: Klinische Anzeichen verschiedener Trancezustände (Modifiziert nach Jensen 1979)

Trance-Phasen	**Klinisch-physiologische Parameter**
hypnoidal	Zucken der Augenlider, körperliche Ruhe, Augenschluß, Gefühle muskulärer Entspannung
leichte Trance	Unfähig, Augen zu öffnen, tiefe langsame Atmung, progressives Vertiefen der Entspannung (Lethargie)
mittlere Trance	Handschuhanästhesie, partielle Amnesie, Halluzinationen
tiefe Trance (einschließlich Somnambulismus)	Fähigkeit Augen zu öffnen, ohne den Trancezustand zu beeinflussen, völlige Anästhesie und Amnesie, posthypnotische Amnesie, Altersregression, posthypnotische positive und negative Halluzinationen, bleiche Lippen

und Aufgaben im Sinne des Befehlsautomatismus, psychomotorische Entspannung (Körperhaltung, Mimik, Bewegungen), spätere Berichte über nicht suggerierte Empfindungen, zum Beispiel Änderungen des Körpergefühls, Zeit- und Raumempfindens, trophotrope vegetative Reaktionen.

Im Gegensatz zu der traditionellen medikamentösen Therapie erfordert die erfolgreiche Verwendung der Hypnose zur Schmerzlinderung eine aktive Beteiligung des Klienten. Die Anwendung der Hypnose als imaginatives und verbalsuggestives Selbstkontrollverfahren im multimodalen Rahmen der Reizmodifikation hat sich seit Jahren bewährt (Lazarus 1978). Sternbach (1982) betont jedoch, die Ergebnisse bei normalen Vpn mit Vorsicht auf Kranke zu übertragen, die lediglich bei hoher Motivation (oder »Verzweiflung«) durch Hypnose eine Schmerzlinderung erfahren. Die Mechanismen der hypnotischen Analgesie sind nicht bekannt. Psychodynamische Theorien sprechen von regressiv-gelockerten Ich-Umwelt Grenzen (Kubie u. Margolin 1944). Hilgard (1978) vertritt die sog. Entkopplungstheorie, nach der es im hypnotischen Zustand zu einer Aufspaltung in verschiedene Persönlichkeitsfunktionen (perzeptuelle, motorische, kognitive etc.) kommt.

Im durch hypnotische Instruktionen veränderten Bewußtseinszustand werden nach Hilgard (1978) die Schmerzen auf einem niedrigen Inputniveau abgeblockt, so daß sie nicht mehr als quälend wahrgenommen werden (vgl. peripheres Hemmungskonzept in Kap. E, Teil 2). Im Zusammenhang mit dem lerntheoretischen Paradigma lassen sich die *hypnotischen Effekte auch als klassisch konditionierte Reaktionen* interpretieren. Der Trancezustand ist nicht unbedingt notwendig zum Erreichen der Schmerzreduktion. Klassische Konditionierungsvorgänge im therapeutischen Setting werden durch eine Kopplung von Instruktionen des Therapeuten mit gleichzeitig oder kurz danach einsetzenden realen körperlichen Reaktionen des Patienten hervorgerufen (z. B. Vorhersage des Augenbrennens bei der Fixation, das kurze Zeit später beim Klienten auftritt). In gleicher Weise wirkt die Vorgabe spezifischer Vorstellungsbilder, die bestimmte körperliche Veränderungen (diffuses angenehmes Wärmegefühl, Entspannung, Ruhe) auslösen. Neben der Methode der klassischen Konditionierung werden Verfahren der *verdeckten Konditionierung* (»covert sensitization«) in der hypnotischen Behandlung verwandt. Hierbei wird ein Problemverhalten, das in Zusammenhang mit dem Schmerzverhalten steht, z. B. mangelhafte soziale Kompetenz in der Vorstellung mit einem aversiven symbolischen Ereignis gepaart oder im Sinne des verdeckten positiven Konditionierens Schmerzverhalten mit der Vorstellung einer angenehmen Aktivität als Verstärkungsbild gekoppelt. Weitere verhaltenstherapeutische Varianten sind verdeckte negati-

ve Verstärkung, vor allem bei depressiven Schmerzpatienten mit einem Mangel an Verstärkern (erwünschte Reaktionen werden mit Vorstellungen vom Ende eines aversiven Zustandes z. B. dem Schmerzrückgang gepaart) und verdeckte Löschung. Hierbei soll der Klient in der Vorstellung ein unerwünschtes Verhalten ohne assoziierte Konsequenzen in der Vorstellung ausüben (Mahoney 1974). Die Anwendung dieser therapeutischen Variante scheint bei chronischen Schmerzzuständen sinnvoll, die durch intensive Umweltkontingenzen aufrechterhalten werden. Diese werden allmählich vom Schmerzverhalten abgekoppelt, ehe in einem zweiten therapeutischen Schritt durch direktes Sozialtraining das Aktivitätsniveau angehoben wird. Mit Hilfe standardisierter Vorstellungsbilder (»structured images«, z. B. Strandszene, arktische Szene etc.) oder anderen angenehmen individuellen Bildern, die der Vorstellungswelt des Klienten entstammen, wird eine Vertiefung und Intensivierung der Entspannung erreicht. Nützlich ist eine Kopplung von Vorstellungsinhalten mit unterschiedlichen Sinnesmodalitäten (Hören, Sehen, Riechen, Tasten, Schmecken), dadurch wird die schmerzlindernde Qualität der Suggestionen verstärkt. Es ist günstig, die Inhalte der Vorstellungbilder im Laufe der Therapie zu verändern. Die beschriebenen hypnobehavioralen Techniken dienen der Verbesserung der Konzentration für hypnotische Instruktionen und vor allem der Entwicklung der Selbstkontrolle. Die systematische Verwendung des sensory recall für die fünf Sinne soll bei der Schmerzbehandlung Anästhesie, verändertes Zeiterleben (»time expansion« für schmerzfreie Intervalle, »time condensation« für Schmerzphasen) fördern. In der Therapie erlernte hypnotische Selbstkontrolltechniken sollen per Hausaufgabenverschreibung zu Hause regelmäßig (ca. 2 mal täglich) eingeübt werden. Im Alltag durchgeführte autohypnotische Übungen gemeinsam mit verbalen formelhaft wiederholten Autosuggestionen, zunächst in neutralen Situationen, dann während des Schmerzerlebens (»ich überlasse mich dem Körper, ich vertraue meinem Körper, ich werde es schaffen, die Schmerzen werden abnehmen« etc.) vermitteln wichtige außertherapeutische Erfahrungen, daß Schmerz mit Hypnose im Sinne der Gegenkonditionierung bekämpft werden kann. Die erfolgreiche Versetzung in den hypnotischen Zustand kann in drei Phasen ablaufen (Lazarus 1978):
1. *Einführung in die Hypnose:* die Therapiesituation soll als Hypnosesitzung gekennzeichnet werden sowie Informationen über Grundlagen der Hypnose gegeben werden. Dadurch wird die Atmosphäre versachlicht und verdeutlicht, daß Hypnose nichts mit magisch-mystischen Prozessen zu tun hat. Die Eigenverantwortung des Klienten wird betont mit dem Hinweis, daß er im hypnotischen Zustand nicht die Kontrolle verlieren wird, vielmehr seine Fähigkeiten zur Selbstkontrolle zunehmen, er auch jederzeit eigene Entscheidungen treffen kann und durch Vorsatzformeln (z. B. von 1 bis 3 zählen) wieder aus dem Trancezustand herauskommen kann. In den meisten Fällen ist kein tiefer Trance nötig (Barber et al. 1974). Im schriftlichen oder mündlichen Kontrakt wird betont, daß eine erfolgreiche Behandlung nur durch tägliches Training erzielt werden kann. Tägliche Übungen können mit Hilfe von Tonbandkassetten zu Hause durchgeführt werden.
2. Zur besseren Indikationsstellung und Prognose empfiehlt sich die Vornahme einer *standardisierten Probehypnose* in Form verschiedener *Suggestibilitätsteste* (Chevreulscher Pendelversuch, Lazarus 1978, Stanford-Hypnotic-Susceptibility-Scale-SHSS, Halder, Junkers u. Latka 1972). Nach Schätzungen sind etwa 10% aller Personen sehr gut (Sacerdote 1978 spricht von 25%), 50% leicht bis mittel und der Rest nicht hypnotisierbar (Halder 1976). Hilgard wies nach, daß nicht suggestible Klienten durch Wachsuggestionen 20% ihrer Schmerzen reduzieren können. Vermutlich beruht dieser Effekt auf Angst- und Furchtreduktion und entspricht dem Plazeboeffekt im Gegensatz zu möglichen hypnosespezifischen Effekten bei hochsuggestiblen Personen, die eine wesentlich stärkere Reduktion der Schmerzen erreichen (Evans 1974).

3. *Formale Hypnoseinduktion:* es gibt eine Vielzahl formaler Induktionsmethoden. Am häufigsten werden nach wie vor die klassischen Formen der Fixation bzw. Farbenkontrastmethode und der fraktionierten Hypnose angewandt (Langen 1978). Neuere Ansätze der experimentellen Hypnoseforschung befürworten eher praktikablere kognitive und sozialinduktive Instruktionen, die ebenso effektiv sind wie die aufwendigeren Tranceinduktionen mit »vertiefenden« Fantasien (Katz 1978); Hilgard (1978) und Sternbach (1982) stellten fest, daß die trance-induzierte Analgesie den Effekten durch praktikablere Hypnosekonzepte an Wirkung nicht nachsteht, jedoch beide Induktionsformen wirkungsvoller sind als Entspannung allein.

Unabhängig von verschiedenen Möglichkeiten der Hypnoseeinleitung sollten prinzipiell eine Reihe von Punkten beachtet werden:

1. Die Suggestionen sollten auf das jeweils gestörte physiologische System abgestimmt werden.
2. Kontraindikationen: z. B. bei Kopfschmerzen warme oder heiße Stirn zu suggerieren (Vasodilatation ist mit weiterem Anstieg der Kopfschmerzen verbunden). Vielmehr sind gezielte Kältesuggestionen sinnvoll. Orne (1980) betont, die Hypnose nur bei organisch verursachten Schmerzsyndromen anzuwenden. Bei psychogenen Schmerzen sei die Gefahr zu beachten, durch hypnotisch induzierte Schmerzreduktion latente depressive und suizidale Reaktionen zu aktivieren.
3. Autoritäres Therapeutenverhalten wirkt demotivierend, nicht direkte Suggestionen sind effektiver (Barber et al. 1974, »Sie werden vergessen« versus »Versuchen Sie zu vergessen«).
4. Vor hypnotischen Sitzungen störende Bedingungen ausschalten wie Lärm, Hunger, Durst, Stuhldrang.
5. Störende Grübeleien und problembezogenes Denken blockieren mittels gezielter Instruktionen oder durch Gedankenstop. Therapeutisch günstig sind frühzeitige Hinweise auf eine mögliche Widerstandsproblematik.
6. Intermittierend verbal verstärken bei angemessenen Reaktionen.
7. Zu hoher Leistungsanspruch des Therapeuten stört die Hypnose im Sinne einer negativen Übertragung. Je geringer die bewußten Anstrengungen, desto tiefer ist die Hypnose (Goba 1977).

Thompson (1979) vertritt ein aktives Hypnosekonzept ohne Entspannungselemente. Er regt die Klienten non-direktiv zu spontanen unbewußt gesteuerten Aktivitäten an. In diesem motorisch expansiverem Zustand mit erhöhtem Bewußtsein eigener Kontrolle erleben die Patienten ihre »eigene« selbstverursachte Trance.

In laborexperimentellen Untersuchungen prüfte Hilgard (1978) an Hand des Kalt-Wasser-Reizes unterschiedliche Komponenten des hypnotischen Prozesses wie Angst, physiologische Reaktionen, Suggestibilität, verdeckte Schmerzreaktionen (Kognitionen). Mittels der Methode des *»versteckten Beobachters« (»hidden observer«)* werden vom Hypnotherapeuten unbewußte Schmerzreaktionen im hypnotischen Zustand erfragt oder automatisch fortlaufend auf numerischen Schmerzskalen vom Klienten eingeschätzt. Die Ergebnisse legen nahe, daß unbewußte Anteile des Klienten Schmerzen höher einschätzen als bewußte (z. B. verbale Mitteilungen). Diese Diskrepanz könnte zum Teil erklären, warum trotz erfolgreicher hypnotisch induzierter Schmerzreduktion Ängste und physiologische Reaktionen (Herzfrequenz, Blutdruck, PGR) weiterhin verstärkt auftreten. Hilgards (1978) Hypnoseexperimente sprechen für eine *Regulation sensorischer Afferenzen auf subkortikaler Ebene (retikuläre und limbische Strukturen).* Mit der Methode des *»automatischen« Schreibens und Sprechens* während der hypnotischen Suggestionsphase teilten die Vpn mit, daß die in früheren Hypnosesitzungen erlebte Analgesie (cold pressor test) nicht auftritt. Neben physiologischen Schmerzreaktionen (kardiovaskuläre Veränderungen, Blutdruck –, Herzfrequenzanstieg) berichteten die Vpn über unveränderte Schmerzen, jedoch über eine reduzierte sensorische Schmerzerfahrung (affektiv-motivationale Schmerzdimension, Melzack 1978), die posthypnotisch den Eindruck einer Analgesie hervorgerufen haben könnte. Diese Ergebnisse stimmen auch mit Befunden von Beck et al. (1966) überein, nach denen *unter hypnotischer Suggestion während noxischer Stimulation keine Amplitudenänderung früher Komponenten sekundärer evozierter Potentiale* im Vergleich zu Kontrollgruppen zu beobachten war. Als einziger hypnotischer Effekt zeigte sich eine Änderung subjektiver Schmerzskalierung, jedoch keine Änderung der Schmerzsensibilität (d' =sensorisch diskriminatives Leistungsvermögen, s. S. 146). Zimbardo et al. (1969, zit. n. Weisenberg 1982) berichteten über geringere Schmerzwahrnehmung sowie reduzierte physiologische Reaktionen (PGR) während hypnotischer Anaesthesie-Instruktionen bei elektrischer Reizung. Weisenberg (1982) vermutet, daß die fehlende Kovariation zwischen hypnotischer Suggestion und physiologischen Reaktionen auf Schmerz in den Experimenten von Hilgard als eine Reaktion auf Kälte und nicht auf den spezifischen Schmerzreiz interpretiert werden kann. Spekulationen darüber, daß eine hypnotische Analgesie im wesentlichen auf kognitiver Ebene abläuft, werden dadurch gestützt, daß nach Naloxongabe die hypnotische Analgesie nicht aufgehoben wird. Dies spricht dafür, daß Endorphine nicht beteiligt sind. Dagegen sprechen Befunde von Stephenson (1978), der in einer Einzelfallstudie die *Reversibilität hypnotisch induzierter Analgesie* belegte. Levine et al. (1979) zeigten in einer Doppelblindstudie, daß die Gabe von Plazebo den Endorphinspiegel erhöhen kann. Trotz erster empirischer Hinweise müssen vermutlich andere oder zusätzliche Mechanismen als die postulierte konditionierte Endorphinreaktion bei der Hypnosewirkung in Betracht gezogen werden. Zudem kann der Effekt hypnotischer Analgesie sehr schnell vor sich gehen und hält länger vor als die reizinduzierte Analgesie (Akupunktur, transkutane Nervenstimulation, Sternbach 1981).

In Untersuchungen von McGlashan et al. (1969) konnte gezeigt werden, daß der hypnotische Effekt u. a. auf einer Plazebokomponente, auf Angstverminderung und positiven Erwartungen für einen positiven Ausgang beruht. In einem Gruppendesign wurde einer Gruppe gut hypnotisierbarer Vpn und einer Gruppe nicht hypnotisierbarer Vpn hypnotische Analgesie induziert, in einer anderen Sitzung Plazebo-Mittel unter Doppelblind-Bedingungen gegeben. Der Effekt wurde mittels ischämischer Schmerzreize überprüft. Plazebo und hypnotische Reaktionen korrelierten nicht bei gut hypnotisierbaren Vpn, jedoch signifikant bei nicht-hypnotisierbaren Vpn. Evans (1974) interpretierte die Plazebo-Reaktion, die in einer Zunahme der Schmerztoleranz resultierte, mit einer Abnahme chronischer Angst.

Elektrophysiologische Untersuchungen zur Hypnose brachten sehr unterschiedliche Ergebnisse. Einige Autoren fanden eine verstärkte Synchronisation des EEG während des Trancezustandes (Jovanovic 1979, Morgan 1979, Schacter 1977, Tebecis, Provins, Farnbach u. Pentoney 1975). Foenander und Burrows (1979) berichten über eine Zunahme der Alphaaktivität bei hoch suggestiblen Personen, fanden jedoch keine Bestätigung der Hypothese, daß die rechte Hirnhälfte spezialisierte Funktionen beim Hypnoseablauf aufweist. Hinsichtlich kortikal evozierter Potentiale gibt es sehr uneinheitliche Befunde. Bei hysterischer und hypnotischer Analgesie fand man eine Intensivierung oder Abschwächung später Anteile der evozierten Reaktionen auf schädliche Reize (Beck et al. 1966, Sternbach 1982; vgl. auch Kap. F, Teil 2 über elektrophysiologische Korrelate der Hypnose). Sicher ist eine wesentliche Beteiligung kognitiver Determinanten am Zustandekommen der hypnotischen Wirkung. Klinisch-psychologische Hypnosestudien bei Schmerzpatienten werden im Abschnitt über Psychotherapie (Kap. G) besprochen.

3. Psychobiologisches Modell der Entspannungsreaktion

Die beschriebenen Entspannungstechniken lassen sich in einem psychobiologischen Modell einordnen (Davidson und Schwartz 1976), das neuropsychologische Ergebnisse der Hemisphärenspezialisierung berücksichtigt und die Wirkung unterschiedlicher Entspannungsverfahren bei verschiedenen Angst- und Schmerzzuständen demonstriert (s. Abb. 15). Gleichzeitig ermöglicht dieses integrative Modell eine differentielle hemisphärenspezifische Indikationsstellung für verschiedene Verhaltensstörungen (vor allem Ängste), die kombiniert mit Schmerzen auftreten können.

		Hemisphären-Lokalisierung	
		links	rechts
	Niedrig	Sequentielle Dekodierung verbales Verhalten	parallele Dekodierung von visuell-räumlichem Verhalten
	Intervention	Transzendentale Meditation Zen-Meditation	Vorstellungsmeditation Hypnose
kognitive Angst	Hoch	Sequentielle Aktivierung von verbalem Verhalten	parallele Aktivierung visuell-räumlichen Verhaltens (z. B. bei Phobie)
	Intervention	Aufmerksamkeitsablenkung z. B. Lesen, Schachspielen, Fernsehen	
	Niedrig	Sequentielle Dekodierung (z. B. sensorischen Inputs)	parallele Dekodierung globalen somatischen Inputs
	Intervention	Hatha-Yoga (Konzentration auf Körperhaltung – Asanei; Konzentration auf Atmung – Pranayama)	Sharasana (Endstadium der Yoga-Entspannung: flache Rückenlage, Konzentration auf Entspannung, heißes Bad nehmen)
somatische Angst	Hoch	Sequentielle Dekodierung somatischen Verhaltens	parallele Aktivierung globalen somatischen Verhaltens
	Intervention	Laufen	Tanzen, Sport (Tennis, Fußball)

Abb. 15: Hemisphärenspezifische Indikatoren von Entspannungsverfahren bei verschiedenen Ängsten (modifiziert nach Davidson und Schwartz, 1976)

Zum besseren Verständnis des psychobiologischen Konzeptes werden einige Befunde dargestellt, die unterschiedliche Funktionen der beiden Großhirnhemisphären betreffen.

Klassische Läsionsexperimente (»split-brain« Untersuchungen) an Tieren (Katzen, Affen) sowie aus therapeutischen Gründen am Menschen, in denen alle Verbindungen zwischen beiden Hemisphären (vor allem das Corpus callosum) durchtrennt wurden, legen verschiedene Funktionseigenheiten der Hemisphären nahe (Sperry 1952, Gazzaniga et al. 1965, Dimond 1980). *Der linken Hemisphäre werden die sprachlichen Prozesse* (besonders frontoparietale Regionen, Dimond 1980) sowie das *logisch-analytische Denken* zugeordnet. *Gestalthaft synthetische bzw. intuitive Denkvollzüge gehen mit einer erhöhten Aktivität der rechten Hemisphäre einher.* Dies gilt ebenso für die *visuell-räumliche Wahrnehmung*, die mit *kreativen und künstlerischen Fähigkeiten* verbunden ist (Architektur, Malerei, Tanz; Dimond 1980). Aus Befunden von Milner (1962, zit. n. Dimond 1980) bei Patienten mit Lobektomie des rechten Temporallappens geht hervor, daß musikalische Fähigkeiten ebenfalls mit der rechten Hemisphäre verbunden sind.

Auch Experimente von Gordon und Bogen (1974) zeigen, daß Fähigkeiten zum Gesang nach medikamentöser Sedierung der rechten Großhirnhälfte deutlich beeinträchtigt wurden. Vermutlich ist die rechte Hemisphäre auch mit primärprozeßhaften Denkvollzügen (Träume, Phantasien, symbolische Imaginationen) sowie mit Aufmerksamkeitsleistungen befaßt (Dimond 1980).
Die Bedeutung interhemisphärischer Verbindungen für die Schmerzwahrnehmung geht aus Untersuchungen von Locke und Jakolev (1965) hervor. Sie beschrieben Patienten mit Läsionen in den wichtigsten Commissuren zwischen beiden Hirnhälften (Corpus callosum, besonders Verbindungen zum Gyrus Cinguli), die Schmerzunempfindlichkeit aufwiesen sowie Akinesie, Autismus, Apathie und neurologische Reflexanomalien (beidseitiges Babinski-Phänomen). Uneinheitliche Befunde aus der Hypnoseforschung legen Vermutungen nahe, daß eine stärkere Synchronisierung (Zunahme der Alphaaktivität) der rechten Hemisphäre im Vergleich zur linken Hirnhälfte mit einer effektiven Schmerzinhibition während der Hypnose verbunden ist (Foenander et al. 1979). Karlin und Morgan (1978) fanden keinerlei Differenzen im Spontan-EEG zwischen beiden Hirnhälten während hypnotischer Analgesie-Instruktionen beim Kalt-Wasser-Test. Morgan et al. (1974) hingegen *vermuten eine Beziehung zwischen Hypnose und rechter Hemisphäre.* Hochsuggestible Vpn zeigten höhere Werte in Testen für rechtshemisphärische Funktionen im Vergleich zu gering suggestiblen Vpn. Aus diesen Befunden lassen sich bislang für die Annahme einer Hemisphärenspezialisierung bezüglich Hypnose und Schmerzwahrnehmung keine Schlüsse ziehen.
Basierend auf den Ergebnissen zur Hemisphärenspezialisierung unterscheiden Davidson und Schwartz (1976) zwischen 4 verschiedenen Angstformen:
1. *linkshemisphärische kognitive Angst* ist charakterisiert durch unerwünschte permanente sequentiell ablaufende Grübeleien, die mit gesteigerter Aktivität der linken Hemisphäre einhergehen
2. *rechtshemisphärische kognitive Angst* ist durch nicht-sprachliche und kinästhetische Kognitionen gekennzeichnet, die gleichzeitig nebeneinander herlaufen können (»parallel processing«).
3. *rechtshemisphärische somatische Angst* betrifft diffuse Körperspannungen vieler Organsysteme, indem eine parallele Dekodierung sensorischen Inputs erfolgt.
4. *linkshemisphärische somatische Angst:* z. B. sequentieller Ablauf unerwünschter zwanghafter motorischer Aktionen.
Den unterschiedlichen kognitiven und somatischen Komponenten der Angst entsprechen verschiedene Entspannungsreaktionen (mentale, peripher-muskuläre Desaktivierung), die sich nicht gegenseitig beeinflussen müssen, jedoch kognitive Entspannung bei kognitiven Ängsten, periphere Entspannung bei somatischen Ängsten indiziert ist usw. (s. Abb. 15).
Die wesentliche Aussage der Hemisphärentheorie besteht darin, daß es kein universell gültiges schmerzreduzierendes Entspannungsverfahren gibt. Vielmehr sollten für physiologisch und psychologisch unterscheidbare Aversionszustände entsprechend anders geartete Entspannungsmethoden zur Verfügung stehen.

II. Physiologische Ebene

1. Biofeedback

Unter Biofeedback versteht man die Möglichkeit, physiologische Prozesse durch unmittelbare Rückmeldung in eine bestimmte Richtung zu verändern (Birbaumer 1977). Verschiedene physiologische Vorgänge können rückgemeldet werden, zum Beispiel muskuläre Prozesse (EMG), zentralnervöse (EEG, evozierte Potentiale) und autonome Prozesse (Herzfrequenz, PGR, hormonelle Änderungen). Biofeedback wird meist zur Unterstützung anderer therapeutischer Verfahren verwandt, weniger häufig isoliert zur Behandlung einer bestimmten Störung bzw. eines gestörten physiologischen Systems, es sei denn in der experimentellen Psychotherapieforschung zur differentiellen Beurteilung der Effektivität einzelner therapeutischer Interventionen.

Eine Reihe wichtiger Annahmen liegt der klinischen Anwendung des Biofeedback-Prinzips zu Grunde. Zunächst ist für die willentliche Kontrolle verschiedener autonomer Reaktionen die Wahrnehmung und Diskrimination visceraler Zustände und Veränderungen häufig, aber nicht immer Voraussetzung. Brener (1974) nimmt an, daß die erlernbare Fähigkeit zur visceralen Diskrimination mehr oder weniger zwangsläufig die Fähigkeit zur Kontrolle betreffender Organfunktionen nach sich zieht. Weder Wahrnehmung noch Diskrimination der visceralen Reaktionen muß bewußt sein. Der Patient soll durch das Biofeedback-Training in die Lage versetzt werden, situative Determinanten, die mit dem gestörten physiologischen System zusammenhängen, zu erkennen. Schließlich besteht die Annahme, daß die trainierten Fertigkeiten auf Alltagssituationen generalisieren und über die Therapiezeit hinaus aufrechterhalten bleiben. Zunächst werden die körperlichen Funktionen, über die Kontrolle erlangt werden soll und die kausal mit dem Schmerzerlebnis zusammenhängen, identifiziert und über längerfristige Baselinemessungen quantifiziert und dem Klienten in Form visueller oder akustischer Signale zurückgemeldet. Durch Versuch und Irrtum lernt der Proband, die selektive Aufmerksamkeit auf subjektive Befindlichkeitsänderungen und subtile interozeptive Cues zu lenken. Der Wahrnehmungsinhalt interozeptiver Reaktionen muß zum diskriminativen Reiz für den Einsatz motorischer oder kognitiver Bewältigungsreaktionen bzw. physiologischer Selbstregulationsmechanismen werden, die unvereinbar mit schmerzinduzierender erhöhter Erregung sind und positiv oder negativ verstärkt werden müssen (Birbaumer 1977). Physiologische Selbstkontrollmechanismen sind zum Beispiel eine spezifische Atemtechnik, isometrische Muskelkontraktionen oder lediglich die bloße Vorstellung, über die relevante autonome Reaktionen in der einen oder anderen Richtung indirekt beeinflußt werden können.

Die spekulative viscerale Diskriminationshypothese als Voraussetzung für eine effektive autonome Selbstkontrolle wird durch einige Arbeiten gestützt, andere Untersuchungen relativieren die Bedeutung visceralen Diskriminationslernens für die willkürliche Kontrolle physiologischer Reaktionsmuster. So ließ sich in Arbeiten über Fettsüchtige (Griggs und Stunkard 1964) nachweisen, daß diese Personen sich in ihrem Eßverhalten nicht nach internen Reizen orientieren, sondern externe Bedingungen (Eßwaren etc.) die Nahrungsaufnahme im wesentlichen determinieren. Nach einem Diskriminationstraining erzielten die Übergewichtigen relativ stabile Erfolge, die ein Jahr nach Therapieende noch der Diskriminationsleistung Normalgewichtiger entsprach. Lutzenberger et al. (1976) stützten die Diskriminationsthese indirekt: Bei der Kontrolle frontaler Thetaakti-

vität skalierten die Pbn subjektiv bessere Kontrolle über ihre EEG-Aktivität bei kontingentem im Gegensatz zum inkontingenten Feedback. Die Vpn mit interner Kontrolle (Fragebögen nach Rotter 1966) wiesen ebenfalls erhöhte autonome Kontrolle auf. Es bleibt offen, ob die zunehmende Verbesserung autonomer Kontrolle die subjektive Beurteilung beeinflußt oder vice versa (Birbaumer 1977). Über fehlende Korrelationen zwischen besserer visceraler Diskriminationsfähigkeit autonomer Änderungen und deren Kontrolle wurde in Arbeiten zum Biofeedback des Frontalis-EMG (Clemens et al. 1975) und PGR (Diekhoff 1976) berichtet. Die uneinheitlichen Befunde lassen vermuten, daß ein viscerales Diskriminationstraining nur in begrenztem Ausmaß für eine verbesserte viscerale Kontrolle beiträgt und vermutlich nur selten automatisch eine von Brener postulierte autonome Kontrollfähigkeit mitbedingt. Wesentlicher ist vermutlich das von Birbaumer (1977) vertretene Trainingskonzept, *frühzeitig autonome Veränderungen zu registrieren, um rechtzeitig adäquate schmerzinkompatible Bewältigungsreaktionen auf allen drei Verhaltensebenen einzusetzen, ehe die Erregungs- und Schmerzanstiege unkorrigierbare Ausmaße erreichen.* Birbaumer (1977) hat auch darauf hingewiesen, daß die Höhe der Kovariation von Störungen zwischen den einzelnen Verhaltensebenen (z. B. hohe subjektive und autonome Erregung und motorische Reagibilität) für therapeutische Selbstkontrollansätze prognostisch günstig zu beurteilen ist. Dafür sprechen auch Befunde von Spinnenphobikern mit guten Therapieresultaten durch systematische Desensibilisierung, bei denen eine hohe Konkordanz subjektiver Aussagen mit autonomer Hyperaktivierung festgestellt wurde (Lang et al. 1970). Ferner zeigen Untersuchungen an Rheumatikern, daß für jene Personen, bei denen Schmerz und Depression kovariieren eine bessere Prognose besteht, als wenn Schmerzphasen und Depression einander abwechseln (Moldofsky u. Chester 1970).
Klinisch-experimentelle Befunde zur Biofeedback-Therapie lassen sich dahingehend interpretieren, daß die *»Befriedigung« über das unmittelbare verstärkende Erlebnis der Kontrolle* mit nachfolgender Schmerzerleichterung von größerem therapeutischem Einfluß ist, als die korrekte Diskrimination diskreter physiologischer Merkmale, die für die physiologische Homöostase möglicherweise wenig bedeutsam sind. Plazeboeffekte sind beim Biofeedback-Training auf Grund des beeindruckenden technischen Aufwandes hoch zu veranschlagen (Biofeedbackstudien bei Schmerzpatienten s. Kap. G, Teil 2).

III. Kognitive Ebene

1. Kognitive Bewältigungsstrategien zur Schmerzregulation

Im folgenden soll an Hand experimenteller Untersuchungen und allgemeiner klinisch-psychologischer Überlegungen die Bedeutung kognitiver Prozesse bei der Schmerzregulation verdeutlicht werden. Im frühen behavioristischen Schrifttum sind Watsons Einflüsse als dem Vater des amerikanischen Behaviorismus noch spürbar, der kognitive bzw. »mentalistische« Phänomene als private Ereignisse bezeichnete, die außerhalb jeder wissenschaftlichen Forschung stehen. Ausdrücke wie »mental« und »nicht beobachtbar« erlangten klassisch konditionierte Mitbedeutung mit Ausdrücken wie »unbestimmt«,

»unwissenschaftlich«. Es ist jedoch übersehen worden, daß zum Beispiel Skinner (1963) Untersuchungen über verdeckte Phänomene (»coverants«, Gedanken, Vorstellungen, Empfindungen, Erinnerungen) befürwortete, sofern sie sich operationalisieren lassen. In neuer Zeit zum Beispiel betrachtet Bandura (1969) kognitiv-symbolische Prozesse als legitime Schwerpunkte in der Verhaltensforschung des Menschen.

Auch die Emotionsforschung, die sich auf die Wechselwirkung physiologischer Mechanismen mit sozialen und emotionalen Faktoren konzentriert, ist in ihrer wissenschaftlichen Entwicklung charakterisiert durch sehr unterschiedliche theoretische Positionen über die Beteiligung kognitiver Vorgänge an der Entstehung von emotionalen Reaktionen. James (1890) betrachtete die kognitiven Komponenten der Gefühle als Konsequenzen der Wahrnehmung physiologischer Veränderungen. Cannon (1929) hingegen kam zu dem Schluß, daß Gefühle zentralen Ursprungs und ihre visceralen Komponenten für das Gefühlserleben nicht entscheidend sind. Schachter et al. (1962) kritisierten die Hypothese von James im Anschluß an Cannon. Schachter vertritt einen Standpunkt, der für den kognitiven Therapieansatz zur Schmerzbewältigung von Bedeutung ist, daß nämlich ein emotionaler Zustand als Funktion physiologischer Aktivierung *und* als Resultat kognitiver Prozesse gedeutet werden kann. Entscheidend aber ist die *subjektive Wahrnehmung der Kovariation zwischen Physiologie und Kognitionen* und nicht die tatsächliche Existenz einer derartigen Kausalverbindung.

Es ist heute unbestritten, daß verschiedene Emotionen von differenzierbaren physiologischen, motorischen und kognitiven Verlaufsmustern begleitet sind (Birbaumer 1977). Emotionale Reaktionen auf streßhafte Situationen sind durch Veränderung von Kognitionen beeinflußbar (Ellis 1962, Beck 1970, Mandler 1975). Wir konzentrieren uns in diesem Kapitel auf jene Mechanismen der Bewältigung schmerzhafter Ereignisse, die auf der kognitiven Ebene ablaufen. Neben den objektiven Charakteristika des Stressors gehen in die Reaktionen das eigene Erleben und die kognitive Bewertung auf der Basis früherer Bewältigung mit ein. Es sind vor allem Gedanken, Gefühle und Motivationen von Bedeutung, die vor, während und nach der Konfrontation ablaufen, von Lazarus (1966) als Transaktionsvorgänge zwischen Person und Umwelt klassifiziert.

Lazarus (1977) beschrieb zwei Prozesse der kognitiven Aueinandersetzung mit Belastungssituationen:

1. Bewertung der Aversivität der Streßsituation *(primary appraisal).*
2. Bewertung der Handlungsrelevanz der Situation *(secondary appraisal).*

In der ersten Phase wird herausgefunden, ob das Ereignis bedrohliche, irrelevante oder auch positive Aspekte beinhaltet. Wird das Ereignis als aversiv eingeschätzt, geht es in der zweiten Bewertungsphase um die Frage, welche Streßelemente vorliegen: psychische oder physische Herausforderungen und Bedrohung, drohender Verlust. Außerdem wird eine Entscheidung über den Einsatz effektiver Kontrollmaßnahmen gefällt. Die Mobilisation von Bewältigungsstrategien in Situationen, die an die Grenzen individueller Anpassungsfähigkeit stoßen oder sie überschreiten wird als »coping« bezeichnet (White 1976, Gabler und Larbig 1982). *Coping ist charakterisiert durch das Bemühen, über verhaltensbezogene oder kognitive Mechanismen internen oder externen Anforderungen effektiv, d. h. durch Vermeidung von Bestrafung zu begegnen.* Die Anwendung der Copingstrategien, die in diesem Kapitel sowie im Abschnitt über Schmerz und Psychotherapie beschrieben werden, impliziert somit keineswegs ein passives Ausgeliefertsein, sondern aktive Kontrolle über interne oder situative Reiz-Konstellationen.

1.1. Selbstverbalisation und Schmerzimpfung

In den letzten beiden Jahrzehnten nahm das Interesse an vermittelnden kognitiven Prozessen ständig zu. Besonders von verhaltenstherapeutischer Seite wurde die Aufmerksamkeit auf *Selbstverbalisationen* gelenkt, ein Sammelbegriff für mehrere Arten von inneren Monologen mit unterschiedlichen psychologischen Funktionen: Selbstinstruktionen, Erwartungen, Selbstbelohnungen und -bestrafungen, Ausdruck von Gefühlen etc. (Meichenbaum 1977). Häufig wird nur relativ vage zwischen negativen und positiven Selbstverbalisationen unterschieden. Diener et al. (1978) entwickelten ein Kategoriensystem von Selbstverbalisationen an Hand von Leistungsuntersuchungen bei Kindern, die bei der Aufgabendurchführung zu kontinuierlichen Verbalisationen aufgefordert wurden. Folgende kategorisierte innere Monologe laufen unter anderem während der Bewältigung von Leistungsaufgaben ab: Attributionen (kein gutes Gedächtnis, verwirrt sein, unfähig zu denken), Selbstinstruktionen (langsamer arbeiten, besser konzentrieren), effektive Planung (Zeitplan machen, Dauer der Lösungsschritte einschätzen), Selbstüberwachung (Intensität von Anstrengung und Konzentration), positives Gefühl (Vergnügen, Freude, Arbeit als Herausforderung), negatives Gefühl (Langeweile, Angst, Fluchtgedanken), positive Prognosen (hohe Erfolgserwartung), lösungsirrelevante Aussagen. Hilfslose Kinder grübelten über die Ursachen des Versagens und äußerten aufgabenirrelevante Kognitionen, während zielorientierte Kinder Verbalisierungen zur Selbstüberwachung und Selbstinstruktion einsetzten.

Die systematische Manipulation von Selbstverbalisationen zur Schmerzbekämpfung ist ein wesentliches Element eines Selbstkontrollverfahrens, der *»Schmerzimpfung«*, das von Meichenbaum (1977), Turk (1977), Bullinger u. Turk (1982) entwickelt wurde. Die Entwicklung des Verfahrens wurde angeregt durch ein Training zur »Streßimpfung« von Janis (1958) in Analogie zum medizinischen Prinzip der Immunisierung durch Gabe von minimal toxischen Substanzen spezifischer Krankheitserreger. Das Grundprinzip des Trainings zur Schmerzimpfung beruht auf der Vermittlung einer *antizipatorischen und reaktiven Streßbewältigung* und wurde zunächst bei verschiedenen Ängsten erfolgreich angewandt (Meichenbaum 1977).

Das Trainingsprogramm zur Schmerzkontrolle besteht aus drei Phasen: Edukation, Übung und Anwendung.

Bezogen auf die Schmerzregulation wird den Klienten in der ersten Phase das Melzack'sche Schmerzmodell erläutert, die drei Komponenten der Schmerzerfahrung (somatosensorisch, kognitiv-evaluativ, motivational-affektiv) sowie Theorien der Schmerzentstehung (sensorischer Input, Reaktionen auf Input, Beecher 1959) verdeutlicht. An Hand dieser Modelle wird auf kognitive Möglichkeiten der Schmerzregulation hingewiesen. In der Übungsphase wird in einer Verhaltensanalyse geprüft, wie mit dem Schmerz umgegangen wird und welche Bewältigungstechniken angewendet werden. In detaillierten Situationsanalysen werden angstauslösende und schmerzverstärkende Denkstile, irrationale Einstellungen und übertriebene Befürchtungen identifiziert. In Hausaufgaben-Anweisungen soll der Klient während des Schmerzverhaltens auftretende Gedanken, Verhaltensweisen und Stimmungen protokollieren. Auf diese Weise wird die Bewußtmachung negativer automatisierter Selbstaussagen erleichtert. Danach wird ein Repertoire verschiedener Copingstrategien (psychophysiologische Verfahren wie Entspannung, Meditation, kognitive Interventionen und Techniken der Aufmerksamkeitsablenkung) vorgestellt. Für die Selbstregulation geeignete Verfahren können ausgewählt und trainiert werden. Erklärungen über Trainingsziele verbessern die Motivation des Klienten. Entspannungsverfahren können den sensorischen Input reduzieren. Strategien der Aufmerksamkeitsverschiebung beeinflussen die motivational-affektive Dimension der Schmerzerfahrung. Verhaltensplanung und selektive Verstärkung durch positive Selbstinstruktionen vor, während und nach der aversiven Stimulation beeinflussen auch die kognitiv-evaluative Komponente des Schmerzerlebens. Alle Methoden können zu einer erfolgreichen Schmerzregulation beitragen.

Im Vordergrund der Übungsphase steht die Planung der Reaktion auf den Schmerzreiz und die Modifikation der Selbstverbalisierungen, die während der Schmerzkonfrontation auftreten. Positive Selbstinstruktionen, die die Schmerzbewältigung fördern, sollen negative schmerzerhöhende Gedanken kontrollieren, wobei physiologische Erregungszeichen (Herzklopfen, Muskelverspannungen etc.) als Schlüsselreiz für Coping frühzeitig identifiziert werden sollen. Turk (1977) und Meichenbaum (1977) schlugen für die kognitive Restrukturierung des Schmerzerlebens verschiedene Selbstäußerungen für die einzelnen Phasen der Schmerzkonfrontation vor (Bullinger et al. 1982):

1. *Vorbereitung auf den schmerzhaften Stressor:* »Was muß ich jetzt tun? Ich bin nicht hilflos, ich kann ja einen Plan entwickeln! Nur keine Angst, ich habe ja eine Menge von Strategien zur Verfügung, um hiermit klarzukommen.«
2. *Konfrontation mit dem Schmerz:* »Entspanne dich, du kannst die Herausforderung schon annehmen! Denke nicht über den Schmerz nach, sondern darüber, was du tun kannst. Die Anspannung, die ich jetzt fühle, habe ich ja schon erwartet; ich kann sie als Hinweis auffassen, jetzt einige Strategien anzuwenden, die mir eben erklärt wurden.«
3. *Verhalten in kritischen Situationen:* »Wenn der Schmerz zu stark wird, mache ich eine Pause! Der Schmerz ist zwar schlimmer als ich dachte: nur keine Panik, ich werde es schon schaffen! Wenn das, was ich gerade probiert habe, nicht wirkt, versuche ich es eben noch einmal mit einer anderen Strategie!«
4. *Verstärkung für erfolgreiches Coping:* »Gut, ich habe es geschafft! Ich wußte doch, daß ich damit fertig werden kann. Ich werde mir jetzt etwas Gutes tun.«

In der Praxis lernt der Klient, in Vorstellungsübungen belastende Situationen oder in einer spezifischen Schmerzsituation (Cold Pressor Test) anstelle angsterzeugender Selbstaussagen gemeinsam erarbeitete positive Selbstäußerungen einzusetzen. Weiterhin wird der Klient angehalten, die neuen kognitiven Bewältigungstechniken in verschiedenen realen Lebensituationen so häufig wie möglich einzusetzen. Neuerlernte Verhaltensweisen sowie das *Erlebnis einer besseren Schmerzkontrolle können Gefühle der Hilflosigkeit und Unkontrollierbarkeit verringern, was wiederum Schmerzverhalten positiv beeinflussen kann.* Das Trainingsprogramm der Schmerzimpfung kann in einer späteren Nachuntersuchungsphase an einem anderen Schmerzstimulus wiederholt werden, um zu testen, ob die Trainingseffekte generalisieren.

Experimentelle Ergebnisse zur Schmerzimpfung demonstrieren positive Resultate (Bullinger et al. 1982). Nach abgeschlossenem Training zeigte die Schmerzimpfungsgruppe im Vergleich zur Kontrollgruppe signifikante Anstiege der Schmerztoleranz im ischämischen Schmerztest beim Posttest (32 Min.) im Vergleich zum Baselinewert von 17 Min. vor Beginn des Trainings.

In einer Komponentenanalyse wurde mittels eines Gruppendesigns die Effektivität einzelner Trainingsschritte des Schmerzimpfungspakets getrennt getestet und Generalisierungseffekte mit einem Druckalgometertest überprüft (Horan et al. 1977). Günstige Übungseffekte ließen sich lediglich bei jener Gruppe, die Copingfertigkeiten trainierten sowie bei der Gruppe mit kombinierter Anwendung von Übung und Cold Pressor Test, nachweisen.

Der zentrale Effekt der Schmerzblockade durch die Methode der Schmerzimpfung beruht darin, daß maladaptive Streßreaktionen ins Bewußtsein gebracht und die Verbindungen zwischen der angstauslösenden Qualität der Situation, physiologischer Hyperaktivierung und negativen Selbstverbalisation an verschiedenen Stellen durch kognitive und verhaltensbezogene Copingstrategien durchbrochen werden (Bullinger et al. 1982). Klinische Befunde kognitiver Strategien bei chronischen Schmerzpatienten werden in Kap. G, Teil 2 dargestellt.

1.2. Aufmerksamkeit

Intrapsychische Copingmodi zur Schmerzregulation sind Strategien zur Ablenkung der Aufmerksamkeit. Folgende Aufmerksamkeitstechniken lassen sich unterscheiden (Bullinger et al. 1982):
1. *Externale Aufmerksamkeitslenkung* (Fokussierung auf Umgebungsreize, z. B. Raumausstattung).
2. *Internale Aufmerksamkeitslenkung* (Konzentration auf Gedanken, Kopfrechnen, Nachdenken).
3. *Somatisierung* (Lenkung der Aufmerksamkeit auf schmerzhafte Körperzonen bei gleichzeitiger Distanzierung durch Vorstellungen, die Körperstelle wäre unempfindlich; genaues Beschreiben der Körperreaktionen).
4. *Imaginative Unaufmerksamkeit* (angenehme schmerzinkompatible Phantasien).
5. *Imaginative Transformation des Schmerzes* (Neuinterpretation der aversiven Stimulation als willkommene Erfahrung, Minimierung des Inputs durch Suggestion geringer intensiver Reizung).
6. *Imaginative Transformation des Kontextes der Schmerzerfahrung* (neue Geschichte um den Schmerz bauen, in der der Schmerz eine andere Bedeutung erhält).

Divergierende Befunde kontrollierter experimenteller Studien über Aufmerksamkeitsstrategien ergeben bisher kein einheitliches Bild über die Effizienz dieser Methoden zur Schmerzregulation. Notermans (1966) wies erniedrigte Schmerzschwellen für Elektroschocks bei externaler Aufmerksamkeitslenkung im Vergleich zur Kontrollgruppe nach. Ebenso zeigten Kanfer et al. (1973) Toleranzanstiege bei Elektroschock nach Präsentation von ablenkenden Dias. Entsprechend subjektiver Daten von Schmerzratings waren jedoch die Schocks für Experimental- und Kontrollgruppen gleich unangenehm. Daten zu Effekten internaler Aufmerksamkeitslenkung zeigen weder Toleranzänderungen noch reduzierte Schmerzratings beim ischämischen Schmerztest (Johnson 1973). Lediglich Grimm et al. (1976) demonstrierten eine Erhöhung der Toleranz beim Cold Pressor Test und eine zentralnervöse Desaktivierung bei Fokussierung auf positive schmerzinkompatible Gedanken.

Im Gegensatz zur geringen Wirkung von externaler und internaler Aufmerksamkeitsfokussierung fanden Blitz und Dinnerstein (1971) eine deutlich erhöhte Toleranzzeit im Cold Pressor Test bei Somatisierung der Aufmerksamkeit. Es wurde eine Instruktion gegeben, sich von der Schmerzempfindung zu distanzieren bzw. sich vorzustellen, die Körperstelle sei unempfindlich gegenüber Schmerz. Studien zur imaginativen Aufmerksamkeit (Lenkung der Aufmerksamkeit auf angenehme Vorstellungen z. B. »structured images«) lieferten positive Resultate bezüglich der Schmerzbewältigung (Schmerzschwellenanstiege im Cold Pressor Test; Chaves et al 1974, Spanos et al. 1975, Grimm et al. 1976). Blitz und Dinnerstein (1971) befaßten sich auch mit der Strategie der imaginativen Transformation von Schmerz. Sie beobachteten eine Erhöhung der Toleranz von Kälteschmerz, ebenso Spanos et al. (1975) nach der Vorgabe von Vorstellungen wie das Erleiden großer Hitze in der Wüste. Scott und Barber (1977) hingegen erzielten keine Toleranzveränderungen im Cold Pressor Test durch die Technik der imaginativen Transformation des Schmerzes.

Die Uneinheitlichkeit der Ergebnisse über die Wirksamkeit kognitiver Aufmerksam-

keitsstrategien läßt sich vermutlich z. T. auf methodische Probleme der Experimente zurückführen (vgl. 246). Vor allem wurden verschiedene Schmerzstimulationsverfahren angewandt sowie unterschiedliche Copinginstruktionen (Unterschiede bezüglich Länge, Präsentationsrate, Qualität) vorgegeben, so daß die Vergleichbarkeit der Daten sehr eingeschränkt wird. Aus den Befunden könnte man schließen, daß eher *motivationale Komponenten des Schmerzerlebens (Toleranz)* als kognitive Komponenten (Schmerzhaftigkeit) beeinflußt werden, insbesondere bei Anwendung individuell relevanter schmerzbezogener Strategien (Bullinger et al. 1982).
Interessante Überlegungen über mögliche Mechanismen kognitiver Copingstrategien wurden von Avia und Kanfer (1980) angestellt. Sie vermuten, daß die positive Wirkung auf die Schmerzinhibition durch eine *globale Erhöhung der Kompetenz zur Selbstkontrolle* zustande kommt und nicht primär auf Grund spezieller Merkmale der Strategie. Die Autoren untersuchten an Hand des Cold Pressor Schmerzes die Selbstkontrollkomponente an verschiedenen Probandengruppen. Gruppe 1 erhielt eine kognitive Strategie mit Selbstkontrollinstruktionen (Schmerzkontrolle ist grundsätzlich möglich). Gruppe 2 wurde angenehme Vorstellungen angeboten, Gruppe 3 wurde lediglich über physikalische Merkmale des Schmerztestes informiert (Temperatur, physiologische Effekte des Eiswassers), Gruppe 4 fungierte als Kontrollgruppe und erhielt keinerlei Instruktionen. Copinggruppe 1 und 2 wiesen deutliche Toleranzanstiege auf, Schmerzratings von Vpn der Gruppe 1 lagen deutlich niedriger als bei allen anderen Gruppen. Als wesentliches Ergebnis dieser Studie bezeichnen die Autoren, daß die Vpn von der Wirksamkeit der eingesetzten Schmerzbewältigungsstrategien überzeugt sein müßten, ehe mit Effekten zu rechnen ist. Die Motivation für den Einsatz von Copingstrategien wird noch erhöht, *wenn die Wahlmöglichkeit zwischen verschiedenen Interventionen den Entscheidungsspielraum des Klienten erweitert.* Zahlreiche negative Befunde zum Copingverhalten bei experimentellem Schmerz lassen sich möglicherweise darauf zurückführen, daß interindividuelle Unterschiede im Copingverhalten unberücksichtigt blieben. Zusätzlich wurde durch ein Bombardement unterschiedlicher Strategien die Motivation reduziert, so daß es vorkam, daß Vpn Bewältigungstechniken gar nicht einsetzten (Bullinger et al. 1982).
Das bereits beschriebene Trainingsprogramm der »Schmerzimpfung« bietet ein breites Spektrum verfügbarer Strategien sowie Möglichkeiten entsprechend dem individuellen Copingrepertoire, wirksame Selbstkontrollverfahren zu identifizieren.

1.3. Attribution

Birbaumer (1977) hat auf theoretische und praktische Probleme der Selbstkontrollbehandlungen hingewiesen. Kognitive Strategien bleiben wirkungslos für Verhalten und Organsysteme, wenn nicht darauf geachtet wird, im Training eine Kovariation zwischen allen Verhaltensebenen zu erreichen. Dies setzt eine hohe Motivationslage bzw. Überzeugung über die Effektivität der Selbstkontrolle zur Schmerzreduktion voraus sowie kontingente Selbstverstärkung auf der Basis korrekter Selbsteinschätzung (Wahrnehmung physiologischer, sozialer und kognitiver Reaktionsprozesse) und sozialer Vergleichsprozesse. Diese Vorgänge werden wiederum von Attributionsvorgängen beeinflußt, d. h. von der »Einsicht« über Ursachen von Verhaltensänderungen (Brehm 1976).
Der Begriff Attribution wurde von Heider (1958) eingeführt und bezeichnet subjektive Meinungen über Ursachen von erlebnis- und verhaltensmäßigen Reaktionen. Heider unterteilt die Attribution in zwei Dimensionen: persönliche, interne (Fähigkeit, Anstrengung) und externe, situative Attribution (Schwierigkeitsgrad, Zufall) bzw. in

kontrollierbare und unkontrollierbare Ursachen. Nach Heider entspringen Kausalattributionen dem Bedürfnis nach Vorhersagbarkeit und Kontrollierbarkeit, d. h. man versucht ein konstantes Ursachengefüge angesichts einer ständig wechselnden Fülle streßauslösender Umweltbelastungen zu erkennen (vgl. Abschn. 3 dieses Kapitels über Kontrollverlust und Hilflosigkeit). Zum Beispiel macht die Eigenschaftszuschreibung bei anderen Personen deren zukünftiges Verhalten besser vorhersagbar. Attributionen jeder Art aus angenommenen Ursachen für beobachtete Ereignisse liefern Voraussagen für künftige Ereignisse (Herkner 1980). Untersuchungsbefunde legen nahe, daß »internale« Personen, d. h. solche mit interner Kausalattribution, sich von »externalen« Personen in vielen Punkten unterscheiden. Hospitalisierte psychiatrische Patienten zum Beispiel sind oft external kontrolliert. Sie glauben und werden meist durch die reale Situation darin verstärkt, daß das Eintreffen oder Ausbleiben von Ereignissen nicht vom eigenen Verhalten und/oder persönlichen Eigenschaften abhängt, sondern von externen Faktoren (Zufall, Mahoney 1974). Derselbe Autor zitiert eine Untersuchung an Schulkindern, daß aktive und erfolgreiche Schüler ihre Schulleistung eher persönlichen als zufälligen Ursachen zuschreiben. Diener und Dweck (1978) wiesen in Attributionsstudien an hilflosen und zielorientierten Kindern nach, daß spontane Äußerungen zielorientierter Kinder während der Aufgabenbearbeitung vorwiegend Elemente der Selbstkontrolle, hohe Erfolgserwartungen und positive Gefühle enthalten.

Die zahlreichen Untersuchungsergebnisse zur Dimension Kontrolle vs. fehlender Kontrolle bzw. Hilflosigkeit belegen eindeutig, daß mit dem einen Pol erlebter subjektiver Kontrolle sehr eng psychische Gesundheit und Wohlbefinden kovariiert, mit dem anderen Pol Hilflosigkeit, Krankheit, Leiden, Mißerfolg in Verbindung steht (vgl. die Experimente Seligmans 1975). Dies gilt nicht notwendigerweise für die Variable Kontrollbedürfnis, wo hohes und extrem niederes Kontrollbedürfnis zu Verhaltens- bzw. Organstörungen führen kann (Siegrist et al. 1980). Die Daten belegen, daß die Lokalisation der Kontrolle (Rotter 1966) extern-intern für die Bewältigung streßauslösender aversiver Ereignisse von Bedeutung ist. Insbesondere die bewußt erlebte Kontrolle bzw. der Glaube an eine potentielle Kontrollfähigkeit scheint für eine erfolgreiche Streß- und Schmerzbewältigung ein wichtiger Faktor zu sein. Dies belegen auch Ergebnisse der Selbstkontrollforschung zur Schmerzreduktion. Glass und Singer (1972) berichteten, daß Personen, die glaubten ein unvorhersagbares aversives Geräusch kontrollieren zu können, ohne jedoch die Kontrollmöglichkeit wahrzunehmen, weniger in ihrem Verhalten beeinträchtigt waren (Leistung beim Korrekturlesen), als solche Vpn, die in ihrer Wahrnehmung external gesteuert waren. Reale Kontrollmöglichkeiten gingen während und nach der Lärmexposition mit einer Reduktion autonomer Reaktionen einher. Geer et al. (1970) zeigten in einem Reaktionszeitexperiment, daß Vpn bei Annahme einer Kontrolle über die Schockdauer weniger häufig und schwächere PGR-Reaktionen als Kontrollpersonen aufwiesen, die davon ausgingen, daß die Schockdauer vorher festgelegt sei.

Die Ergebnisse der Attributionsforschung bedeuten nicht nur für das Modell kognitiven Lernens eine wesentliche Bereicherung. Vielmehr brachte der Forschungsansatz der wahrgenommenen Kausalität einige spezifische therapeutische Vorschläge hervor (vgl. auch Kap. Schmerz und Psychotherapie, kognitive Verfahren, Teil 2). *Die praktische Bedeutung der Kausalattribuierung und Technik der Fehlattribution besteht vor allem in der Reduktion von Angst, Schmerz und anderen unangenehmen emotionalen Reaktionen bei gleichzeitiger Zunahme internaler Kontrolle.*

Das Konzept der Umattribution mittels kognitiver Restrukturierung geht auf die klassischen Untersuchungen von Schachter und Singer (1962) über die Rolle des kognitiven Etikettierens bei emotionaler Erregung zurück. Bei freiwilligen Vpn wurde durch

Injektion eines Medikamentes (Adrenalin) der Aktivierungsgrad erhöht. Einige Vpn erhielten genaue Informationen über die Wirkung des Mittels, andere falsche oder gar keine Angaben. Kontrollpersonen bekamen eine wirkungslose Salzlösung gespritzt. In der Testphase zeigte ein Mitarbeiter des VI ärgerliches, euphorisches oder neutrales Verhalten. Sowohl in der Ärger- wie Euphoriebedingung zeigten die Personen, die aktiviert waren und über die Wirkung der Injektion Bescheid wußten, ärgerliches bzw. euphorisches Verhalten signifikant weniger häufig. Mit Hilfe des sogenannten Abschwächungsprinzips (Herkner 1980) kann das Auftreten schwächerer Emotionen bei den informierten Vpn erklärt werden. Sind mehrere plausible Ursachen für ein Ereignis (z. B. hier: Aktivierung) vorhanden, zum Beispiel Medikament und emotionales Verhalten eines Modells, so schwächen sich beide Ursachen in ihrem Effekt gegenseitig ab, nicht aber wenn sie allein vorhanden sind. Liegt nur eine Ursache vor (z. B. Modellverhalten) wird diese als Etikett der subjektiven Erregung zugeschrieben und kann somit für subjektives Leiden verantwortlich sein.
Schachter entwickelte aus diesen Experimenten eine der einflußreichsten Gefühlstheorien, die wesentliche attributionstheoretische Aspekte beinhalten. Er postuliert, daß Erregungszustände als Emotionen beschrieben werden, wenn keine plausiblen externen Ursachen (z. B. Medikament) vorliegen. Daraus läßt sich folgern, daß Angst und vor allem Schmerz (aversive Aktivierungszustände), weniger intensiv und damit weniger unangenehm erlebt werden, wenn die körperlichen Erregungszeichen auf neutrale externe Ursachen zurückgeführt werden können.
In einem weiteren Schmerz-Attributionsexperiment von Nisbett und Schachter (1966) erhielten Vpn längere Elektroschockserien. Die Vpn bekamen Plazebos (Pillenattribution) mit der Angabe, daß als Nebenwirkungen Herzklopfen, Zittern etc. (Angstsymptome) auftreten werden. Mit dieser Instruktion wurde eine Fehlattribution der Angst und Aktivierungssymptome vorgenommen, so daß die Vpn während der Schockapplikation damit die Möglichkeit erhielten, auftretende Angstsymptome falsch zu interpretieren und der Pillenwirkung zuzuordnen. In einem weiteren Versuchsdurchgang (Schockattribution) wurden als Medikamentennebenwirkungen unter anderem Kopfschmerzen und Juckreiz angekündigt. Erregungen und Ängste konnten nunmehr nur auf die Elektroschocks zurückgeführt werden. Die Vpn erhielten dann in steigender Schmerzintensität elektrische Schläge und mußten Schmerzschwelle und Schmerztoleranz genau bestimmen. Vpn mit der *Fehlattribution (Pillenattribution) wiesen eine deutlich höhere Schmerzschwelle und größere Schmerztoleranz auf als die anderen Personen.*
In einem weiteren Experiment mit systematischer Manipulation der Attribution von Ross, Rodin und Zimbardo (1969) wurden Vpn zwei unlösbare Aufgaben gestellt. Bei Lösung des einen Rätsels wurde ein Geldbetrag versprochen, durch rechtzeitiges Lösen der anderen Rätselaufgabe konnte ein elektrischer Schlag vermieden werden. Bezüglich eines kontinuierlichen lauten Geräusches wurde einigen Vpn mitgeteilt, daß der Lärm unter anderem Herzklopfen (autonome Angstkorrelate) hervorrufen wird (Fehlattribution), anderen Vpn wurden angstirrelevante Nebenwirkungen (Taubheit, Kopfschmerzen) mitgeteilt. Die wichtigste abhängige Variable war die Zeit, die für die Schock-Vermeidungsaufgabe verwandt wurde. Die Fehlattributionsgruppe (relevante Lärmeffekte) arbeitete signifikant weniger lange an der Vermeidungsaufgabe. Die Vpn fühlten sich relativ angstfrei. Diese Angaben werden auch durch subjektive Maße gestützt. Loftis und Ross (1974) belegten in einer Reihe von Experimenten eine schnellere Extinktion gelernter Angstreaktionen auf Lärm bei Fehlattribution.
In der experimentellen und klinischen Attributionsforschung gibt es Hinweise dafür, daß Handlungen und andere Verhaltensweisen sowie deren Konsequenzen, die endogen attribuiert werden als angenehm und freiwillig wahrgenommen werden können, wäh-

rend bei exogen attribuierten Handlungen die Wahrnehmung von Unannehmlichkeit und Freiheitseinschränkung im Vordergrund steht. Für die erfolgreiche Bewältigung schmerzhafter Stimulation ist der Attributionswechsel von externer (Wetter, Streß, belastende Partnersituation, etc.) auf interne Kontrolle notwendig. Die schematisierte Dichotomie interne-externe Kontrolle sowie interne-externe Kausalattribution mit angenehmen bzw. unangenehmen Erfahrungen zu assoziieren, stellt eine starke Vereinfachung menschlichen Erlebens dar. Es gibt sowohl endogene Verhaltensweisen, die mit Triumph und Freude, folglich mit Kontrollanstieg und Freiheitszunahme verbunden sind, als auch endogene Verhaltensweisen, zum Beispiel Aggression, Minderwertigkeitsgefühle, die mit Kontroll- u. Freiheitsabnahme einhergehen. Dies sind zum Beispiel charakteristische Befunde bei der Depression. *Die unmittelbare Rückmeldung eigener Kontrollfähigkeit auf physiologischer (z. B. Biofeedbacktherapie einzelner physiologischer Größen) oder kognitiver Ebene (Wahrnehmung persönlicher Kontrolle geht mit positiven Gedanken und erhöhten Selbstwertgefühlen einher) bedeutet eine unmittelbare Selbstverstärkung, deren innere Konsequenzen nicht unterschätzt werden dürfen.* Die positiven bewertenden Selbstreaktionen während des Erlebnisses wirksamer persönlicher Kontrolle sind schmerzinkompatible Faktoren, deren biochemische Basis möglicherweise in einer Aktivierung des körpereigenen Endorphinsystems besteht. Der Prozeß »unmittelbarer Selbstverstärkung« bewirkt vielleicht eine Innervation fest verdrahteter sensorischer Afferenzen in den diencephalen (noradrenerge Synapsen im N. coeruleus, medialem Vorderhirnbündel, Hypothalamus) limbischen Belohnungs- u. Verstärkungsstrukturen (Birbaumer 1975). Die »pleasure centers« (Zentren der Freude, Olds 1976) scheinen nur bei mittlerem zentralnervösem Aktivierungsniveau zu arbeiten. Längere intensive aversive Reizung führt zur Erregung der Aversionszentren (cholinerg-serotonerge Synapsen im paraventrikulären System) über eine Aktivierung der Formatio retikularis. Stimulationsversuche an Ratten in endorphinreichen Regionen, spezifische Effekte der Morphin-Mikroinjektionen, ebenso Injektionen von Endorphin-Antagonisten (Naloxon, Naltrexone) mit verstärkten Angst- und Feindseligkeitsreaktionen, bestätigen die Existenz spezifischer neuroanatomischer Strukturen mit hoher Opiataffinität (Terenius 1978, Stein und Belluzzi 1978). Diese Strukturen stimmen im wesentlichen mit den Verstärkerstrukturen überein und sind auch die wichtigsten Relais- und Verarbeitungszentren für die emotional-affektive Seite des Schmerzes (vgl. S. 57).

2. Antizipation

Es wurde bereits mehrfach betont, daß bei der Anwendung schmerzblockierender Strategien das prophylaktische Üben antizipatorischer Streßbewältigung ein wesentliches Element des Verhaltenstrainings darstellt (vgl. Ausführungen über antizipatorische kognitive Selbstregulation bei der Schmerzimpfung). In der kognitiv orientierten Forschung über Copingverhalten in Streßsituationen wird Coping weniger als Disposition, sondern primär als Prozeß untersucht. In diesem Prozeß können Bewältigungsstrategien antizipatorisch, d. h. in Vorbereitung oder reaktiv in der aktuellen Konfrontation mit dem Stressor eingesetzt werden. Die Planung der Reaktion auf den Streßreiz, als auch die Mobilisation von Bewältigungsstrategien in der Belastungssituation selbst dienen der Selbstkontrolle durch Problemlösung.
Interessant sind Untersuchungen über Variablen, die kognitiven Copingprozessen zugrunde liegen. Antizipationszeit ist eine Variable, die psychologischen Streß beein-

flußt. Streß- und Schmerzreaktionen steigen mit zunehmender Nähe der Konfrontation an. Zusätzliche Variablen sind frühere Erfahrungen in ähnlichen Situationen, individuelle Abwehrstile und die Art der Bewältigung in der Antizipationsspanne (Lazarus et al. 1977).

Experimentelle Untersuchungen über Streßreaktionen bei schmerzhafter Stimulation als Funktion der Antizipationszeit zeigten zunehmende physiologische Reaktionen in der Antizipationszeit von 5–30 sec vor dem erwarteten Schmerzreiz (Elektroschock) mit einem Reaktionsmaximum bei der Antizipationsdauer von 1 Min. Ein zweiter Reaktionsgipfel trat bei einer Antizipationsspanne von 20 Min auf (Lazarus et al. 1977). Vermutlich repräsentieren ansteigende und abklingende Streßreaktionen kognitive Bewältigungsversuche der Vpn. Der erste Streßanstieg könnte damit interpretiert werden, daß die Einschätzung der Bedrohung durchgeführt wurde, jedoch die Zeit (1 Min) bis zur Entwicklung adäquater Gegenmaßnahmen noch nicht ausreichte. Intensive »panische« Streßreaktionen sind die Folge, die z. B. Fritz und Marks (zit. n. Lazarus et al. 1977) vor dem Einsetzen eines Tornados bei Leuten beobachteten, die eine Minute vorher gewarnt wurden im Gegensatz zu jenen, die keine Vorwarnung erhielten. Mit weiterer Zunahme der Antizipationsdauer war genug Zeit vorhanden, die Situation neu einzuschätzen (reappraisal, Lazarus 1966) und Verfahren der Bewältigung anzuwenden. Den zweiten Erregungsgipfel im 20 Minuten-Antizipationsintervall erklären Lazarus et al. (1977) mit drei spekulativen Deutungen:

1. Unruhe und Ärger auf Grund der langen Wartezeit,
2. Verteidigungsstrategien werden als nutzlos eingeschätzt,
3. Die lange Antizipationsdauer wurde zum diskriminativen Stimulus für erneute Gefahr.

In einer Reihe weiterer Untersuchungen wurde festgestellt, daß Unsicherheit über Auftretenszeitpunkt, Reizintensität und Qualität schmerzhafter Stimulation mit Anstiegen der Streßreaktionen verbunden ist. Der Einsatz von antizipatorischen Copingtechniken wirkte streßreduzierend (Monat et al. 1972). Staub et al. (1971) stellten fest, daß die Vorhersagbarkeit eines Elektroschocks die subjektive Einschätzung der Schmerzintensität sowie die physiologische Aktivierung reduziert. Die adäquate Erwartung eines aversiven Ereignisses scheint sich positiv auf dessen erfolgreiche Verarbeitung auszuwirken. Einige Interventionsformen, die mittels präziser Informationen auf Belastungen (z. B. Operation) vorbereiten, werden im Kapitel Schmerz und Psychotherapie besprochen. Im Vordergrund steht die Hypothese, daß Informationen zur Kongruenz zwischen Erwartung und Schmerzerfahrung beitragen und dadurch die Aversivität des Reizes verringern (Johnson 1973).

3. Kontrollverlust – gelernte Hilflosigkeit

Bisher standen Überlegungen zur Optimierung persönlicher Kontrolle für eine erfolgreiche Streßbewältigung im Vordergrund. Seligmans Arbeiten über Konsequenzen der Nichtkontrolle bereicherten die lernpsychologischen Konzepte über Gesetzmäßgkeiten tierischer und menschlicher Verhaltensweisen in extremen Belastungssituationen. Die Beziehung zwischen der Wahrnehmung möglicher Kontrolle und tatsächlicher Kontrolle bei der Bewältigung von Streß (z. B. schmerzhaften Strafreizen) steht im Mittelpunkt der Theorie der gelernten Hilflosigkeit von Seligman (1975). *Der Kern der Theorie besagt, daß Kontrolle dann nicht vorhanden ist, wenn die eigenen Handlungen keinerlei*

Einfluß auf die Umwelt, insbesondere auf Bestrafung und Belohnung haben. Seligman definiert somit Nichtkontrolle (Unkontrollierbarkeit) als Reaktion (auf kognitiver, physiologischer und verhaltensbezogener Ebene) auf die Erfahrung, daß positive oder negative Konsequenzen (Belohnung und Strafe) unabhängig vom Verhalten auftreten. In Abb. 16 bedeutet die X-Achse die Wahrscheinlichkeit, mit der auf eine Reaktion (R) ein Verstärker (bzw. Bestrafung; K) folgt. Auf der Y-Achse ist die Wahrscheinlichkeit des Auftretens eines Verstärkers (bzw. Bestrafung) aufgetragen, wenn keine Reaktion (R) erfolgt. In diesem Reaktionsraum definiert Seligman die Nichtkontrolle, die er mit Hilflosigkeit gleichsetzt. Die Wahrnehmung der gelernten Hilflosigkeit in Situationen, in denen keine Kontrolle ausgeübt werden kann, hat weitreichende Konsequenzen: Passivität, Lernstörungen, fehlende bzw. gestörte Streß- und Schmerzbewältigung, Depression (Noradrenalin-Verlust). Der Begriff »gelernte Hilflosigkeit« beinhaltet den hypothetischen Lernprozeß, auf Grund dessen das Lernen der Unabhängigkeit von Verhalten und Verstärkung zukünftiges Verhalten stört. Unvorhersagbarkeit liegt vor, wenn die Wahrscheinlichkeit dafür, daß auf den CS ein US folgt, gleich ist mit der Wahrscheinlichkeit, daß ein US ohne CS auftritt.

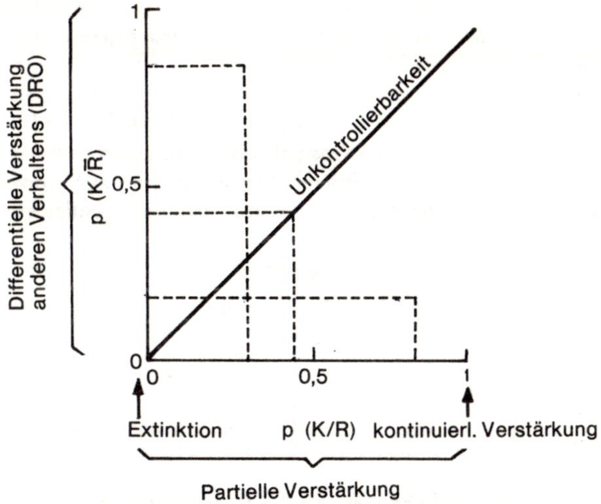

Abb. 16: Kontingenzverhältnisse bei Unkontrollierbarkeit (aus: Seligman, 1975).

Seligmann operationalisierte diese Nichtkontrolle folgendermaßen: Hunde in der Fluchtbedingung lernten unsignalisierte (unvorhersagbare) elektrische Schocks abzustellen, Hunde der Hilflosigkeitsbedingung waren bewegungsunfähig in einem Geschirr eingespannt, erhielten elektrische Schläge in gleicher Zahl und Dauer, konnten aber nichts dagegen tun. Hunde einer Kontrollgruppe erhielten keine Elektroschocks. 24 Stunden später erhielten alle Hunde in einer Shuttle-Box elektrische Schläge. Kurz vor dem elektrischen Schock leuchtete eine Lampe auf. Das Tier sollte lernen, in das andere Käfigabteil zu springen, entweder nachdem der Schock eingesetzt hatte (Flucht) oder sobald die Lampe aufleuchtete (Vermeidung). Kontroll- und Fluchtgruppe lernten sehr schnell, den Schock zu vermeiden. Die hilflosen Tiere waren nicht im Stande, Fluchtreaktionen zu erlernen, nahmen den Schock passiv hin, d. h. sie zeigten Effekte der gelernten Hilflosigkeit.

Die Hilflosigkeit bei Nichtkontrolle ließ sich auch in Humanexperimenten nachweisen. Das Experiment von Hiroto (1980) entspricht dem Versuchsaufbau von Seligman. In der Fluchtbedingung lernten die Vpn ein lautes unangenehmes Geräusch durch Knopfdruck abzustellen. Personen der Hilflosigkeitsgruppe konnten den Lärm nicht kontrollieren. Kontrollpersonen hörten kein Geräusch. In der zweiten Phase sollten alle Vpn lernen, ein lautes Geräusch durch Hin- und Herschieben eines Hebelgriffes abzustellen. Die hilflosen Vpn lernten wesentlich langsamer als die anderen. Zusätzliche Messungen bezüglich externer vs. interner Kontrolle ergaben, daß extern kontrollierte Personen ausgeprägtere Hilflosigkeitseffekte erkennen ließen als intern kontrollierende Personen.
Kontrolle ist ein zentraler Begriff bei den Untersuchungen zur Hilflosigkeit sowie bei Untersuchungen über interne und externe Kontrolle (Rotter 1966), beinhaltet jedoch Verschiedenes. Bei der Hilflosigkeit bezieht sich Kontrolle darauf, daß Ereignisse unabhängig vom eigenen Verhalten auftreten. *Interne bzw. externe Kontrolle meint die subjektive Wahrnehmung, inwieweit Verstärker mit eigenen Handlungen zusammenhängen* (Tab. 4). Interne Personen neigen dazu, Verstärker auf eigene Fähigkeiten zurückzuführen, externe sehen keinen Zusammenhang zwischen Verhalten und Verstärkern. Auf Grund fehlender Kontrolle über Verstärker zeigten externe Personen in Hirotos Experiment, daß Unvermeidbarkeit des Lärms größere Beeinträchtigungen (langsamere Flucht- und Vermeidungsreaktion) verursachte als bei internen Personen. Hiroto postulierte auf Grund dieser Ergebnisse, daß den Variablen gelernte Hilflosigkeit und Externalität die Erwartung zugrunde liegt, eigenes Verhalten und Verstärkung sind voneinander unabhängig. Daraus kann man ableiten, daß derartige habituelle Erwartungen das Erleben der Nichtkontrolle intensiviert und damit das Hilflosigkeitsverhalten verfestigt wird, ein wesentlicher der Depression zugrunde liegender kognitiver Faktor.

Tab. 4: Attributionsdimensionen nach Weiner (1974)

Ort der Kontrolle

		intern	extern
Stabilität	stabil	Fähigkeit	Aufgaben-schwierigkeit
	instabil	Anstrengung	Zufall

Seligmans Theorie weist Ähnlichkeiten mit der *Reaktanztheorie* von Brehm (1966) auf, die sich ebenfalls mit unkontrollierbaren Ereignissen befaßt. Reaktanz ist eine Reaktion auf Freiheitsverlust mit gesteigerter Aktivität, verlorene Freiheiten wiederzugewinnen. Kurze Perioden von Hilflosigkeitserleben rufen Aktivität und Anstrengung hervor, aversive Umweltbedingungen zu beseitigen. Erst langdauernde intensive Erfahrungen der Unkontrollierbarkeit verursachen Hilflosigkeit und Passivität.
Die zentrale Rolle der wahrgenommenen Kontrolle wird auch aus Untersuchungen ersichtlich, die in Realsituationen zeigten, daß die Steigerung erlebter Kontrolle bei alten Menschen Hilflosigkeitssymptome verringern. Auch nach 18 Monaten blieben die günstigen Wirkungen (Munterkeit, Aktivität, geringere Sterblichkeit) der Kontrollmanipulationen bestehen (Rodin und Langer 1980).
Wesentliche Kontrollaspekte, die implizit nicht im Modell Seligmans enthalten sind, zum Beispiel Ziele der Kontrolle, Fehlen adäquater Verhaltensweisen, Kontrolle als überdauernde Variable, werden im folgenden kurz diskutiert.
Kontinuierliche Kontrolle kann aufrechterhalten werden, wenn ein Repertoire verschiedener Verhaltensweisen zur Verfügung steht, die alternativ eingesetzt werden können,

um zum Beispiel aversive Bedingungen zu beeinflussen, zu verändern bzw. zu eliminieren. Bei defizitärem Verhaltensrepertoire (Mangel an sozialen und kognitiven Fertigkeiten) erhöht sich die Gefahr der Nichtkontrolle und damit das Auftreten von Krankheit, Schmerz und subjektivem Leid. Bereits das Vorhandensein bzw. Erleben potentieller Kontrollmöglichkeiten ist ein wichtiger Faktor dafür, daß das Auftreten von Nichtkontrolle verhindert wird. Die Experimente von Glass und Singer (1972) belegen, daß die Möglichkeit, Kontrolle auszuüben (Vpn glaubten durch Knopfdruck das aversive Geräusch abzustellen, versuchten es jedoch nicht) zu geringerer Beeinträchtigung führt als bei fehlender Kontrollmöglichkeit. Kontrolle bedeutet weiterhin, Bedingungen entsprechend den eigenen Zielen zu beeinflussen. Je wichtiger die Ziele des Individuums sind, desto wichtiger ist die Kontrolle, die das Erreichen der Ziele gewährleisten muß. Es kommt zu Kontrollverlust und Hilflosigkeit bei Verlust wesentlicher Ziele (Verstärkerverlust). Ferner determiniert die Kontrollierbarkeit einer bestimmten Bedingung das Bedürfnis zur Kontrolle. Wurde nie an die Möglichkeit gedacht, Kontrolle auszüben, zum Beispiel wird auf Grund sozialer Vergleichsprozesse bestimmt, was potentiell kontrollierbar scheint, dann kann sich auch keine Hilflosigkeit entwickeln. Unter Berücksichtigung attributionstheoretischer Überlegungen (Ursachenzuschreibung nach Wahrnehmung objektiver Nichtkontrolle, Abramson et al. 1978) kann die Hilflosigkeitsthese verdeutlicht werden. Bei fehlender Ausprägung aller stabilen Attributionsdimensionen kommt es zu chronischen Defiziten im Verhaltensrepertoire, die um so schwerer und globaler ausgebildet sind je größer die Sicherheit der Erwartung von Nonkontingenz (fehlende Umweltkontrolle) ist. Dies führt zur personellen Hilflosigkeit, die gekennzeichnet ist durch niedere »self-efficacy« Erwartung (Bandura 1969) bei hoher leistungsbezogener Outcome-Erwartung. Beeinträchtigung instabiler Attributionen führt zu vorübergehenden Störungen (z. B. Leistungsbeeinträchtigung). Auswirkungen auf interne Attributionsdimensionen verursachen Minderwertigkeitsgefühle und zeitweise depressive Verstimmungen (Herkner 1980).

Ein wichtiger Teilaspekt des Kontrollkonzeptes besteht auch darin, *angenehme Zustände schmerzinkompatibler Qualität* (z. B. *Entspannung, positive Erlebnisse) zu erhalten,* um dadurch eine Art Kontrolle über aversive Stimuli auszüben (Stimulusmodifikation, Averill 1973).

4. Abwehrmechanismen – Alexithymie

Die Konfrontation mit Streß und Schmerz mobilisiert verschiedene Formen von Copingmechanismen. Anpassungsreaktionen setzen eine aktive Auseinandersetzung mit emotional belastenden Situationen (life-events, Rahe et al. 1968) voraus, die nicht notwendigerweise eine Erkrankung nach sich ziehen muß. Bewältigungsmechanismen zielen darauf ab, kognitive (z. B. Schmerzimpfung) und motorische Aktivitäten zu entwickeln, um reversibel geschädigte Funktionen wiederherzustellen oder irreversible Behinderungen zu kompensieren (Lipowski 1970). Anpassungs- und Bewältigungsmechanismen können durch flexibles, zweckgerichtetes Verhalten mit sekundärprozeßhaftem Denken charakterisiert sein (realistisch, gegenwarts- und zukunftsorientiert).

In der Psychotherapieforschung werden eine Fülle unterschiedlicher Bewältigungstechniken beschrieben, mit Belastungen fertig zu werden. Abwehrprozesse jedoch lassen sich deutlich von den bisher beschriebenen Formen des Umgangs mit Streß abgrenzen (Verleugnung, Verdrängung, Intellektualisieren, Projektion, Introjektion, Verschiebung, Reaktionsbildung etc.). Der Einsatz von Abwehrmechanismen impliziert eine vollständige oder teilweise Zurückweisung einer Wirklichkeit (drohende Gefahr, Konflikte, Krankheit etc.) oder deren Bedeutung. Ausgeprägtes Abwehrverhalten ist gekennzeichnet durch eher zwanghafte Merkmale mit primärprozeßhaftem, vorwiegend durch Ereignisse der Vergangenheit bestimmtem Denken (unbewußte Triebwünsche, magische Vorstellungen).

Es erscheint sinnvoll, Prozesse mit vorwiegender Anpassungsfunktion von solchen mit vorwiegender Abwehrfunktion zu trennen, da mit zunehmender Bedeutung der Bedrohung Abwehrfunktionen eingesetzt werden. Allerdings haben die Abwehrmechanismen in den Sozialisationsphasen (frühe Entwicklungsperiode, Latenz, Adoleszenz) weitgehend Anpassungsfunktionen (A. Freud 1964). Weiterhin sind die Konsequenzen der Anwendung verschiedener Bewältigungsformen für den klinischen Verlauf (Chronifizierung) entscheidend.

Nach psychoanalytischen Konzepten sind die Abwehrprozesse mit den Funktionsweisen des Ichs verknüpft (vgl. zusammenfassende Darstellung Larbig 1980b, Larbig und Birbaumer 1980d).

Es ist nicht sinnvoll, hier nochmals die von Anna Freud (»Das Ich und die Abwehrmechanismen«) zusammengestellten Bezeichnungen für Triebabwehrmechanismen detailliert zu erläutern oder auf S. Freuds Arbeit »Hemmung, Symptom und Angst« (1926) einzugehen, in der ein Jahrzehnt vor der Erstveröffentlichung von Anna Freuds Studie erstmals auführlich der Begriff Abwehr unter neurosenpsychologischen Gesichtspunkten dargestellt wurde. Über psychoanalytische Forschungsbemühungen hinausgehende Untersuchungen wurden vor allem in der Streßforschung bezüglich der Beziehungen von Abwehrmechanismen mit kognitiven und physiologischen Prozessen durchgeführt.

Durch direkte Manipulation von Ich-Abwehrmaßnahmen versuchte Lazarus (1966) mit aversiven Filmen (u. a. Beschneidungsrituale an Adoleszenten) durch traumatisierende Filmtexte (Hervorhebung des bedrohlichen Charakters der Schmerzen angesichts genitaler Verstümmelung) autonome und subjektive Streßreaktionen hervorzurufen. Wurde die Aufmerksamkeit durch »verleugnende« und »intellektualisierende« Tonspuren (Betonung der anthropologischen Bedeutung der Rituale) von der Verletzungsthematik abgelenkt, so wurden die physiologischen Reaktionsmuster reduziert. *Durch Manipulation der Ich-Abwehr (Verleugnung, Intellektualisieren) und kognitiven Einschätzung wurde erreicht, daß Schmerzwahrnehmung und Bedrohlichkeitsaspekte nivelliert wurden und die Pbn die Prozedur gelassen hinnahmen.* In weiteren Filmuntersuchungen (u. a. Augenenukleation, tödliche Unfälle) zeigten sich ähnliche streßmindernde Effekte durch Einsatz von Abwehrmanövern.

In laborexperimentellen Schmerzuntersuchungen mit Elektroschocks wurde die Wirksamkeit verschiedener Abwehrmechanismen belegt. Verleugnung und Intellektualisieren verursachten deutliche Reduktionen der Schmerzreaktionen (Lazarus 1966). Laborexperimentelle Daten zur Schmerzreduktion und auch klinische Beobachtungen bei schweren Erkrankungen legen nahe, daß vor allem dem Abwehrstil der Verleugnung exemplarische Bedeutung zukommt. Bei Eltern leukämiekranker Kinder fand man deutliche Korrelationen zwischen den Exkretionsraten der Kortikosteroide und dem Ausmaß der Abwehraktivität. Bei bedrohlichen Zwischenfällen während der Zeit der Hospitalisation der Kinder stiegen die Hormonexkretionsraten stark an, bei Leugnung der Bedrohung manifestierten sich unterdurchschnittliche Werte der Nebennierenrinden-Hormone. Die Effektivität der Abwehr zeigte sich auch in einer Reduktion der Ängste und in einer physiologischen Desaktivierung (Friedman et al. 1963).

Der lebensnotwendige und adaptive Wert der Abwehrmechanismen ist unbestritten. Mit

zunehmender Intensität der Verleugnung und anderer Abwehrmaßnahmen kann es durch verstärkte Realitätsverzerrungen zu Anpassungsproblemen kommen. Wachsende Bedrohung führt schließlich zur Überforderung der Anpassung und zum Zusammenbruch der Abwehrstruktur. Den schrittweisen Prozeß des allmählichen Versagens effektiver Verarbeitungsmöglichkeiten angesichts schwerer therapieresistenter Schmerzzustände oder unheilbarer Erkrankungen (Larbig 1981b) beschrieben Engel und Schmale (1972) als *»giving-up«* (Aufgeben). Die neuroendokrine Ebene während der Phase der Bewältigungsversuche ist durch eine *Abwehrreaktion (Kampf-Fluchtreaktion,* Cannon 1929) mit Beteiligung des sympathischen Nebennierenmarksystems (Katecholaminausschüttung) gekennzeichnet. Die Phase des Aufgebens ist charakterisiert durch die Endgültigkeit des Versagens mit Gefühlen der Verzweiflung und Hoffnungslosigkeit. Die neurokrine Basis sind langanhaltende Alarmreaktionen (Selye 1956) mit hormonellen Reaktionsmustern der Hypophysen-Nebennierenachse. Der psychopathologische Endzustand ist ein *extremes Rückzugsverhalten* (*»conservation withdrawal«*, Engel und Schmale 1972) mit Immobilität, Mangelreaktivität, u. U. plötzlichem »bradykardem«-parasympathischem Tod durch Herzversagen oder Magenblutungen.
An einem umfangreichen und beeindruckenden klinischen Material wies Bahnson (1979) bei Krebspatienten signifikant höhere Werte für Verdrängung und Verneinung nach, verglichen mit verschiedenen Patientengruppen. Bahnson vermutet folgende psychophysiologische Mechanismen bei der Krebsentstehung: Streß führt über die Selye'sche Alarmreaktion zu einer gesteigerten Kortikosteroidproduktion, die intensiviert wird nach Versagen der psychologischen Abwehrvorgänge; dies führt zur Hemmung des Immunsystems mit starker Resistenzschwäche, die das Wachstum bösartiger Geschwülste begünstigt. In einer »Komplementaritätshypothese« veranschaulicht Bahnson, daß mit zunehmender Verlagerung der Abwehrstruktur von der Projektions- (Angst-, Zwangsneurosen, Psychosen) zur Verdrängungsseite eine Verschiebung der Triebenergie in den somatischen Bereich stattfindet. Mit tiefergehender somatisierter Regression kommt es zur Konversionshysterie, zu psychosomatischen Erkrankungen, schließlich zum Krebs mit Störungen auf zellulärer Ebene.
In der psychoanalytisch orientierten psychosomatischen Forschung wurde von Nemiah und Sifneos (1970) der Begriff der *Alexithymie* eingeführt, der als zentrales Charakteristikum des psychischen Geschehens bei psychosomatischen Patienten gilt. Der Begriff beschreibt die Unfähigkeit, Gefühle wahrzunehmen und angemessen auszudrücken. Dies äußert sich in endlosen Schilderungen somatischer Beschwerden, verarmter Phantasiewelt, schizoiden Kontakten. Typische Denkmuster, die sich an technischen Modellen orientieren ohne emotional-affektive Färbung, werden als »pensée opératoire« bezeichnet (Nemiah et al. 1970). Zur Genese der Alexithymie werden neurotische Verleugnungsprozesse oder ein primärer emotionaler Defektzustand postuliert. Neurophysiologisch wird hypothetisch eine Funktionsminderung von Nervenverbindungen zwischen limbischen Strukturen (Entstehung und Organisation von Emotionen) und Teilen des Neokortex (zentrale Repräsentanz) angenommen. Die funktionellen Störungen bewirken eine Kurzschaltung emotionalen Ausdrucks im hypothalamisch-vegetativen und somatischen Bereich, so daß die Gefühle in geringerem Maße ins Bewußtsein gelangen. Eine empirische Sicherung des Alexithymie-Konzeptes steht noch aus.
Alexithyme Charakteristika erschweren das therapeutische Vorgehen oder machen es unmöglich, insbesondere dann, wenn von Patienten Umstellungen der Lebensweise (z. B. Rauchverbot bei Koronarpatienten) oder aktive Mitarbeit in der Behandlung erwartet werden.

IV. Verhaltensebene

Verhaltensbezogene Möglichkeiten der Schmerzkontrolle beziehen sich auf eine Modifikation offener Schmerzreaktionen (vgl. Kap. B, Teil 1), das verbale (Klagen, Stöhnen, Schmerzberichte) und non-verbale (schmerzhafte Mimik, Gestik, Rückzug aus sozialen Interaktionen, Schonhaltung, Bewegungsarmut – völliger Bewegungsmangel) Reaktionsformen umfaßt. Vor allem interkulturell-vergleichende Schmerzstudien zeigen, daß es keine universell gleichen Verhaltensweisen gibt, wie Individuen auf Schmerzen reagieren (Zborowski 1952, Weisenberg 1982). Man kann jedoch generell davon ausgehen, daß akute Schmerzen meist mit gesteigerter körperlicher Aktivität, allgemeiner Erregung, Unruhe und Aggressivität (Reaktanz) einhergehen im Gegensatz zum chronischen Schmerzverhalten mit Apathie und zunehmender Abnahme körperlicher Aktivitäten (Hilflosigkeit). Offene Verhaltensweisen bei Schmerzäußerungen resultieren aus vergangenen sozialen Erfahrungen, aus aktuellen situativen Bedingungen sowie der Gewebsverletzung.

Schmerzreaktionen auf der Verhaltensebene stehen im Mittelpunkt wissenschaftlichen Interesses, da sie die subjektive Schmerzerfahrung, den wesentlichen Aspekt der Schmerzen, stark beeinflußen. Mittels eines komplexen Repertoires an Verhaltensmustern werden Hilferufe an die Umwelt gesandt, damit Konsequenzen ausgelöst, die das Schmerzverhalten reduzieren oder verstärken und aufrechterhalten. Schmerzverhalten repräsentiert häufig einen mißglückten Lösungs- und Kontrollversuch der aversiven Situation mit meist sozial verstärkenden Folgen (Beachtung, Sympathie, Beurlaubung von der Arbeit, etc.). Der Versuch, die Schmerzen zu kontrollieren, endet mit der operanten Kontrolle des Schmerzverhaltens durch schmerzverstärkende Umweltkontingenzen (Fordyce 1976, 1978). *Die Ruhigstellung schmerzinduzierender körperlicher Aktivität bei chronischen Schmerzpatienten wirkt indirekt verstärkend auf das Schmerzverhalten, ebenso körperliches Vermeidungsverhalten durch kompensatorische Körperhaltungen (z. B. Hinken) bei ehemals akuten Schmerzen* (Fordyce et al. 1982).

Aus den vorangegangenen Ausführungen (vgl. auch Kap. B, Teil 1) über die Entstehung chronischen Schmerzes ergibt sich, daß die Konsequenzen längerdauernder Schmerzen eine allgemeine Abnahme der körperlichen Tätigkeiten, sozialen Kompetenz und beruflichen Wirksamkeit verursachen. Chronisches Schmerzverhalten ist häufig kombiniert mit Depression, die durch ähnliche Bedingungen ausgelöst und aufrechterhalten wird (Merskey und Spear 1967, vgl. Depression und Schmerz Kap. B, Teil 1).

Die Behandlung chronischer Schmerzen auf der Verhaltensebene wurde von Fordyce (1982) in einem operanten Programm zusammengefaßt und am »Department of Rehabilitation Medicine of the University of Washington« überprüft (vgl. detaillierte Darstellung im Kap. G, Teil 2). Neben sozialen Trainingserfahrungen zur Verbesserung der sozialen Kompetenz (Selbstsicherheitstraining, Abnahme des Medikamentenverbrauchs) spielen körperliche Übungen eine besonders wichtige Rolle für das schrittweise Anheben des allgemeinen Aktivitätsniveaus, unabhängig davon, ob es sich um einen operanten oder respondenten Schmerz handelt. Gleichzeitig wird über die »up-time«, die Zeit, die der Patient außerhalb des Bettes zubringt, Buch geführt. Motorische Übungen verbessern den physiologischen Zustand des Organismus, besonders der schlaffen Muskulatur, vermitteln Spannkraft und funktionelle Fähigkeiten. Zunehmende körperliche Aktivierung durch die operante Therapie (social skill training, Bewegungstherapie) dient gleichzeitig der »Entladung« vorhandener Energiereserven bei

akuten und psychosomatischen Schmerzpatienten mit chronisch erhöhtem Aktivierungsniveau.
Schmerzhafte Stressoren sowie Ängste vor den sozialen Folgen der Erkrankung mobilisieren phylogenetisch alte Kampf-Flucht-Reaktionen (Cannon 1929) mit persistierenden Anstiegen hormoneller und autonomer Komponenten. Das Konzept der »Entladung« ähnelt psychoanalytischen Katharsis-Vorstellungen (Abreaktion). Das Symptom »wird womöglich von der Abfuhr durch Motilität ferngehalten . . ., es wird ihm verwehrt, sich in Handlung umzusetzen« (Freud 1948, S. 122). Bei der »Entladung«, zum Beispiel im Sozialtraining, geht es um identifizierbare muskuläre und autonome Prozesse als Reaktion auf externe und interne Stressoren im Gegensatz zu nicht näher definierten »psychischen Energien« beim Katharsiskonzept (Birbaumer 1977). Durch aversive Stimulation ausgelöste Impulse aktivieren zentralnervöse Regulationszentren (u. a. Hypothalamus und Hypophyse), damit die Muskulatur und viscerale Strukturen für den Einsatz des Kampf/Flucht-Verhaltens. Die mobilisierten Energiereserven werden nicht in motorische Energie umgesetzt und abgeführt, da Aktivitätszunahme schmerzhaft bzw. angstbesetzt und/oder sozial nicht sanktioniert ist, d. h. nicht positiv verstärkt wird. In den Industriegesellschaften wird emotionale Ausdrucksmotorik häufig tabuiert und durch Selbstinstruktionen kontrolliert. *Diese Restriktion erhöht die aversive Stimulation limbischer und neuroendokriner Systeme im ZNS z. B. über starke muskuläre Verspannungen (Weil 1974) und intensives »Ankurbeln« kardiozirkulatorischer und metabolischer Systeme,* ohne daß es zur stärkeren Nutzung z. B. aufgrund erhöhten Sauerstoffverbrauches bzw. Energieumsatzes durch motorische Aktivität kommt. Dies trägt zur inadäquaten Bewältigung unkontrollierbarer und undurchschaubarer sozialer Situationen bei. Die autonomen und hormonellen Komponenten der Kampf/Fluchtreaktion bleiben bestehen. Daraus resultiert eine organschädigende Chronifizierung autonomer Erregung, welche eine wesentliche Determinante psychophysiologischer Erkrankungen darstellt (Birbaumer 1977).
Die bereits mehrfach erwähnte ätiologische Bedeutung eingeschränkter Aktivität, besonders der willkürlichen grobmotorischen Tätigkeiten für die Entstehung und Aufrechterhaltung von Schmerzsyndromen, aber auch anderer Verhaltensstörungen (vor allem Ängste und Depressionen) sowie die bereits hervorgehobene zentrale Rolle des Aktivitätstrainings in der Therapie dieser Störungsformen, basiert auf den spekulativen psychosomatischen Vorstellungen der unspezifischen »Stauungshypothese« Alexanders (1950; durch Blockierung oder Hemmung verhinderte Abreaktion andrängender Triebspannungen). Diese leitet sich aus dem Freudschen Konversions- und Katharsiskonzept her. Weil (1974) ließ sich durch psychoanalytische Beobachtungen an psychosomatischen und Schmerzpatienten, die oft durch extreme Inhibition emotionaler Ausdrucksmotorik charakterisiert sind, zu neurophysiologischen Modellvorstellungen über die pathogene muskuläre Restriktion anregen (s. Abb. 17). Er vermutet, daß starke tonische muskuläre Verspannung, beispielsweise ausgelöst durch Angst aufgrund plötzlichen Objektverlusts, aus einer *verhinderten phasischen Muskelkontraktion resultiert, die aktiv zentrifugal ausgelöst wird (»Ausdruckshemmung«).* Diese chronischen Verspannungszustände bewirken eine *starke Spannungszunahme intrafusaler Muskelfasern (in Muskelspindeln).* Bei aktiver Kontraktion des Muskels kommt es zur Abnahme oder völligen Entladungsstille der Spindelaktionspotentiale. Bei isometrischer Daueranspannung der Spindelmuskulatur jedoch entsteht ein ständiges Bombardement propriozeptiver Impulse über Reflexkollateralen auf die α-Vorderhornzellen und über spinoretikuläre Bahnen zum Kleinhirn und zur Formatio retikularis. Die Blockade der Entladungsfrequenz der α-Motoneurone auf extrafusale Nervenfasern erfolgt vermutlich durch intraspinale Hemmung rückläufiger Kollateralen zu den hemmenden Renshaw-Zellen (Rose-

mann 1962) sowie durch aktive kortiko-fugale Hemmung. Die oft schmerzhafte muskuläre Dauerspannung führt nach Weil (1974) zur unkonditionalen Erregung zentraler Aversionssysteme (u. a. Faserzüge des periventrikulären Systems, dorsale und posteriore Anteile des Hypothalamus). *Eine Beendigung muskulärer Restriktion z. B. durch gezieltes Training von Bewegungsabläufen führt mittels aktiver isotonischer Kontraktionen zur Abnahme oder zum Sistieren der Spindelafferenzen und möglicherweise auch häufig zur Erregung positiver Verstärkerstrukturen* (Faser- und Kernsysteme des limbischen Systems, u. a. mediales Vorderhirnbündel, Weil 1974).
Die reafferente Rückmeldung aktiver Bewegung erhält durch assoziative Koppelung eines Sinnesreizes (z. B. peripheres Bewegungsmuster) mit positiver Verstärkung im frontolimbischen Kortex zusätzlich belohnenden Charakter.

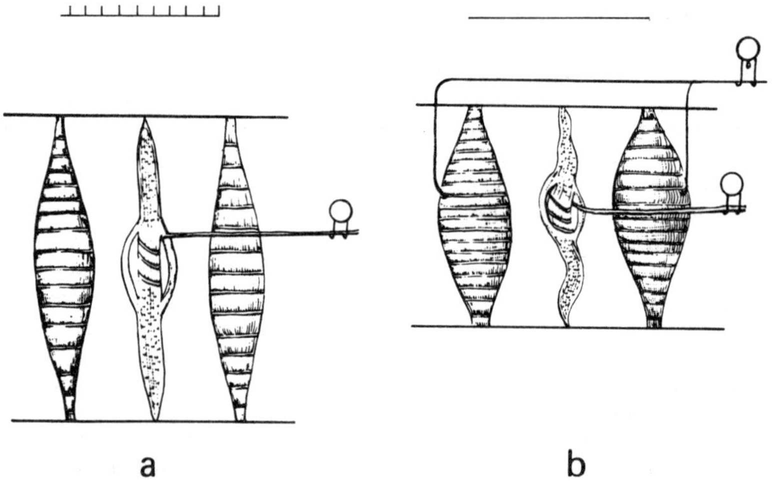

Abb. 17: (a) Intrafusale Muskelspannung ist erhöht, wenn die Kontraktion behindert ist. (b) Intrafusale Muskelspannung ist reduziert während der Muskelkontraktion (aus: Weil, 1974).

Das Behandlungsziel ist eine Entladung vorhandener Energiereserven durch spezielle Trainingsprogramme, die dem *jeweiligen Bewegungsdefizit entsprechen* und mit verschiedenen psychotherapeutischen Strategien entsprechend der differentiellen Indikation kombiniert sind (vgl. Kap. G, Teil 2).
Jeschke (1973) belegte die Bedeutung frühzeitiger Diagnostik für den dosierten Einsatz von Bewegungsreizen in der Frührehabilitation des frischen Myokardinfarktes mit klinischen Daten. Dadurch sei eine frühere und volle Rehabilitation eher gegeben. An 111 Patienten mit frischem Herzinfarkt wurden mit einem standardisierten Mobilisationsprogramm trotz erhöhter Komplikationsrate (u. a. akute kardiale Insuffizienz, Herzrhythmusstörungen) relativ günstige Erfahrungen gesammelt, die es gerechtfertigt erscheinen lassen, aktiv orientierte Behandlungsprinzipien anzuwenden (Jeschke 1972, 1973).
Mit der Zunahme motorischer und sozialer Fertigkeiten ist die Entwicklung verstärkten Selbstvertrauens verbunden, durch gesteuerte motorische und soziale Aktivitäten Umweltkontingenzen zu verändern, die die Schmerzen aufrechterhalten. *Körperliche Übungen sind in fast allen Fällen der Anwendung schmerzinkompatibel, da der Circulus vitiosus Muskelverspannung-Schmerz durch differentielle Anspannung und Entspan-*

nung und gleichzeitige Aufmerksamkeitsverschiebung auf andere sensorische Reize durchbrochen wird (Fordyce et al. 1982). Fordyce betont in seinem Therapieansatz, daß Bewegung Gesundheitsverhalten im eigentlichen Sinne sei.
Bewegungsmangel wird nach Hollmann und Hettinger (1980) definiert als chronische muskuläre Mangelbeanspruchung unter einer Reizschwelle, deren Überschreiten zur Aufrechterhaltung kardiopulmonaler Funktionsfähigkeit notwendig ist. Bewegungsmangel als wesentliches Kriterium chronischen Schmerzverhaltens und Depression gilt gleichzeitig als *potentieller Risikofaktor für koronare Herzerkrankungen* (vgl. zusammengefaßt bei Schaefer und Blohmke 1977). Aus einer tabellarischen Übersicht dieser Autoren ist zu entnehmen, daß die Anzahl koronarer Herzerkrankungen, Infarkte und Todesfälle bei körperlich aktiven Personen im Vergleich zu weniger aktiven durchschnittlich um die Hälfte reduziert ist. Natürlich müssen interindividuelle Differenzen hinsichtlich anderer Risikofaktoren (z. B. Rauchen, Übergewicht, Hypertonie) berücksichtigt werden.
Neben einer zunehmenden Schmerzkontrolle durch trainingsbedingte Veränderungen der körperlichen Aktivität mit erhöhter motorischer und sozialer Selbstkontrolle kommt es zur Reduzierung folgender Risikofaktoren für kardiovaskuläre Erkrankungen: Blutdruck, Triglyzeride, Übergewicht, Anfälligkeit für Dysrhythmie, neurohormonale Überreaktion, Hyperglykämie (körperlich aktive Menschen metabolisieren Glukose schneller) und Typ-A-Persönlichkeitscharakteristiken (übersteigerter Ehrgeiz, ständige Zeitnot, Feindseligkeit), Steife der Blutplättchen (Adhäsion und Aggregabilität der Thrombozyten und Anregung fibrinolytischer Prozesse), Zunahme der Ruhewerte für Immunglobuline IgG und IgM (Verbesserung humoraler Infektabwehr). Höhere HDL (high density lipoprotein – Transportform der Lipide) – Cholesterinspiegel wurden bei Trainierten im Vergleich zu körperlich Inaktiven gefunden. Vermutlich gilt das HDL-Cholesterin nicht nur als Risikoindikator für koronare Herzerkrankungen, sondern auch als Schutzfaktor für Herz- u. Gefäßsystem, da die Lipoproteine vermehrt Cholesterine zur Leber transportieren, die dort abgebaut werden (Miller und Miller 1975).
Es ist Bestandteil »naiver« Alltagspsychologie, daß körperliche Aktivität per se das Erkrankungsrisiko senkt bzw. körperliches und psychisches Wohlbefinden garantiert (»mens sana in corpore sano« – Homer). Neben bereits geschilderten physiologischen Mechanismen körperlicher Aktivität, die zu einer Reduktion von Schmerz, Depression und zahlreichen Risikofaktoren führt, vermutet Heyden (1974), daß die Entwicklung eines Kollateralkreislaufes und zunehmende Kapillarisation des Herzmuskels mit allmählichem Wachstum der kardialen Muskelmasse insgesamt für eine bessere Durchblutung des Organismus verantwortlich ist und aufgrund eines schnelleren Abtransportes von Stoffwechselmetaboliten psychotrope und schmerzlindernde Effekte erzielt werden.
In einem der wenigen allerdings schlecht kontrollierten Forschungsberichte (»running through your mind«) von Greist et al. (1979), die zur Untersuchung der Beziehung körperliche Aktivität – psychische Gesundheit durchgeführt wurden, wird über positive Therapieresultate durch »Jogging« bei Depressiven im Vergleich zu analytischer Kurztherapie berichtet. Vor allem wurde eine *Verbesserung der Stimmung und Lebensfreude* beobachtet. In einer »pilot«-Studie wurden 28 depressive Patienten 3 Gruppen zugeordnet: Gruppe 1 erhielt in Kleingruppen dreimal wöchentlich eine Stunde »Jogging«; Gruppe 2 erhielt 10 Stunden Gesprächstherapie (Therapiestunde zeitlich befristet); Gruppe 3 erhielt 10 Stunden Gesprächstherapie (Therapiestunde zeitlich *un*befristet). Leider wurde keine Kontrollgruppe zum Vergleich herangezogen. Die Therapie dauerte 10 Wochen. Während des Laufens (Gruppe 1) wurden lockere Gespräche geführt, die die Aufmerksamkeit auf motorische Techniken, Wahrnehmung unterschiedlicher Körper-

haltungen, muskuläre Anspannung verschiedener Körperregionen, Schrittfolge, -rhythmus und Atmung lenkten und somit den positiven Übungseffekt verstärkten. Kommentare über Schmerzen oder depressive Gedanken und Gefühle wurden ignoriert. Die Resultate zeigen deutliche positive Effekte bei den Patienten aller drei Gruppen. Die »Lauftherapie« war genauso erfolgreich wie psychotherapeutische Maßnahmen ohne Zeitlimit. Die günstigen therapeutischen Effekte beruhen auf zunehmender, sich selbst verstärkender Kontrolle über motorische und sensorische Funktionen. Voraussetzung für effektive Selbstkontrolle ist häufig eine therapeutisch angeleitete Verbesserung bewußter oder nicht bewußter visceraler Wahrnehmung interozeptiver Afferenzen (Atmung, Laufrhythmus Schrittgeräusche, Müdigkeit, Schmerz). Man könnte schrittweise aufgebaute sportliche Aktivitäten als verhaltensmäßige Bewältigungsreaktionen interpretieren, die autonome Hypererregungen durch chronische Schmerzreizung dämpfen, damit Schmerzen und multiple psychosomatische Begleitsymptome reduzieren. Greist et al. (1977) beschreiben acht Faktoren, die den antidepressiven und schmerzreduzierenden Effekt des Sportes bewirken sollen.

1. *Gefühle des Erfolges,* komplexe motorische Anforderungen langfristiger sportlicher Betätigungen zu meistern *(mastery).* Bruner (1973) beschreibt ähnliche »mastery«-Erlebnisse bei Kleinkindern und Primaten. Im Laufe der sensomotorischen Entwicklung sind imaginative Rollenspiele ein bedeutsamer Entwicklungsanreiz, eigene Grenzen bezüglich Motorik, Phantasie, Intellekt und sozialer Kompetenz zu erweitern. Freude am Erfolg erhöht die *»Funktionslust«* und Selbstverstärkung. In diesem Zusammenhang berichten auch die Feuerläufer (vgl. Kap. B, Teil 2), in rituellen Tanzspielen diffuse unrealisierbare Bedürfnisse auszuagieren und durch Einüben motorischer Geschicklichkeit sich auf den Feuertanz vorzubereiten. Die *»kindliche« Freude an der Bewegung* ist ein wesentlicher motivierender Faktor für sportliche Aktivität. Dieser Faktor ist entwicklungspsychologisch gut untersucht und entwickelt sich bei Kleinkindern im Zusammenhang mit dem Entstehen der motorischen Reflexmechanismen durch planmäßiges Wiederholen zufällig gefundener Bewegungsabläufe, bis sie zu motorischen Gewohnheitshandlungen werden und »verinnerlicht« vollzogen werden (Piaget und Inhelder 1951).
2. Erlernen von »Geduld« und »Ausdauer« bis das Lauftraining zur Gewohnheit wird.
3. Positive Erfahrung eigener Verhaltensänderung (körperliches Wohlbefinden während und nach dem Laufen als kontingente Verstärkung) bewirkt eine Veränderung des körperlichen Selbstbildes. Erlebnisse eigener Gewandtheit und Geschicklichkeit vermitteln *»Lustgewinne«,* die nach Campell (1965) die *phylogenetische Wurzel des Sportes darstellen.* In tierexperimentellen Untersuchungen zeigte sich, daß muskuläre Beanspruchung mit der damit verbundenen vielfältigen Aktivierung von Rezeptoren einen lusterzeugenden Reiz darstellen kann, welcher vom Tier immer wieder aufgesucht wird und darüber sogar die Nahrungsaufnahme in den Hintergrund treten soll. Daraus kann aber nicht geschlossen werden, daß jede Form muskulärer Beanspruchung lustvoll ist. Dies gilt nur, wenn externe Belohnung kontingent erfolgt (Geld, Anerkennung, Ruhm etc.) oder externe Belohnung internalisiert wird (z. B. Hochleistungssport – Marathonlauf). Aus diesen Gründen werden z. B. sportliche Leistungen freiwillig erbracht, ohne daß Reaktanz oder Unsicherheit über positive Kontingenzen auftreten. Treffen diese lernpsychologischen Bedingungen nicht zu, ist motorische Anstrengung aversiv.

Der *rituelle automatische Ablauf der Bewegungssequenzen geht ohne Dominanz sprachlicher Kontrolle* (bewußtes Denken → linke Hemisphäre) einher und wird vermutlich über eine *rechtshemisphärische Aktivierung (Musik, Rhythmus)* gesteuert (vgl. Hemisphärenspezialisierung S. 88). Deshalb stellt wahrscheinlich spielerischer Sport auf

Dauer eine bessere Schmerzkontrolle dar als Leistungssport, bei dem kognitiv-sprachliche (linkshemisphärische) Funktionen (Erfüllung der »Rekord«-Norm, »Ruhm«, Vorstellung der sozialen Zuwendung) eine bedeutsame Rolle spielen.
4. Kompetenzgefühle während des Laufens generalisieren auf andere Lebensbereiche.
5. *Aufmerksamkeitsablenkung* vom Schmerz auf körperliche Sensationen.
6. Laufen als Ersatz für neurotische Vermeidungsreaktionen (u. a. Bettlägerigkeit, sozialer Rückzug).
7. Erlebnisse der Symptomreduktion und angenehme subjektive Empfindungen während des Laufens erhöhen die Motivation, die Bewegungsübung fortzusetzen. Korrelative Zusammenhänge zwischen Aktivität, Stimmung und Schmerzlinderung sind auch in der Depressionsforschung mehrfach nachgewiesen worden. (Lewinsohn und Libet 1972).
8. *»Tranceartige« Erlebnisse* wie sie vom Hochleistungssport in Grenzerfahrungen beschrieben wurden (Gabler u. Larbig 1982; vgl. auch Kap. C.1, Teil 1). Unesthal (1979) nennt diesen Bewußtseinszustand »winning feeling«, der Trancezuständen in der Hypnose entspricht und meist während Höchstleistungen auftritt. Dieser Zustand geht mit partieller oder totaler Amnesie und Gefühlen zeitlicher Dehnung (time expansion) und Vorstellungen, »alles läuft automatisch ab«, einher. Diese Augenblicke extremen Leistungsvollzuges sind durch erheblich reduzierte Schmerzempfindlichkeit gekennzeichnet. Es wurden Fälle beschrieben, in denen Athleten trotz erheblicher Verletzungen Höchstleistungen vollbrachten, Schmerzen aber erst später auftraten (Gabler und Larbig 1982). Diese subjektiven Erlebnisse können in weniger ausgeprägter Form auch während des Lauftrainings auftreten und motivieren dazu, diesen Zustand immer wieder aufzusuchen. Ob dieses Verhalten suchtäquivalente Merkmale enthält, wie der Bergsteiger Reinhold Meßner vermutet (»Grenzbereich Todeszone«, 1978), ist ungewiß.
9. Zu ergänzen ist ein weiterer Aspekt, der Gruppenerleben umfaßt, das bei fast allen Sportarten eine wichtige Rolle spielt. *Positive soziale Gruppenbeziehungen* optimieren individuelle Leistungsmöglichkeiten sowie die Mannschaftsleistung, wenn jedes Mitglied versucht, individuelle Aktionen innerhalb der Leistungsnorm der Gruppe zu präsentieren (Voigt 1979). Motivation und Leistung ist erfahrungsgemäß um so größer, je eher sich die Mitglieder mit dem Trainings- und Wettkampfkonzept identifizieren und dafür verantwortlich fühlen (Gabler 1979). Lenk (1970) beschrieb dieses Phänomen bei Rudermannschaften, die trotz Binnenkonflikte handlungsfähig blieben in Anbetracht des übergreifenden Zieles, olympisches Gold zu erlangen.
Leistungseinschränkend oder auch -fördernd wirken soziale Konflikte, die Konkurrenz oder verschärfte Rivalität um Spielpositionen, gruppeninterne Rangpositionen, Anerkennung etc. betreffen. Sie können direkt sachlich, aggressiv oder über intensivierte sportliche Leistungen ausgetragen werden. In diesem Zusammenhang meint Lorenz (1963, S. 387), daß Sport »eine im menschlichen Kulturleben entwickelte ritualisierte Sonderform des Kampfes« sei (*Sport als sozial akzeptiertes Ventil für Aggressionen bzw. als Abreaktion aggressiver Impulse im Rahmen von Kampfspielen,* Eibl-Eibesfeldt 1970). Gabler (1976) hat auf die komplexe Beziehung Sport – Aggression hingewiesen und aufgrund eigener empirischer Daten betont, daß aggressive Handlungen oft mit der Leistungsthematik gekoppelt sind. »Sportler handeln vor allem auch dann aggressiv, wenn sie dadurch Erfolge erzielen bzw. Mißerfolge vermeiden können« (Gabler 1976, S. 130).
In einem weiteren Punkt werden Sport und präventiv-medizinische Gesichtspunkte des Dauerlaufes zusammengefaßt.
10. Nach Hollmann et al. (1980) ist der *Dauerlauf* die wertvollste Sportart für ein

gesundheitliches Training. Diese Aktivitätsform ist mit einem Minimum an organischer Belastung und einem Maximum an gesundheitlich wirksamen Anpassungsleistungen verbunden (entsprechend organischer Belastungskriterien wie kontinuierlich gemessener intraarterieller Blutdruck, Pulsfrequenz und Laktatgehalt). Beim Dauerlauf zeigte sich die geringste Laktatbildung, die bei anaerober Energiebereitstellung ein wesentlicher metabolischer Faktor für die Begrenzung der muskulären Leistung ist. Ebenso ist die Sauerstoffaufnahme als Kriterium der kardiopulmonalen Kapazität optimal. Folgende hämodynamische Faktoren verändern sich: Leistungsfähigkeit des Herzens steigt (Zunahme des Schlagvolumens), verbesserte Ökonomie der Herzarbeit (geringerer Sauerstoffbedarf, Abnahme der Katecholaminausschüttung), Reduktion der Herzbelastung bei physikalischer Leistung der Skelettmuskulatur, nur geringe systolische Blutdruckanstiege trotz zunehmender Laufbelastung bei fehlender diastolischer Druckvermehrung (Hollman et al. 1980).

Außer den Untersuchungen von Greist (1979) gibt es zahlreiche andere Studien, die über positive Effekte durch körperliches Training berichten. Johnson (1962, zit. n. Greist 1979) fand nach Bewegungsübungen bei geistig retardierten Kindern mit neurologischen Symptomen deutliche Verbesserungen im Ausmaß der sozialen Anpassung, in der Schularbeit, feinmotorischen Geschicklichkeit, Sprache und funktionellen Intelligenz. Greist et al. berichten über eine andere Untersuchung an stationären psychiatrischen Patienten, die auf Grund eines täglichen Jogging-Programms von über drei Wochen signifikante Verbesserungen physiologischer (verlangsamte Herzrate unter Ruhebedingungen, Atemkapazität) und psychologischer Parameter (Hypochondrie- und Psychasthenieskalen im MMPI) zeigten. Der bedeutsamste Befund war jedoch eine Reduktion der Hospitalisationszeit (acht Entlassungen von achtzehn Patienten nach sechs Monaten, Dodson et al., zit. n. Greist 1979). Ismail und Trachtman (1973) untersuchten eine Gruppe von 60 Pbn mit einem Lauftraining über vier Monate dreimal wöchentlich. Die Gruppe der weniger Trainierten zeigte signifikante testpsychologische Veränderungen (Zunahme emotionaler Stabilität, Imagination und Selbstbewußtsein), die den Prätest-Werten der trainierten Pbn glichen.

Aus präventiv-medizinischer Sicht ist mindestens zweimal wöchentliches Lauftraining von ca. 1 Stunde empfehlenswert, um kardiopulmonale Parameter funktionsfähig zu erhalten (Hollman et al. 1980). Eine vorbereitende Maßnahme für diese Bewegungsübungen stellt das *mentale Training* dar, das durch intensive häufige Vorstellung oder Wahrnehmung von Bewegungsabläufen ohne deren praktische Ausführung charakterisiert ist (Fetz 1973). Es werden bestimmte motorische Aufgaben gedanklich gelöst, wodurch in den dafür benötigten Muskelgruppen vorher nicht registrierbare elektrische Potentiale sowie entsprechende muskuläre Reaktionen beobachtbar sind (Carpenter-Effekt). Bewegungsvorstellungen von speziell betriebenen Sportarten lösen in trainierten Pbn elektrophysiologische bewegungsspezifische Veränderungen (EEG, EMG, Pulswellen- und Atmungsveränderungen), Änderungen regionaler Hirndurchblutung und autonome Reaktionen aus, die typisch sind für die aktive Durchführung dieser Sportart (Hollman et al. 1980). Günther (1980) hat die kombinierte Wirksamkeit aktiver und mentaler Trainingsverfahren grobmotorischer Bewegungen bei der Rehabilitation zentralmotorisch Behinderter belegt. Diese Befunde sprechen für die Hypothese des »koordinativen Gedächtnisses«, das durch bestimmte Gedächtnisspuren charakterisiert ist, die durch ständige Wiederholung gezielter Bewegungsabläufe geprägt werden (Hollman et al. 1980). Dadurch kommt es zur Verbesserung der Koordination und zur Ökonomisierung des Bewegungsablaufes, die eine Anpassung geübter Bewegungsmuster auch an Neusituationen ermöglicht. *Das befriedigende Erleben des flexiblen Einsatzes motorischer Verhaltenskontrolle in wechselnden Situationen* ist ein wesentliches Ziel

verhaltensbezogener Interventionen bei vormals passiven bewegungseingeschränkten Schmerzpatienten.
Verhaltensstrategien (verschiedene Varianten des Sozialtrainings, Fordyceprogramm, strukturierte Lerntherapie, Emotionstraining), die chronisches Schmerzverhalten verringern oder phasisches Auftreten von Schmerzen blockieren, sowie Untersuchungsbefunde der Behandlungsmethoden auf der Verhaltensebene werden in Kapitel G, Teil 2 ausführlicher dargestellt.
Abschließend werden an Hand eines Interviews* über einen 5000 m Lauf, das in kurzen Pausen während des Laufes und danach erhoben wurde, wesentliche psychologische Faktoren (veränderter Bewußtseinszustand, Schmerztoleranzanstiege, Streß, Motivation, Attribution, motorische Verhaltenskontrolle als positiver Verstärker) des Bewegungstrainings verdeutlicht:

Beobachtung zum Lauf selbst: Die ersten 2 Runden werden verhältnismäßig locker gelaufen, regelmäßiges Atmen, erst nach der 3. Runde folgt ein etwas unregelmäßiges Laufen.

Nach 4,5 Runden:

F: Wie fühlen Sie sich im Augenblick?
A: Mittelmäßig.
F: Spüren Sie etwas an Ihrem Bewegungsablauf, an ihren Bewegungen, schmerzt Sie etwas?
A: Es zieht in den Beinen.
F: Werden Sie durchstehen?
A: Auf jeden Fall.
F: Macht es Ihnen etwas aus, ohne Gegner zu laufen?
A: Etwas, nicht viel.
F: Nehmen Sie etwas um sich herum wahr, sehen oder hören Sie etwas Besonderes?
A: Ja, vor allem Sie als Interviewer.
F: Denken Sie etwas Besonderes, an was denken Sie jetzt gerade?
A: Wie ich durchstehe, wie!
Beobachtung zum Lauf selbst: Ab der 6.–7. Runde scheint ihm das Laufen schwer zu fallen, er scheint an einem Punkt angekommen zu sein, den er schwer überwinden kann.

Nach 8,5 Runden:

F: Wie fühlen Sie sich jetzt?
A: Schlecht!
F: Werden Sie noch durchstehen?
A: Ja!
F: Spüren Sie etwas Besonderes an ihren Bewegungen?
A: Langsamer, verkrampfter.
F: Haben Sie irgendwo Schmerzen?
A: Ja, im Bauch.
F: Fehlt Ihnen der Gegner jetzt noch mehr als vorhin?
A: Ach ja, ich weiß nicht.
F: Denken Sie an etwas Besonderes?
A: Ja, ob ich meinen Kampf durchstehen soll.
F: Fällt Ihnen um sich herum etwas Besonderes auf oder hören Sie etwas Besonderes?
A: Immer weniger!
Beobachtung zum Lauf selbst: Ab der 8. Runde werden seine Schritte kürzer, schleppender; sein

* Das etwas gekürzte Interview wurde dem Verfasser freundlicherweise vom Interviewten – Herrn Prof. *Hartmut Gabler* – zur Verfügung gestellt.

Atem geht noch schwerer. Ab der 9. Runde fängt er an, sich zu quälen. Nach der 10. Runde scheint er sich an diese Situation gewöhnt zu haben. Nachdem ich ihm nach der 11,5. Runde seine relativ gute Zeit mitgeteilt habe, beschleunigt er ein wenig, um eine halbe Runde später wieder langsamer zu werden.

Nach dem Lauf: Puls von 176

F: Wie fühlen Sie sich?
A: Total erschöpft.
F: Wie war es, haben Sie etwas Besonderes erlebt?
A: Ja, ein harter Kampf gegen mich selbst, ab der 7. Runde.
F: Spüren Sie etwas Besonderes?
A: Ja, ich bin leicht schwindelig.
F: Haben Sie während des Laufes öfters an's Ziel gedacht, an's Ende des Laufes?
A: Ständig.
F: Inwiefern?
A: Ich wollte einfach die Einteilung einhalten.
F: War das für Sie motivierend oder belastend?
A: Motivierend.
F: Hat sich, als Sie während des Laufes an's Ziel dachten, in irgendeiner Form etwas verändert?
A: Ich wollte am Anfang unter 21 Minuten laufen; als ich merkte, daß es gut lief, habe ich mir vorgenommen, an 20 ranzulaufen, um eine Wette zu gewinnen.
F: Wollten Sie irgendwann einmal aufhören?
A: Nein, nein, wenn ich mir das nicht zum Ziel gesetzt hätte, hätte ich vielleicht aufgehört!
F: Hat der Lauf etwas Positives für Sie gebracht?
A: Das ist etwas so Besonderes, daß ich es jetzt nicht beantworten kann. Grundsätzlich ist es für mich eine wichtige Erfahrung, wenn ich mich unter hoher Belastung gegen mich selbst durchsetzen muß!
F: Was würden Sie jetzt am liebsten machen?
A: Ich werde das tun, was ich am liebsten machen will: duschen und danach ins Schwimmbad und mich etwas hängen lassen.

Etwa 5 Minuten nach dem Lauf:

Also was mich jetzt freut, ist, daß ich mich wieder schnell erholt habe; jetzt geht's mir wieder gut, jetzt fühl' ich mich sogar wohl, gerade vorhin war es mir ja noch schwindlig, jetzt ist das Blut im ganzen Körper, das spüre ich, jetzt vibriere ich und das ist eigentlich ein schönes Gefühl.
Ich hatte in der letzten Zeit nicht speziell Langlauf trainiert. Bei der Schwüle heute finde ich es unerwartet, also ich versteh' eigentlich nicht, warum ich so schnell lief.
Ich glaube, daß man die verbalen Äußerungen während des Laufs und kurz danach wirklich so abgibt, wie sie einem sozusagen entsprudeln; ja, man ist so im Druck, daß man sich nicht besonders bemühen kann, irgendetwas zu verdrehen. Wenn ich manchmal eine Pause gemacht habe, ganz einfach deshalb, weil ich ja im Laufrhythmus Luft holen mußte.
Was mir immer wieder auffällt ist, daß man in den ersten 2–4 Runden, in der 1. vielleicht nicht, da ist man ja ganz happy, weil man noch so stark ist, man könnte ja sprinten, daß man aber in der 2.–4. Runde sehr viel denkt und daß die Gedanken wegschweifen von diesem zu jenem, und daß man vor allem noch denkt: Mensch, man braucht noch so lange bis zum Ziel und hat dann noch 9 Runden, das ist ja verrückt, obwohl man sich noch relativ wohl fühlt. Und dann eigentlich mit zunehmendem Lauf, wenn man über den toten Punkt kommt, den ich heute zwischen der 6. und 7. Runde hatte, dann läuft man quasi in einem Trancezustand, in dem man schon voll da ist, voll konzentriert, aber man kann sich nichts erlauben über das Laufen hinaus; man sammelt seine Kräfte, man verinnerlicht sich irgendwie, man denkt gar nicht mehr aus sich heraus, sondern man

ist sozusagen sich selbst, man hat jetzt das, was Grupe nach meiner Ansicht richtig gesagt hat, man ist jetzt wirklich Leib. Vorher spürt man seinen Leib und natürlich spüre ich ihn auch zum Schluß, aber ich identifiziere mich mit meiner Bewegung, mit meinem Stechen in der Brust usw., das bin ich, ich kann gar nicht mehr so sehr nachdenken, und die letzten 2–3 Runden sind für mich eigentlich dann – wenn ich's durchstehe – manchmal viel schneller vergangen, 100 m, ich weiß gar nicht, plötzlich habe ich schon wieder eine Runde hinter mir, obwohl es eigentlich schwer ist. Ich glaube, daß dies ganz wichtig ist und daß dies vielleicht ein zentrales Erlebnis ist, das Marathonläufer haben oder auch Reinhold Messner, der dann als Bergsteiger in dieser Erschöpfungsphase weiterklettern muß. Dies behält man, obwohl im Moment negativ als positives Erlebnis in Erinnerung, was dazu motiviert, immer wieder solche Situationen aufzusuchen.

V. Beispiel psychophysiologischer Schmerzkontrolle: Sexuelles Verhalten

1. Sexualität und Streß

Wie in den entsprechenden Abschnitten über Streß und Endorphine bereits erwähnt (vgl. S. 61), kann die Schmerzwahrnehmung in Streßsituationen reduziert sein. Dies gilt auch für sexuelles Verhalten (vor allem während des Orgasmus), das physiologisch als Streß bzw. Eustreß im Sinne von Eiffs (1978) angesehen werden kann (vgl. Davidson 1980, sowie S. 267).

Sexuelles Verhalten kann eine adaptive Reaktion auf Streß sein, um aversive Streßeffekte (z. B. Schmerzen) zu reduzieren oder zu eliminieren. In der sexologischen tierexperimentellen Forschung gibt es zahlreiche Untersuchungen darüber, daß Streß- und Schmerzreize sexuelle Aktivität induzieren können. Beach (1942) wies als einer der ersten Sexualwissenschaftler auf den Zusammenhang erhöhter Aktivierung und Zunahme sexueller Erregbarkeit hin. Folgende Stimulationsverfahren erhöhten die Kopulationsrate bei Ratten:

1. Elektrische Schmerzreize appliziert am Rücken oder Schwanz (Barfield und Sachs 1968).
2. Unspezifische Stimulation durch wiederholte »handling« Manöver (mehrmaliges Entfernen und Wiedereinbringen einer Ratte pro Minute in den Käfig; Larsson 1963).
3. Frustration einer Ratte während der Kopulation z. B. durch eine operativ verschlossene Vagina (Hard und Larsson 1968).
4. Einbringen eines neuen weiblichen Tieres in den Käfig (Coolidge-Effekt; Bermant et al. 1968).
5. Aggressive Reaktionen aufgrund überfüllter enger Käfige (»overcrowding« – Calhoun 1962).

Beschreibungen im Humanbereich über die Beziehung zentralnervöser Aktivierung und sexuellem Verhalten sind lediglich im populärwissenschaftlichen Schrifttum über Schmerz und Sexualität zu finden (z. B. körperliche sexuell stimulierende Züchtigungen, »The Happy Hooker«, Hollander 1972).

Es ist im allgemeinen bekannt, daß während der sexuellen Stimulation Schmerzreize nicht oder als lustvoll wahrgenommen werden. Reduzierte oder fehlende Schmerzreaktionen nach aversiver Stimulation während sexueller Aktivität lassen sich durch hypothetische psychophysiologische empirisch nicht fundierte Faktoren erklären (Davidson 1980).

Die folgenden Überlegungen zur Schmerzregulation während sexueller Aktivität gelten für alle Phasen des sexuellen Reaktionszyklus. Im Vordergrund der Ausführungen über Schmerz und Sexualität steht jedoch der Orgasmus als gutes Modell für die Schmerzregulation.

Ein wesentlicher schmerzkontrollierender Faktor ist die Interpretation oder kognitive Umbewertung schmerzhafter sexueller Stimuli auf der Grundlage aktueller und vergangener Erfahrung (z. B. verschiedene Formen taktiler Reize: Berührung, Kratzen, Schlagen, Beißen). Die Schmerzen werden während der sexuellen Erregung als lustvolle und für den ungestörten Ablauf sexueller Handlungen notwendige Reize wahrgenommen, im nicht erregten Zustand jedoch als schmerzhaft erlebt. In der Psychoanalyse wird das sexuelle Verhalten als libidinös-aggressive Handlung beschrieben, die z. B. auf Kinder einen furchteinflößenden Eindruck machen kann (vgl. analytische Hypothesen über frühkindliche Koitusbeobachtungen – »Urscene« – bei den Eltern, Freud 1947). Werden andererseits genital-sensorische Reize als nicht sexuell bewertet, kann eine sexuelle Stimulation ausbleiben.

2. Orgasmus als veränderter Bewußtseinszustand

2.1. Bipolares Modell

Neben kognitiven Faktoren, die das Ausmaß der Aktivierung und Intensität sexueller Erfahrung steuern, ist das *Auftreten eines veränderten Bewußtseinszustandes während des Orgasmus für die sexuelle Erlebnistiefe und Schmerzfreiheit (»sensory loss«) verantwortlich* (vgl. S. 267).

Eine allmähliche Bewußtseinsänderung entwickelt sich vermutlich im Laufe der sexuellen Reaktion, erreicht jedoch ihren Höhepunkt während des Orgasmus im Zusammenhang mit den im folgenden beschriebenen bipolaren Mechanismen.

Zum besseren Verständnis der schmerzregulierenden Funktion des Orgasmus will ich kurz auf einige physiologische Grundlagen sowie auf das bipolare psychobiologische Modell des Orgasmus von Davidson (1980) eingehen.

Masters und Johnson (1973) beschreiben die sexuelle Reaktion als dreiphasischen Reaktionszyklus: der Erektion entspricht bei der Frau die vaginale Lubrikation *(Reaktionsphase);* Vasokongestion der Corona glandis beim Mann, Entwicklung der orgastischen Manschette von Uterus und äußerem vaginalen Drittel *(Plateauphase);* Ejakulation – rhythmische Kontraktionen der orgastischen Manschette *(Orgasmusphase).*

Davidson (1980) unterscheidet in Anlehnung an Masters und Johnson zwei psychophysiologische Prozesse des Orgasmus:

1. Ein hypothetisches zentral lokalisiertes Orgasmuszentrum (»organ of orgasm«) bewirkt über zentrifugale sympathische Aktivierung Kontraktionen glatter Muskulatur der akzessorischen Geschlechtsdrüsen (Prostata, Vesicula seminalis) mit nachfolgender Emission des Samens in die Harnröhre. Bei der Frau werden ebenfalls die glatten Muskeln der sexuellen Anhangsdrüsen (u. a. Bartholinsche Drüsen) aktiviert. Zentripetale neurale Mechanismen reduzieren den sexuellen Arousal.
2. Zentrifugale neurale Mechanismen aktivieren die quergestreifte Beckenbodenmusku-

latur (Muskeln des unteren Darmendes und der äußeren Genitalien). Es kommt durch rhythmische Kontraktionen (bei der Frau verstärkte uterine Kontraktionen vermutlich durch Oxytocin) zur Ejakulation des Samens. Zentripetale Nervenimpulse triggern weiterhin durch zentralnervöse Desaktivierung eine Bewußtseinsänderung, die die eigentliche psychophysiologische Erfahrung des Orgasmus ausmacht.

Der von Davidson postulierte *bipolare Mechanismus peripherer Aktivierung bei gleichzeitiger zentraler Desaktivierung* stellt möglicherweise die *neurophysiologische Basis der funktionellen kortiko-subkortikalen Dissoziationsphänomene dar (aktiver Körper, schlafendes Gehirn),* die von Villablanca (1965, 1966) durch Experimente an Katzen nachgewiesen wurden (vgl. S. 259).

Komisaruk (1979, zit. n. Davidson 1980) vermutet, daß die Intensität propriozeptiver afferenter Aktivität der somatischen und viszeralen Muskulatur die orgastischen Sensationen intensiviert.

Völkerkundliche Berichte von schamanischen Riten und Trancetänzen beschreiben ebenfalls sexuell getönte oder orgastische Erlebnisse bei intensivem motorischen Ausdrucksverhalten.

Gelegentliche Beobachtungen, daß Ejakulation ohne orgastische Sensationen bzw. ein Orgasmus ohne Ejakulation auftreten kann, stellen das Modell Davidsons nicht in Frage.

2.2. Autonome Imbalance und Schmerzregulation

Der Orgasmus weist einige für einen veränderten Bewußtseinszustand und für Schmerzhemmung typische Kriterien auf (Tart 1980): Änderung intero- und exterozeptiver Reize (Umgebungseinflüsse), verändertes Empfinden für Zeit, Raum und Identität, intensive Emotionen, motorische Aktivität.

Destabilisierende Kräfte im Sinne Tarts (1980), die den Orgasmus bzw. eine Bewußtseinsänderung induzieren, sind intensive körperliche Stimulation, rhythmische Bewegung, Fokussierung der Aufmerksamkeit auf interne Reize.

Der Beginn des veränderten Bewußtseinszustandes kurz vor oder während der Ejakulation ist mit einem schnellen Anstieg sexuellen Arousals (Sympathikusaktivierung; Anstieg des Blutdrucks und der Atmung) verbunden bei gleichzeitiger peripherer parasympathischer Innervation (Durchblutung im Genitalbereich, Erektion). Es liegt somit eine autonome Imbalance (Gellhorn 1967) vor, d. h. simultane ergotrope und trophotrope Reaktionen, eine für meditative bzw. veränderte Bewußtseinszustände möglicherweise typische Reaktionsweise, die nach Davidson (1980) in »rechts-hemisphärisch«-dominierten Bewußtseinszuständen auftritt. Im normalen Wachzustand besteht jedoch eine relative Dominanz eines der beiden antagonistischen autonomen Nervensysteme.

Das ergotrope Maximum sympathischer Erregungsbereitschaft läuft in der orgastischen Endphase als Alles-oder-Nichts-Reaktion unter Kontrollverlust (besonders muskuläre Willkür-Kontrolle) ab (Selbach 1976). Es treten u. a. folgende physiologische Reaktionen auf: Tachykardie mit gesteigertem Herz-Minuten-Volumen und Blutdruckanstieg, beschleunigte und vertiefte Atmung, rhythmische Aktivierung der Strecker-Motorik, Anstieg der Hauttemperatur. Auf dem Höhepunkt des Entladungsdranges tritt unter Atempause die Ejakulation (bzw. vaginale Kontraktion) auf. *Während des Zeitpunktes maximaler Ergotropie »kommt es zur Reduktion sensorischer Kapazität, sogar zum Verlust der Sinnesempfindungen, zugleich zum Umschwung in trophotrope Richtung«* (Selbach 1976, S. 312).

Der erneute rapide Wechsel beider vegetativer Systeme veranlaßte Selbach (1976), den

Vorgang des Orgasmus als Kippschwingung zu bezeichnen. Das Kippschwingungs-Prinzip (differentielle maximale Auslenkung ergotroper und trophotroper Systeme als dynamische Grundlage biologischer Notfallsregelung) entwickelte Selbach im Zusammenhang mit der Analyse des generalisierten Krampfanfalles und des Kreislaufkollapses.

Die postorgastische Phase ist durch trophotrope Dämpfung, rhythmisches Abklingen der Kontraktionen der Becken- und Rückenmuskulatur, Müdigkeit und wohlige Entspannung gekennzeichnet. Die plötzlichen autonomen Kipp-Umschwünge sind weitere destabilisierende Kräfte zur Induktion bzw. Vertiefung der Bewußtseinsänderung, die nach Selbach bis zum vagovasalen Kollaps führen kann.

Davidsons Hypothese, daß veränderte Bewußtseinszustände mit einer Desaktivierung der rechten Hemisphäre verbunden sind, wird durch erste Befunde von Cohen et al. (1976) gestützt. Die Autoren fanden bei 7 Vpn während des durch Selbststimulation hervorgerufenen Orgasmus signifikante Thetaanstiege (4 Hz) über parietalen Hirnregionen der rechten Hemisphäre.

Die Unempfindlichkeit gegenüber Schmerzreizen ist am stärksten während des Orgasmus ausgeprägt, scheint aber auch – wie bereits erwähnt – während der anderen sexuellen Phasen deutlich reduziert zu sein (Davidson 1980). Auf der anderen Seite wird die sexuelle Stimulation in der prä- und postorgastischen Phase oft als schmerzhaft erlebt. Diese Schwankungen in der Schmerzwahrnehmung werden mit Änderungen der vegetativen Systeme in Zusammenhang gebracht. Melzack (1978) führt die Analgesie schwer verletzter Frontsoldaten auf eine verstärkte sympathische Aktivierung zurück, die wie wir gesehen haben auch im Orgasmus Spitzenwerte erreicht.

In tierexperimentellen Untersuchungen an Ratten wurde nach *vaginaler Stimulation eine deutlich reduzierte Schmerzwahrnehmung nach Applikation schmerzhafter Stimuli nachgewiesen* (Komisaruk 1974; zit. n. Davidson 1980). Die schmerzreduzierenden Effekte lassen sich möglicherweise mit Melzacks Gate-Control-Theorie erklären (vgl. S. 51). Crowley et al. (1977) vermuten, daß der analgetische Effekt vaginaler Stimulation über einen Noradrenalinanstieg vermittelt wird.

Lacey und Lacey (1974) postulieren bei Aufmerksamkeitsfokussierung auf interne Reize (z. B. während des Coitus) Blutdruckanstiege, die über viscerale Afferenzen die Barorezeptoren aktivieren (vgl. S. 225). Dadurch kommt es durch kortikofugale Efferenzen zur Abnahme der Herzfrequenz sowie zur zentralen Desaktivierung, die möglicherweise für eine reduzierte Schmerzwahrnehmung verantwortlich ist.

Die gemeinsame psychophysiologische Basis für die Schmerzregulation im veränderten Bewußtseinszustand bei zentralnervöser Desaktivierung scheint eine durch Blutdruckanstiege verursachte zentralnervöse Inhibition zu sein, die die Schmerzblockade während des Orgasmus aufgrund verstärkter sympathischer Aktivierung erklärt (vgl. die Untersuchungen bei einem Fakir, Kap. C, Teil 2 und das Laborexperiment zu Blutdruck und Schmerzwahrnehmung Kap. D, Teil 2).

D. Aufmerksamkeit und Schmerz

Im Kapitel über kognitive Schmerzbewältigungstechniken (vgl. Kap. C) wurden verschiedene Aufmerksamkeitsstrategien als Bewältigungsmöglichkeiten zur Selbstregulation des Schmerzerlebens beschrieben. Im wesentlichen handelt es sich um Methoden selektiver Aufmerksamkeitseinengung auf interne und/oder externe Reize, Umdeutung schmerzhafter Reize oder imaginative Unaufmerksamkeit (»freischwebende Aufmerksamkeit«). Obwohl bis zum heutigen Zeitpunkt nur wenige kontrollierte Studien über den Einsatz differentieller Aufmerksamkeitstechniken in der Bewältigung aversiver Stimulation mit z. T. divergierenden Ergebnissen vorliegen, ist unbestritten, daß in ganz unterschiedlichen Selbstkontrollansätzen zur Behandlung des Schmerzes Aufmerksamkeitsänderungen eine zentrale Rolle spielen. Aus diesen Gründen erscheint es gerechtfertigt, psychophysiologische Mechanismen selektiver Aufmerksamkeitsvorgänge ausführlicher darzustellen.

1. Psychologische Theorien

Im folgenden wird zunächst ein kurzer Überblick über einige Grundlagen psychologischer Aufmerksamkeitstheorien gegeben. *Die entscheidende Eigenschaft des Aufmerksamkeitsvorganges ist die Auswahl »relevanter« externer oder interner Reize (Gedanken, Vorstellungen) aus anderen Stimuli (Birbaumer 1975) und die gleichzeitige Hemmung »unwichtiger« Reize (Mackworth 1957).* In den Definitionen zur Aufmerksamkeit werden vor allem zwei Aspekte, nämlich Selektivität und Intensität berücksichtigt. Selektivität bedeutet nach James (1890) eine Auswahl aus »different trains of thoughts. Vocalization, concentration of consciousness are of its essence. It implies withdrawal from some things in order to deal effectively with others, and is a condition which has a real opposite in the confused, dazed, scatterbrained state which in French is called distraction and ›Zerstreutheit‹ in German« (S. 403–404).

Intensität bedeutet Wachheit und selektive Aktivitätssteigerung bei wichtigen und Aktivitätshemmung bei unwichtigen (z. B. redundanten) Reizen. Der Zusammenhang zwischen Selektion und Intensität ist durch die Aufmerksamkeitsverteilung gegeben. Je mehr Daten gleichzeitig aufgenommen werden, um so geringer ist die Intensität der Zuwendung zu einzelnen Elementen. Wundt (1911) sprach in diesem Zusammenhang von Konzentration und Dissipation. Bei Dissipation wird die Aufnahmekapazität erweitert, auf Kosten der Klarheit einzelner Wahrnehmungselemente. Der selektive Aspekt spielt in der Aufmerksamkeitsforschung bei der kognitiven Schmerzkontrolle eine wichtige Rolle (vgl. S. 95). Cherry (1957) veranschaulichte das Problem selektiver Aufmerksamkeit mit dem klassischen Beispiel des »Cocktail-Party Problems«, in dem vor dem Hintergrund großen Stimmengewirrs der Partygäste die Konzentration auf einen Gesprächspartner hohe Selektionsaktivität erfordert und alle anderen Personen ignoriert werden müssen.

Zahlreiche Aufmerksamkeitsforscher vertreten die Ansicht, daß die Informationsverar-

beitung sensorischer Signale in mehreren Stufen abläuft, bevor selektive Reaktionen erfolgen. Von den Sinnesorganen gelangt die Information in einen sensorischen Kurzzeitspeicher (buffer store), wo sie für ca. 1–2 sec. verfügbar bleibt. Nach Broadbent (1970) gilt das präselektive Kurzzeitgedächtnis (ikonisches und akustisches Gedächtnis) als kurzfristiger »Abladeplatz« für Informationen in unkodierter Form. Weitere Phasen des »processing« sind das Selektionsfilter, das postselektive Kurzzeitgedächtnis, Langzeitspeicher, schließlich die Verarbeitungskomplexität mit unmittelbarer Reaktion auf einfache Reize (»sensing«), diskriminatorischem Erkennen (»identifying«) und der Bewertung der Reiz-Reaktions-Situation (»interpretation«) (Sanders 1971). Einzelne Phasen der Informationsverarbeitung werden im folgenden dargestellt (vgl. Abb. 18).
Divergierende Standpunkte betreffen vorwiegend die Lokalisation der Selektion innerhalb des Verarbeitungsprozesses. Broadbent (1957) postulierte in seiner »Filtertheorie« einen selektiven Mechanismus auf einer frühen Verarbeitungsstufe, der so eingestellt werden kann, daß aus der vorliegenden sensorischen Information nur Reize mit bestimmten gemeinsamen physikalischen Merkmalen (z. B. Stimmfarbe, Lokalisation im Raum, Sinnesmodalität) zur Weiterverarbeitung ausgewählt werden. Irrelevantes Material wird zurückgehalten im Sinne einer vollständigen Blockierung. So gelangen nur die gewünschten Items in das begrenzte Kanalsystem und werden dort vollständig identifiziert. Durch diesen Selektionsmechanismus werden Gedächtnis- und Entscheidungsfunktionen vor sensorischer Überlastung geschützt. Broadbent's frühes Selektionsmodell stimmt mit Ergebnissen des »dichotischen Hörens« (verschiedene Nachrichten für jedes Ohr über Kopfhörer) überein. Cherry (1957) ließ seinen Vpn an jedem Ohr eine andere verbale Botschaft vorspielen mit der Aufgabe, bereits während der Darbietung die Nachricht zu wiederholen (shadowing). Dabei zeigte sich, daß alle Inhaltsaspekte der anderen Nachricht verloren gingen, wenn die Information aus einem Ohr beachtet wurde. Die Filtertheorie implizierte also, daß Aufmerksamkeit unteilbar ist, paralleles Processing der Reize verschiedener Modalitäten nicht möglich ist (vgl. Abb. 18A).
Weitere Experimente zeigten jedoch, daß der Sinngehalt der nichtbeachteten Botschaft doch weiterverarbeitet werden kann; z. B. wird ein Wechsel der Stimme oder aber der eigene Name der Vp im irrelevanten Kanal wahrgenommen (Moray 1959).
Aufgrund der Tatsache, daß das Alles-oder-Nichts Modell des Filters sich als schwer haltbar erwies, modifizierte Broadbent in Zusammenarbeit mit Treisman (1964) sein Selektionskonzept. Treisman kam zu dem Schluß, daß der nichtbeachtete Kanal nicht völlig von der Informationsanalyse ausgeschlossen wird, diese vielmehr auf hierarchisch angeordneten Analysestufen neural »verdünnt« stattfindet. Die Informationsanalyse läßt sich in einem Zwei-Stufen-Modell komprimieren (vgl. Abb. 18 B).
Die erste Phase besteht aus einer Reduktion des Inputs von irrelevantem Material, selegiert nach physikalischen Reizmerkmalen. Es findet quasi ein rhythmischer Wechsel von Aufnahme und Blockierung eintreffender Signale statt. In der zweiten Phase erfolgt die Analyse relevanter Stimuli hinsichtlich ihrer Bedeutung auf der Basis von Vergleichen aus Kurz- u. Langzeitspeichern. Die ersten Analyseetappen (Inputreduktion durch Filterung) wurden von Broadbent als *»stimulus set«*, die zweite Stufe als *»response set«* charakterisiert. Auf jeder dieser Analysestufen kann die Information als irrelevant zurückgewiesen werden. Sie durchläuft die Hierarchie der Tests danach nur noch »verdünnt«. Bedeutsamkeit von Informationen, Erwartung bestimmter Signale oder Zusammenhänge der »verdünnt« analysierten Information zu vorher verarbeiteten Informationen kann die Intensität des Verminderungsfilters verringern und die Information wird dann voll analysiert. Eine Verminderung des Verdünnungseffektes mit erhöhtem Signaldurchgang zeigte sich bei semantischer Ähnlichkeit irrelevanter Worte mit relevanten Worten. Synonyme der nichtbeachteten Seite lösten bei einer dichotischen

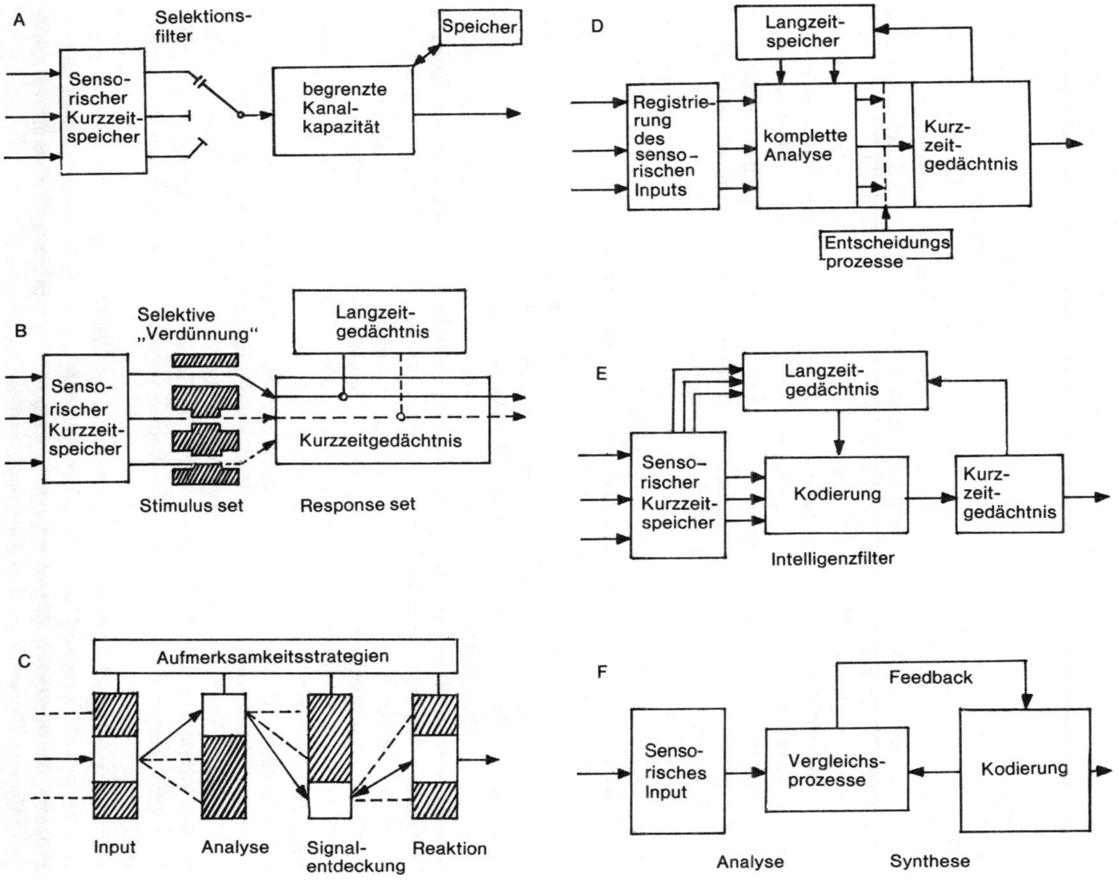

Abb. 18: Schema verschiedener psychologischer Modelle selektiver Aufmerksamkeit (Erläuterungen s. Text). A – Broadbent (1958); B – Treisman (1969); D – Deutsch et al. (1963) u. Norman (1968); E – Erdelyi (1974); F – Neisser (1967); (Begriffe s. Text; aus: Hillyard & Picton, 1979).

Shadowingaufgabe auf dem beachteten Kanal eine längere Reaktionslatenz beim Nachsprechen des simultanen Wortes aus (Lewis 1970).
Den Anstoß für die Entwicklung von Aufmerksamkeitstheorien, die den Selektionsprozeß auf einer späteren Verarbeitungsstufe lokalisieren (late selection Modelle, vgl. Ab. 18 D, E) gaben Deutsch und Deutsch (1963) und wurden u. a. von Norman (1968) und Erdelyi (1974) weiter ausgebaut. Prinzipiell wird die Auffassung vertreten, daß relevante und irrelevante Reize auf verschiedenen sensorischen Kanälen vollständig kodiert werden unabhängig von Aufmerksamkeitsvorgängen, ehe eine endgültige Selektion stattfindet. Mit anderen Worten, es wird angenommen, daß der Selektionsfilter zwischen den Kodierungs- und den Entscheidungsmechanismen liegt, während Broadbent annahm, daß die Selektion der Kodierung vorausgeht und bereits während der Informationsaufnahme stattfindet. Die Kapazitätsgrenze der Informationsverarbeitung wird in diesem Zusammenhang eher durch die Belastbarkeit des Kurzzeitgedächtnisses bzw. durch die Menge des dargebotenen Reizmaterials bestimmt. Einige Experimente wiesen entsprechend der late selection Modelle nach, daß auch Distraktorreize analysiert werden. Mit Schocks assoziierte Worte innerhalb des irrelevanten Kanals lösten Hautleitfähigkeitsreaktionen aus, ebenso Worte aus derselben Klasse, die nicht mit Schocks assoziiert wurden (Corteen und Wood 1972). Einige Minuten danach konnte keine Erinnerung an die Worte festgestellt werden. Dies könnte nach Corteen et al. bedeuten, daß eine subliminale Wahrnehmung der kritischen Stimuli erfolgte, die Gedächtnisspur jedoch sehr schnell wieder zerfällt. 1–5 Min. nach Präsentation der kritischen Worte ließ sich keine Erinnerung mehr an diese feststellen. Diese und eine Reihe von Nachfolgeexperimenten sprechen für eine eventuell auch nicht bewußte Analyse von nicht beachtetem Material, d. h. für eine späte Selektion im Gegensatz zu Broadbent's Filtertheorie. Dies spricht jedoch nicht gegen Treisman, die eine Verminderung des »Verdünnungseffektes« postuliert, sofern nichtbeachtetes Material bedeutsam ist.
Erdelyi (1974) versuchte »frühe« und »späte« Selektionsmodelle zu kombinieren (vgl. Abb. 18 E). Er postuliert im Sinne Broadbents zunächst eine frühe Stimulusselektion. Mit Hilfe eines höhergeordneten »Intelligenzfilters« kann nach Erdelyi zum Schutz vor Überlastung des Kurzzeitgedächtnisses parallel zusätzliches sensorisches Material analysiert und bewertet werden, ehe eine Kodierung im Kurzzeitspeicher erfolgt. Der Mechanismus dieses Vorganges auf physiologischer Ebene ist allerdings unklar.
In Neissers (1967, vgl. Ab. 18F) Aufmerksamkeitstheorie wird vor allem der aktiv-konstruktive Charakter des Selektionsprozesses betont. In einer präattentiven Analyse werden relevante Items von irrelevanten durch einfache Merkmale getrennt. Danach erfolgt aus den relevanten Einheiten in einem aktiven Prozeß der »Analyse-durch-Synthese« die Konstruktion des Wahrnehmungsobjekts, das durch fortwährende Vergleichsprozesse mit der Eingangsinformation (Comparator, vgl. Abb. 18E) zur Deckung gebracht wird. Irrelevante Reize werden nicht ausgefiltert, sondern in den Analyse-Synthese-Prozessen nicht weiterverarbeitet.
Einige empirische Daten aus experimentalpsychologischen Untersuchungen sprechen gegen die Filtertheorie Broadbents, z. B. Reaktionszeituntersuchungen bei fokussierter und geteilter Aufmerksamkeit. Sehr geringe Unterschiede der Reaktionszeit (Rz) bei beiden Aufmerksamkeitsbedingungen stehen im Gegensatz zur Erwartung einer signifikant verlängerten Rz, bezogen auf die Wahrnehmung irrelevanter Reize (Kahneman 1973).
Elektrophysiologische Daten stützen ebenfalls ein *flexibles Aufmerksamkeitskonzept: zuerst werden alle eintreffenden Reize verarbeitet und nicht herausgefiltert (präattentive Prozesse, Neisser 1967), danach erfolgt ein weiterer Auswahlprozeß (stimulus set) sowie nachfolgende Bewertungs- und Entscheidungsprozesse (response set).*

2. Aufmerksamkeit und Elektroencephalographie

Aufmerksames Verhalten ist mit dem Auftreten zentralnervöser und peripherer phasischer Aktivierungsmuster bei tonischer Hintergrundaktivität verbunden, die Ausdruck anhaltender Veränderungen des affektiven Niveaus, des Trieb- und Motivationszustandes, der genetischen Struktur und der Persönlichkeitseigenschaften sind (Birbaumer 1975).

Die Orientierungsreaktionen (OR) bildeten stets die psychophysiologische Basis von Überlegungen zu Aufmerksamkeitsprozessen (Sokolov 1963). *Voraussetzung für selektive Aufmerksamkeit ist die Habituation auf uninformative und irrelevante Reize und die OR auf neue, informative, d. h. Unsicherheit auslösende Stimuli.* Absolut oder relativ neue Reize rufen eine OR des ganzen Organismus hervor. *Im Spontan-EEG tritt eine diffuse Desynchronisation auf (Alpha-Blockade), die als Korrelat für Aufmerksamkeitsprozesse gilt (Jasper 1969),* die jedoch bei Reizwiederholung schnell habituiert und auf das primäre Projektionsfeld des auslösenden Reizes beschränkt bleibt. Nach Berlyne und Nicki (1966) besteht für Aufmerksamkeitsleistungen und Alpha-Blockade (Desynchronisation) eine umgekehrte U-Funktion: adäquates und schnelles Reagieren (optimale Reaktionszeiten) treten bei mittlerer Dauer der Alpha-Blockade auf. Nach Berger (1930) stellt das periodische Auf- und Abschwellen der Alpha-Aktivität die elektrophysiologische Basis der Aufmerksamkeitsschwankungen dar. Befunde von Groll (1963, zit. nach Birbaumer 1975), daß bessere Vigilanzleistungen während des desynchronisierten EEGs (alpha-freies Intervall) auftreten, stützen diese Hypothese.

Selbst innerhalb einer Alpha-Welle werden Erregungsschwankungen deutlich, die sich auf die Reaktionszeit auswirken. Negativ gerichtete Phasen der Alpha-Wellen gehen möglicherweise mit erhöhter Erregbarkeit einher, die erhöhte Aufmerksamkeit und damit kürzere Reaktionszeiten bewirkt (Birbaumer 1975). Lansing et al. (1959) und Anliker (1963) fanden um so kürzere Reaktionszeiten, je ausgeprägter die Alpha-Blockaden waren. Eine weitere Verminderung zeigte sich bei gleichzeitiger Stimulation der Formatio retikularis.

Im Widerspruch zu den bisher zitierten Arbeiten, in denen Alpha-Aktivität reduzierte Aufmerksamkeit repräsentiert, stehen eine Vielzahl anderer Untersuchungen. Vor allem wiesen Creutzfeldt et al. (1969) darauf hin, daß die Beziehung Alpha-Aktivität und Bewältigung von Vigilanz- u. Diskriminationsaufgaben wesentlich komplexer ist als ursprünglich angenommen wurde. Die Autoren betonen, daß die erfolgreiche Durchführung bestimmter Aufgaben bei geistiger Anstrengung (abstraktem Denken, Konzentration) mit visuell-motorischen (oculomotorisches System, Mulholland und Peper 1971) Reaktionen und Sinnesempfindungen verbunden ist, die einen differentiellen Einfluß auf das Spontan-EEG haben. Creutzfeldt et al. wiesen bei Vigilanz- und Diskriminationsaufgaben ausgeprägtere Alpha-Blockaden bei motorischen Aufgaben als bei abstrakten Denkaufgaben nach. Bereits Travis (1937) fand, daß abstraktes Denken mit Alpha-Anstieg einhergeht, begleitende Sinnesempfindungen und Vorstellungen jedoch zur Alpha-Reduktion führen.

Morell (1967) beobachtete in Untersuchungen mit Reaktionszeitaufgaben, daß das Ausmaß der Desynchronisation von den Ausgangswerten des EEGs abhing, z. B. Vpn mit langsamen Ausgangsfrequenzen in den Alpha-Bereich, Vpn mit Alpha-Hintergrundaktivität in den Beta-Bereich gelangten.

Neuere Befunde aus der Thetaforschung stellten die Eindeutigkeit der Interpretationen einer simplen linearen Korrelation zwischen Aufmerksamkeit und Ausmaß an Desynchronisation und Synchronisation weiter in Frage. In dem Kapitel über psychophysiolo-

gische Aspekte der Thetaaktivität (vgl. Kap. F) werde ich die Untersuchungsergebnisse im Zusammenhang mit Aufmerksamkeit diskutieren. Extrem starke OR z. B. bei Weltraumflügen amerikanischer und russischer Astronauten korrelierten mit zunehmender Thetaaktivität (Adey et al. 1967). Frontozentral verstärktes Auftreten von Thetawellen bei erhöhter Konzentrationsleistung während der effizienten Durchführung von Rechenaufgaben (Ishihara et al. 1977) oder bei Vorgabe komplexer Stimuli (Gale et al. 1971) legen Vermutungen über eine *Korrelation von selektiver Aufmerksamkeit, mentaler Anstrengung und erhöhten Thetaanstiegen nahe.*
Die divergierenden Daten lassen sich wahrscheinlich durch die Annahme erklären, daß *effektive selektive Wahrnehmung innerhalb einer dynamischen Balance zwischen Synchronisations- und Desynchronisationssystemen möglich ist.* Die mögliche neurophysiologische Basis dieser Balance sind Einflüsse oszillierender Hemmungs- und Erregungseinflüsse limbischer Strukturen auf die Aktivierungssysteme des Mittelhirns (Birbaumer 1975). Die Alphaaktivität scheint möglicherweise eine generelle Reaktionsbereitschaft auf ankommende visuelle Reize zu repräsentieren. Eine Vielzahl irrelevanter Reize regt thalamische Schrittmacher zur alphagenerierenden Aktivität an, die nach einer Hypothese von Birbaumer (1970) eine oszillierende Barriere gegen ankommende insignifikante Reize darstellt. Erst relevante Reize, die gerichtete Aufmerksamkeit erfordern, splittern thalamische Synchronisationssysteme auf und bewirken eine kortikale OR (Andersen und Andersson 1968).

3. Aufmerksamkeit und evozierte Potentiale

Die systematische Untersuchung der Beziehung von erlebniskorrelierten Potentialen (EKP; sensorisch-evozierte Potentiale, langlatente Potentiale, langsame Gleichspannungsverschiebungen) mit Aufmerksamkeit stellt bislang die beste Möglichkeit dar, die neurophysiologische Basis von Vorgängen der selektiven Informationsverarbeitung zu erforschen (vgl. zusammenfassende Darstellung bei Näätänen 1975). Latenzen, Amplituden, Topographie und Konfiguration (Krosskorrelation) bestimmter Komponenten der EKP bezogen auf einzelne Phasen des Selektionsprozesses entsprechend den hypothetischen Modellen der Aufmerksamkeitspsychologie geben Aufschluß über typische Charakteristiken der zeitlichen und hierarchischen Gliederung der Informationsverarbeitung (stimulus set, response set). Der Vergleich der EKPs, bezogen auf beachtete relevante versus irrelevante Stimuli, könnte die Kontroverse zwischen frühen und späten Selektionsmodellen klären. Durch kontinuierliche Aufzeichnung der EKP während der Analyse beachteter und nichtbeachteter Informationen ließe sich die Selektivität und Verteilung der Aufmerksamkeit in Gegenwart konkurrierender sensorischer Afferenzen erfassen sowie die strittige Frage beantworten, ob kurzfristige Aufmerksamkeitsverschiebungen auf irrelevante Botschaften oder langfristige Analysen des irrelevanten Kanals überhaupt stattfinden (Hillyard et al. 1978).
Erlebniskorrelierte Potentiale (EKP) entstehen, wie der Terminus bereits verdeutlicht, nach einer Stimulation. Die Oszillationen der EKP machen eine international einheitliche Klassifikation der einzelnen seriell aktivierten positiv-negativ fluktuierenden Komponenten notwendig (Donchin et al. 1978). Sinnvoll erscheint eine Unterteilung der EKP in »exogene« und »endogene« EKPs (Rockstroh et al. 1982). Exogene Komponenten sind u. a. charakterisiert durch kurze Latenzen nach Auftreten des Stimulus (Maximum 100 msec), modalitätsspezifische hirntopographische Verteilung, Abhängigkeit der La-

tenz und Amplitude von der Stimulusintensität, Unabhängigkeit vom Arousal des Individuums. EKPs können auch im Schlafzustand auftreten. *Die exogenen Komponenten scheinen in erster Linie von physikalischen Stimuluscharakteristiken und nicht von psychologischen Bedingungen beeinflußt zu werden* und reflektieren die »Integrität und Organisation sensorischer Rezeptoren und Nervenbahnen« (Hillyard und Woods 1979, S. 349).

Endogene Komponenten hingegen repräsentieren perzeptuelle, kognitive und motorische Prozesse. Sie werden ausgelöst durch externe Ereignisse. Die Wellenform und deren zeitliches Auftreten werden durch kognitive Prozesse moduliert, die durch den Stimulus aktiviert werden. Endogene Komponenten haben folgende Charakteristiken: Latenzzeiten liegen zwischen 100–500 msec, modalitätsunspezifische Topographie, Unabhängigkeit von physikalischen Reizcharakteristiken, Abhängigkeit vom psychologischen Zustand und kognitiven Variablen.

Exogene EKP-Komponenten: Frühe Wellenkomponenten bis ca. 220 msec werden auch als Vertexpotentiale bezeichnet. Das Vertexpotential besteht aus einer negativen Komponente N_1 (auch N_{100}, zwischen 90–150 msec) und einer darauffolgenden positiven Komponente P_2 (auch P_{200}, zwischen 160–220 msec). Das Amplitudenmaximum der N_1 und P_2 liegt im Vertexbereich. Nach Hillyard (1973) repräsentiert die am Vertex lokalisierte N_1 die selektive Aufmerksamkeitsreaktion (stimulus set) auf akustische, visuelle und somatische Stimuli.

Zahlreiche empirische Daten belegen, daß der N_1-P_2-Komplex durch selektive Aufmerksamkeitsvorgänge beeinflußt wird, z. B. mit Amplitudenerhöhung der N_1 bei Aufmerksamkeitszuwendung (vgl. zusammenfassende Darstellung bei Hillyard et al. 1979). Im folgenden werden einige Untersuchungen zu diesem Zusammenhang dargestellt.

Die positive P_3 (P_{300}, zwischen 250–500 msec) gilt als endogene Komponente und hat das Spannungsmaximum über zentro-parietalen Hirnabschnitten. Haider et al. (1968) und Ritter et al. (1968) sehen in der P_3 ein Korrelat kortikaler Orientierungsreaktionen (OR) einschließlich kortikaler Verarbeitung der funktionalen Bedeutung des Stimulus. Nach Hillyard et al. (1971) zeigt die P_3 einen kortikalen Vergleichsprozeß an mit der Überprüfung des Reizes mit dessen kortikalem Modell. Typische experimentelle Anordnungen zur Untersuchung der P_3 entsprechen dem Design von Signalentdeckungsaufgaben (Identifikation verschiedener Targets in Serien von non-Targets).

Anhand einiger Untersuchungen wird in diesem Kapitel dargelegt, daß die P_3-Amplituden bei Target-Identifikation ansteigen. Folgende Variablen sind eine notwendige Voraussetzung für die Ableitung der P_{300}: niedrige subjektive Wahrscheinlichkeit des Auftretens des Reizes, Überraschung, Bedeutung des Stimulus für die Aufgabendurchführung (Donchin 1978).

Sutton et al. (1967) beurteilen die Amplitude der P_3 als Funktion des Informationsgehaltes und der Auftrittswahrscheinlichkeit eines Reizes: je kleiner die Auftrittswahrscheinlichkeit, umso höher die P_3. Karlin (1970) vertritt die Auffassung, daß die P_3 eine unspezifische Reaktion auf eine kognitive Evaluation bedeutsamer Reize darstellt. Donchin (1978) interpretiert das Auftreten der P_3 als Ausdruck der Variation kognitiver Strategien während der Reaktionsvorbereitung.

Die Latenzzeit der P_3 wird als bedeutsames Reaktionszeit-Maß der Zeit angesehen, in der das Individuum den Reiz erkennt und ihn seiner Bedeutung und subjektiven Wahrscheinlichkeit entsprechend bewertet (Rockstroh et al. 1982).

Die negative Komponente der N_2 (N_{200}), die oft der P_3 vorausgeht, wird beobachtet, wenn in einer Serie von Reizen ein Stimulus von Zeit zu Zeit ausgelassen wird. Im Gegensatz zur P_3 variiert die N_2-Amplitude mit der Reizmodalität. Die N_2-Amplitude nimmt mit der Länge des Interstimulusintervalls ab, hingegen nimmt die Latenz zu

(Donchin 1978). Ebenso wie die P_3 ist die N_2-Amplitude mit der relativen Wahrscheinlichkeit des Auftretens des Stimulus negativ korreliert.
In den folgenden Ausführungen soll anhand der Diskussion experimenteller Befunde zur Frage der Beziehung Aufmerksamkeit – evozierte Potentiale die differentielle Bedeutung evozierter Potentiale – insbesondere der N_{100} und P_{300} – verdeutlicht werden.
Im Zusammenhang mit Aufmerksamkeitsprozessen wurden vorwiegend sensorisch evozierte Potentiale (SEP) untersucht, indem akustische, somatosensorische, visuelle oder olfaktorische Reize unterschiedlicher Komplexität und Intensität wiederholt dargeboten werden. Nach Reizung des Sinnesorgans werden die SEP vom Kortex abgeleitet und durch spezifische Mittelungs- oder Filtertechniken extrahiert (Elbert 1978). Die evozierten Potentiale repräsentieren die bioelektrische Aktivität (postsynaptische Potentiale) verschiedener Hirnregionen während des Processing afferenter sensorischer Informationen (Hillyard et al. 1979). Die SEP hängen von der Art des Reizes und vom tonischen Aktivierungsniveau ab. Primäre bzw. kurzlatente oder spezifische evozierte Potentiale mit Lokalisation am primären Projektionsfeld zeigen eine relativ stabile Abfolge einer positiven und negativen Potentialverschiebung innerhalb der ersten 50–80 msec nach Reizbeginn (Birbaumer 1975).
Die frühen Komponenten primärer evozierter Potentiale werden kaum durch experimentelle Variation verschiedener Aufmerksamkeitsbedingungen beeinflußt (Hillyard et al. 1978). Dies gilt ebenso für frühe evozierte Hirnstammpotentiale. Spätere subkortikale Potentiale (Thalamus, Formatio retikularis) weisen hingegen höhere Amplituden bei Aufmerksamkeitszuwendung auf (Hillyard et al. 1979) (vgl. Untersuchungen von Lukas im Kap. F, Teil 2).
Seit 1963 beschäftigt sich eine Vielzahl von Experimenten mit der Frage des Einflusses von Aufmerksamkeit auf sekundäre evozierte Potentiale. Aus ersten Studien ging hervor, daß aufmerksame Reizzuwendung die Amplitude einzelner Wellenkomponenten erhöht, bei Nichtbeachtung des Reizes jedoch erniedrigt (Garcia-Austt 1963, Haider et al. 1964).
Als Beispiel für den Einfluß selektiver Aufmerksamkeit auf akustisch evozierte Potentiale sei die Untersuchung von Hillyard et al. (1973) angeführt. Den Vpn wurden mit hoher variierter Präsentationsgeschwindigkeit in zeitlich randomisierter Reihenfolge (Intervalle von 100–800 msec) an beiden Ohren Tonsequenzen von unterschiedlicher Frequenz dargeboten. Die Vigilanzaufgabe bestand darin, auf einem Ohr eingestreute höherfrequente Zieltöne (Targets) zu identifizieren. Bei allen Vpn zeigte sich eine konsistente Erhöhung der N_1-Amplituden um 43% bei aufmerksamer Zuwendung auf den relevanten Kanal. Auf dem irrelevanten Kanal war N_1 reduziert. Nachuntersuchungen bestätigten diesen Effekt. *Dies bedeutet, daß die N_1 bestimmten Reizgegebenheiten (z. B. Tonhöhe, zeitliche Folge) folgt und als Korrelat eines selektiven Filters auf einer frühen Verarbeitungsstufe anzusehen ist (stimulus set).* In weiteren Untersuchungen konnte gezeigt werden, daß mit zunehmender Präsentationsgeschwindigkeit akustischer Reize die N_1-Amplituden bei Fokussierung der Aufmerksamkeit auf relevante Reize zunehmen. Regelmäßige Vorgabe von Fragebögen über das Ausmaß des Erkennens relevanter Signale und Targets stützen die Befunde auf der psychologisch-subjektiven Ebene (Schwent et al. 1976). *Ablenkung (Lesen, Lösen von Rechenaufgaben)* oder Maskierung eines Reizes durch einen anderen z. B. bei gleichzeitiger Verarbeitung mehrerer auditiver Nachrichten führt zur *Reduktion der N_1-Amplitude* vor allem bei schwachen, schwer diskriminierbaren Reizen. Mit der dichotischen Darbietungstechnik wurden Vpn am rechten und linken Ohr simultan unterschiedliche Silbenfolgen angeboten. Bei aufmerksamer Beachtung eines akustischen Kanals waren die N_1-Amplituden deutlich erhöht, bei gleichzeitiger Fokussierung auf beiden sensorischen Kanälen zeigten sich die N_1-

Amplituden halbiert. Summiert über beide Kanäle hatte somit die N_1-Komponente dieselbe Amplitudenhöhe wie bei ungeteilter Konzentration auf relevante Silbenmuster (Hink et al. 1977). N_1 (130–230 msec) – Anstiege zeigen sich auch bei Fokussierung auf somatosensorische Reize (schmerzschwellennahe Elektroschocks; Hillyard et al. 1979). Die Ergebnisse sprechen für eine Stimulusselektion nach Broadbent, wenn das dargebotene Reizmaterial durch objektive physikalische Merkmale unterscheidbar ist und schnell zu analysieren ist, irrelevante Nachrichten aber nach initialer minimaler Analyse quasi auf vorselektivem Niveau von der Weiterverarbeitung zurückgehalten werden. Die Untersuchungsergebnisse bestätigen frühere Befunde, daß die N_1-Komponente das elektrophysiologische Korrelat eines frühen Selektionsprozesses darstellt.

Veränderungen der P_3-Komponente bei Aufmerksamkeitsänderungen lassen sich bei Vigilanzaufgaben (signal detection test) nachweisen, indem wesentliche Signale in einer Reihe unwesentlicher Signale erkannt werden sollen. Irrelevante nichtbeachtete Zielsignale bewirken keine Amplitudenänderung der P_3. Resultate aus Studien von Hillyard et al. (1973) und Kutas und Donchin (zit. nach Hillyard et al. 1978) mit Vigilanzaufgaben, z. B. der erfolgreichen Entdeckung höherfrequenter Targets innerhalb eines beobachteten Kanals sprechen dafür, daß die Amplitudenzunahme der P_3 bei erfolgreicher Identifikation komplexer Signale auf der Grundlage einer umfangreichen Analyse des beobachteten Materials erfolgt, einschließlich multisensorischer Vergleiche mit kortikal gespeicherten Inhalten des Kurz- und Langzeitgedächtnisses. Dieser Verarbeitungsmodus entspricht dem Selektionstyp auf einer späten Verarbeitungsstufe (response set nach Broadbent im Sinne einer kognitiven Transformation des Stimulus nach Keren 1976).

Auf Grund dieser Resultate stimmen viele Untersucher darin überein, daß die N_1- und P_3-Komponenten bioelektrische Signale unterschiedlicher Phasen des Selektionsprozesses sind. Fokussierung der Aufmerksamkeit auf einen sensorischen Kanal ist mit einer Amplitudenzunahme der N_1, eine weitere Selektion wesentlicher Zielreize mit einer Veränderung der P_3 verbunden, die gleichzeitig nach Vergleichsprozessen eine Konsolidierung des Prozesses der Informationsverarbeitung repräsentiert. Zunehmende Schwierigkeit der Vigilanzaufgaben (z. B. Abnahme der Stimulusintensität, Zunahme von Störgeräuschen) ist auf Grund erhöhter Selektivitätsleistung mit starken Anstiegen der N_1-Amplituden verbunden (um 74%, Hillyard et al. 1979). Das zeitlich versetzte Auftreten der N_1 (Beginn 50–75 msec) und der P_3 (Beginn 150–200 msec) spricht ebenfalls für die zeitliche und hierarchische Abfolge des selektiven Processing (stimulus versus response set bzw. Input-versus Targetselektion). Die Hierarchie von N_1–P_3 ließ sich auch durch Experimente von Hink et al. (1978) belegen, in denen bei binauraler Präsentation von Silbensequenzen (linkes Ohr männliche Stimme, rechtes Ohr weibliche Stimme) die Selektion auf einem Kanal auf Grund physikalischer Reizmerkmale (Tonfarbe, Lokalisation im Raum – stimulus set) sowie die Entdeckung bestimmter Zielsilben zur Aufgabe stand (response set). Die Wahrnehmung des Materials im beachteten Kanal rief eine erhöhte N_1-Welle hervor, eine Erhöhung der P_3 ereignete sich bei Entdeckung relevanter Zielsilben (Targets). Das Maximum der N_1-Amplitude unterschied sich signifikant (54%) zwischen relevantem und irrelevantem Kanal, zeigte jedoch keinerlei Unterschiede zwischen Targets und Non-Targets. P_3-Amplituden hingegen waren doppelt so hoch bei Targets im Vergleich zu Non-Targets im relevanten Kanal oder bei anderen Stimuluskategorien im nichtbeachteten Ohr (s. Abb. 19)!

Diese Daten legen folgende Überlegungen nahe: die Identifikation eines Targets in Gegenwart diffuser konkurrierender Informationen im relevanten und irrelevanten Kanal erfordert folgende Stufen der selektiven Informationsverarbeitung: zunächst werden die Reize auf der Basis einfacher physikalischer Reizmerkmale analysiert, dies betrifft Targets und Non-Targets gleichermaßen (repräsentiert durch N_1-Anstiege). Erst

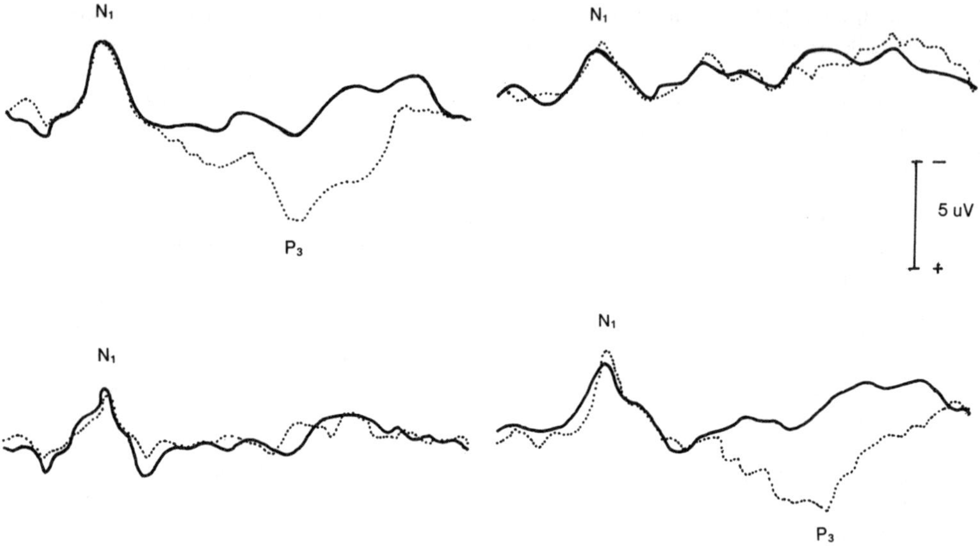

Abb. 19: Amplitudenänderungen erlebniskorrelierter Potentiale (EKP) nach binauraler Präsentation von Silbensequenzen, die randomisiert dem re. (obere Kurven) oder li. Ohr (Unt. Kurven) dargeboten wurden. EKPs auf der linken Seite stellen den beachteten re. Kanal, EKPs auf der re. Seite stellen den beachteten li. Kanal dar. Gepunktete Linie bedeutet die EKP bei Selektion auf Zielsilben, durchgezogene Linie bedeutet die EKP bei Wahrnehmung der anderen Silben (Erläuterungen s. Text) (aus: Hillyard et al., 1978).

nach dieser initialen Selektion durch *Stimulus-Set Mechanismen* werden die Reize nach Target-Charakteristiken selegiert, um zur Entscheidung für motorische oder kognitive Reaktionen beizutragen. Die späte Selektion *(response set), repräsentiert durch P_3-Anstiege,* macht eine vollständige Analyse der Stimulusmerkmale einschließlich multisensorischer Vergleiche ankommender Muster mit kortikalen Inhalten des Kurz- und Langzeitspeichers notwendig. Je größer die subjektive Unsicherheit über das Eintreffen erwarteter Reize ist, umso höher ist die P_3-Amplitude (Squires et al. 1975).

Dieses hierarchische Selektionsmodell stimmt mit den Aufmerksamkeitstheorien u. a. von Broadbent und Treisman (Verminderungsfilter) überein, die auf Verhaltensdaten von psychologischen Vigilanzexperimenten beruhen.

Die Daten zur Beziehung EKP und Aufmerksamkeit liefern Aufschluß zur Frage, inwieweit irrelevante Informationen analysiert werden. Die differentielle Reaktion der N_1-Amplituden bei der Selektion zwischen relevanten und irrelevanten Kanälen, sowie ausbleibende Amplitudenänderungen der P_3 bei Target-Vorgabe im irrelevanten Kanal sprechen für ein fehlendes oder geringes Processing nichtbeachteter Stimuli im irrelevanten Kanal. In einigen Fällen ließen sich P_3-Änderungen beim Erkennen von Targets im irrelevanten Kanal feststellen, sofern es sich um niedrige Präsentationsraten und gute Unterscheidbarkeit der Targets von Non-Targets handelte (Squires et al. 1977).

Eine für die Untersuchung von Aufmerksamkeitsvorgängen interessante Variante der P_3 ist die »P_{3a}«-Komponente. Amplitudenzunahmen der P_{3a}-Welle durch monotone Hintergrundgeräusche bei gleichzeitiger Konzentration auf andere Stimuli (z. B. Lesen eines Buches) sprechen dafür, daß diese Komponente ein elektrophysiologisches Korrelat des differentiellen Einsatzes selektiver Aufmerksamkeit bei simultan eintreffenden Nachrichten darstellt. Sie ist im Sinne der Orientierungsreaktion bei neuen, unerwarteten Ereignissen zu interpretieren (Hillyard et al. 1978). Maskierungseffekte durch ablenkende Störgeräusche hingegen bewirken eine Erniedrigung der Potentialamplituden vor allem der N_1.

Diese signifikanten Zusammenhänge von Aufmerksamkeitsänderungen und Potentialamplituden wurden durch eine Reihe von Untersuchungen nicht bestätigt. Diese negativen Resultate beruhen häufig auf mangelnder Standardisierung der Ableit- und Versuchsbedingungen. Zum Beispiel wurde häufig nicht beachtet, relevante und irrelevante Reize randomisiert in unvorhersagbarer Sequenz anzubieten, um Effekte selektiver Aufmerksamkeit von unspezifischen Erwartungseinflüssen, die mit Arousaländerungen einhergehen, zu trennen. Wird der Erwartungseffekt nicht ausgeschaltet, können EKP-Änderungen nicht als Folge selektiver Aufmerksamkeitsprozesse interpretiert werden, sondern reflektieren die Reaktion auf Arousalanstiege in Antizipation vorhersagbarer Reize. Häufige fehlerhafte Versuchsanordnungen betreffen auch die Kontrolle muskulärer Artefakte, z. B. ist bei akustischen EKPs mittels Ableitung von Aktionspotentialen des 8. Hirnnerves eine Kontrolle der Muskelaktivität des Mittelohres erforderlich, die die Potentiale der EKP beeinflußt.

Zusammenfassend bestätigen die elektrophysiologischen Untersuchungsbefunde zur selektiven Aufmerksamkeit die psychologischen Theorien von Broadbent – Treisman unter anderem über einen hierarchisch gegliederten Selektionsprozeß mit differentiell aktivierten N_1- bzw. P_3-Komponenten: N_1-Anstieg bei häufiger Stimulusvorgabe und geringer Reizintensität repräsentiert die Input-Selektion; P_3-Anstieg, unabhängig von Stimulusparametern (Reizmodalität, Intensität, Präsentationsrate), repräsentiert die späte Target-Selektion innerhalb eines beachteten sensorischen Kanals sowie die abnehmende Wahrscheinlichkeit bzw. zunehmende Unsicherheit bezüglich des erwarteten Reizes (Johnston und Holcomb 1980). In Versuchsanordnungen mit einem Kanal und fehlender Notwendigkeit, Stimulus-Set Mechanismen zu aktivieren, ließen sich beim Erkennen von Targets nur P_3-Anstiege und keinerlei Änderung der N_1-Komponente nachweisen.

4. Aufmerksamkeit und langsame kortikale Potentiale

Die neuropsychologische Bedeutung langsamer kortikaler Potentiale (LKP) ist seit den Untersuchungen von Walter et al. (1964) unbestritten. Ableitungen mit längeren Zeitintervallen (z. B. 6 sec) zwischen einem Warnreiz und einem imperativen Reiz zeigen einen biphasischen Verlauf der LKP (Loveless 1979, Rohrbaugh et al. 1976, Gaillard 1976, Rockstroh et al. 1982). Die erste negative Potentialverschiebung (frühe Komponente) erreicht über fronto-zentralen Hirnregionen nach ca. 1 sec ihr Maximum. Nach 0,5–2 sec tritt eine relative Positivierung auf, die von einer zweiten negativen Potentialverschiebung (späte Komponente-CNV) gefolgt wird mit maximaler Ausprägung von meist 20 μV frontal und am Vertex.

Die frühe Komponente wurde anfangs vorwiegend als kortikales Zeichen der Orientierungsreaktion angesehen (Sokolov 1963), die sich jedoch vermutlich in langlatenten Potentialen, vor allem der P_3 abbildet. Es wird vermutet, daß die frühe Komponente eher mit Erwartungs- und Entscheidungsprozessen zusammenhängt (Elbert et al. 1979). Untersuchungen über den Zusammenhang Aufmerksamkeit und LKP beziehen sich vorwiegend auf die späte Komponente (CNV). Bei der Diskussion der langlatenten

Anteile ereigniskorrelierter Potentiale kann bisher nicht auf eine umfassende und befriedigende Theorie bzw. auf Erklärungshypothesen zurückgegriffen werden. Dies mag darauf zurückzuführen sein, daß LKP kaum Ausdruck eines einheitlichen Prozesses sein dürften. Da sich LKP als weniger sensitiv gegenüber physikalischen Dimensionen der Experimentalreize erwiesen, aber sensitiv gegenüber dem Informationsgehalt der Stimuli bzw. der gesamten Experimentalsituation, lag es nahe, LKP mit physiologischen und psychologischen Zuständen und Prozessen der Situations- oder Reizverarbeitung in Verbindung zu bringen, mit Prozessen also, die sich durch psychologische Konstrukte umschreiben ließen: z. B. *Aufmerksamkeit (attention, alertness), Erwartung (expectancy), Motivation (motivation, drive).* Die Verbindung cerebraler Phänomene mit psychologischen Konstrukten macht eine Präzisierung und experimentelle Fundierung dieser hypothetischen Konstrukte notwendig (Rockstroh et al. 1982). Auf Grund zahlreicher, aber inkonsistenter Befunde wird die kortikale negative shift (CNV) als Ausdruck kortikalen Arousals interpretiert (Pribram u. McGuinness 1975), der Erwartung (Walter 1964), der Aufmerksamkeit (McCallum 1969, Tecce et al. 1976), des Triebzustandes eines Lebewesens (Low et al. 1966), der Motivation (Rebert et al. 1967) und der Reaktionsvorbereitung (Loveless 1975, McCallum 1975) insbesondere motorischer Reaktionen (Gaillard 1978). Diesen unterschiedlichen Hypothesen liegen gemeinsame Elemente zugrunde: so beruhen fast alle Überlegungen darauf, daß die CNV ein Korrelat eines auf S2 (imperativer, aversiver Reiz) gerichteten Prozesses darstellt. Der Organismus (bzw. das Gehirn) soll bei S2 einen Zustand erreicht haben, der hohe Effektivität garantiert. Dieser Zustand wird dann mit »aufmerksam«, »aktiviert«, »motiviert«, »vorbereitet« beschrieben. S2 soll »erwartet« erfolgen, so daß die Reaktion »vorbereitet« werden kann. *Negativierung wird also immer als Ausdruck eines derartigen Zustandes – Vorbereitetsein für irgendeine geforderte Leistung oder Aktivität – gewertet.* Wird die Person abgelenkt (distraction), so ist sie nicht mehr ausreichend aufmerksam, erwartet den S2 nicht mehr so ausschließlich, bereitet sich nicht mehr genügend vor, so daß die Reaktion mit weniger Effektivität erfolgt. Unter diesen gemeinsamen Gedanken (Vorbereitung auf Leistung) könnte man die oben genannten Hypothesen schematisch einordnen (Rockstroh et al. 1982).

Die verschiedenen Interpretationsansätze entsprechen frühen Erklärungsansätzen von Walter (1964), *der in der CNV das Abbild eines kortikalen erregenden Vorbereitungsprozesses sieht, der die Wirksamkeit nachfolgender motorischer Reaktionen oder vorgestellter Reaktionen intensiviert.*

Eine Vielzahl von Untersuchungen bestätigen diesen engen Zusammenhang zwischen Erwartung, Aufmerksamkeit und der Höhe der CNV. Tecce vermutete bereits 1972, daß die CNV direkt mit Aufmerksamkeitsvorgängen korreliert, Aufmerksamkeit selber im Sinne einer umgekehrten U-Funktion mit dem zentralnervösen Aktivierungsniveau in Beziehung steht. Je intensiver die Ablenkung, umso höher ist der Arousal, umso geringer die Höhe der CNV. McCallum (1969) wies den Effekt einfacher und komplexer Ablenkung auf die CNV und die Leistung nach. Subjektiven Berichten der Pbn über Zerstreutheit und verstärkte Ablenkbarkeit ging eine erniedrigte CNV voraus. Die Vp mußte nach dem Ertönen eines Clicks eine Serie von Blitzen durch einen Knopfdruck beenden. Zwischen den Reizpaaren wurden unregelmäßig Töne oder Blitze eingestreut. Die Ablenkung bewirkte eine Reduktion und verzögertes Auftreten der CNV, vor allem dann, wenn Störreize derselben Modalität schwer unterscheidbar waren. Komplexere Distraktorreize, z. B. ein Fernsehfilm über Pferderennen, zeigte bei einer Vp mit hohem Interesse am Rennen eine kaum identifizierbare CNV-Aktivität.

Ähnliche Befunde ergaben sich bei Vigilanzaufgaben, in denen mittels intermittierender Aufmerksamkeit auf höherfrequente Targets innerhalb eines akustischen Kanals Reize niederer Frequenz zu identifizieren waren. Bei aufmerksamer Reizzuwendung ließ sich ein deutlicher CNV-Anstieg über frontalen Hirnregionen nachweisen, der mehrere Sekunden die Signalentdeckung überdauerte. Ebenso zeigten sich N_1-Anstiege beim Erkennen des initialen Stimulus im relevanten Kanal und erhöhte Amplituden der P_3 bei Identifikation der Targets (Picton et al. 1978). In früheren Untersuchungen (Picton und Woods 1975) hatten besonders die Dauer, weniger die Intensität eines relevanten Reizes einen signifikanten Einfluß auf die Höhe der CNV.

Zugrundeliegende physiologische Mechanismen der CNV sind noch kaum bekannt. Ebenso sind Generierung und Generatoren der CNV bisher nicht eindeutig erwiesen. Zum gegenwärtigen Zeitpunkt lassen die neurophysiologischen Erkenntnisse kaum Rückschlüsse auf die psychologische Ebene zu. Erschwerend kommt hinzu, daß die meisten Ergebnisse zu neurophysiologischen Grundlagen der LKP aus Tierexperimenten gewonnen wurden und nur sehr begrenzt auf den Humanbereich übertragen werden können. Nach Ganong (1975) und Birbaumer (1975) kommen die langsamen kortikalen Potentialschwankungen möglicherweise über einen Stromfluß fluktuierender Dipole zustande, die sich zwischen Dendriten und Zellkörpern der obersten Rindenzellen durch De- und Hyperpolarisation von Membranpotentialen bilden. Die Synchronisation der Entladungen wird über einen thalamischen Frequenzgenerator angenommen. Subkortikale Impulszuflüsse an die apikalen Dendriten der Schichten I, II und V liegen der tonischen Negativierung zugrunde (Caspers 1979).

Die am frontalen Kortex ausgeprägten CNV-Anstiege bei erhöhter Aufmerksamkeitsanspannung legen Vermutungen nahe, daß die frontalen Hirnregionen bei Aufmerksamkeitsprozessen involviert sind. Nauta (1971) und Luria (1973) vermuten dies auf Grund von Befunden bei Patienten mit fehlendem Frontalkortex, die durch unselektives, unangemessenes, impulsives und ablenkbares Verhalten gekennzeichnet waren.

Der *negative Gleichspannungsanstieg frontal* reflektiert möglicherweise mentale Vorgänge (»effort« nach Kahneman 1973), die mit *selektiven informationsverarbeitenden Prozessen* zusammenhängen.

Elektrophysiologische Untersuchungen an split-brain Patienten gaben einigen Aufschluß über mögliche neurophysiologische Basismechanismen der CNV. Einer Hirnhälfte dargebotene Warnreize riefen negative Potentialanstiege über beiden Hemisphären hervor (Hillyard 1973). Diese Befunde stützen das sogenannte *Neuromodulationskonzept von Skinner und Yingling* (1977), denen zufolge mesencephale Strukturen der Formatio retikularis (MRF) tonische und eventuell auch phasische Änderungen der LKP steuern. Die neurochemische Basis ist aufgrund von Rattenexperimenten das exzitatorisch wirksame zyklische Guanosinmonophosphat (GMP) und Acetylcholin, während Noradrenalin und zyklisches Adenosinmonophosphat (AMP) neuromodulatorische Effekte blockieren (Stone und Taylor 1977). Die MRF-Region wird vom Frontalkortex kontrolliert, der ein Integrationszentrum für sensorische Afferenzen darstellt. Skinner et al. (1977) entwickelten aufgrund zahlreicher empirischer Daten an Katzen folgendes neuronale Modell, das für jene bioelektrischen Aktivitäten, die mit »attentive behavior« korreliert sind (z. B. langsame Hirnpotentiale) zwei unterschiedliche Reaktionssysteme vorsieht: die *mesencephale Formatio retikularis (MRF)* und das *mediothalamic-frontocortical system (MTFCS)*. Durch experimentelle Befunde belegen Skinner et al., daß beide Systeme, MRF und MTFCS »converge upon the thalamic reticularis nucleus (R), a structure which is a switching mechanism that gates the ascent of thalamic activity to the cortex« (S. 31). Skinner und Yingling folgern aus ihren Ergebnissen, daß die LKP von MRF und MTFCS gesteuert und integriert werden »into a common system that regulates the thalamocortical activity presumed to underlie conscious states« (S. 31).

LKP können demnach von der MRF ausgelöst werden, die einen Potentialsteuerungskreis »anstößt«. Der Frontalkortex (FK) seinerseits reguliert über Thalamus und R das Potential in den übrigen Hirnbereichen.

Hemmt die MRF den R, so wird dadurch die Hemmung vom medialen Thalamus genommen. Dieser aktiviert Bereiche des Frontallappens, der seinerseits durch Aktivierung inhibierender Neurone (in R und Thalamus) Hemmung in denjenigen thalamischen Bereichen hervorrufen kann, die Umschaltstation für die Aktivierung sensorischer (akustischer und visueller) und motorischer Aktivierung sind. Der FK vermag so gewisse Bereiche des visuellen Kortex, akustischen Kortex und motorischen Kortex zu inhibieren und andere für Aktivierung bereitzuhalten. Auf diese Weise kann der sensorische Input sehr fein geregelt werden (tuning), so daß zum Beispiel ein ankommender S2 besonders verstärkt und aktiviert wird. Gleichzeitig wurde der Bereich im motorischen Kortex vorbereitet (Prädepolarisation), der für die entsprechende mit S2 gekoppelte motorische Reaktion aktiviert werden muß. Dies wäre ein Modell der Vorbereitung einer bestimmten S1-S2-Reaktions-Sequenz.

Im Zwei-Stimulus-Paradigma ist folglich folgende Erregungskette denkbar: die MRF inhibiert R; dadurch werden mediale thalamische Bereiche nicht mehr bzw. vermindert von R inhibiert. Der mediale Thalamus seinerseits erregt R und reguliert dadurch seine eigene Erregung bzw. Hemmung. Auf der anderen Seite führen vom medialen Thalamus erregende Fasern zum Frontalkortex und bewirken dort eine Negativierung. Der Frontalkortex kann durch Erregung von R den medialen Thalamus inhibieren und so die kortikale Negativierung beeinflussen bzw. steuern. *Somit werden LKP zwar von subkortikalen Strukturen initiiert bzw. generiert, die Steuerung unterliegt jedoch dem Kortex selbst in Gestalt einer Art Regelkreis.* Diese Organisation erscheint sinnvoll: die die verschiedenen (phasischen und tonischen) Zustände hervorrufenden Zentren (MRF) dürften kaum über das notwendige »Wissen« verfügen, um bestimmte kortikale Bereiche gezielt vorzubereiten, d. h. dort eine Potentialverschiebung hervorzurufen. Diese Steuerung wird vom Frontalkortex geleistet. Dabei kann der Frontalkortex sowohl die Weiterschaltung akustischer und visueller Afferenzen im Thalamus als auch bestimmte motorische Bereiche (über die Erregung des R) hemmen oder in Bereitschaft versetzen (Rockstroh et al. 1982).

Dieses Modell der LKP-Regelung legt Rückschlüsse auf den biphasischen Verlauf der LKP im Interstimulusintervall (S_1–S_2) nahe: es könnte etwa angenommen werden, daß die frühe oder erste Komponente der LKP entscheidend dem Einfluß der MRF unterliegt, die zunächst das mediothalamisch-frontocorticale System in Bereitschaft versetzt. Dadurch könnte die frontopräzentrale Dominanz der frühen Komponente bedingt sein. Das MTFCS regelt sich dann selbst und versetzt andere Bereiche in Bereitschaft, so daß die zweite oder späte Komponente topographisch eher die jeweiligen Erfordernisse widerspiegelt. Demnach würde der Frontalkortex über ein neuronales Modell der zu erwartenden Kontingenz verfügen und spezifische Kortexbereiche gezielt hemmen (bzw. aktivieren) können (Rockstroh et al. 1982).

E. Evozierte Potentiale und Schmerzwahrnehmung

Rosenfeld und Mitarbeiter konzentrieren sich in ihren Forschungsarbeiten im Zusammenhang mit der Schmerzregulation vor allem auf die operante Kontrolle sensorisch evozierter Potentiale (EP). Rosenfeld geht von der Hypothese aus, daß die operante Manipulation der bioelektrischen Aktivität, z. B. eine *konditionierbare Amplitudenreduktion früher oder auch später Potentialkomponenten die Schmerzwahrnehmung verringert.* Als operant zu veränderndes »Zielsegment« wird in der Regel ein Amplitudenabschnitt früher Potentiale von 0–50 msec bestimmt. Neben der Amplitude können auch andere Potentialcharakteristiken z. B. Topographie, Frequenz, Latenz, Wellenform in die operante Konditionierung miteinbezogen werden (Rosenfeld 1977). Nach zahlreichen Probedurchgängen wird das Zielsegment der Potentialkomponente gemittelt und eine Kriteriums-Amplitude festgelegt. Im Training wird jede Potentialschwankung in die richtige Richtung durch kontingente Belohnung verstärkt. Während des Lernvorganges wird das Kriterium sukzessive verändert, so daß die Vpn zu immer größeren Abweichungen von der Grundlinie veranlaßt werden (shaping).

In originellen tierexperimentellen Untersuchungen wiesen Rosenfeld et al. (1980) entsprechende Lernerfolge nach. Bei 30 Ratten wurden mittels implantierter Elektroden in den absteigenden trigeminalen Bahnen in Höhe des oberen Ponsbereiches die zu konditionierenden Potentiale evoziert. Belohnungsreize wurden über bipolare Elektroden in den lateralen Hypothalamus verabreicht. Schmerzreize wurden durch Stimulation mittels implantierter Elektroden in den Hirnstamm (Kerngebiet des Trigeminus) gesetzt. Als nociceptiver Indikator wurde die Latenz eines spezifischen Abwehrreflexes (Reiben des Schnauzenbereiches) festgelegt, der nach thermischer Reizung des Wangenbereiches auftrat. 15 Ratten erhielten kortikale Elektroden über trigeminal-thalamischen Projektionsarealen des Kortex. In einem cross-over Design wurde ein Teil der Ratten für eine Amplitudenerhöhung der Potentialkomponenten, anschließend für eine Amplitudenreduktion belohnt und vice versa.

3 Ratten der einen Gruppe von 8 überlebenden Tieren lernten durch operante Verstärkung zuverlässige Amplitudenzu- und -abnahmen (der frühen Komponenten von 8–12 msec).

In der 2. Gruppe lernten 3 Ratten von 10 überlebenden Tieren erfolgreich die operante Kontrolle spezifischer Potentialkomponenten (150 msec). 2 dieser Ratten zeigten *signifikante Schmerzschwellenanstiege im Zusammenhang mit Amplitudenreduktionen evozierter Potentiale.*

Neben Experimenten zum neuronalen Biofeedback für die Kontrolle der Schmerzwahrnehmung aus der Arbeitsgruppe von Rosenfeld sind insbesondere von Chapman und Mitarbeitern psychophysiologische Untersuchungen über die Beziehung evozierter Potentiale und Schmerzwahrnehmung durchgeführt worden.

Als erste interpretierten Chatrian et al. (1974) evozierte Potentiale als ein mögliches Korrelat des Laborschmerzes. Nach elektrischer Zahnpulpastimulation ließ sich eine konsistente evozierte Reaktion in Verbindung mit Schmerzen demonstrieren: 2 ausgeprägte Komponenten nach 175 msec (N_{175}) und nach ca. 260 msec (P_{260}). Diese Reaktion trat am deutlichsten auf, wenn vom Vertex in Bezug auf das Inion abgeleitet wurde. Folgende Befunde legen nahe, daß diese Reaktionsform die Schmerzintensität wider-

spiegelt (Chapman 1982): die Zahnpulpastimulation löst ausschließlich Schmerzempfindungen aus, Reizung eines devitalisierten Zahnes einer normalen Vp löst keine elektrischen Potentiale an der Kopfhaut oder subjektive Schmerzwahrnehmung aus; ein von Geburt an schmerzunempfindlicher Patient mit intakter Wahrnehmung in anderen sensorischen Modalitäten zeigte weder evozierte Potentiale noch subjektive Reaktionen auf starke elektrische Zahnpulpareizung. Für diese Interpretation spricht auch, daß verschiedene Forscher annehmen, die experimentelle Zahnpulpastimulation sei besonders zur experimentellen Schmerzforschung geeignet, da im Zahn nur A-delta und C-Fasern vorkommen (David und Reeh 1979).
Sano (1977) beobachtete ebenfalls eine ähnliche Morphologie evozierter Potentiale mit einer Amplitudenzunahme bei gesteigerter Reizintensität und Verminderung nach Inhalation von 30% Lachgas und Sauerstoff. Lavine et al. (1976) testeten evozierte Potentiale sowie subjektive Einstufung von schmerzhaften elektrischen Hautreizen unterschiedlicher Intensität (4–18 mA bei 2 msec Dauer). Die Ableitungen erfolgten vom Vertex und dem somatosensorischen Gebiet, das der Hand entspricht, mit Referenzelektroden am Ohrläppchen. Mit zunehmender Reizintensität (kaum fühlbar, spürbar, unangenehm, schmerzhaft) zeigte sich eine Zunahme der Potentialamplituden mit dem negativen Hauptgipfel zwischen 168 und 248 msec. Carmon et al. (1976) verwandten zur nociceptiven thermischen Stimulation Laserstrahlen unterschiedlicher Reizintensitäten (120–220 mcal/cm^2, Reizdauer 6–14 msec). Fehlende Temperaturanstiege unter Laserstrahlreizung regten die Autoren zur Vermutung an, daß Laserstrahlen möglicherweise ausschließlich nociceptive Strukturen stimulieren. Die Hauptkomponente der evozierten Potentiale liegt zwischen 130–190 msec (Ableitungsort: Vertex-, ipsi- und kontralaterale Seite der Kopfhaut) und korreliert mit der subjektiven Schmerzeinschätzung.
Abb. 20 zeigt ein typisches Beispiel eines über 192 Versuchsdurchgänge gemittelten EP auf eine schmerzhafte Dentalreizung aus Laborstudien von Chapman (1982). Die elektrischen Reize hatten eine Dauer von 5 msec. Die Ableitung erfolgte vom Vertex mit Referenzelektroden am Inion. In Abb. 20 ist ein EEG-Intervall von 600 msec dargestellt. Innerhalb dieses Zeitraumes sind 4 Komponenten sichtbar, die konsistent bei allen Vpn beobachtet wurden. Die Amplitudenmaximalwerte (Negativierung, Positivierung) sowie die Latenzen zwischen den Maxima sind inter- und intraindividuell sehr konstant (Chapman 1982). Chapman et al. (1982) vermuten, daß die negative Welle N_{175} mit der sensorisch-diskriminativen Verarbeitung zusammenhängt und die positive P_{260}-Welle die emotional-affektive Verarbeitung repräsentiert. Andere Autoren betrachten jedoch diese Annahme als reine Spekulation, für die jegliche empirischen Befunde fehlen (Reeh 1980, zit. n. Keeser 1981).
Chapman belegte in zahlreichen laborexperimentellen Untersuchungen dieses konsistente EP-Muster nach dentaler Schmerzreizung. Beispielhaft sei ein Experiment von Harkins und Chapman (1978) skizziert. Mittels elektrischer Zahnreizung (Reizintensitäten von 5–50 mμA von 5 msec) wurden evozierte Potentiale hervorgerufen, die am Vertex mit Referenzelektroden am Inion abgeleitet wurden. Die Hauptkomponente der EP-Wellenform (zwischen 175–260 msec) nahm mit steigender Reizintensität linear zu. Chen et al. (1979) untersuchten im Labor von Chapman vor allem die Beziehung EP-Amplituden – subjektive Schmerzskalierung. Wiederum erfolgten 192 Versuchsdurchgänge pro Reizintensität (5 dental applizierte Reizintensitäten von 10–42 mμA, Dauer 5 msec) mit einer Reizung des mittleren Schneidezahnes durch oberflächlich angebrachte leitende Gummielektroden. Die subjektive Schmerzempfindung wurde auf einer visuellen Analogskala mit 6 Kategorien (kein Schmerz – starker Schmerz) auf einer 100 mm Linie markiert. *Es zeigte sich, daß die beiden Wellenformen – N_{175} – P_{260} und P_{260} – N_{340} – signifikant mit der subjektiven Schmerzempfindung korrelierten, d. h. mit ansteigender*

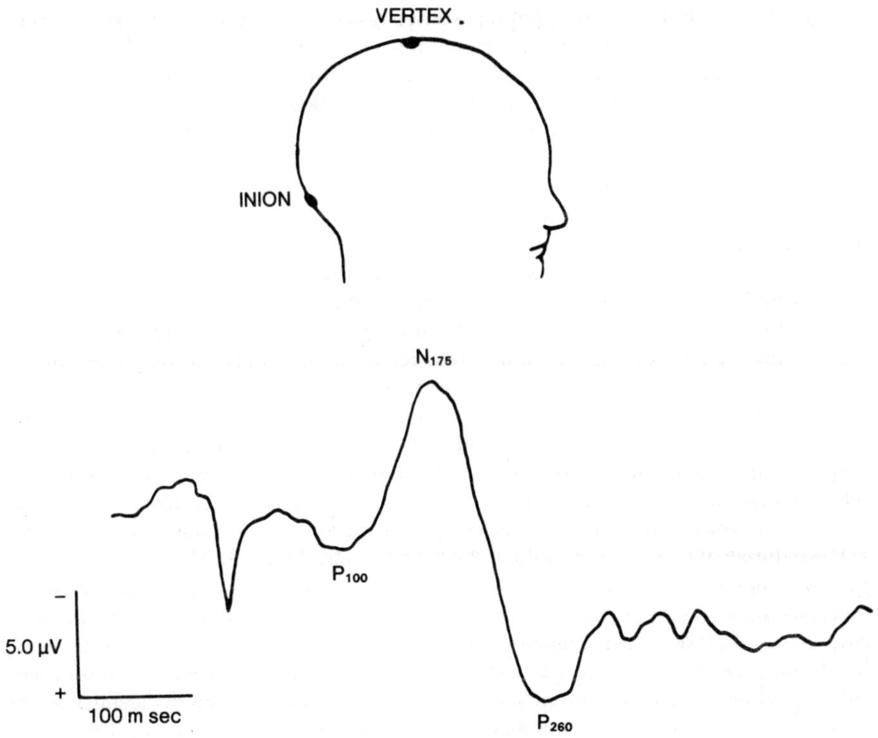

Abb. 20: Beispiel eines evozierten Potentials (EP) auf einen Schmerzreiz (Erläuterungen s. Text; aus: Chapman et al., 1979).

Schmerzempfindung erhöhten sich die Potentialamplituden. Die früheren Komponenten ($N_{65}-P_{120}$ *und* $P_{120}-N_{175}$) *wiesen keine Beziehung zur subjektiven Schmerzempfindung, jedoch zur Reizintensität auf.*

Chapman (1982) stellt einige bemerkenswert ähnlichen Ergebnisse verschiedener Laboratorien zur Beziehung Schmerz – EP zusammen:

1. Trotz unterschiedlicher Reiz-Modalitäten und Ableitungsmethoden ähneln sich die evozierten Potentiale des Gehirns auf Schmerzreize.
2. Die größten Amplituden wurden vom Vertex abgeleitet.
3. Es bestehen Ähnlichkeiten in der Latenz der Hauptgipfel der Potentialkomponenten.
4. Zunehmende Reizintensität generierte größere Amplituden, jedoch keine Latenzänderungen.
5. Subjektive Maße korrelierten in allen Laboratorien zuverlässig mit verschiedenen Komponenten. Einzelne Potentialformen scheinen unterschiedliche Beziehungen zur Reizintensität und zur subjektiven Schmerzempfindung zu haben.
6. Die Anwendung verschiedener Analgetika reduzierte konsistent die EP-Amplituden. Latenzveränderungen wurden lediglich bei Gabe hoher Lachgasdosen beobachtet.

F. Integrative Überlegungen zur Schmerzregulation

Dieses Buch ist in zwei Hauptteile untergliedert. Im 1. Teil werden psychologische, neurophysiologische und biochemische Grundlagen zur Entstehung und Aufrechterhaltung chronischer und phasischer Schmerzen dargestellt sowie verschiedene psychophysiologische *Schmerzkontrollmechanismen* auf den drei Verhaltensebenen (Dreiebenenmodell) abgehandelt. Der 2. Teil umfaßt eigene empirische Untersuchungen zur Psychophysiologie der Schmerzregulation. Im Vordergrund dieses Buches steht die Darstellung psychophysiologischer Schmerzreduktionsprinzipien (s. Tab. 18 u. Abb. 21). Ein wichtiger Grund dafür ist die Freiheit von Nebenwirkungen in der Anwendung psychologischer Schmerztherapie. Dies ist ein entscheidender Vorteil im Vergleich zur pharmakologischen Behandlung. Ein weiterer Grund besteht darin, daß die psychophysiologischen Aspekte der Schmerzregulation bisher noch kaum systematisch erforscht wurden. In der Regel wurde immer nur ein Aspekt im Zusammenhang mit Schmerz untersucht, z. B. kognitive oder elektrophysiologische Parameter bei Hypnose, evozierte Potentiale bei der Schmerzwahrnehmung, die Überprüfung kognitiver Strategien oder Entspannungsverfahren durch experimentelle Schmerzreizung etc. Der Grund für die oft sehr einseitigen Ansätze in der Schmerzforschung beruht u. a. auf der in der Einleitung bereits diskutierten Dominanz des somatosensorischen Schmerzmodells sowie vor allem auf dem Fehlen einer allgemein anerkannten Schmerztheorie, die in befriedigender Weise kohärente Voraussagen über Schmerzverhalten erlauben würde. Es werden in der Schmerzforschung zwar immer wieder einzelne Konzepte diskutiert, z. B. die Spezifitätstheorie des Schmerzes oder in den letzten Jahren die Bedeutung des Endorphinsystems oder anderer für Schmerzvorgänge wichtige Neurotransmitter. Allerdings sind die wechselseitigen interdisziplinären Zusammenhänge meist unklar geblieben.
In dieser Arbeit wurde nun der Versuch unternommen, interdisziplinär vorzugehen, indem die Mechanismen der Schmerzkontrolle auf den drei Verhaltensebenen theoretisch abgehandelt (Teil 1) und im empirischen Teil unterschiedliche Schmerzkontrollparameter simultan auf mehreren Funktionsebenen (Verhalten, Erleben, Physiologie) in experimentellen Studien untersucht wurden. Es interessierte besonders der Zusammenhang zwischen verschiedenen psychophysiologischen Variablen, z. B. im Laborexperiment die Interaktion von Blutdruck und Schmerzregulation (Kap. D, Teil 2), d. h. also die Interaktion von zentralnervösen und peripher-autonomen Mechanismen.
Die zunächst heterogen erscheinenden Forschungsansätze im empirischen Teil dieses Buches beruhen auf unsystematischen Beobachtungen, in Felduntersuchungen bei transkulturell seit Jahrhunderten bekannten außergewöhnlichen Schmerzkontrolleistungen die wirksamen psychophysiologischen Kontrollparameter zu identifizieren, die dann in kontrollierten Laborexperimenten systematisch untersucht werden sollen. Beispielsweise wurden in den Feldstudien erhobene elektrophysiologische Parameter (z. B. synchrone Thetamuster) als mögliches kortikales Korrelat der Schmerzregulation in einer laborexperimentellen Schmerzuntersuchung systematisch untersucht. Schließlich wurden verschiedene, im theoretischen Teil beschriebene Schmerzkontrollmechanismen in einer Psychotherapiestudie bei chronischen Schmerzpatienten angewendet.
Das hier beschriebene Vorgehen: *Feldstudie – Laborexperiment – klinisch-psychologische Intervention* repräsentiert eine integrative Sichtweise in der Schmerzforschung am

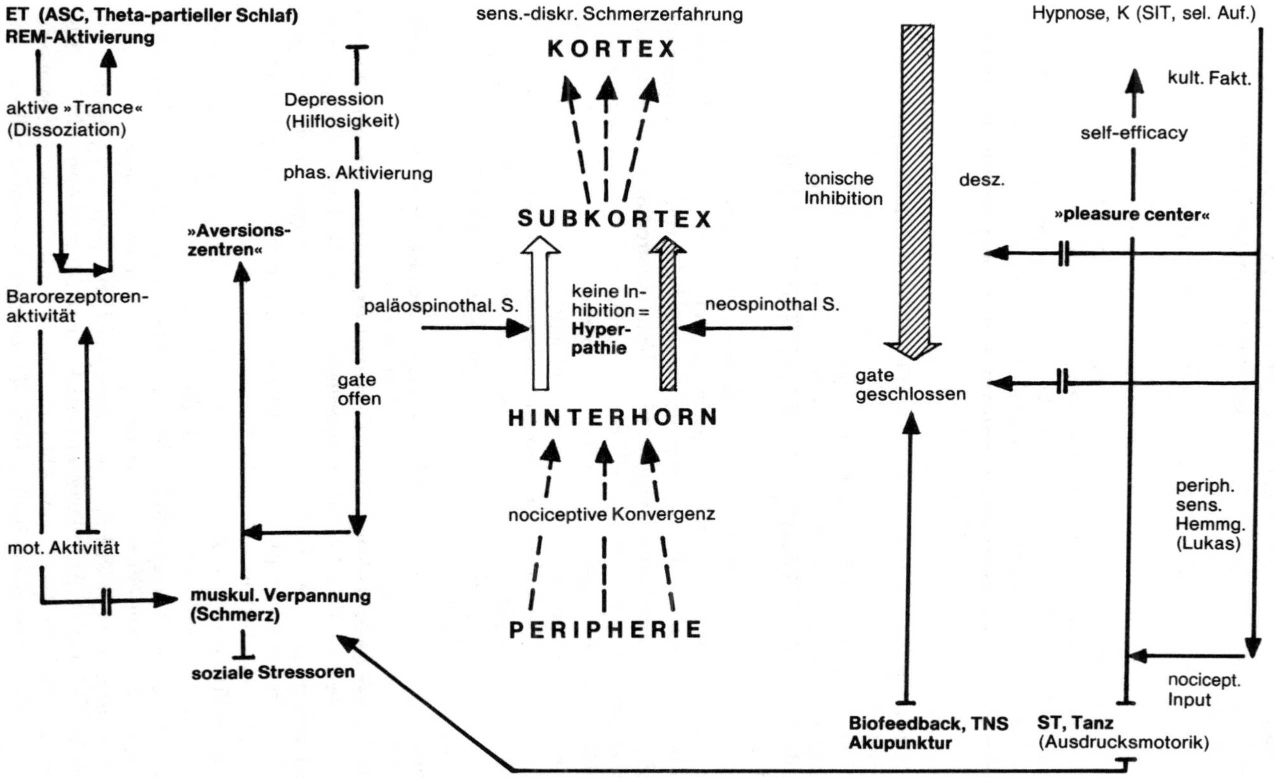

Abb. 21: Multidimensionales Pathogenesemodell des Schmerzes u. therapeutische Angriffspunkte. (K = kogn. Therapie, St = Sozialtr., ET = Entsp., SIT = Selbstinstr. Training, ASC = Bewußtseinsänderung, sel. Auf. = selektive Aufm.).

Menschen, die theoretisch auf das multifaktorielle, efferente Gate-Control-Konzept von Melzack zurückgeht. Die in diesem Buch beschriebenen eigenen empirischen Untersuchungen stützen das von Melzack und Wall (1965) vertretene Konzept eines engen Zusammenhanges psychologischer und neurophysiologischer Variablen bei der Schmerzkontrolle.

In der Abb. 21 wird ein globales (psychologische und physiologische Mechanismen berücksichtigendes) Pathogenesemodell des Schmerzverhaltens auf der Basis der Gate-Control-Theorie, neurophysiologischer (u. a. sensorische periphere Inhibition) und biochemischer Erkenntnisse dargestellt, mit möglichen Angriffspunkten verschiedener Schmerzkontrollmechanismen (auch psychologische Interventionen).

Die Abbildung 21 soll eine Übersicht über die bisher besprochenen Einflußfaktoren auf Schmerzverhalten geben, die auch im empirischen Teil eine Rolle spielen. Sie ist nicht als Modell oder theoretisches Gebäude zu verstehen, sondern als Übersicht zur besseren Ordnung der verwendeten Begriffe. Physiologische und psychologische Faktoren wurden dabei nicht auf unterschiedlichen Ebenen dargestellt, da wir sie als Einheit verstehen und den einzelnen psychologischen Faktoren letztlich physiologische Prozesse zugeordnet sein müssen.

Diese Übersicht ist nach funktionellen Gesichtspunkten entsprechend den 4 wesentlichen neurophysiologischen Integrationsstufen der Schmerzperzeption, Weiterleitung und Verarbeitung in eine periphere, spinale, subkortikale und kortikale Ebene untergliedert.

Nociceptive Afferenzen konvergieren zu den Hinterhornneuronen. Aus der Abb. 21 ist ersichtlich, daß für die Weiterleitung der Schmerzimpulse einmal der schnell-leitende *spino-thalamische Trakt* (1. Schmerzantwort, sensorisch-diskriminative Dimension) zum Thalamus (vorwiegend monosynaptisch verschaltet; ventroposterior-laterale Kerne) mit somatotopischer Projektion zur Hirnrinde verantwortlich ist sowie der langsamer leitende *paläo-spinothalamische Trakt* (polysynaptisch verschaltet, 2. Schmerzantwort – motivational-affektive Schmerzdimension) mit Verbindungen zum Thalamus (intralaminäre Kerne, N. limitans) und via Globus pallidus zum Kortex.

Zusätzlich wurden folgende hemmende Verbindungen eingezeichnet: Hemmende Einflüsse vom spinothalamischen System auf die paläospinothalamische Schmerzbahn (Wegfall der Hemmung führt zu unerträglichen Schmerzzuständen, Hyperpathie); tonisch hemmende Efferenzen (u. a. vom sensomotorischen Kortex, Formatio retikularis, Raphé-Kernen: Serotonin; N. coeruleus: Noradrenalin).

Auf der *kognitiven Ebene* wirken positive Selbstverbalisationen (Konzept der Schmerzimpfung), antizipatorische Streß- und Schmerzbewältigung, Methoden der Aufmerksamkeitsablenkung (u. a. bei der Hypnose durch positive Imaginationen) über eine sensorische Inhibition auf spinalem und Rezeptorniveau schmerzhemmend (s. Untersuchungen bei Oatman 1971 und Lukas 1980).

Depression (Hilflosigkeit, Angst) induzieren eine phasische Schmerzaktivierung, indem das »Gate« geöffnet wird. Gleichzeitig nimmt die muskuläre Anspannung zu. Hier kann ebenfalls eine kognitive Therapie (SIT) Schmerz und Depression über eine Aktivierung des Kontrollerlebens (self-efficacy) reduzieren (»Gate« wird geschlossen).

Auf der *Verhaltensebene* bewirken verschiedene *social-skill Verfahren* (Modellernen, ausagierendes Rollenspiel, Ablenkung auf soziale Reize, Aggressionsausdruck, Ausdrucksmotorik, Basic-Emotions) eine Abnahme muskulärer Restriktion (Abnahme der Muskelspindelafferenzen) sowie durch gezieltes Training von Bewegungsabläufen (operantes Fordyce-Programm) über eine Aktivierung schneller Beta-Fasern eine Schmerzmodulation auf spinalem Niveau und höheren zentralnervösen Strukturen (»Gate« geschlossen für Schmerzimpulse).

Körperliche Übungen (generelle Aktivitätszunahme) wirken in den meisten Fällen durch eine Blockade des Circulus vitiosus *Muskelverspannung* (akute Verletzung, soziale Stressoren, Angst) – *Schmerz* schmerzhemmend.
Auf der *physiologischen Ebene* bewirkt der Einsatz autonomer Selbstregulationsmechanismen (Biofeedback, differentielle Entspannung, Meditation) über eine zentralnervöse Desaktivierung eine generalisierte schmerzinkompatible Entspannungsreaktion. Selbst induzierte Bewußtseinsänderungen (s. aktive »Trance« des Fakir und der Feuerläufer) können über eine funktionelle Dissoziation kortiko-thalamischer Strukturen (partieller Schlaf, repräsentiert durch lokale, parietale Thetaanstiege) zu einer reduzierten Empfindlichkeit gegenüber Schmerzreizen führen. Über eine Barorezeptorenaktivierung (Blutdruckerhöhung durch motorische Aktivität, aktive Bewußtseinsänderung) kommt es ebenfalls zu einer zentralnervösen Desaktivierung, die mit einer Inhibition der cerebralen Schmerzverarbeitung verbunden ist. Die Effekte der Akupunktur und transkutanen Nervenstimulation (TNS) lassen sich gut mit der Gate-Control-Theorie erklären: es werden dickkalibrige A-Beta Nervenfasern stimuliert, die das Tor für ankommende noxische Stimuli schließen. Weiterhin scheint eine Beteiligung des Endorphinsystems bei der Schmerzunterdrückung eine Rolle zu spielen.
Ein gemeinsamer psychophysiologischer Mechanismus (physiologische Endstrecke) aller Schmerzkontrollprinzipien auf den drei Verhaltensebenen scheint ein positives Gefühl der Kontrollfähigkeit zu sein. Dies kann sich beispielsweise bei motorischen Übungen (Dauerlauf) auf der Verhaltensebene in »Funktionslust« bzw. »kindlicher« Freude an der Bewegung, beim rituell automatischen Ablauf rhythmischer Bewegungssequenzen (gemeinschaftliches Tanzen) oder auf der physiologischen und kognitiven Ebene beim kontingenten Einsatz verschiedener Selbstkontrollstrategien (differentielle Entspannung, Gedankenstop) äußern. Die biochemische Basis der Zunahme des eigenen Kompetenzvertrauens (»self-efficacy«) beruht möglicherweise auf einer *Aktivierung des körpereigenen Endorphinsystems (»pleasure centers«), wodurch die Schmerzempfindung reduziert wird.*
Abschließend möchte ich betonen, daß für eine erfolgversprechende wissenschaftliche Untersuchung der Schmerzregulation eine integrative psychophysiologische Betrachtungsweise eine unerläßliche Voraussetzung ist.

Teil II
Empirische Untersuchungen

A. Aspekte der Schmerzmessung

1. Einleitung

In der Messung von klinischem und experimentell induziertem Schmerz gibt es bisher noch wenige zufriedenstellende Möglichkeiten der Quantifizierung. Dies liegt u. a. daran, daß anders als z. B. beim visuellen oder akustischen System die Stimulus- und Reaktionsseite des Schmerzes weniger eindeutig definiert ist, da Schmerz multisensorisch in allen sensomotorischen Systemen auftreten kann. Ein weiteres Problem ist die *mangelhafte Vergleichbarkeit zwischen klinischen Schmerzen und experimentellem Laborschmerz*. Beide Schmerzarten unterscheiden sich im Entstehungsmechanismus, Entstehungsort, Dauer, Beendbarkeit und in der emotionalen Belastung (Handwerker 1979). Die Dauer experimentell induzierter Schmerzempfindungen liegt meist im Bereich von Sekunden. Die Gewißheit über den Entstehungsmechanismus des Laborschmerzes, der ohne ernsthafte Gewebsschädigung induziert werden kann, bedingt eine emotionale Ausgangssituation, die mit klinischen Schmerzen nicht vergleichbar ist. Die Tatsache, daß die Schmerzreizung sehr befristet ist und jederzeit vom Probanden abgebrochen werden kann, vermittelt Gefühle der Kontrollierbarkeit, im Gegensatz zum Erleben des chronischen Schmerzpatienten, das von Kontrollverlust und Hilflosigkeit bestimmt wird.

Aus diesen Gründen hat auch Beecher (1959), einer der Begründer der quantitativen Schmerzforschung, die wissenschaftliche Anwendung des experimentellen Laborschmerzes lange Zeit abgelehnt. Inzwischen ist allerdings auch er der Auffassung, daß klinische und experimentelle Schmerzmessung sich gegenseitig ergänzen können.

Frühe systematische Schmerzmessungen im Labor wurden 1940 von Hardy, Wolff und Goodell durchgeführt. 1952 stellten sie folgende Forderungen auf, die für die menschliche Schmerzmessung im Labor zu beachten sind:

1. Die Beziehung zwischen Schmerzreiz und Reaktion soll einer klar quantifizierbaren Funktion folgen. Der meßbare Aspekt des Reizes muß eng assoziiert sein mit seinen Änderungen.
2. Der Reiz muß so beschaffen sein, daß unter denselben Bedingungen reproduzierbare Bestimmungen der Schmerz-Schwelle erzielt werden können.
3. Die Intensität des Reizes muß vom Versuchsleiter kontrollierbar und in einer Weise meßbar sein, daß die Unterschiede zwischen zwei Reizen, die gerade einen merklichen Unterschied in der Schmerzempfindung auslösen, genau bestimmbar sind (Weber-Fechner).
4. Der Reiz darf auch bei höchsten Intensitäten keine bzw. nur minimale und reversible Gewebsschädigungen herbeiführen.
5. Der Schmerz soll verschiedene Schmerzqualitäten auslösen können, z. B. brennenden, stechenden und dumpfen Schmerz.
6. Der Reiz sollte einfach und ökonomisch angewandt werden können.
7. Der Reiz sollte so beschaffen sein, daß er eindeutig als Schmerzreiz identifiziert werden kann, gleichgültig ob durch diesen Reiz auch andere Wahrnehmungen vor, während und nach der Schmerzwahrnehmung auftreten.

Beecher (1959) ergänzte diesen Kriterienkatalog um folgende 3 Punkte:

1. Es muß die Möglichkeit bestehen, viele Reizungen auch oberhalb der Schmerzschwelle zu wiederholen, ohne spätere Messungen zu beeinflussen (Habituation auf Minimum).
2. Die Sensitivität soll so sein, daß der Effekt von Schmerzmitteln mit geringer analgetischer Wirkung nachgewiesen werden kann.
3. Der Schmerzreiz sollte eine Differenzierung zwischen verschiedenen Dosierungen von Analgetika ermöglichen.

2. Experimentelle Schmerzreize

Entsprechend den verschiedenen Schmerzqualitäten können auch die verschiedenen Stimulusmethoden der experimentellen Dolorimetrie unterschieden werden. Experimentelle Untersuchungen des viszeralen Schmerzes sind aus ethischen Gründen kaum möglich. Beispielsweise schluckten Vpn einen Ballon, der im Magen zur schmerzhaften Dehnung der Magenwand aufgeblasen wurde.
Eine der häufigsten Reize zum Erzeugen experimentellen Oberflächenschmerzes ist der Hitzereiz.
Als Beispiel einer experimentellen Schmerzstimulationsmethode demonstriere ich im folgenden einen *Hitzestimulator* (s. Abb. 22), der in der Neurologischen Klinik der TU-München entwickelt wurde (Hiedl, Struppler und Gessler 1979). Diese Methode besitzt eine große Meßgenauigkeit.

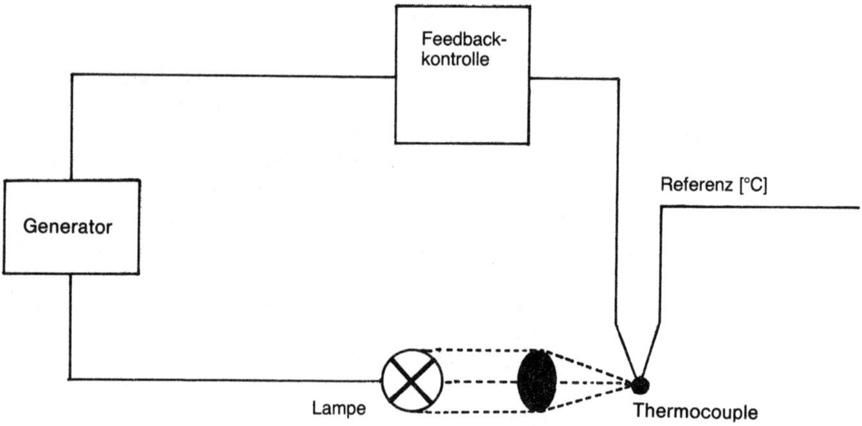

Abb. 22: Blockdiagramm der radiant heat Stimulation (Erläuterungen s. Text; aus: Hiedl et al., 1979).

Mit dieser Methode (radiant heat) werden ab ca. 45 °C ausschließlich C-Nervenfasern stimuliert. Werden noxische Intensitäten überschritten, können auch A-delta-Fasern gereizt werden (Handwerker et al. 1975). Die Strahlungshitze wird durch Halogen-Projektorlampen (150 W, f=70 mm) erzeugt und durch eine bikonvexe Linse auf eine exakt umschriebene Reizfläche der Haut (0,5–1,0 cm^2) zentriert. Bei kleineren Reizflächen ergeben sich höhere Schwellen, weil Wärme vom Rand des bestrahlten Feldes in das

Umfeld geleitet wird. Bei größeren Reizflächen empfindet die Vp den Übergang von Wärme zur Schmerzempfindung nicht deutlich genug, so daß keine reproduzierbaren Schwellenwerte ermittelt werden können. Die Strahlungsintensität wird in $mc/sec/cm^2$ gemessen.

Im Zentrum der beheizten Hautfläche wird ein Kupfer-Konstantan-Thermoelement angebracht, das die Hautoberflächentemperatur registriert. Die gemessenen Hitzewerte regulieren über einen Feedbackkreis die Temperatur der Lampe. Spektralanalytische Filterung garantiert, daß keine ultravioletten Strahlen die Haut beschädigen. Präzisere Temperaturmessungen können durch feine intracutane Thermoelemente durchgeführt werden. Bezüglich des Ankerreizes zur Schwellen- und Toleranzbestimmung empfiehlt es sich zu fragen, ob der Reiz »stechende« oder »brennende« Qualität hat, die meist bei einer Hautoberflächentemperatur von 47 °C (Reizdauer 10–15 sec, Rechteckreize) erreicht wird (Handwerker 1980, persönliche Mitteilung). Geht man mit den thermischen Reizen über diese Werte, läßt die Reproduzierbarkeit der Messungen innerhalb eines Testes wegen Sensibilisierungs- und Desensibilisierungsvorgängen nach.

Neben thermischen Reizen finden *mechanische* (Druckalgometer – Sternbach et al. 1974; Tourniquet – Technik zum Erzeugen des ischämischen Muskelschmerzes – Smith 1969) und *elektrische Reize* Verwendung. Die experimentelle *Zahnpulpastimulation* wird von verschiedenen Schmerzforschern als besonders reliable Stimulationsmethode angesehen, da nur C- und A-delta-Fasern im Zahn vorkommen (David und Reeh 1979). Vorteile elektrischer Stimulationsverfahren liegen darin, daß physikalische und zeitliche Parameter (Frequenz, Intensität, Stimulusdauer, Interstimulusintervall etc.) sehr gut variiert werden können. Von Nachteil ist jedoch die neben der Schmerzfaserreizung gleichzeitige Reizung von A-alpha und A-beta-Fasern, da in den meisten Haut- und Muskelsystemen A-alpha und A-beta-Fasern existieren. Typisch bei der elektrischen Stimulation ist die unnatürliche synchronisierte Form des Input ins ZNS. Eine neuere Technik ist die Stimulation mit *Laserstrahlen,* die wie bei der thermischen Reizung ab einer bestimmten Intensität nur Nociceptoren aktivieren (Carmon et al. 1976).

Chemische Methoden schmerzhafter Reizung werden vorwiegend in der tierexperimentellen Schmerzforschung angewandt. Chemische Reize sind in der Regel beim direkten Aufbringen auf die Haut nicht wirksam. Es kann deswegen durch ein Reizpflaster (*Kantharidin-Pflaster-Methode,* Keele und Armstrong 1964) eine Blase erzeugt werden, die entfernt wird und die eröffneten tieferen Hautschichten mit verschiedenen Reizlösungen (Acetylcholin, Serotonin, Plasmakinine) bespült werden. Zum experimentellen Tiefenschmerz werden Injektionen mit schmerzauslösenden Substanzen (Bradykinin, Histamin, H^+- und K^+-Ionen, hypertonische Kochsalzlösung etc.) in die Muskulatur appliziert. Vermutlich können alle oben erwähnten chemischen Stoffe in vivo an der Schmerzauslösung beteiligt sein. Einen *einheitlichen »Schmerzstoff«*, wie man bisher angenommen hatte, gibt es vermutlich nicht (Schmidt 1980).

3. Signal-Entdeckungstheorie

Psychophysikalische Methoden beziehen sich auf Untersuchungen der Beziehung zwischen physikalischen Stimuluseigenschaften und Wahrnehmungsreaktionen. In der *klassischen Psychophysik* (Weber, Fechner) beschränkte man sich auf die Messung von Reiz-Parametern und versuchte über indirekte Methoden (Ermittlung von Unterschiedsschwellen) die Reaktionen zu ermitteln. Die *neue Psychophysik* (Stevens 1975) versucht, Empfindungsintensitäten unmittelbar zu messen. Mit Hilfe des psychophysischen Potenzgesetzes drückt Stevens die Beziehung zwischen Reiz und Empfindungsintensität folgendermaßen aus:

$E = K \cdot (S-S_0)^n$

Die Empfindungsintensität (E) ist abhängig von der für die jeweilige Sinnesmodalität typischen Potenz n der überschwelligen Reizintensität. K ist eine Konstante. Der Exponent n hat einen für jeden Rezeptortyp positiven Wert.

Im folgenden werden einige für die Schmerzforschung wichtige Reaktionsparameter erklärt:

Schmerzschwelle: Die Schmerzschwelle ist jener Wert, bei dem im Durchschnitt (50% der Fälle, Sternbach 1978) bei aufsteigender Reihenfolge von Reizen zum ersten Mal Schmerz wahrgenommen wird, bzw. bei absteigender Reizfolge wieder verschwindet.

Art der Instruktionen, Angst, Medikamente, Tagesperiodik und andere Variablen können die Schmerzschwelle beeinflussen (Wolff 1978). Die Schmerzschwelle ist meist ein schlechtes Vergleichskriterium für klinischen Schmerz, da sie definitionsgemäß ein Maß für minimalen Schmerz ist, klinischer Schmerz aber in der Regel überschwellig von mäßiger Schwere ist.

Unterschiedsschwelle: Darunter ist derjenige Reizintensitätsunterschied zu verstehen, bei dem gerade noch ein Reizintervall bzw. ein Abstand zwischen 2 Schmerzreizen erfaßt werden kann. Mit diesen gerade merklichen Unterschieden wurde die DOL-Skala von Hardy et al. (1952) entwickelt, die bei der Anwendung der ersten thermischen Schmerzreizung die Grundlage der Schmerzmessung bildete.

Interventionspunkt: Dies ist der Punkt, bei dem der Proband ein Schmerzmittel nehmen würde.

Schmerztoleranzschwelle: Mit dieser Schwelle ist das Intensitätsmaß erreicht, bei dem die Schmerzreizung beendet wird. Dies ist der höchste Punkt bei der experimentellen Schmerzreizung. Er kann nicht mit unerträglichen klinischen Schmerzen verglichen werden.

Die *Signalentdeckungstheorie* (SDT, signal detection theory), ursprünglich in der Nachrichtentechnik zur Entdeckung schwacher stochastischer Radarsignale vor einem Hintergrundrauschen entwickelt, wird seit einigen Jahren auch zur Schmerzmessung angewendet. Die Schmerzwahrnehmung kann mit Hilfe der SDT in zwei orthogonale Teile, das *sensorisch-diskriminative Leistungsvermögen* (*d'* bzw. *Schmerzempfindung*) und die sogenannte *»response bias« oder Reaktionsneigung* zerlegt werden. Die Reaktionsneigung umfaßt momentane Einstellung und Erwartungshaltung, womit z. B. je nach situativer Erwünschtheit der Schmerzschwellenwert manipuliert werden kann. Die SDT mißt also zwei unabhängige Indizes und gestattet, die von subjektiven Erwartungen unabhängige Distanz zwischen zwei Reizen zu bestimmen (Velden 1980). d' ist das Empfindlichkeitsmaß, das durch den Abstand der Mittelwerte der Verteilungskurven (Rauschen, Rauschen + Signal bzw. Reiz) bestimmt wird. β stellt ein Trennkriterium dar für die Entscheidung zwischen 2 Reizen, z. B. einen Reiz als mehr oder weniger schmerzhaft zu bezeichnen (s. ausführlich McNicol 1972, Lloyd et al. 1976).

Lloyd und Appel charakterisieren den Wert der SDT-Methodik bei der Schmerzmessung folgendermaßen: »The value of SDT is, that it separates response determinants into those that involve detection and are presumably a function of physiological variables (sensitivity), from those that involve decision and reflect the subject's tendency to report that a given event has occured (response criterion, likelihood or bias)« (Lloyd et al. 1976).

Hierbei werden schrittweise die Empfindungsdistanzen zwischen zwei Reizen auf dem Intensitätskontinuum von der Schmerzschwelle bis zur Toleranzgrenze gemessen. Die Methodik der SDT erlaubt festzustellen, welche der beiden Indizes z. B. durch eine

Schmerzbehandlung reduziert wurde. Damit wäre eine objektive Prüfung der Effekte der Schmerzregulation z. B. durch Plazebos oder psychologische Verfahren möglich. D. h., reduziert ein Plazebo die Reaktionseinstellung oder die Schmerzempfindung (d')? Bisherige Ergebnisse (s. zusammengefaßt bei Velden 1980) gestatten jedoch noch keine endgültigen Aussagen über die Validität der SDT. Beispielsweise behauptet die Forschergruppe um Clark et al. (1974), daß die Akupunktur nicht die Schmerzempfindung, sondern die Reaktionsneigung, nämlich Reize als schmerzhaft zu bezeichnen, reduziere. Chapman et al. (1975) schreiben jedoch der Akupunkturwirkung eine Reduktion der Schmerzempfindung zu.

Wesentliche kritische Einwände gegen die SDT stammen u. a. von Rollmann (1977), die sich vorwiegend auf methodisch unzureichende Vorgehensweisen bei der Anwendung der SDT-Schmerzmessung beziehen. Rollmann bemängelt, daß in den bisherigen SDT-Schmerzstudien folgende methodische Fehler gemacht wurden:

Zu niedrige Darbietungsraten der Schmerzreize (pro Reizstufe sollten es mindestens 50 Applikationen sein), sodaß eine dadurch bedingte Zufallsstreuung nicht die Ermittlung stabiler Indizes für Diskriminationsfähigkeit und Reaktionsneigung ermöglicht.

Zu kurze Einübungsphasen. Die Probanden müssen in der Reizeinschätzung vor der Sitzung trainiert werden.

Kein »Abfahren« benutzter Reizintensitäten über das *Intensitätskontinuum von Null – Toleranzgrenze.* Dieser methodische Fehler ist deswegen zu kritisieren, da z. B. aufgrund einer Schmerztherapie im unteren Intensitätsbereich eine Sensitivitätsminderung erzielt wurde, die dann nicht festgestellt werden kann, wenn nur hohe Intensitätsbereiche untersucht wurden. Zu großzügiges Abfahren (große Empfindungsschritte) auf der Intensitätsskala, so daß therapeutische Fortschritte in einem bestimmten Bereich nur ungenau erfaßt werden können.

Rollmanns Kritik gipfelt schließlich in der Feststellung, daß die *SDT nicht Schmerz, sondern nur Diskrimination messe.*

Velden (1980) weist Rollmanns apodiktisches Urteil zurück, indem er darauf hinweist, daß bereits Fechner (1860) belegte, daß die entsprechende Empfindungsstärke (z. B. Schmerzerleben) bei einer gegebenen Reizintensität aus der Anzahl der Unterschiedsschwellen bis zu dieser Reizintensität zusammengesetzt sei.

Ein ernstzunehmender Einwand Rollmanns bezieht sich auf ein methodeninternes Problem der SDT-Methode. Jedes Diskriminationsexperiment stellt hohe Aufmerksamkeitsanforderungen an den Probanden. Gleichzeitig ist bekannt (vgl. S. 95), daß *Aufmerksamkeitsänderungen eine zentrale Rolle bei der Schmerzhemmung spielen.* Im Fall der SDT könnte nun ein Konfundierungseffekt vorliegen, indem die experimentell geforderte selektive Aufmerksamkeitseinengung auf bestimmte Reizfolgen und kognitive Einschätzungsvorgänge den zu messenden Schmerz bereits durch die Meßmethodik verändern.

Die Literatur zeigt, daß die wissenschaftliche Auseinandersetzung um eine optimale Methode der Schmerzmessung noch in vollem Gange ist. Zur Zeit laufen umfangreiche psychophysische Experimente zur Schmerzwahrnehmung im Labor der Arbeitsgruppe Pöppel (München), die vielleicht zur weiteren Klärung der Bedeutung der SDT bei der Schmerzmessung beitragen.

4. Messung klinischen Schmerzes

Beecher (1959) hat direkte Skalierungstechniken zur Messung des klinischen Schmerzes bei der Prüfung von Analgetika eingeführt. Er war auch einer der ersten, der die damals keineswegs selbstverständliche Forderung aufstellte, bei der klinischen Pharmakaprüfung Doppelblind-Studien und Plazebokontrollen einzuführen.
Die Analgesieprüfung beim Tier und Menschen erfolgt durch Setzen definierter Schmerzreize (z. B. Hitzereize, s. Abb. 23). Die Schmerzschwelle wird vor und nach Applikation eines Analgetikums gemessen. Bei einem anderen Vorgehen wird ein Analgetikum einer möglichst homogenen Gruppe von Schmerzpatienten verabreicht. Der analgetische Effekt wird durch Befragung ermittelt. Die Ergebnisse werden mit denen einer Plazebogruppe verglichen. Bei der Verwendung verbaler Einschätzungsmethoden für klinischen Schmerz hat sich gezeigt, daß nur eine beschränkte Zahl von Schmerzkategorien, meist nicht mehr als 5 verschiedene Intensitätsmaße diskriminiert werden können. Miller (1956, zit. n. Wolff 1978) hat in diesem Zusammenhang über die »magische« Zahl 7 berichtet. Er beobachtete, daß sehr häufig bei der psychophysischen Diskrimination nur 7 Intensitätsebenen erfaßt werden können. Dies hat sicherlich etwas mit der beschränkten Kapazität der Informationsverarbeitung der menschlichen Sinnessysteme zu tun.

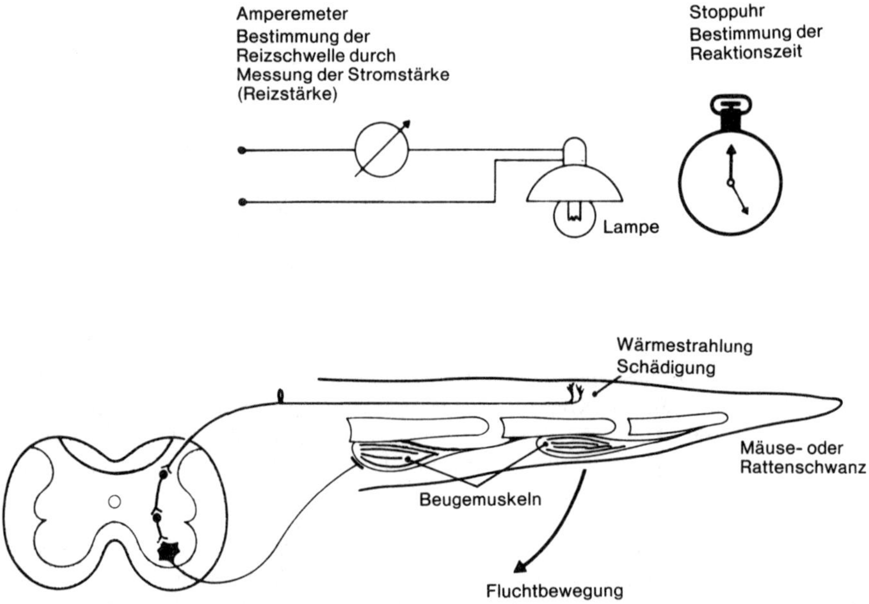

Abb. 23: Prinzip der Messung der analgetischen Wirksamkeit mit Hilfe eines nociceptiven Reflexes.

Bei der subjektiven Schmerzskalierung werden vorwiegend *visuelle Analog-Skalen* zur Schmerzschätzung verwendet. Diese Skala ist eine gerade, vertikale oder horizontale Linie (ca. 10 cm lang), die an beiden Enden begrenzt ist durch Extremwerte der zu messenden Empfindung (»kein Schmerz« oder »unerträglicher Schmerz«). Eine *graphische Rating-Skala* ist eine visuelle Analogskala mit mehreren deskriptiven Begriffen (kein

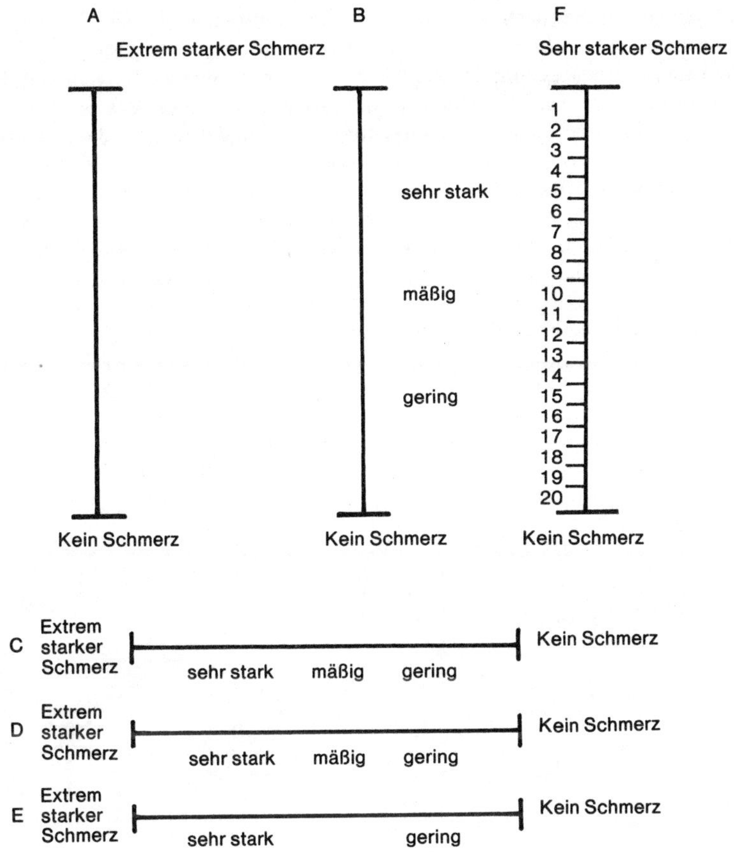

Abb. 24: Visuelle Analogskala u. graphische Rating-Skalen (Scott et al., 1976).

Schmerz, leicht, mäßig, stark, unerträglich) oder Zahlen von 1–5 bzw. 1–7, die in gleichen Abständen entlang der Skala angeordnet sind. Scott und Huskisson (1976) überprüften diese Skalierungsmethoden und fanden hohe Korrelationen zwischen der klinischen Schmerzintensität und den ermittelten Skalenwerten (vgl. Abb. 24).

Eine andere Möglichkeit zur quantitativen Messung klinischen Schmerzes bietet der *McGill Schmerz-Fragebogen* (Melzack und Torgerson 1971). Der Fragebogen besteht aus 102 schmerzbeschreibenden Worten, die 2 unterschiedliche Kategorien der Schmerzerfahrung beschreiben: *sensorisch* (brennender Schmerz, krampfend), *affektiv* (angsterzeugend, zermürbend) und *beurteilend* (störend, unerträglich). Die Wortwahl des Patienten wird auf verschiedene Weise analysiert:

1. Es wird ein Schmerz-Beurteilungsindex errechnet, der auf numerischen Werten, die den einzelnen Schmerzadjektiven zugeteilt wurden, basiert.
2. Die Anzahl der Worte wird ausgezählt.
3. Die aktuelle Schmerzintensität (»present pain intensity«, PPI) wird auf einer 5-Punkte-Skala angegeben.

Die Autoren behaupten, daß dieser Fragebogen sensitiv gegenüber Veränderungen der

Schmerzwahrnehmung nach verschiedenen Interventionen ist. Die Validität dieses Fragebogens ist jedoch bisher noch nicht ausreichend empirisch gesichert.
Verhaltensmaße zur Messung des klinischen Schmerzes, wie die Berechnung des Verhältnisses von Aktiv-Zeit zu Ruheperioden als eine Funktion des Schmerzes, oder Auflisten von eingenommenen Medikamenten werden in der Regel in der diagnostischen Phase vor Beginn einer Schmerztherapie erhoben.
Abschließend wird betont, daß die weitere Erforschung der Messung menschlicher Schmerzreaktionen dazu beiträgt, das Verständnis der Schmerzmechanismen zu verbessern. Außerdem kann durch eine Optimierung der Meßmethoden individuelles Schmerzverhalten objektiver beurteilt und vorhergesagt werden. Generell scheint ein multidimensionales Vorgehen bei der Schmerzmessung (Anwendung verschiedener Meßverfahren) die Methode der Wahl zu sein.

B. Feldexperimentelle Schmerzforschung

I. Felduntersuchungen bei griechischen Feuerläufern*

Wenn Du in das Land kommst, das Dir der Herr, Dein Gott, geben wird, so sollst Du nicht lernen, die Greuel dieser Völker zu tun, daß nicht jemand unter Dir gefunden werde, der seinen Sohn oder seine Tochter durchs Feuer gehen läßt oder Wahrsagerei, Hellseherei, geheime Künste oder Zauberei treibt . . .

5 Moses, 18

Durchs Feuer wären wir gegangen, hätten
Ein glühend Eisen in die Hand genommen
Und jeden Eid geschworen, daß wir nicht
Die Täter waren und auch nicht die Hehler
Von dem, der's plante oder tat.

Sophokles, Antigone

Höchster der Götter, der Schützer des Heiligen Sorakte, Apollo, dem vor allem wir ja geweiht und fichtenes Feuer nähren auf dem Altar und voll Vertrauen verehrend, mitten durchs Feuer, fest auf glühenden Kohlen dahingehen.

Virgil, Aeneis 11, 785–787

Denn fest ist der Erde
Nabel. Gefangen nämlich in Ufern von Gras sind
Die Flammen und die allgemeinen
Elemente. Lauter Besinnung, aber oben lebt der Äther.
Aber silbern an reinen Tagen
Ist das Licht . . .

Hölderlin, Griechenland

1. Einleitung

Am Beispiel der Untersuchung griechischer Feuerläufer soll der Zusammenhang zwischen veränderten Bewußtseinszuständen, Veränderungen des Spontan-EEGs und anderer Schmerzparameter mit der behaupteten subjektiven Schmerzregulation dargestellt werden.
Seit einigen Jahren werden vom Verfasser an griechischen Feuerläufern in Langadas und Saloniki psychophysiologische Untersuchungen durchgeführt. *Bedeutsamstes Charakteristikum ist das völlige Fehlen von Verbrennungszeichen an der Fußhaut trotz direktem Kontakt mit den glühenden Kohlen während des Feuertanzes.* Im Vordergrund steht die

* Die Felduntersuchungen wurden von der Deutschen Forschungsgemeinschaft (DFG), Az: La 422/1 finanziell unterstützt.

Erforschung von Determinanten der Schmerzkontrolle bei verändertem Bewußtseinszustand, der durch intensive extero- und interoceptive Stimulation während der Vorbereitungsrituale ausgelöst wird. Erste Untersuchungsergebnisse aus den Jahren 1975–1977, einschließlich der Daten eines thermophysikalischen Laborexperimentes mit Simulation der Bedingungen des Feuerlaufes (Pyrovasie) legen nahe, daß das Feuerlaufen auf *physiologischen* (Veränderung der Durchblutungsgröße und des Gefäßwiderstandes, Zunahme der Haut- und Schweißdrüsen der Fußsohle auf die 20-fache Dichte unter Streß; Stüttgen und Schäfer 1974) und *thermophysikalischen Mechanismen* (Wärmekapazität der Haut und Grenzflächen, Lauftechnik, Kontaktzeit) basiert (Xenakis et al. 1977). Aufgabe weiterer Feldstudien (1977–1980) war es, insbesondere telemetrisch elektrophysiologische Parameter sowie endokrine und Verhaltensdaten während der Pyrovasie zu gewinnen. Schließlich wurden einige Replikationsstudien zum Feuerlaufen in Deutschland durchgeführt.

Bei dem griechischen Feuerlaufen handelt es sich um einen im südosteuropäischen und asiatischen Raum weit verbreiteten mystisch-ekstatischen religiösen Ritus. Im Gegensatz zu den meisten bisher untersuchten passiven Zuständen veränderten Bewußtseins während der Schmerzregulation ist der Feuerlauf eine ausgeprägte *motorisch-expansive Darstellungsform.* Muskuläre Anspannung, erhöhter Sauerstoffverbrauch, gesteigerte Atem- und Herzfrequenz gehen insgesamt mit einer Intensivierung des gesamten Stoffwechsels einher im Gegensatz zur geistigen Abschirmung bei meditativen oder hypnotischen Praktiken.

Dieser *Doppelaspekt* einer *gesteigerten Zuwendung zur Umwelt* mit extremer Reizeinwirkung (Feuerlaufen, Gruppenerleben, Zuschauermassen mit sensorischem Input und motorischem Output) bei *zunehmender meditativer Versenkung* und Konzentration auf bestimmte interne oder externe Reize unterscheidet sich von den Bewußtseinszuständen anderer passiver meditativer Praktiken.

2. Historische Wurzeln und Epidemiologie des Feuerlaufens

Eine der historisch frühesten Schilderungen über Feuerlaufriten stammt von dem um Christi Geburt lebenden griechischen Geographen Strabo. Er berichtet, daß in einem Ort (Castabala) Südkappadoziens Priesterinnen, die die asiatische Göttin Artemis Perasia verehrten, unversehrt über glühende Kohlen gingen (Frazer 1927). Frazer vermutet, daß dieser Ritus als Ersatz für die Verbrennung von Menschen anzusehen ist.

Die Bedeutung des Feuers in der altrömischen Mythologie spiegelt sich in den Berichten von Plutarch und Vergil. So wurde der römische Kaiser Servius Tullius als Sohn des Feuergottes angesehen. Caeculus soll direkt vom Feuergott Vulkan abstammen. Feuer als phallisches Fruchtbarkeitssymbol wurde als wesentliches Element beim Zeugungsvorgang angesehen (Frazer 1927). Feuer symbolisiert den meisten überlieferten Berichten zufolge *heilende Kraft,* göttliche Reinheit. Bereits die bloße Berührung mit dem Feuer gilt als Mittel, den Körper und Geist zu reinigen. In diesem Zusammenhang wird auch verständlich, daß das Feuerlaufen in der Geschichte nicht nur zur *Initiation* und *Reinigungszeremonie,* sondern auch als *Ordal (Gottesurteil)* angesehen wird. Gelingt es, den Feuerlauf unverletzt durchzuführen, so genügt dies als Beweis der Reinheit und Unschuld. In der griechischen Mythologie wird vor allem die glückbringende Kraft des Feuers betont (Katharsisvorstellungen bei Plutarch, Phänomen der Akaia = Unverletzlichkeit durch Feuer bei den Tänzerinnen in den »Bakchen« des Euripides).

Zum transkulturell-epidemiologischen Vergleich der über die ganze Welt verstreuten Feuerlaufriten gibt es zusammenfassende Darstellungen von Buschan (1940), Thomas (1934), Attenborough (1967), Bassin und Platonov (1973) und speziell für Bulgarien von Scharankov, der 1947 eine Monographie zum Thema Feuerlaufen (Nestinarstvo) veröffentlicht hat. Psychophysiologische Beobachtungen stammen von Rawcliffe (1959), Evangelu (1971), Kuretas (1969), Konstantinidis (1953), Kranidiotis (1956).

Eine der ältesten Beobachtungen wurde im Südseeraum gemacht. Saporta (zit. n. Buschan 1940) berichtet über das Phänomen des Feuerlaufens auf der polynesischen Insel Raiataia. Hier wie auch auf anderen Inseln (besonders Fidschi- und Marquesas-Inseln) laufen die Feuerläufer meist über glühend erhitzte Steine, ohne daß sich die geringsten Spuren von Verbrennungen nachweisen lassen. Kellog (zit. n. Buschan 1940) beobachtete auf Tahiti die Sitte des Feuerlaufens. Über 48 Stunden wurden die Steine erhitzt, bevor die Eingeborenen mit nackten Füßen eine 12 m lange Grube, die mit den glühenden Steinen angefüllt war, durchschritten. In Indien, auf Mauritius, in Südafrika (Natal) und in Japan laufen die Feuertänzer über glühende Kohlen. In Japan wird jährlich zur Frühjahrs- und Herbstzeit die Zeremonie als religiöse Kulthandlung durchgeführt. Vor dem Feuerlauf werden allerdings in einigen Gegenden Japans die Fußsohlen mit Salz präpariert, dann werden Gesänge zu Ehren des Wassergottes angestimmt, der herabsteigen soll, um die Götter des Feuers zu verjagen.

Auch im südosteuropäischen Raum (Spanien, Griechenland) ist das Feuerlaufen weit verbreitet und besitzt gemeinsame kultische Merkmale mit vielen anderen mystisch-ekstatischen Riten. Im sibirischen Schamanismus z. B. bedeutet Feuerlaufen sowie das Ertragen extremer Kälte eine Mutprobe und Selbstinitiation (Pfeiffer 1971, Eliade 1975). Bei den sibirischen Mandschu gehört es zur öffentlichen Initiationszeremonie, daß der Kandidat über glühende Kohlen geht. Verfügt er tatsächlich über die Kräfte bzw. Geister, so gelangt er unverletzt (dies bedeutet entsprechend des schamanischen Ritus ungestraft) über das Feuer (vgl. S. 75). Nach Eliade (1975) scheint diese Zeremonie ziemlich selten geworden zu sein.

Auch bei indonesischen Stämmen hat der Ritus vorwiegend religiösen Charakter. In der Ekstase wird versucht, sich in die Geister des Feuers zu verwandeln, um Unverletzlichkeit vor dem Feuer zu erreichen (Pfeiffer 1971). Die Trancetänze afrikanischer Buschmänner in der Kalahari-Wüste (s. S. 74) stellen ein Heilritual dar und finden ähnlich den griechischen Feuerläufen in einer größeren interaktionell sehr aktiven Gruppe statt. Trancezustände bei Amahuaca-Indianern des inneren Amazonas werden ohne Tanz nur mittels intensiver Identifikation und Kommunikation mit den Geistern induziert (Bourguignon 1980). Afrikanische Buschmänner projizieren in das Feuer heilsame Kräfte, die durch direkten Kontakt (tanzen, sich wälzen in der Glut, den Körper mit glühenden Kohlen abreiben) körperliche Heilkräfte aktivieren sollen (Bourguignon 1968 – s. S. 74). In Nordamerika gibt es das Feuerlaufen bei den Cheyenne-Indianern.

3. Beschreibung der Feuerlaufzeremonie in Nordgriechenland (Pyrovasie)

In Griechenland gilt das Feuerlaufen als Unverletzlichkeitsritus (Akaia), der in gläubiger Hingabe an die Schutzgötter vollzogen wird. Die Zeremonie findet seit Jahrhunderten jährlich am 21. Mai, dem Feiertag des Hl. Konstantin und der Hl. Helena für 3 Tage statt. Überlieferten Sagen ist zu entnehmen, daß der Hl. Konstantin während seiner römischen Herrschaft christliche Reliquien unverletzt aus einer brennenden Kirche gerettet hat.

Eine Legende über den Ursprung des Feuerlaufs der Anastenaria (Feuerläufer) lautet: Vor langer Zeit, wahrscheinlich um 1250, brannte in dem Ort Kosti (Ost-Thrakien) die Kirche des Hl. Konstantin. Bestürzt und hilflos standen alle herum und hörten lautes Stöhnen aus der Kirche, als riefe die heilige Ikone sie zu Hilfe. Wessen Glaube stark genug war, der eilte in die brennende Kirche und half, die Ikone herauszutragen. Alle, die es taten, gingen ohne sich zu verbrennen durch die Glut und kein einziges Haar wurde ihnen versengt. Die gerettete Ikone galt von diesem Tag an als ihr persönliches Eigentum und sie wurde von Generation zu Generation weitergegeben, bis auf den heutigen Tag. Deshalb gehen die Anastenarides jedes Jahr im Mai zu Ehren des Hl. Konstantin und der Hl. Helena unversehrt wie damals durch feurige Glut, wenn sie im Glauben stark genug sind (je älter die Ikone ist, desto stärkere Glaubenskräfte sollen von ihr ausgehen).
Eine andere Legende erzählt, der Hl. Konstantin und einige seiner Soldaten wurden beim Durchdringen eines Fichtenwaldes plötzlich von Feinden überrascht. Die Feinde setzten den Wald um Konstantin und die Seinen in Brand. Die Brücke hinter ihnen war vom Feind zerstört worden. Da erschien Konstantin seine Mutter Helena und sagte ihm, er solle das Feuer nicht fürchten, sondern mit seinen Männern kühn durch die Glut eilen und die Feinde angreifen. Der Sieg wäre ihnen gewiß und das Feuer würde ihnen nichts anhaben. Konstantin folgte dem Rat seiner Mutter und schlug die Feinde.
In einer Variante heißt es, Konstantin habe gegen die Türken gekämpft und sei auf der Suche nach einer Frau gewesen. Die Türken hätten zu ihrem Schutz große Feuer vor den Stadttoren angezündet, aber Konstantin habe mit den Seinen unversehrt die Feuer der Türken durchschritten, sie besiegt und so seine Frau Helena gefunden (P. M. Ladiges, Sendung des Südwestfunks, Soiree Langada, Feuerlauf im alten Europa: Anastenaria, 1981).

Der historische Ursprungsort der griechischen Pyrovasie wird in Persien vermutet und in Verbindung mit dem positiven Sonnengott (Zoroaster) gebracht. Der Ritus wurde in die thrakisch-dionysische Mythologie integriert. Zur Zeit Konstantins wurden byzantinisch-griechische und christliche Glaubensvorstellungen in das Feuerlaufen assimiliert.
Im Zusammenhang mit der Repatriierung der Griechen aus Ost-Thrakien (Ost-Thrakien fiel an die Türkei) nach Makedonien (1923) verbreitete sich dieser Ritus stärker in Nordgriechenland. Die Thraken hatten das Feuerlaufen seit Jahrhunderten im Namen des göttlichen Paares Konstantin und Helena als Ersatz für die griechischen Götter Dionysos und Rea-Kyweli kultiviert.
Die Beschreibung der Vorbereitungsriten und der Feuerlaufzeremonie soll die Bedeutung des rituellen Ablaufes für die Änderung des Bewußtseins der Pyrovaten demonstrieren. Der Autor beobachtete und untersuchte das Phänomen der Pyrovasie in Langadas (Nordgriechenland) und in Saloniki/Meteora seit 1975 in jährlichen Abständen. Ein weiterer wichtiger Ort ist Hagia Heleni.
Bereits während des Jahres werden kleinere rituelle Übungen abgehalten, die auf das Ereignis im Mai vorbereiten. Am Abend des 20. Mai versammeln sich die Feuerläufer, die eine kleinere religiöse Gemeinde (ca. 15 Pyrovaten) bilden, in dem privaten Heiligtum (»Konaki« = Haus, türk.) des Anführers. Nach meditativen Übungen beginnt auf ein Zeichen des Leiters der Tanz mit stündlich sich wiederholenden rhythmischen Bewegungen nach einer genau festgelegten Schrittfolge. *Gesänge zu monotonen Klängen* der Lyra und Pauke, *Konzentration auf Kerzenflammen* und *Ikonen* (die Ikonen stellen das heilige Paar dar; daran hängen oft silberne Ketten, Glöckchen, Amulette, Votivtafeln, die weitervererbt werden), *Hyperventilation*, *Weihrauch* und *zunehmend schnellere* und *lauter werdende Musik* sind *destabilisierende Kräfte* im Sinne Tarts (1980), die eine Bewußtseinsänderung in eine Art Trance hervorrufen. Äußere Kennzeichen der Trance sind mimische Starre, kurzzeitiger Stillstand der Tanzbewegungen, plötzliche gellende Schreie oder leise Zischlaute (die Pyrovaten werden auch Anastenaria genannt, dies bedeutet Stöhnen, Seufzen), Zuckungen einzelner Körperteile und in seltenen Fällen ein Sturz zu Boden. Die zunehmende Meditationstiefe während des Tanzes wird durch wiederholtes Berühren der Hand mit der Kerzenflamme im sog. Kerzentest überprüft.

Am Vormittag des 21. Mai findet das Tieropfer mit der Zerlegung des Tieres und Verteilung der Fleischstücke an die Gemeinde statt. Der Opferkult verweist auf altgriechische Bräuche – »Sparagmos« (Zerreisen) und »Omophagia« (rohes Verschlingen des Tierkörpers) – ein ritueller Höhepunkt des dionysischen Wintertanzes. Margaret Field (1960) beschreibt ähnliche Vorgänge in der Ekstase bei Besessenheitsriten im Süden Ghanas. Es liegt nahe, das Opfertier als animalische Inkarnation vitaler göttlicher Energien anzusehen, die durch den Akt der Omophagia auf den Gläubigen übergehen. In der christlichen Kommunion ist der archaische Charakter des Opfers noch lebendig. Nachmittags beginnen auf dem nahe gelegenen Festplatz mit dem Walzen des Bodens und dem Aufschichten des Holzstoßes (Kastanien- oder Eichenholz) die Vorbereitungen für das Feuerlaufen. Beim Aussuchen des Holzes wird darauf geachtet, daß die Maserung symmetrisch in der Mitte auseinandergeht wie eine Blüte oder ein Kelch, entsprechend der Form der Wünschelrute. Vor dem Entzünden des Feuers tanzen die Pyrovaten erneut um den Holzstoß und ziehen danach in einer Prozession zu den einzelnen Gemeindemitgliedern. Nach Anbruch der Dunkelheit tanzen die Feuerläufer auf der Glutfläche (Durchmesser ca. 3–4 Meter, Schichtdicke 3–5 cm, *initiale Temperatur 450 Grad Celsius)*, bis die glühende Asche nach 15–20 Min. erloschen ist (s. Abb. 25–27,

Tab. 5: Ritueller Ablauf der Pyrovasie

27. Oktober	Sog. Sklaventag – Kollekte für das Opfertier
18. Januar	Tag des Hl. Athanasios – Das Opfertier wird ausgesucht und gekauft
2. Mai	Beginn der Vorbereitungen für das Feuerlaufen (Konstantinfest) – Prozession zu den Heiligen Quellen
Sonntag vor 21. Mai	Gruppenentscheidung der Pyrovatengruppe, wer dieses Jahr zum 1. Mal übers Feuer laufen darf; derjenige erhält eine Ikone oder ein heiliges rotes Tuch.
21. Mai	*Vormittag: Herrichten des Kultraumes* (Konaki): Opfermesser, Opferbeil, Trommel, Lyra, Gefäß mit heiligem Wasser, Ikonen, heilige rote Tücher (geknotet »binden« sie das Böse), Sandbehälter für Kerzen. *Tieropfer* an der Opferstätte hinter dem Konaki. Schwarzer Stier; Opferbedingungen: Alter mindestens 3 Jahre, ungerade Jahreszahl des Alters, keine Verletzung, nicht kastriert. Zusätzliche Opferung eines Lammes. Besprengen der Opferstätte und Opfertiere mit heiligem Wasser. *Taufzeremoniell* der Pyrovaten: Freunde und Ikonen im Konaki. *Tanzen im Konaki* in Begleitung von Lyra und Trommel. *Nachmittag:* Tänze im Konaki – Gesänge (Konstantinlied, 2/4 Takt). *Prozessionen* mit Ikonen und Tüchern zu befreundeten Familien der Nachbarschaft. *Vorbereitung des Feuerplatzes:* Walzen des Bodens, Aufschichten des Holzstoßes. *Abend:* Feierliches Entzünden des Feuers gleichzeitig an 4 Stellen entsprechend den Himmelsrichtungen. Tänze im Konaki – Ausbreiten der Glut – mehrfach Prozessionen zum Feuerplatz. Um ca. 20.00 Uhr *Feuertanz* (ca. 20 Min.) – anschließend Abschlußprozession. *Kollektives Mahl* im Konaki – Verzehren des zubereiteten Opfertieres; quasi gruppentherapeutisches Setting – kathartische Gespräche.
22. Mai	Tänze im Konaki
23. Mai	Tänze im Konaki: – Prozessionen – Herrichten der Glutfläche – um ca. 20.00 Uhr 2. Feuertanz – Abschlußmahl

im Anhang). Der 2. und 3. Tag ist wiederum mit rituellen Vorbereitungen ausgefüllt ehe am 3. Abend unter reger Anteilnahme einiger tausend Zuschauer erneut der Feuertanz beginnt. In Tab. 5 ist der rituelle zeitliche Ablauf der Feuerlaufzeremonie schematisch dargestellt.

4. Thermophysiologische Grundlagen

Im Zusammenhang mit den extremen Temperaturen, die beim Feuerlaufen eine entscheidende Rolle spielen, ist die Haut als komplexes Organ und Einwirkungsort von wesentlichem Interesse. Sie ist gleichzeitig Spiegel verschiedenster psychischer Einflüsse (Stüttgen und Schaefer 1974). Bei Kontakt mit aggressiven (z. B. bei Hitzeeinwirkung) Reizen ist der Zustand der Hautoberfläche von besonderer Bedeutung. Chemisch-physikalische, strukturelle Eigenschaften vereinigen sich offenbar zu einer die Haut schützenden Einheit. Diese schützenden bzw. wärmereduzierenden Faktoren sollen im einzelnen, soweit sie zum Verständnis der Pyrovasie notwendig sind, im Zusammenhang mit der physikalischen Temperaturregulation dargestellt werden. Die thermophysiologischen Bedingungen der Wärmeabgabe zur Konstanterhaltung der Körpertemperatur und Erniedrigung der Erträglichkeitsgrenze für hohe Temperaturreize lassen sich nach Rein und Schneider (1960) zweifach untergliedern:

1. *Wärmetransport an die Oberfläche.*
2. *Wärmeabstrom von der Oberfläche.*

ad 1. Der Wärmetransport ist abhängig von der Temperaturdifferenz Körperkern-Oberfläche und deren Wärmedurchgangszahl (Wärmemengeabgabe bei 1 °C Temperaturdifferenz Kern-Oberfläche in 1 s). Die Variabilität der Durchblutung, besonders der Extremitätenenden ist erheblich aufgrund der großen Oberflächen-Volumenquotienten (kleiner Körper). Die Hautgefäße sind in etagenartigen, weitmaschigen Gefäßnetzen ein wichtiger Blutspeicher (Stüttgen und Schaefer 1974) sowie ein idealer »Kühlapparat« (Koeppen 1957). Die hohen lokalen Temperaturreize der Feuersglut bei der Pyrovasie verursachen eine extreme Weitstellung der Gefäße (große Umgebungshitze), kompensatorische viszerale Vasokonstriktion, Minutenvolumenanstieg und zusätzliche Eröffnung arterio-venöser Anastomosen. Beispielsweise kann die Wärmeabgabe durch das sogenannte Gegenstromprinzip der Extremitätendurchblutung erhöht werden. Infolge der parallelen Anordnung der großen Extremitätengefäße geht die Wärme von den Arterien auf die venae comitantes über. Dieser Wärmekurzschluß ist umso größer, je stärker die axiale Durchblutung der Extremität vasokonstriktorisch eingeschränkt wird. In warmer Umgebung eröffnen sich jedoch oberflächliche Venen, durch die der größte Teil des Blutes zurückfließt. Hierdurch wird der Kurzschlußeffekt vermindert. Belastend ist auch bei hoher Außentemperatur der Nachteil einer geringen Temperaturdifferenz Körperkern-Körperschale mit einer entsprechend hohen Wärmeleitzahl (geringe Wärmeabgabe). Die gesteigerte zusätzliche Wärmebildung durch erhöhte Muskeltätigkeit während des Tanzes bedeutet eine weitere thermoregulatorische Belastung. Die erhöhte Wärmeabgabe erfolgt durch eine Änderung der physikalischen Temperaturregulation auf höherem Niveau der Körpertemperatur mittels Sollwertverstellung (Rein und Schneider 1960).

ad 2. Die Wärmeabgabe von der Oberfläche erfolgt durch Leitung, Konvektion, Strahlung und Verdunstung. Wesentlich ist hierbei die Temperaturdifferenz Umgebung-

Oberfläche. Die Dicke der hautanliegenden Grenzschicht ist ein weiterer Faktor, der bei der Wärmeabgabe eine Rolle spielt. Diese Luftschicht wird unter anderem von der Windgeschwindigkeit und dem Radius der Wärme des wärmeabgebenden Körpers bestimmt. *Mittels der Laufgeschwindigkeit beim Feuertanz wird die Grenzschicht erheblich reduziert, damit die Wärmeabgabe deutlich verbessert.* Bereits bei einem Wind von 2 cm/s wird die Luftschicht von 4–8 mm auf 1 mm verringert (Rein und Schneider 1960). Bei kleinerem Radius (Fuß) wird die Grenzschicht ebenfalls reduziert.

Die Wasserverdunstung als weiteres wesentliches Mittel des Wärmeentzuges ist besonders an den Fußsohlen ausgeprägt (Verteilung der Schweißdrüsen 620 ± 120 cm^2, Stüttgen und Schaefer 1974). Durch die geringe Luftfeuchtigkeit, z. B. zum Jahreszeitpunkt der Pyrovasie, wird die Wasserdampfabgabe erleichtert. Die Fußsohlenschweißdrüsen reagieren wesentlich stärker auf psychische Erregungen als auf thermische Reize. *Unter Streß können die Haut- und Schweißdrüsen auf die 20-fache Dichte zunehmen* (Stüttgen et al. 1974).

Nach Untersuchungen, die besonders im Zusammenhang mit dem Feuerlaufen interessant sind, wurde 1969 von Hadjiminas in experimentellen physiologischen Untersuchungen an Hunden festgestellt, daß selektiv an den Hundepfoten lokale periphere thermophysiologische Mechanismen vorliegen, die durch Veränderungen der Durchblutungsgröße und des zirkulierenden Blutvolumens die Hauttemperatur reduzieren (signifikante Abnahme des Gefäßwiderstandes jenseits 50 °C entsprechend der Größe bei 21–28 °C). Bei einer Umgebungstemperatur von 44–50 °C, bei der es bereits zu Hautschäden kommt, blieb die Hauttemperatur durch diesen Mechanismus im physiologischen Bereich.

5. Untersuchungen von 1975–1977*

5.1. Vorstudien

In den Jahren 1975 und 1976 wurden erste unsystematische Erkundungsstudien in Langadas/Nordgriechenland durchgeführt (Filme, Interviews), um mit den Feuerläufern und dem zeremoniellen Ablauf der Pyrovasie vertraut zu werden. 1977 wurde in Zusammenarbeit mit der Filmabteilung des Klinikums Steglitz der Freien Universität Berlin ein wissenschaftlicher Film über das Feuerlaufen gedreht (Xenakis, Larbig und Schulze 1978). Folgende weitere Untersuchungen an 4 griechischen Feuerläufern wurden in Langadas durchgeführt:

1. Elektroencephalographische Ableitungen bei 1 Pyrovaten einen Tag vor der Pyrovasie und 1 Tag danach in einem EEG-Labor in Saloniki.**
2. Neurologische und psychiatrische Untersuchungen an 4 griechischen Feuerläufern vor und nach der Pyrovasie (Tonbandaufzeichnungen der Interviews und Musik während der Vorbereitung und während des Feuertanzes).
3. Laborklinische Untersuchungen (Differentialblutbild, Elektrolyte, BSG).

* Der Autor dankt Dr. *Xenakis* an dieser Stelle sehr herzlich. Von ihm ging die ursprüngliche Idee zur Untersuchung der Pyrovasie aus. Weiteren Dank für Anregungen und Hilfen bei der Durchführung der Feldbeobachtungen gebührt Prof. *H. Selbach*, Prof. *Bente*, Prof. *Helmchen*, Dr. *Holtmann*, sowie den Feuerläufergruppen in Langadas und Meteora/Saloniki, die sich für die Felduntersuchungen zur Verfügung gestellt haben.
** Für die EEG-Abteilungen danke ich Dr. *T. Ballis.*

4. Temperaturmessungen mit der Apparatur »Ferro-Electrique« beim Feuerlauf und während des Kerzentestes.
5. Verhaltensbeobachtungen während der Pyrovasie (Dokumentation durch Photo- und Filmmaterial).

5.2. Erste Ergebnisse

ad 1. Elektroencephalographische Ableitungen an 4 Feuerläufern einen Tag vor und einen Tag nach der Pyrovasie. EEG-Befunde: Bei allen EEG-Ableitungen kein klinisch pathognostisch verwertbarer Befund. Lediglich Vigilanzschwankungen entsprechend Stadium A vor der Pyrovasie und Intensivierung der subvigilen Fluktuationen bis zum Stadium B nach der Pyrovasie.
EKG-Befund: Tachykarde Reaktionen vor der Pyrovasie. Psychogalvanischer Reflex: Psychoreaktive Sensationen bei bestimmten provozierenden Fragen über den Erfolg einer bevorstehenden Pyrovasie: z. B.: »Glauben Sie, daß Sie morgen auf den glühenden Kohlen laufen können oder würden Sie davor zurückschrecken? Sind Sie sicher, daß Sie sich nicht die Füße verbrennen?«

ad 2. Neurologischer Befund: insgesamt unauffällig.
Psychischer Befund: allgemeiner Eindruck unauffällig. Wachbewußtsein voll orientiert; Konzentration und Aufmerksamkeit: keine illusionären Verkennungen, keine Konzentrationsstörungen. Denken und Intelligenz: einfach strukturiertes Denkvermögen, formal und inhaltlich: unauffälliger Denkablauf. Keine psychotischen Erlebnisse. Stimmung und Affekt: Antriebssteigerung, dysphorische Stimmungslage, labiles Affektverhalten. Mnestik und Merkfähigkeit intakt. Besondere Erlebens- und Verhaltensweisen: auffällig war eine ausgeprägte Fixierung auf die Problematik der Pyrovasie. Weiterhin war eine latente aggressive Stimmung zu bemerken, die z. T. auf die Ablehnung von seiten der Kirche und eines Teils der Mitbewohner des Dorfes zurückgeführt wird, die die Feuerläufer als teuflische Scharlatane ansehen. Der psychische Befund nach der Pyrovasie zeigte eine Zunahme der Antriebssteigerung, der Affektlabilität und allgemeinen Dysphorie. Auffällig war der schnelle Wechsel zwischen Dysphorie und Euphorie.

ad 3. Laborklinische Untersuchungsbefunde: insgesamt unauffällig (Differentialblutbild, Blutsenkung, Elektrolyte).*

ad 4. Es wurden fortlaufend Temperaturmessungen mit der Apparatur »Ferro-Electrique« durchgeführt: die glühenden Kohlen, die auf einem Durchmesser von 8 m verteilt waren, wurden in regelmäßigen Abständen von 14.00–21.30 Uhr an verschiedenen Punkten der Peripherie und des Zentrums gemessen. Es ergaben sich unterschiedliche Temperaturen bei glühenden Kohlen, Asche und Staub (Temperaturschwankungen zwischen ca. 150–250 °C mit initialen Spitzenwerten von 450–500 °C) (vgl. Tab. 6).

ad 5. Mittels Filmanalyse wurde die Anzahl der Personen, die Zeitdauer und die Häufigkeit der Intervalle während des Feuerlaufes ermittelt. Das Intervall ergibt sich aus Kontaktzeit (Dauer der Berührung der Fußhaut mit der Pyra = Glut) und Flugzeit (Dauer des fehlenden Kontaktes mit der Pyra). Es konnte festgestellt werden, daß die

* Wir danken Frau Dr. *S. Athanasiadu* vom Zentralkrankenhaus Saloniki für die Durchführung der laborklinischen Untersuchungen.

Pyrovaten durchschnittlich 4–6 Intervalle durchführten. Die durchschnittliche Kontaktzeit betrug 0,20–0,25 s, die Flugzeit 0,35–0,40 s. Die Dauer des Feuerlaufens (gesamter Glutkontakt) betrug maximal 3–4 s. Die doppelte Flugzeit erklärt sich durch den Laufschritt des anderen Fußes.

5.3. Laborexperimentelle Simulationsstudie in Berlin (1976)*

Hypothese: Aufgrund der Untersuchungsergebnisse einschließlich der Feldbeobachtungen zeigten sich keine Verbrennungserscheinungen. Somit kann angenommen werden, daß *das Feuerlaufen nicht mit außergewöhnlichen psychophysischen Leistungen verbunden ist.* Die Hypothese ergibt sich aus folgenden Feststellungen:
1. Sehr kurze Kontaktzeit (0,20–0,25 s),
2. Geringe Wärmemenge der Pyra,
3. Niedrige absolute Temperatur (180–220 °C),
4. Besondere Lauftechnik.
Die Feuerläufer benutzen eine entsprechende Lauftechnik – kurze intensive Berührungszeit mit festem abscherendem Druck – wodurch die Glut plötzlich ausgedrückt wird. Diese spezifische *Abdrückbewegung* der Feuerläufer diente gleichzeitig dazu, an der Haut sich festsetzende Glutpartikel abzustreifen. Dies wird durch das künstlich angelegte mobile Erdreich begünstigt.
5. Schlechte Wärmeleitfähigkeit der Haut.
Durch ein Laborexperiment, das die Bedingungen der Pyrovasie simulierte, sollten weitere Erkenntnisse gewonnen werden.
Das Ziel des Laborexperimentes bestand darin:
1. Bestimmung der Ausgangsbedingungen:
Zimmertemperatur und maximale Temperatur der Pyra.
2. Bestimmung des Temperaturanstieges während vier bis sechs Kontaktzeiten an der Oberfläche des Meßwertaufnehmers.
3. Bestimmung des Temperaturanstieges bei Kontakten mit und außerhalb der Pyra. Der Meßwertaufnehmer wurde mit einem Hautpräparat** überzogen.
3.1. Bestimmung des Temperaturanstieges mit Hautpräparat bei Dauerkontakt mit der Pyra.
Aufbau des Laborexperimentes: Der Temperaturanstieg wurde mit Hilfe eines digitalen elektronischen Thermometers (Meßbereich −50 °C bis +500 °C) mit zwei speziell geeichten Temperaturfühlern (nadel- und plättchenförmig) bestimmt. Die aus der Filmanalyse gewonnenen entsprechenden Intervallzeiten konnten mittels einer dynamographischen Plattform (nach Kistler) kontrolliert werden. Der Versuchsaufbau wurde wie folgt angeordnet (s. Abb. 28).
Versuchsdurchführung: Vor jedem Versuch wurden die Ausgangsbedingungen: Zimmertemperatur und maximale Temperatur der Pyra gemessen, um den Temperaturanstieg bei mehreren Kontakten mit der Pyra zu bestimmen. Dazu wurde der Temperaturaufnehmer, intervallmäßig durch ein Metronom zeitlich gesteuert, in die Pyra gedrückt.

* Für Planung und Durchführung des Experimentes danke ich sehr *Dr. E. Tsarouchas* (s. auch Xenakis, Larbig, Tsarouchas und Ballis 1977).

** Das pathologisch unauffällige Hautpräparat (4 × 15 cm) stammte von einem 49-jährigen, 4 Stunden vor dem Experiment an Herzinfarkt verstorbenen männlichen Patienten. Das Hautpräparat wurde vom Pathologischen Institut des Klinikums Westend der Freien Universität Berlin zur Verfügung gestellt. Das Hautpräparat wurde an einer Fixiermasse (Holz) befestigt und überzog den Meßwertaufnehmer (plättchenförmig).

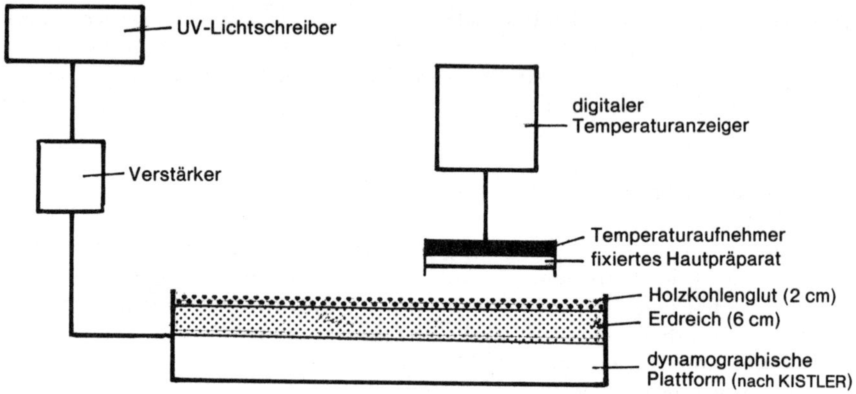

Abb. 28: Schematische Anordnung des Laborexperimentes (aus: Xenakis et al., 1977).

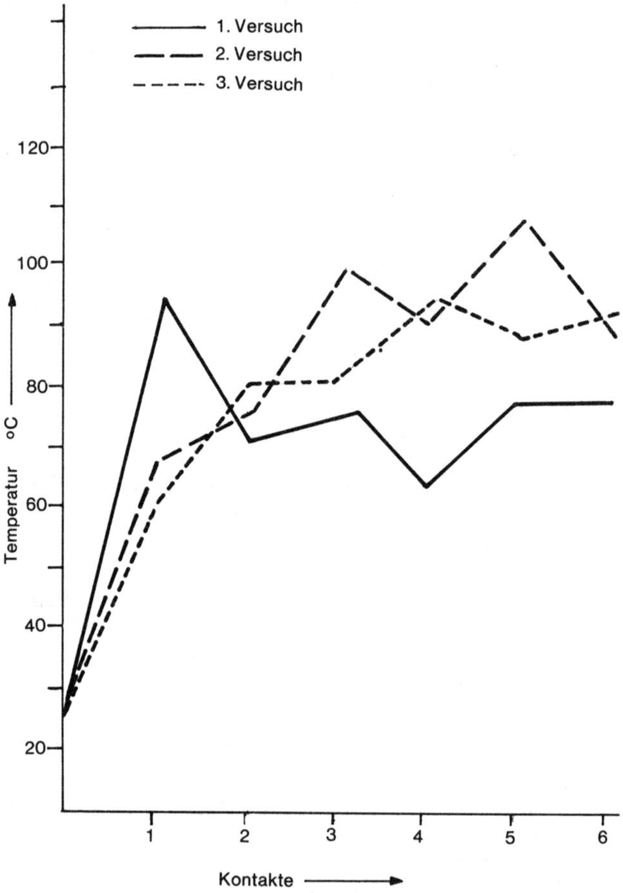

Abb. 29: Temperaturanstieg bei 6–8 Kontakten mit der Pyra ohne Hautpräparat (aus: Xenakis et al., 1977).

Der Temperaturanstieg wurde kontinuierlich am Digitalanzeiger abgelesen und die Intervalle registriert. Dabei wurde versucht, die spezielle Lauftechnik (Abdrückbewegung) der Pyrovaten im Experiment zu simulieren. Durch den Sondendruck auf die dynamographische Plattform wird der entstandene Kraftimpuls (P = F x t) durch den UV-Lichtschreiber registriert. Die Dauer der wirkenden Kraft (Dauer des Sondendrucks) ist der Kontaktzeit äquivalent. Somit konnte die zeitliche Folge der Intervalle kontrolliert werden.

5.4. Ergebnisse und Diskussion

Die Laborergebnisse ergaben bei einer Zimmertemperatur von 21 °C und bei einer durchschnittlichen Temperatur der Pyra von 220 °C (Dauermessung) bei gegebenen Intervallen entsprechend den Zeiten der Pyrovasie einen unterschiedlichen Temperaturanstieg mit und ohne Hautpräparat. Es kann festgestellt werden, daß der *Temperaturanstieg ohne Hautpräparat sofort beim ersten bis zweiten Kontakt* (Kontaktdauer 0,20–0,30 s) einen *durchschnittlichen Anstieg von 60 °C* erreichte. Die Schwankungsbreite der Temperatur erklärt sich aus der Beschaffenheit der Pyra: Anzahl der Glutpartikel, ihre Verteilung und der Aschebestandteile (s. Abb. 29). Bei weiteren Kontaktzeiten stieg die Temperatur nur gering an (10–20 °C). Dies erklärt sich aus:
1. Der kurzen Kontaktzeit,
2. Der doppelt so langen kontaktlosen Zeit,
3. Der geringen Wärmemenge (Temperaturaufnehmer – gute Wärmeleitfähigkeit).

Die gemessenen Werte lassen feststellen, daß die Höhe der Temperatur ausreichen würde, die Haut stark zu verletzen. Demgegenüber zeigt das Experiment mit dem Hautpräparat bei 4 Kontaktzeiten 3 °C und bei 10 Kontaktzeiten 10 °C Temperaturanstieg (s. Abb. 30). Durch die simulierte Lauftechnik wurde die Glut ausgedrückt. Darüberhinaus zeigte sich ein Temperaturanstieg von 7 °C außerhalb des Feuers innerhalb einer halben Minute.

Beim Dauerkontakt von 1½ Minuten konnte ein Temperaturanstieg bis über 70 °C ermittelt werden.

Die Ergebnisse deuten darauf hin, daß die *Haut ein schlechter Wärmeleiter* ist, jedoch kommt es zu einem erheblichen Temperaturanstieg bei länger dauerndem Kontakt mit der Pyra, sodaß die Haut beschädigt werden kann. Durch die möglicherweise verstärkte reaktive Schweißsekretion während der Flugzeit und dem zwischenzeitlichen Kontakt mit dem kühleren Erdreich außerhalb der Pyra zum schnelleren Wärmeaustausch kommt es nur zu einer geringen Wärmestauung.

Wir können demnach sagen, daß aufgrund aller Untersuchungsergebnisse das Phänomen der Pyrovasie vom medizinisch-thermophysikalischen Standpunkt aus erklärbar ist (Flugzeit, psychische Komponente, Lauftechnik). Das schließt nicht aus, daß weitere Untersuchungsmöglichkeiten, z. B. mittels biochemischer und psychophysiologischer Methoden (Telemetrie) weitere Aspekte der Pyrovasie ausgiebiger beleuchten können (s. folgende Abschnitte).

Die Untersuchungsergebnisse sprechen auch dafür, daß bei kurzen Berührungszeiten auch Untrainierte das Feuerlaufen bewerkstelligen können, vorausgesetzt, daß durch eine willkürliche Kontrolle der Gangtechnik unter Ausnutzung der Schutzschicht zwischen Haut und Glut die Hitzewirkung in erträglichen Grenzen bleibt. Die in der Literatur diskutierte Hypalgesie auf psychogener Basis durch eine autohypnotisch bedingte Regulation der Wärmeaustauschprozesse könnte möglicherweise bei längeren Kontaktzeiten auf glühenden Kohlen oder Steinen eine Rolle spielen.

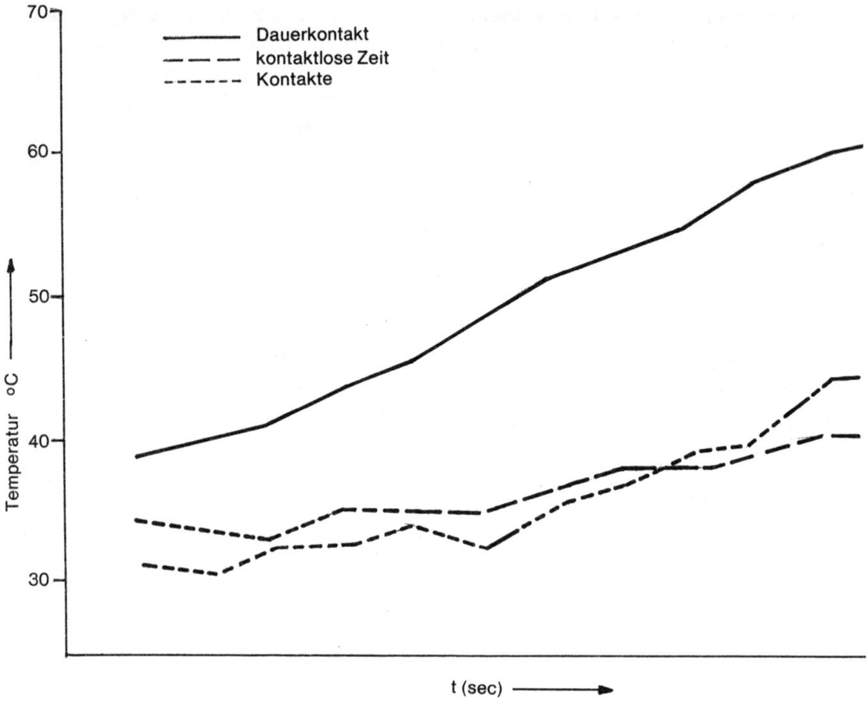

Abb. 30: Temperaturanstiege mit Hautpräparat bei Dauerkontakt, kontaktloser Zeit und mehreren Kontakten (aus: Xenakis et al., 1977).

Es ließen sich folgende Ergebnisse feststellen:
1. Die Persönlichkeiten der Feuerläufer zeigten keine neurotischen oder psychotischen Persönlichkeitsveränderungen. Bei Vorbereitung und Durchführung des Rituals wurden keine äußeren technischen Hilfsmittel benutzt wie Drogen, Alkohol oder spezifisches Präparieren der Fußsohlen.
Als Erklärung für die Unverletzlichkeit beim Feuerlaufen gaben die Pyrovaten übereinstimmend eine spezifische psychophysiologische Vorbereitung an, die aus einer konsequenten asketischen Lebensführung besteht, die die »mystische Kraft« gebe, ohne Zeichen einer Verbrennung durch das Feuer zu laufen. Hinzu komme eine *weitgehende Identifikation mit den Heiligen* und eine *starke Glaubensüberzeugung* urchristlicher Prägung, indem sich die Pyrovaten dem Schutze der Heiligen vollkommen überlassen.
2. Die gefilmten Bewegungsabläufe sprechen für thermophysikalische Prinzipien bei der Bewältigung des Feuerlaufes: *kurze Berührungszeit der Fußhaut mit der Pyra* (kurze Gesamtdauer der Intervalle von maximal bis zu 0,5–0,7 s; einzelner Glutkontakt mit der Fußsohle von *0,20–0,30 s*).
3. Aufgrund der kurzen Kontaktzeiten wird die kritische Grenze zum Auftreten von Verbrennungen nach bisherigen experimentellen dermatologischen Erfahrungen nicht überschritten (Stüttgen 1977; persönliche Mitteilung).
4. Nachfolgende Kontakte mit der kühleren Masse, in diesem Fall mit dem Erdreich, erfolgten zum *schnelleren Wärmeaustausch.* Eine mögliche zusätzliche *reaktive*

Schweißsekretion kann die Wärmestauung vermindern. Physikalische Untersuchungen, die diese Hypothese belegen, sind apparativ sehr aufwendig und in dem kulturellen Rahmen der Pyrovasie kaum durchführbar.

5. Bestimmte Fußbewegungen (*Abdrückbewegung*) dienten während des Feuerlaufens zum Auslöschen (Sinn des Rituals) und Abstreifen der Glut. Bedingung dafür ist eine geringe Schichtstärke der Glut.

6. Die aufgrund der Filmanalyse ermittelte Schrittechnik der Pyrovaten entspricht den in dem Simulationsexperiment beschriebenen Ergebnissen.

6. Untersuchungen von 1978–1980*

Die oben beschriebenen Feldstudien konzentrierten sich auf eine Feuerläufergruppe in *Langadas* 30 km östlich von Saloniki. Die im folgenden dargestellten Feldbeobachtungen wurden ausschließlich in *Meteora,* einem oberhalb Salonikis gelegenen Vorort durchgeführt. Aufgrund der Ergebnisse der Vorstudien in Langadas wurden nun systematischere Untersuchungen geplant, wofür sich die örtlichen Gegebenheiten, sowie die Feuerläufergemeinde in Meteora wesentlich besser eigneten.

Die Pyrovasie in Meteora war zum mindesten 1978 und 1979 noch kaum bekannt. Der zeremonielle Ablauf des Feuertanzes fand mit Ausnahme der beiden letzten Jahre auf einem kleinen Vorplatz vor dem Konaki statt. Im Jahre 1979 und 1980 wurde der Feuerlauf auf einem großen öffentlichen Platz in der Nähe des Konaki durchgeführt.

Zu den Feuerläufern konnte sehr schnell ein guter Kontakt aufgebaut werden. Sie zeigten sofort Interesse an unseren Fragen und wissenschaftlichen Plänen, die wir mittels der Dolmetscherdienste befreundeter griechischer Kollegen darlegen konnten. Dies bewog uns, Meteora als Ort für die weiteren Untersuchungen auszuwählen. Der rituelle Ablauf der Vorbereitungsriten und des Feuertanzes entspricht der Zeremonie in Langadas. Der eigentliche Kern der Feuerläufergruppe bestand aus 8–10 Pyrovaten, die von einer 61-jährigen Frau (Maria K.) geleitet wurde. Der ungezwungene Gruppenkontakt teilte sich auch uns mit, sodaß die Untersuchungen in einer ausgesprochen freundschaftlichen Atmosphäre abliefen, wozu u. a. auch die sprichwörtliche Gastfreundschaft der kleinen griechischen Gemeinde beitrug.

6.1. Design

Entsprechend dem 3-Ebenenmodell menschlichen Verhaltens gingen wir davon aus, daß die optimale Bewältigung psychophysiologischer Belastungssituationen (z. B. das Feuerlaufen) aufgrund der kombinierten Wirkung physikalischer, physiologischer, biochemischer (organische Ebene), psychologischer (verbal-subjektive Ebene) und verhaltensmäßiger Faktoren (Verhaltensebene) erklärt werden kann. Es wurde versucht, einige

* Die Deutsche Forschungsgemeinschaft (DFG) unterstützte finanziell die Untersuchungen, Az: La-422/1. Ich danke *V. A. Rigas* für die intensive Mitarbeit bei den Untersuchungen in Meteora, sowie *V. Stephanopoulos, Elias Tsiapas* und *Christos Xenakis,* der in der Anfangsphase noch mit dabei war. 1980 stießen *Constanze Yfantis, M. Schröder, R. Eggebrecht* und *K. Grammer* vom Max-Planck-Institut f. Verhaltensphysiologie Seewiesen hinzu. Ihnen allen, sowie auch Prof. *Eibl-Eibesfeldt* danke ich sehr für die fruchtbare Kooperation.

ebenenspezifische Variablen zu identifizieren zur späteren experimentellen Manipulation unter standardisierten Laborbedingungen (s. Kap. D, Laborexperimentelle Schmerzforschung, Teil 2).

Das *wesentliche Charakteristikum der Pyrovasie* ist wie bereits in der Einleitung erwähnt in den meisten Fällen das *völlige Fehlen von Verbrennungszeichen an der Fußsohle trotz direktem Kontakt mit sehr hohen Temperaturen (bis zu 450–500 °C* zu Beginn der Zeremonie). Aufgrund der Voruntersuchungen in Langadas sowie der Simulationsstudie in Berlin kann vermutet werden, daß unter bestimmten Bedingungen (z. B. filmanalytisch ermittelte Lauftechnik und kurze Kontaktzeiten) trotz extremer thermischer Reizung keine Brandverletzungen an der Fußhaut auftreten.

Folgende Parameter wurden bei 6 Feuerläufern untersucht, um weiteren Aufschluß über die postulierte Schmerzkontrolle und Akaia (Unverletzlichkeit) zu erhalten:

*Psychologie:** Spezieller Pyrovasiefragebogen (selbst entwickelt); psychiatrisches Standard-Interview (PSI/1,2); subjektive Einschätzung von Angst auf einer 7-Punkte Skala nach Walk (1956) und Selbstsicherheit (ebenfalls 7-Punkte Skala); Fragebogen zur Messung physiologischer und subjektiver Angstreaktionen (S-R-NA, Endler et al. 1962); Selbstbeurteilungsfragebogen (Form X-1, State-Trait Anxiety Inventory, Spielberger et al. 1970); sensation-seeking Skalen – SSS (Unterskala – Form II, Zuckermann et al. 1964); autonomic perception questionnaire (APQ, Mandler et al. 1958); Fragebogen zur Abschätzung der Suizidalität (Pöldinger 1968); Body-Sway Test – Item aus der Stanford Hypnotic Susceptibility Scale SHSS, zur Prüfung der »ideomotorischen« Suggestibilität (Weitzenhoffer und Hilgard 1967)

Verhaltensebene: Mittels Video- und Filmaufnahmen (Super 8 mm) wurden die Bewegungsabläufe während des Feuertanzes festgehalten (die Aufnahmen wurden 1980 in Zusammenarbeit mit den Mitarbeitern des Max-Planck-Institutes für Verhaltensphysiologie Seewiesen/J. Eibl-Eibesfeldt durchgeführt). Außerdem wurden systematische Verhaltensbeobachtungen und Interviews durchgeführt.

Elektrophysiologische und thermophysikalische Messungen: Telemetrische Ableitungen von EEG, EOG, EKG und Temperatur an der Fußhaut (Chromel-Alumel-Thermoelement, fixiert an der Haut der Fußsohle); fortlaufende Temperaturmessungen an verschiedenen Punkten der Glutfläche während des Feuertanzes (Phillips-Digitalvoltmeter PM); Überprüfung der Temperaturmessung durch Infrarot-Photos; Zeitlupenaufnahmen (Super 8 mm) während des Feuerlaufes zum Bestimmen der Kontaktzeiten Fußhaut – Glut.

Biochemie: Differentialblutbild, Harnstoff, Harnsäure, Kreatinin, Elektrolyte, endokrine Streßhormone: ACTH (adrenocorticotropes Hormon), Cortisol, T_3–T_4 (Schilddrüsenhormone), FTI (free thyroid index; freies Thyroxin im Blutplasma), Wachstumshormon (STH), Prolaktin, FSH (Follikelstimulierendes Hormon), LH (Luteinisierungshormon), Endorphine. Die Blutproben zur Bestimmung der endokrinen Parameter wurden in speziellen Trockeneisbehältern eingefroren (Dauertemperatur −20 °C) und nach Deutschland transportiert: Universität Ulm, Abteilung Endokrinologie und Stoffwechsel, Steroidlaboratorium** (Bestimmung der Streßhormone).

Alle Parameter wurden 1979 in Meteora als Baseline-Werte 2 Monate vor dem Feuerlauf (März 1979), 1 Tag vorher, während (telemetrische Daten; Psychologie und Biochemie 30 Min. vorher) und 30 Min. danach erhoben.

Aus Gründen der Vergleichbarkeit der Baselinedaten lagen sämtliche Erhebungszeit-

* Einige Fragebögen wurden dankenswerterweise von *Dr. Rigas* ins Griechische übersetzt.

** Ich danke Herrn Priv.-Doz. *Dr. Fehm* ganz herzlich für die Durchführung der Bestimmungen.

punkte um ca. 20.00–22.00 Uhr. Außerdem wurde dadurch eine gewisse Kontrolle auf die tagesrhythmischen psychischen und physiologischen Schwankungen ausgeübt.
Im Vordergrund der Untersuchungen bei den Pyrovaten standen die telemetrischen Ableitungen (1979, 1980), die während der Vorbereitungstänze im Konaki und während der Feuerlaufzeremonie durchgeführt wurden.
Um der Bedeutung dieser komplizierten Meßmethodik, die sich inzwischen in ganz unterschiedlichen Felduntersuchungen bewährt hat, gerecht zu werden, wurde ihr in den folgenden Ausführungen ein eigenes Kapitel gewidmet.

6.2. Telemetrie – Beispiel einer Untersuchungsmethode im Feld*

Die Telemetrie (auch Biotelemetrie) hat sich in den letzten zwanzig Jahren, vor allem durch die Fortschritte der Weltraumfahrt stimuliert, zu einem Standardverfahren der Elektroenzephalographie entwickelt. Die Telemetrie stellt heute ein umfassendes technisches Fachgebiet mit verschiedenen Anwendungsmöglichkeiten dar. Zwei Gesichtspunkte standen für die Verwendung der Telemetrie im Vordergrund:
1. Neben der Möglichkeit der »statischen« EEG-Aufzeichnung ist auch die »dynamische« EEG-Ableitung, z. B. zur diagnostischen Ergänzung (bei Epilepsie, anderen neurologischen Erkrankungen, Psychosen) am frei beweglichen Probanden notwendig.
2. Für wissenschaftlich-experimentelle Fragestellungen unter natürlichen Umweltbedingungen ist der Einsatz der Biotelemetrie sinnvoll. Dies gilt z. B. für die Weltraumforschung, Experimente in der Verhaltensforschung, medizinische Untersuchungen am Arbeitsplatz und für die Trainingskontrolle in der Sportmedizin (z. B. EKG-Telemetrie bei Schwimmern, Tauchern, Läufern, Fallschirmspringern; Vogel 1969).
Im Vordergrund der Felduntersuchungen bei den griechischen Feuerläufern, den verschiedenen Replikationsstudien bei den deutschen Probanden, sowie den elektrophysiologischen Ableitungen eines Fakirs während der Schmerzdemonstration, standen telemetrische Aufzeichnungen.
Ich werde zunächst das Grundprinzip sowie die Anwendung der Biotelemetrie bei den Felduntersuchungen zum Feuerlauf erläutern.
Die telemetrische Meßtechnik ist dadurch charakterisiert, daß biologische Meßwerte (z. B. EEG, EKG, Herzfrequenz) von ihrem Entstehungsort über einen Nachrichtenkanal in kodierter Form zu einem Zielort übertragen werden (s. Abb. 31).
Das telemetrische Informationssystem läßt sich folgendermaßen veranschaulichen (Shannon et al. 1949): als *Informationsquelle* fungiert der lebende Organismus (Mensch, Tier). Die *Nachricht* liegt in Form bestimmter biologischer Meßgrößen (Blutdruck, EEG etc.) vor. Der *Wandler* besteht bei der telemetrischen Übertragungskette aus 2 Elementen:
a) Der *Meßwertwandler* setzt biologische Meßgrößen in elektrische Meßgrößen um. Im Falle der EEG-Telemetrie liegt die Meßgröße bereits als elektrische Größe vor, die von speziellen Elektroden abgeleitet wird.
b) Im *Telemetriesender* erfolgt die Transformation der elektrischen Meßgrößen durch sogenannte Modulationsverfahren (s. u.) in kanalgerechte Signale, die in den Übertragungskanal eingespeist werden.
Der Übertragungskanal kann in Form einer drahtgebundenen Telemetrie (Informationsübertragung über elektrische Leiter z. B. bei der Telefon-Telemetrie) oder als drahtlose

* Dieses Kapitel wurde unter Mithilfe von Herrn *G. Schnerr* verfaßt.

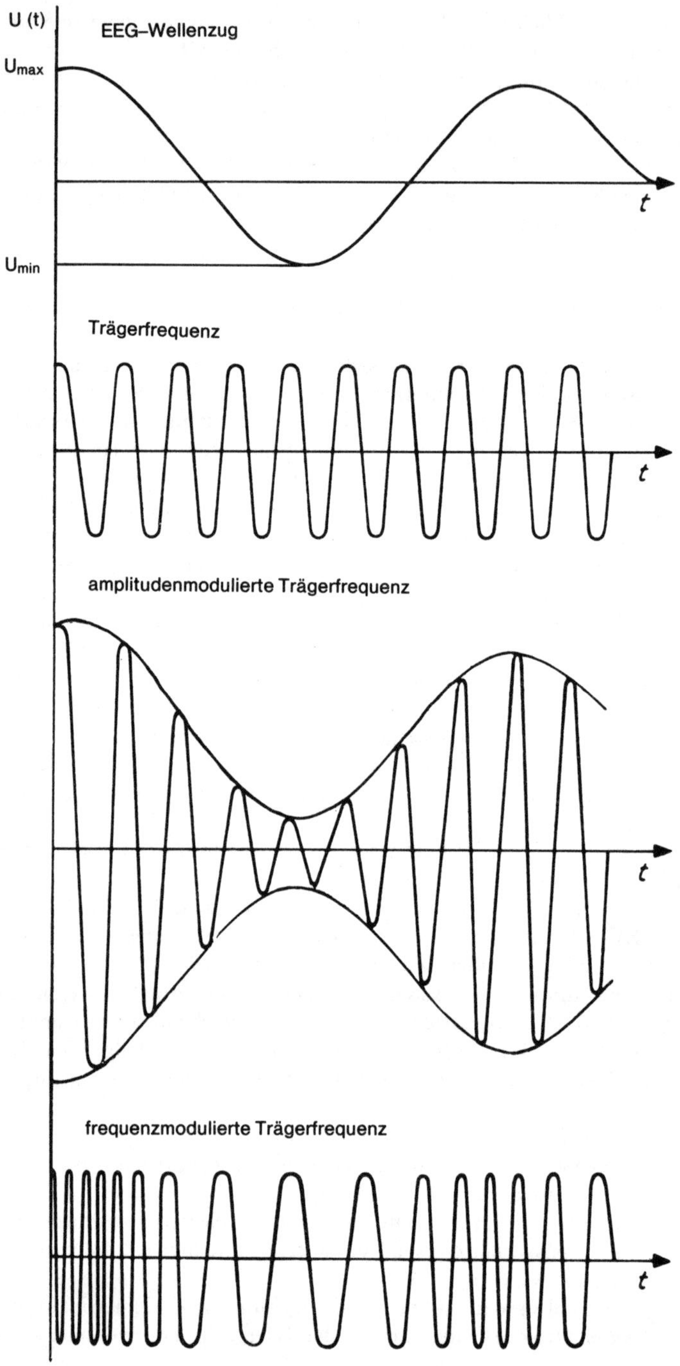

Abb. 31: Darstellung der Verfahren der Amplituden- und Frequenzmodulation (aus: Niebeling, 1980).

Biotelemetrie vorliegen. Die Signalübertragung erfolgt bei der letztgenannten Form mittels elektromagnetischer Wellen durch den freien Raum. Es werden hierbei meist Frequenzbereiche benutzt, die im Frequenzspektrum der Radiowellen liegen. Besonders bei der Informationsübertragung unterliegt das Signal zahlreichen Störungen (Störfelder von Transformatoren, Hochfrequenzgeräten, Starkstromanlagen, Radiosender, Polizeifunk), die bei der Durchführung und Auswertung telemetrischer Messungen beachtet werden müssen. Ein weiterer Bestandteil des Übertragungssystems ist der *Rückwandler*, der sich aus zwei Elementen zusammensetzt: dem Telemetrieempfänger und den Registrier- und/oder Anzeigegeräten.
Im *Empfänger* wird das Signal wieder in ein entsprechendes elektrisches Signal dekodiert. Das Anzeigegerät setzt dieses in eine den menschlichen Sinnesorganen adäquate Form um (Börnert 1974).
Bei den Felduntersuchungen in Griechenland und Deutschland wurde eine von uns entwickelte *drahtlose Telemetrieanlage* eingesetzt*, die erstmals 1977 in Griechenland erprobt wurde. Dieses Meßsystem garantiert eine rückwirkungsfreie, kontinuierliche Meßwerterfassung unter den natürlichen Bedingungen des kultischen Zeremoniells. In Abb. 32 ist das Blockschaltbild der 3-Kanal-Telemetrieanlage angegeben. Im Prinzip entspricht dieses Telemetriesystem der oben dargestellten telemetrischen Übertragungsmethode.

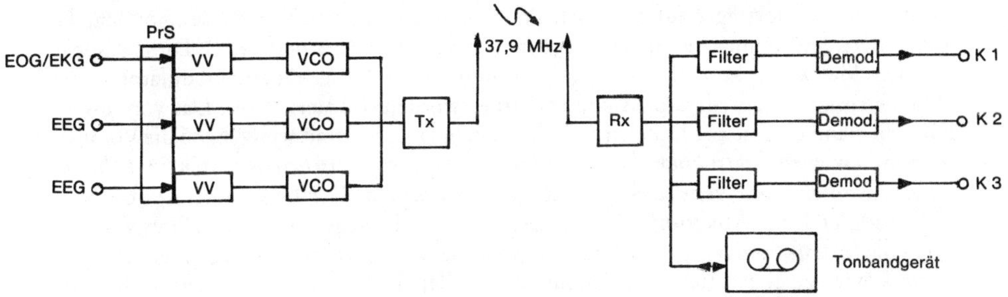

Abb. 32: Blockschaltbild der 3-Kanal-Telemetrieanlage. Die Verstärker für EEG- bzw. EKG-Signale sind im Sender integriert. Durch einen Programmstecker können die Paramter der einzelnen Kanäle (Verstärkung, Bandbreite) entsprechend dem Verwendungszweck bestimmt werden. Der Eingangswiderstand beträgt 10 MOhm. Das übertragene Frequenzband für den EOG/EKG-Kanal wurde mit 0,1–80 Hz, für die EEG-Kanäle mit 0,5–100 Hz festgelegt. Die Frequenzmultiplex-Signale werden mit einem 2-Spurgerät aufgezeichnet. Die 2. Spur dient der Kommentar- bzw. Ereignisaufzeichnung. Auf der Wiedergabeseite (Demodulator, Beckmannpolygraph) wurde die obere Grenze des übertragenen Frequenzbandes auf 30 Hz festgelegt. PrS = Programmstecker, VV = Vorverstärker, VCO = Voltage Controlled Oscillator, Tx = Sender, Rx = Empfänger, Demod = Demodulator (aus: Larbig et al., 1982).

Auf der intakten Kopfhaut wird die zwischen den Elektroden (mit gut leitender Silberlegierung) auftretende Spannung dem Eingang eines elektronischen Verstärkers zugeführt, der sich in dem Telemetriesender befindet. Dieser Verstärker hat die Aufgabe, das relativ niederfrequente EEG, das zur direkten drahtlosen Übertragung nicht geeignet ist, über ein Modulationsverfahren zu verstärken. Es handelt sich hierbei nicht um eine Verstärkung im strengen Sinn, sondern um die Modulation einer bestehenden Spannung

* Wesentliche Teile dieses Telemetriesystems wurden von unserem Mitarbeiter Herrn *Gerhard Schnerr* gebaut, dem ich an dieser Stelle nochmals besonders danken möchte.

(Niebeling 1980). Bei der Modulation kommt es zu einer Kopplung der zu modulierenden Schwingungen (Amplitude, Frequenz oder Nullphasenwinkel) im Takt der modulierenden Meßgröße, in unserem Fall des EEGs (Niebeling 1980) (s. Abb. 31). Da wir mehrere Kanäle benutzen wollten (EEG, EKG, Temperatur), wurde als technische Lösung dieser Aufgabe das sogenannte Multiplexverfahren übernommen. Aus Gründen der Praktikabilität wählten wir die Modulationsart des *Frequenzmultiplexverfahrens.* Bei diesem Prinzip werden entsprechend der Anzahl der EEG-Kanäle speziell zugeordnete Unterträgerfrequenzen moduliert, nachfolgend gemischt und auf einer Hochfrequenz zum Empfänger übertragen. Auf der Empfangsseite erfolgt eine zweifache Rückverwandlung (Demodulation) in das Gemisch modulierter Unterträger, die durch Filterung in eine entsprechende Reihenfolge gebracht auf ein Schreibgerät (z. B. Beckmannpolygraphen) übertragen werden. Das Prinzip der Frequenzmodulation eignet sich besser für Feldexperimente als die Amplitudenmodulation, da das Nutzsignal am Empfängereingang wesentlich größer ist (6 mal) als bei der Amplitudenmodulation, so daß die Sendeleistung des Senders wesentlich kleiner (36 mal) sein kann (Börnert 1974). Dies bedeutet wiederum, daß lediglich ein *Sender mit kleinem Volumen und geringem Gewicht* notwendig ist, was unserer Zielfunktion entsprach, auch unter den schwierigen örtlichen Verhältnissen in Griechenland mit einer sehr kleinen, flexiblen und möglichst artefaktfrei arbeitenden Telemetrieeinheit die Ableitungen vorzunehmen. Ein weiterer Vorteil von Frequenzmultiplexverfahren besteht darin, daß die mit den Meßgrößen modulierten Unterträger auf normalen Tonbandgeräten gespeichert werden können, da die Unterträgerfrequenzen im Tonfrequenzbereich liegen (Börnert 1974). Diese gespeicherten Meßwerte können dann ohne weiteres über Unterträgerdemodulatoren im Telemetrieempfänger abgespielt und registriert werden (Börnert 1974). Das von uns in Griechenland eingesetzte biotelemetrische System erfüllte somit weitgehend die Voraussetzung einer *realitätsnahen Aufzeichnung, ohne den kultischen Rahmen und die in diesem Kontext auftretenden Meßgrößen zu beeinflussen.* Der Feuerläufer konnte sich während der EEG-Ableitung *völlig uneingeschränkt* bewegen. In diesem Sinn wurden auch die Instruktionen gegeben. Trotz teilweise sehr ausgeprägter Bewegungen (ekstatische Tänze) gelangen die Aufzeichnungen in allen Fällen (8 EEG-Ableitungen), mit Ausnahme einer Funküberlagerung durch Polizeifunk bei einem EEG, völlig artefaktfrei.

Wir entwickelten das Meßsystem nach dem Prinzip der »Biotelemetrie zwischen 2 Laborsystemen« (Börnert 1974), d. h. Sender und Empfänger wurden räumlich voneinander getrennt installiert. Der Pyrovat trug den Sender (200 g, Frequenz 37,9 MHz, 1 milli Watt Sendeleistung, Arbeitsweise nach dem Frequenzmultiplex-Prinzip) während des Feuertanzes in einer angepaßten Leinentragtasche auf dem Rücken. Die Informationsübertragung der EEG-Signale erfolgte in Form kodierter elektromagnetischer Wellen auf die 1. Spur eines ca. 20 Meter entfernt aufgestellten 2 Spurmagnetbandes (s. Abb. 32). Auf die 2. Spur wurden über Mikrophon »on« bzw. »off« Kommentare gesprochen (»on« = auf dem Feuer, »off« = weg vom Feuer), um EEG und direkte Glutkontakte simultan zu registrieren. Neben dem Magnetband wurde eine stationäre Empfangsantenne und der Demodulator installiert. Zusätzlich wurde ein Oscilloskop (auch zur Artefaktkontrolle) für eine permanente Kontrolle übertragener Meßinformationen aufgestellt, da bei der telemetrischen Datenerfassung mit wesentlich mehr Störmöglichkeiten zu rechnen ist als bei der direkten statischen Registrierung des EEGs (s. apparativer Aufbau Abb. 33, im Anhang).

Der 1. Telemetriekanal wurde für das EEG verwandt. 30 Minuten vor Beginn der Pyrovasie erfolgte im »Konaki« die Fixierung der Silberchloridelektrode (Beckmann). Nach Reinigung der markierten Stelle (Cz) mit Alkohol wurde der Hautbezirk ausgiebig

mit Beckmannpaste (zur Verminderung des Übergangswiderstandes zwischen Haut und Elektrode) eingerieben, danach die mit Beckmannpaste bestrichene gut haftfähige Elektrode auf die Kopfhaut aufgesetzt und mittels Kollodium fixiert. 2 Referenzelektroden fixierten wir in derselben Weise über dem linken und rechten Processus mastoideus. Beide Mastoide wurden über eine Summierschaltung verbunden, um eine »Brummstörung« zu verhindern. Zur Erdung wurde eine Antenne an ein Hosenbein mit Klebeband befestigt. Ein gewisser Nachteil bei Verwendung von Elektrodenpasten zeigte sich darin, daß sie nach einer bestimmten Zeit eintrocknen (nach ca. 30–60 Min.) bzw. vom Körper resorbiert werden können, so daß dann kein Kontakt mehr zwischen Haut und Abnehmer besteht. Erhöhte Umgebungshitze, wie beim Feuerlauf, kann diesen Vorgang beschleunigen. Aus diesen Gründen standen wir während der Untersuchungen unter großem Zeitdruck.
Der 2. Telemetriekanal diente der Temperaturmessung mittels eines Thermoelementes (Phillips Chromel/Alumel, Thermospannungsverlauf 54 µV/Kelvin), das an der nackten Fußsohle angebracht wurde. Zusätzliche fortlaufende Temperaturmessungen während der Pyrovasie führten wir mit einem Phillips-Digitalvoltmeter PM durch, das mit einem adaptierten Thermoelement (Typ: Chromel/Alumel, gekoppelt mit 1 Referenzelement konstanter Temperatur, Thermospannungsverlauf 54 µV/Kelvin) verbunden wurde. Wir ermittelten die Temperaturen an verschiedenen Stellen der Glutfläche (s. Tab. 6), indem das Thermoelement in die Glut gehalten wurde.

Tab. 6: Pyrovasie 21. 5. 79 – Temperaturwerte

Zeit	**Temperatur °C**	**Lokalisation**
20.43	472	Glut, 10 cm v. Rand entfernt
20.45	195	Luft, 40 cm über dem Zentrum
20.46	35	40 cm außerhalb der Glut, 40 cm über dem Erdboden
20.47		Glutfläche mit Metallstab glatt gestrichen
20.48	287	im Zentrum der Glutfläche
20.51		Beginn der Pyrovasie
20.52	382	im Zentrum
20.53	57	30 cm außerhalb der Glut, 30 cm über dem Erdboden
20.54	384	Oberfläche der Glut, Zentrum
20.57	281	Oberfläche der Glut, Zentrum
20.59	87	Glutfläche, 10 cm innerhalb des Randes

6.3. Ergebnisse

Die sozialen Daten der Feuerläuferstichprobe (N = 6) gehen aus der Tab. 7 hervor. Das Durchschnittsalter der untersuchten Gruppe betrug 47 Jahre. Es handelte sich um relativ einfach strukturierte griechische Arbeiter mit z. T. fehlendem Grundschulabschluß und keiner absolvierten beruflichen Spezialausbildung.

Tab. 7: Soziale Daten

	Demosthenes	Maria	Diogenis	George	Popi	Nicholas
Alter	52	61	64	63	36	41
Gewicht/kg	65	65	67	55	47	69
Größe/cm	170	165	170	162	165	165
verheiratet	×	×		×		×
geschieden					×	
verwitwet			×			
Schulbildung (Grundschulabschluß)	3. Kl.	6. Kl.	3. Kl.	3. Kl.	6. Kl.	3. Kl.
Bauer			×			
ungelernter Arbeiter		×			×	
Facharbeiter	×			×		×
Heimatort weniger als 5000 Ew.			×			
üb. 100000 Ew.	×	×		×	×	×

Einstellungen, Motive und individuelle Erlebnisweisen während des Feuerlaufes sind aus den Antworten des Pyrovasiefragebogens bei 3 Pyrovaten zu ersehen. Die Antworten verdeutlichen die *starke religiöse Überzeugung*, nach Meinung der Pyrovaten die wesentliche Voraussetzung für die Akaia (Unverletzlichkeit). Alle beschreiben ein starkes Bedürfnis, auf der Glut zu tanzen, um die angenehmen Gefühle (Leichtigkeit, Schweben) immer wieder zu erleben.

Psychologie: In den Fragebogenscores zeigte sich keine Varianz. Alle befragten Pyrovaten zeigten hinsichtlich des Feuerlaufes keine Angst und Selbstunsicherheit. Aufgrund der Fragebogen sind sie als non Sensation Seeker anzusehen. Im Body-Sway Test ergab sich keine, bzw. nur eine geringe Suggestibilität. Es fand sich keine Depression und Suizidalität.

Pyrovasie-Fragebogen

1. Wann begannen Sie mit dem Feuerlaufen?
2. Warum laufen Sie auf dem Feuer?
3. Gibt es andere Feuerläufer in der Familie?
4. Unter welchen Bedingungen begannen Sie mit dem Feuerlauf?
5. Was fühlen Sie körperlich während des Feuerlaufes?
6. Was für Empfindungen haben Sie sonst während des Feuerlaufes?
7. Haben Sie sich jemals dabei verbrannt?
8. Warum verbrennen Sie sich nicht? Welche Theorie haben Sie?
9. Hatten Sie ein spezielles Interesse für Feuer oder Hitze bevor Sie mit dem Feuerlaufen begannen?
10. Würden Sie von sich sagen, ich bin ein tapferer Mensch?
11. Waren Sie als Kind besonders mutig?
12. Was meint Ihre Familie dazu, daß Sie auf dem Feuer tanzen?
13. Sind oder waren Sie ein Schlafwandler (somnambul)?

Antworten

A. Maria K. Leiterin der Feuerläufergruppe in Meteora/Saloniki

1. vor 10 Jahren
2. Die Zeremonie findet jährlich statt; es ist das Fest der Ikonen.
3. Ja
4. Ich beobachtete das Feuerlaufen in Langadas in der Nähe von Saloniki; ich sah eine Frau über die Feuersglut tanzen und ich sagte zu mir: ist diese Frau so heilig und rein und ich so sündhaft, daß sie über die Glut laufen kann und ich nicht? In diesem Moment wurde ich ohnmächtig. Als ich wieder zu mir kam, gab man mir ein heiliges Tuch, das man während der Pyrovasie häufig in den Händen hält und ich lief über das Feuer.
5. Ich habe ein völlig »freies Körpergefühl«; ich fühle mich wie ein fliegender Vogel.
6. Ich habe keine unangenehmen Gefühle, ich fühle mich sehr gut.
7. Nein
8. Die Kraft und Macht des Hl. Konstantin hilft mir.
9. Ja, ich liebe das Feuer.
10. Ja
11. Ja, sehr sogar.
12. Meine Familie schätzt es sehr, daß ich über das Feuer tanze mit Ausnahme meines Sohnes, der sich gestört fühlt durch die Unruhe während der Tage der Pyrovasie.
13. Nein

B. Diogenis C. (Feuerläufer mit der telemetrisch ermittelten Thetaaktivität während des Feuertanzes).

1. 1978
2. Ich wollte immer sehr gerne Feuerlaufen.
3. Nein
4. Seit 4–5 Jahren hatte ich den Wunsch, auf dem Feuer zu tanzen. Ich beobachtete die Pyrovasie sehr gerne, jedoch durfte ich nicht mitlaufen. Endlich kam ich in Berührung mit der Meteoragruppe, mit der ich das Feuerlaufen begann.

5. u. 6. sehr leicht, wie ein Vogel

7. u. 8. Der Hl. Konstantin beschützt mich.

9. – 11. Ja

12. Die Familie billigt nicht mein Feuerlaufen.

13. Nein

C. Nicholas N.

1. Ich beginne dieses Jahr mit dem Feuerlaufen.
2. Ich verspüre ein starkes Bedürfnis, zu laufen.
3. Nein
4. Ich beobachtete die Feuerläuferprozession zum ersten Mal vor 2 Tagen. Dabei kam in mir der Wunsch hoch, das Feuerlaufen zu probieren. Ich wollte sofort meine Schuhe ausziehen, um auf dem Feuer zu tanzen. Der Regen und die Menschenmenge verhinderten jedoch, daß ich auf die Glut gelangte.

5. – 7. nichts besonderes, nein

8. Der Segen des Hl. Konstantin wird mir helfen, sofern er mir gestattet, auf dem Feuer zu laufen.
9. Nein
10. Ja
11. Ich war wie alle Kinder.
12. Meine Frau akzeptiert es. Sie plant, nächstes Jahr ebenfalls auf das Feuer zu gehen.
13. Nein

Verhaltensmäßige Daten:* Anhand von Videofilmen, die während des 1. und 2. Feuerlaufes (insgesamt 25 Min) 1980 aufgezeichnet wurden, sollten verhaltensmäßige Indika-

* Für die Mithilfe bei der Filmauswertung danke ich *D. Hanschke*.

toren für mögliche Schmerzreaktionen, Angst – fehlende Angst, Selbstunsicherheit – Selbstsicherheit während des Feuertanzes ermittelt werden. In Anlehnung an die von Paul (1966) eingeführten TBCL-Skalen (timed behavioral checklist for performance anxiety) und den Verhaltens-Items der sozialen Situation (s. Psychotherapiestudie S. 323) entwickelten wir ein für die Pyrovasie zugeschnittenes spezielles Kategoriensystem. Dieses Meßsystem umfaßt qualitative und quantitative Maße, die sich auf Bewegungsmuster und verschiedene nonverbale Interaktionsformen beziehen (s. Tab. 8). Die Anzahl und Gesamtdauer der Glutkontakte sowie die Häufigkeit des Auftretens von Tanzbewegungen während des Feuertanzes bzw. das schnelle Durchqueren der Glutfläche können als indirekte Maße für Angst und Selbstunsicherheit angesehen werden. Bei der Filmauswertung kodierten zwei unabhängige Beobachter (Rater) die motorischen und non-verbalen Aktionen (Blickverhalten, Mimik und Gestik) der Pyrovaten. Als Außenkriterium für die Reliabilität der Datenerhebung (externe Validierung) führte der Verfasser Zeitstichproben (Rating, Auszählen von Verhaltensweisen) durch.

Tab. 8: Beurteilungsschema von Verhaltensweisen beim Feuerlauf

Beobachtetes Verhalten

1. Verlegenheitsbewegungen (z. B.: plötzlich zurückschauen, aus dem Rhythmus kommen)
2. Zeitpunkt und Dauer des Glutkontaktes
3. Schrittzahl während des Glutkontaktes und außerhalb
4. Körperhaltung 0–10 (0 = locker, keine Angst; 10 = sehr verspannt und ängstlich), Einschätzung nach jedem Glutkontakt und Intervall
5. Körperbewegung 0–10 (0 = dysharmonisch, 10 = harmonisch; runde bzw. flüssige Bewegungsabläufe)
6. Modus: wird die Glut allein, mit anderen, bzw. auf wen folgend betreten
7. Schnelligkeit: wird die Glut ohne Aufenthalt durchquert
8. Tanz auf der Glut
9. Eintritt in die Glut: große initiale Schrittfolgen, Sprung, unmerklicher Übergang
10. Blick: auf einen Punkt (Ikone), auf Zuschauer, auf Glut, auf andere Pyrovaten, sehr wechselnd (schweifend)
11. Mimik – Gestik: Globalurteil am Anfang und Ende des Feuerlaufes (0–10; 0 = kaum ausgeprägt; 10 = sehr stark)
12. Sicherheit: Globalurteil am Anfang und Ende des Feuerlaufes (0–10; 0 = sehr sicher, 10 = sehr unsicher)
13. Interaktion: verbaler, nonverbaler Kontakt mit anderen Pyrovaten während des Feuertanzes

Aufgrund der starken Streuung der einzelnen Verhaltensdaten ist ähnlich wie bei den psychologischen Daten keine zufriedenstellende Schlußfolgerung möglich. Während des zeremoniellen Ablaufs der beiden Tage zeigt sich eine allmähliche Desensibilisierung, die in einer Abnahme der Angstwerte und Zunahme der Selbstsicherheit gegen Ende des Feuerlaufes sichtbar wird. Außerdem nimmt im Verlaufe der Pyrovasie die Dauer der Glutkontakte zu. Diese Änderungen der Verhaltensmaße stehen in erster Linie im Zusammenhang mit dem Rückgang der Temperatur (s. Tab. 6), jedoch sind andere Einflüsse (Gruppeneffekte, Zuschauer, Gefühle der Kontrolle) nicht auszuschließen. Ein auffälliger Unterschied besteht in der Gesamtdauer der Glutkontakte zwischen dem 1. Tag (805 s) und dem 2. Tag (352 s). Dies spricht gegen die Vermutung einer Desensibilisierung. Der starke Unterschied in der Gesamtaufenthaltsdauer läßt sich wahrscheinlich auf 2 Gründe zurückführen:

1. Am 2. Tag lagen die Temperaturwerte wesentlich höher (es liegen hierzu Verhaltensbeobachtungen und Berichte der Pyrovaten vor).

2. Der unvorhergesehene Feuerlauf eines Zuschauers unterbrach die Pyrovasie für einen längeren Zeitraum. Danach kam die Zeremonie nicht mehr richtig »in Gang«. Die meisten Feuerläufer betraten nicht mehr die Glutfläche.

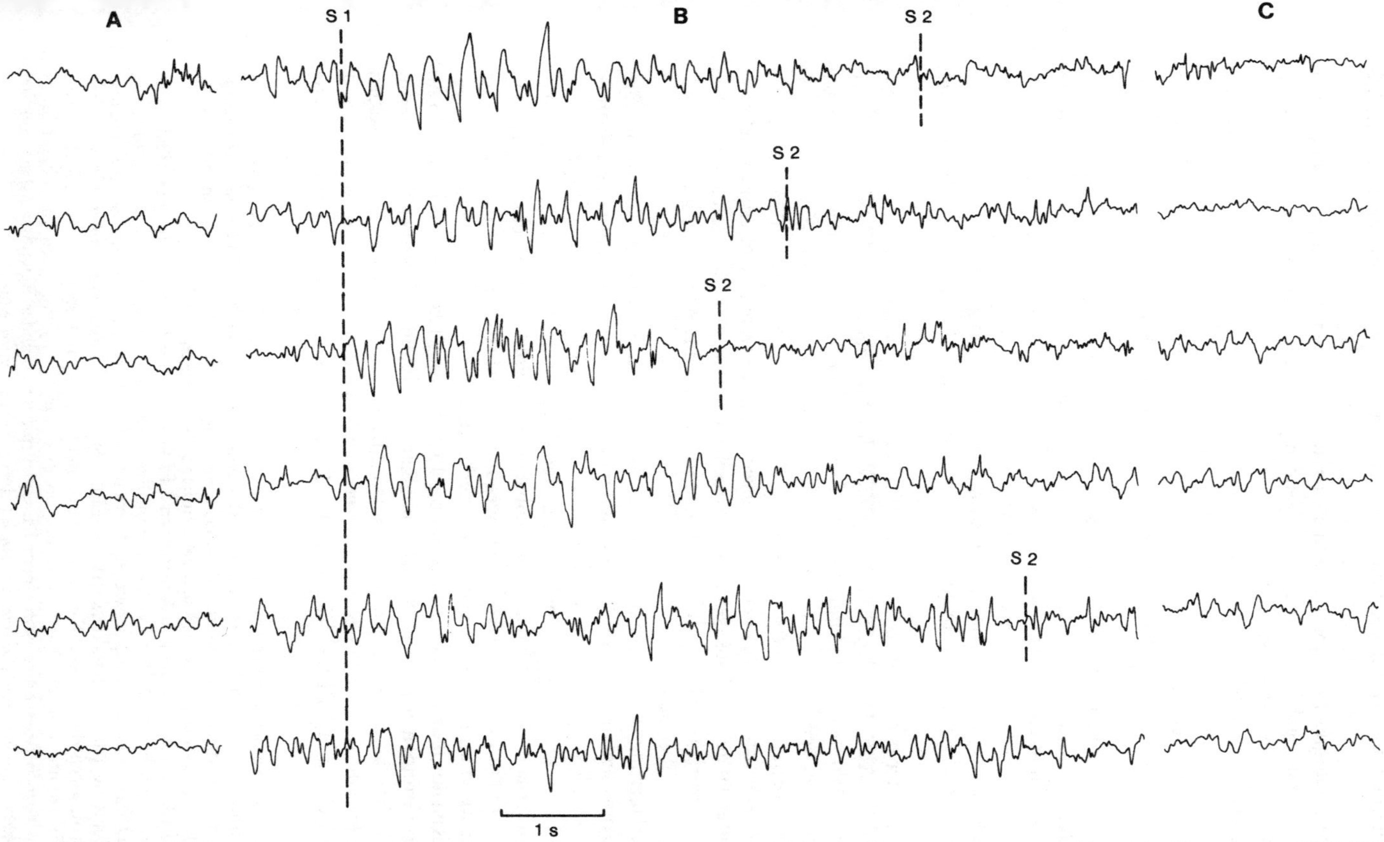

Abb. 34: Telemetrisch ermittelte EEG-Ableitung während des Feuerlaufes mit 6 »on«-»off« Sequenzen vom 23. 5. 1979. Der oberste EEG-Verlauf dokumentiert den 1. Direktkontakt mit der Glut über 5 s. Der letzte Direktkontakt (unterste EEG-Linie) dauert 51 s. Der Zeitabstand zwischen vorletztem und letztem Kontakt beträgt 5 Min. 2 Direktkontakte von jeweils 3 s wurden nicht in die Abb. aufgenommen. Bemerkenswert am EEG ist u. a. der allmähliche Rückgang der Thetaamplituden. A = Sekunden 10–8 vor dem Direktkontakt, B = Anwesenheit auf der Glut, C = 8–10 s danach, S1–S2 markiert die Zeitdauer des Direktkontaktes. Die »on« und »off« Kommentare wurden aufgrund der Reaktionszeitverzögerung (Sichtkontrolle zu dem Pyrovaten) ca. 0,5–1 s verspätet auf Band gesprochen (aus: Larbig et al., 1982).

Die filmisch (Zeitlupenaufnahmen – Super 8 mm Film) ermittelten direkten Kontaktzeiten der Fußhaut mit der Glut vom Feuerlaufen betragen im Durchschnitt 0,2–0,4 s.

Elektrophysiologie: 1979 konnte nur 1 Feuerläufer (Diogenes) während des Feuertanzes telemetrisch abgeleitet werden. Im folgenden Jahr wurden 3 Pyrovaten telemetrisch während des Feuerlaufes untersucht.

In den telemetrischen EEG-Ableitungen an einem Feuerläufer (Diogenes) während des Feuerlaufes an 2 Abenden (21. 5. und 23. 5. 1979) zeigten sich bei allen Direktkontakten der Fußsohle mit der Glut (23. 5. 1979 acht Glutkontakte von 9–52 s Dauer, s. Abb. 34) *hochsignifikante hochamplitudige Thetabursts (3–5/s, 300–450 μV)* über dem sensomotorischen Kortex.*

Die Thetaaktivität kann nach der Klassifikation von Niebeling (1980) wie folgt beschrieben werden:

1. *Frequenz:* langsame Thetawellen, 3–5/s. 2. *Spannungshöhe:* sehr hoch, 300–450 μV (sie kann nach Niebeling die Spannungshöhe des Alpha um ein Vielfaches überschreiten). 3. *Form:* trapez-, seltener bogenförmig. 4. *Ausprägung:* sehr stark ausgeprägt, 100%. 5. *Zeitliche Folge:* gruppenweises Auftreten, meist frequenzstabil, gelegentlich diskontinuierlich**.

Auffällig ist der *plötzliche Beginn paroxysmaler Thetawellenausbrüche* zum »on«-Zeitpunkt (s. Abb. 34), der den Augenblick des Sprunges auf die Glut markiert. *Deutliche Synchronisierungstendenzen als Korrelat einer Vertiefung des tranceartigen Zustandes treten bereits einige Sekunden vor dem Tanz auf der Glut auf. Kürzere S_1–S_2 Sequenzen (Anwesenheitsdauer auf der Glut) (s. Abb. 34) zeigen eine 100%ige Ausprägung hochgespannter Thetawellen.* Bei längeren Episoden treten sie intermittierend mit eingestreuten längeren, niedergespannten Strecken langsamer Thetawellen auf. Deutlich ist eine ausgeprägte Alphareduktion während des gesamten Zeitraumes der EEG-Ableitung von über 50%.

Eine Überlagerung der Thetaaktivität durch Muskelpotentialartefakte vor allem während der Anwesenheit auf der Glut aufgrund möglicher motorischer Aktivitätszunahme kann ausgeschlossen werden. Muskelpotentiale sind wesentlich hochfrequenter als Thetawellen. Außerdem ließen sich keine Unterschiede in der Intensität der Tanzbewegungen außerhalb oder auf der Glut beobachten, obwohl andere Schrittfolgen und spezifische Fußbewegungen (Abdrückbewegung zum Abstreifen und Auslöschen der Glut, Xenakis et al. 1977) während der Pyrovasie charakteristisch sind (s. auch Pyrovasiefilme: Xenakis, Larbig, Schulz 1978, Larbig 1980, Schnerr 1980). Aus technischen und kultischen Gründen war es 1979 nicht möglich, mittels eines Elektro-Okulogramms (EOG) okuläre Überlagerungen des Spontan-EEGs zu kontrollieren. Aus denselben Gründen konnte nur 1 EEG-Kanal (C_z) verwandt werden. 1980 war es möglich, 1 vertikales EOG und 2 EEG-Elektroden (C_z, P_z, gegen beide Mastoide) anzulegen. Die

* Methode der Amplitudenberechnung: Eingabe von 50 μV an den Eingang des Verstärkers des Telemetriesenders, danach ermittelten wir das Ausmaß der Nadelablenkung des Beckmannschreibers über das gesamte System (Sender, Empfänger, Demodulator, Beckmannpolygraph). Mögliche Fehlerquellen durch Widerstandstoleranzen betragen ±5–7%.

** Dieses EEG wurde ohne nähere Angaben an 2 EEG-Fachleute zur Beurteilung geschickt: Dr. *U. I. Jovanovic* beurteilt das EEG folgendermaßen: »Periodischer Wechsel einer Mischung von *Theta-Delta-Wellen* und gruppenweises Auftreten hoher Steilwellen.« *Prof. Baust* (Oldenburg, Neurologische Klinik) charakterisiert das EEG als eine Ableitung von einem nicht wachen Menschen, »weil die gesamte Kurve an keiner Stelle einen gut ausgeprägten Alpharhythmus zeigt. Es könnte sich um Ausschnitte aus einem diffus-dysrhythmischen EEG handeln, es könnten ebenso Ausschnitte von einem Patienten mit wechselnder Bewußtseinslage, *wie bei einer physiologischen Schlafableitung sein.*« (Hervorhebung vom Autor).

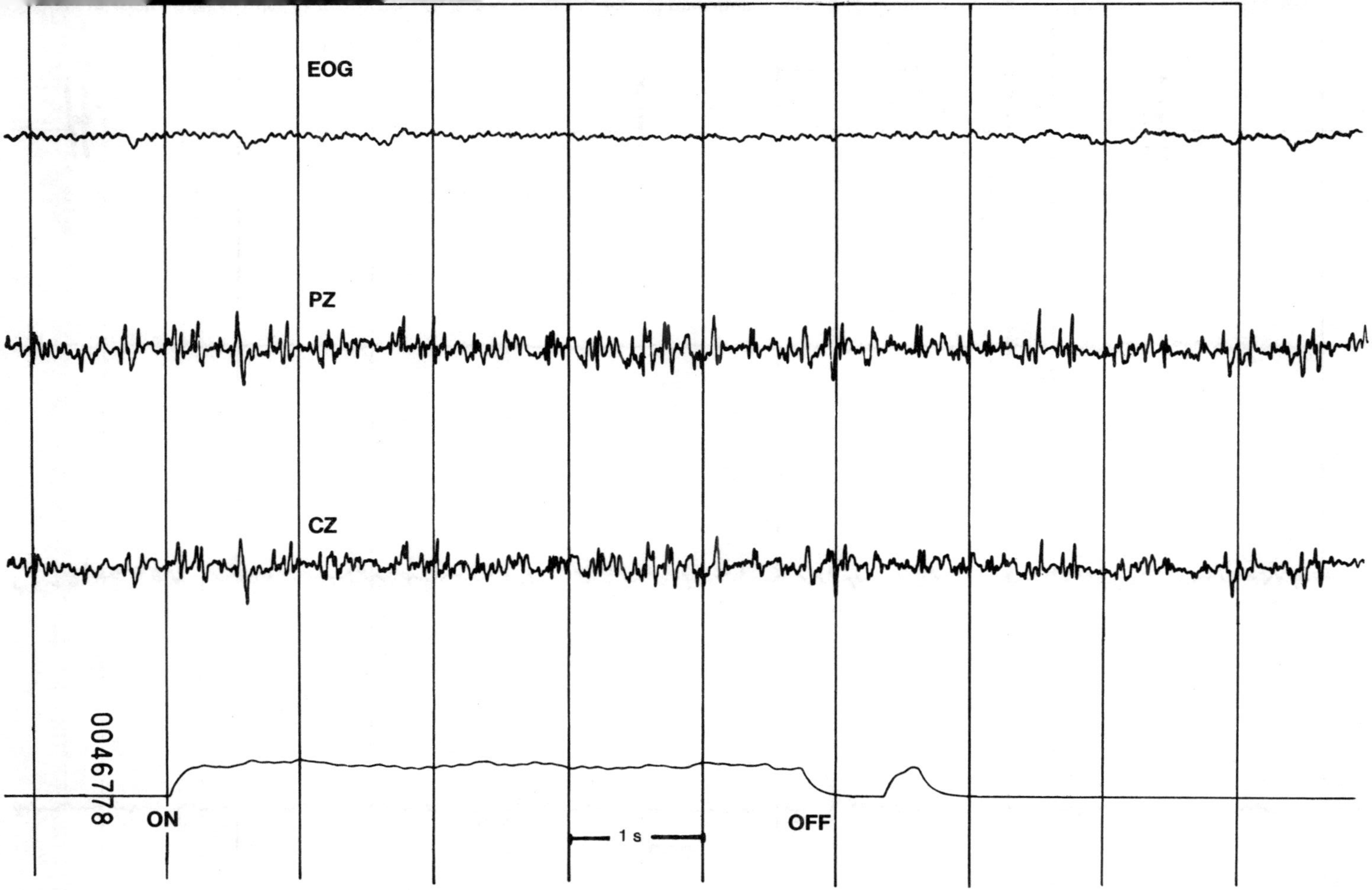

Abb. 35: EEG – Pyrovasie 23. 5. 80 (5. Kontakt; Diogenes; Erläuterungen s. Text).

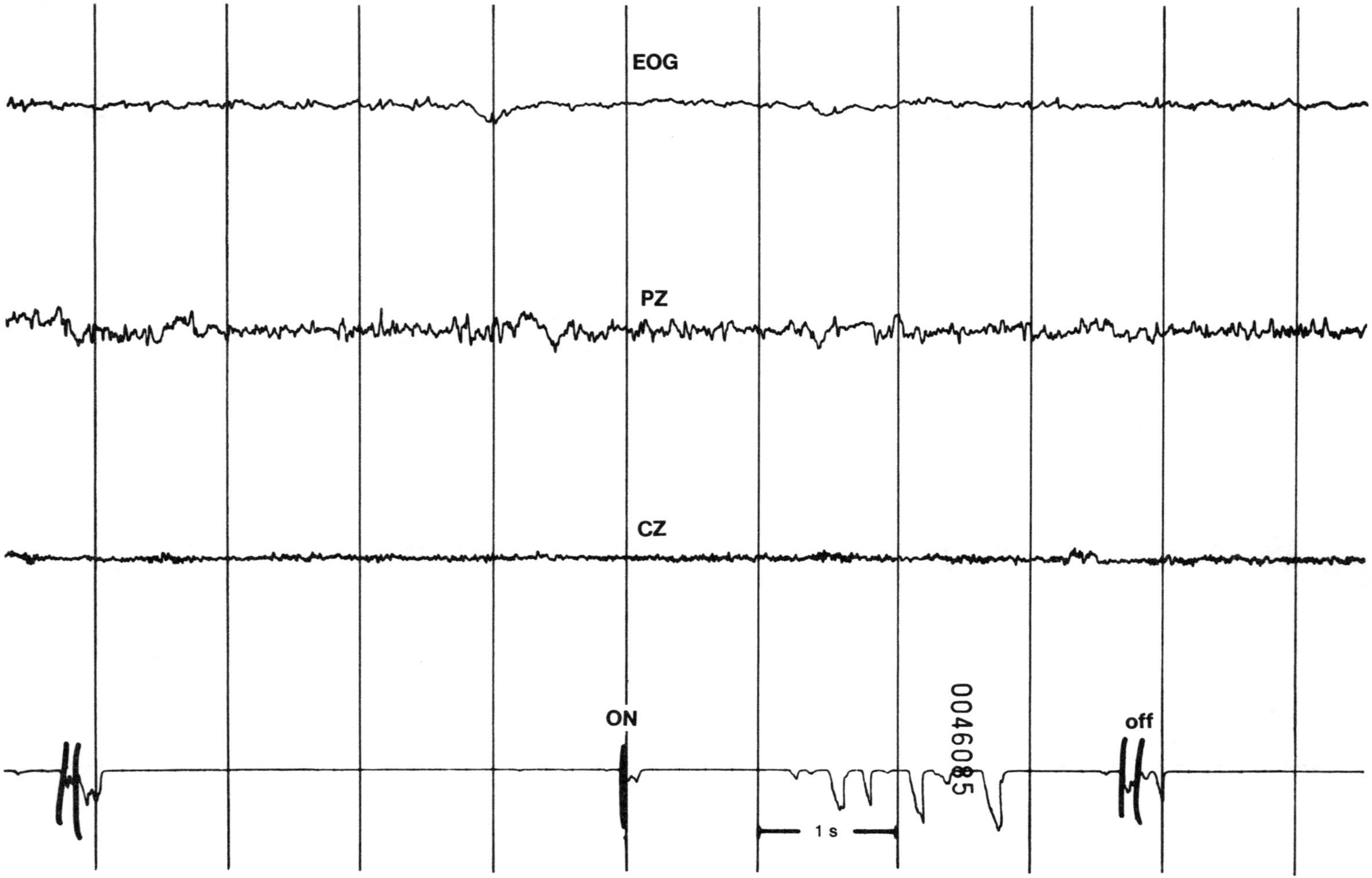

Abb. 36: Feuerlauf-EEG des Demosthenes (21. 5. 80) mit einer Desynchronisation in der Pz-Ableitung während des Glutkontaktes.

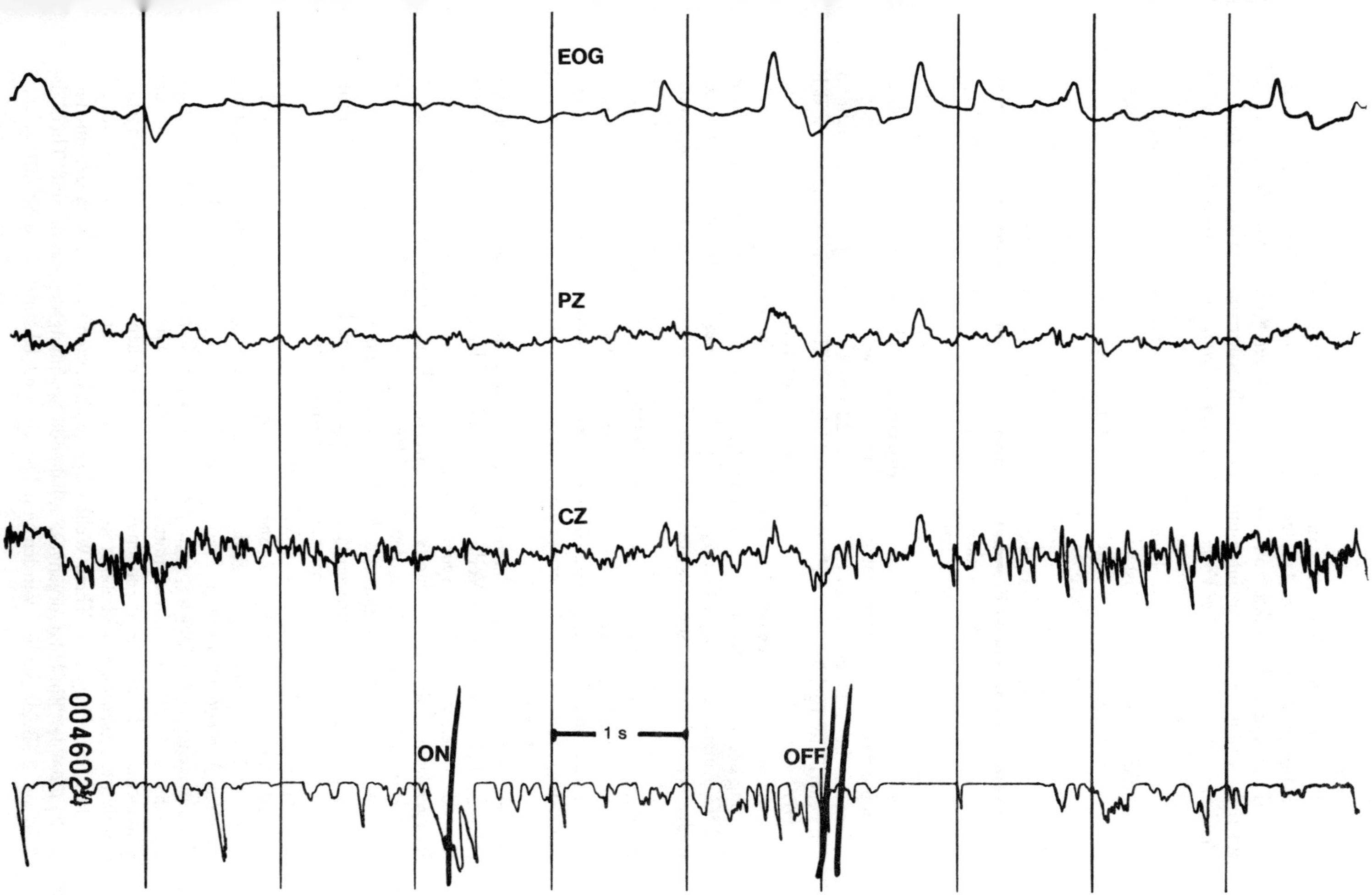

Abb. 37: Feuerlauf-EEG von Costas (23. 5. 80). In der Cz-Ableitung während der »on-off« Sequenz deutliche Synchronisation.

Befunde signifikanter Thetabursts simultan zu den Kontakten konnten 1980 an einem Feuerläufer repliziert werden. Aus der Abb. 35 geht hervor, daß während der Glutkontakte (insgesamt 10 Kontakte von 2–16 s Dauer) in der P_z-Ableitung *Thetaaktivität* auftritt, die von steileren Abläufen und schneller Betaaktivität überlagert ist. *Im Vergleich zum EEG-Befund vom Vorjahr ist die Thetaaktivität weniger deutlich ausgeprägt* (geringere Amplitude, etwas höhere Frequenz von 5–6/s). Auffällig ist auch dieses Mal der Beginn der Thetaaktivität mehrere Sekunden vor dem Eintritt auf die Glutfläche. Die EEG-Ableitung vom 21. 5. 80 ist aufgrund kontinuierlicher Funküberlagerung (Polizeifunk) so artefaktüberlagert, daß keine Auswertung möglich ist.

Die telemetrischen Ableitungen der übrigen Feuerläufer (N = 2) zeigten während der »on – off« Zeitpunkte *keine ausgeprägten Thetaanstiege.* Sie wiesen anfänglich eine *deutliche Desynchronisation* auf, die im Laufe des Feuertanzes habituierte.

In Abb. 36 ist das Spontan-EEG von Demosthenes während des Feuerlaufes am 21. 5. 80 zu ersehen. Bei insgesamt 7 Glutkontakten (Dauer: 4–17 s) zeigt sich ein Alpha-EEG mit eingestreuten schnellen Aktivitätsmustern.

In Abb. 37 ist das EEG vom Pyrovaten Costas während des Feuerlaufes abgebildet. Während 6 Glutkontakten (2–3 s Dauer) wird eine deutliche Abnahme der Desynchronisation deutlich, mit eingestreuten langsamen Theta-Wellen.

Telemetrische Ableitungen des EEG bei einer 20jährigen *Versuchsperson,* die nicht zu den Feuerläufern gehörte und nicht an die »Fähigkeiten« der Pyrovaten glaubte, zog sich *Verbrennungen 3. Grades* an den Fußsohlen zu. Weiterhin traten keine Thetaanstiege während des Feuerlaufes oder in der Baselinephase auf (s. Abb. 38). Die telemetrische Messung der Temperatur an der Fußsohle ergab *während des Kontaktes mit der Glut 180 °C.* Aufgrund zu träger thermischer Einstellzeiten des Thermoelementes konnten weder bei der Versuchsperson noch bei dem Feuerläufer weitere Temperaturwerte ermittelt werden. Filmanalytisch (Zeitlupenaufnahmen) errechnete Kontaktzeiten bei der Kontrollperson von Fußsohle – Glut von 0,3–0,5 s verhinderten aufgrund zu kurzer Kontaktzeit bei langsamer thermischer Einstellzeit des Thermoelementes von 1 s möglicherweise eine ausreichende Hitzeübertragung bis zum Endwert der aktuellen Temperatur. *Verbrennungen 3. Grades bei der Versuchsperson belegen die noxische Wirkung der thermischen Reize.*

Bei den 3 telemetrisch abgeleiteten Pyrovaten als auch bei allen anderen Feuerläufern (N = 10) ließen sich keinerlei Verbrennungszeichen an den Füßen (Plantarseite) feststellen, jedoch zeigten sich bei 2 *»spontanen« Kontrollpersonen,* die nicht zu den Feuerläufern gehörten, nach kurzem Feuerlaufen während der letzten 5 Min. der Zeremonie z. T. Verbrennungen 2.–3. Grades an den Fußsohlen.

Telemetrische EEG-Ableitungen während des *Tanzes im Konaki* bei einem Pyrovaten (Diogenes) zeigen über zentralen Hirnarealen (C_z) eine stärkere Ausprägung höheramplitudiger Alphaaktivität als über parietalen Hirnabschnitten (P_z).

Deskription der Alphaaktivität (s. Abb. 39):

1. *Frequenz:* schnell, 12–13 s. 2. *Spannungshöhe:* mittelhoch bis hoch, 30–50 μV. 3. *Form:* spitz-, seltener leicht bogenförmig. 4. *Zeitliche Folge:* diskontinuierlich, unterbrochen. 5. *Frequenzstabilität:* Frequenz instabil – mäßig stark wechselnd.

Die unterschiedliche Alphaausprägung zwischen C_z und P_z manifestiert eine Vorverlagerung des Alpha-Rhythmus nach mittleren und vorderen Hirnregionen. In der Ableitung sind zwischen die sich verkürzenden Alpha-Folgen Strecken verringerter Spannungsproduktion eingeschoben, schließlich kommt es zum diskontinuierlichen Zerfall der Alphaaktivität in langsamere Theta-Wellen. Die geschilderten Vorgänge kennzeichnen das *A-Stadium* des Einschlafvorganges, anhaltende Spannungsdepression und Theta das *Stadium B.* Beide Stadien wurden von Dement und Kleitman zum *Schlafstadium 1*

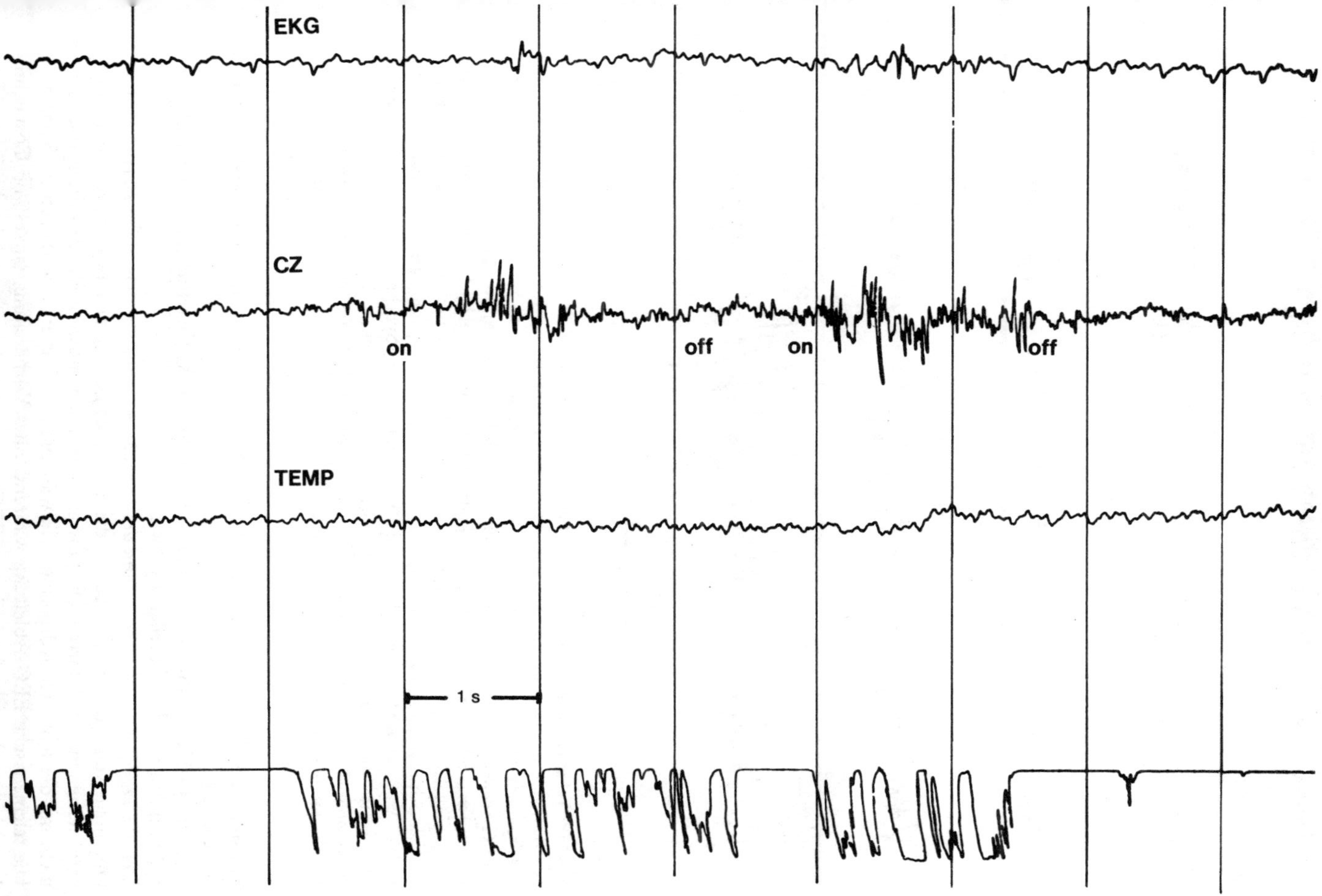

Abb. 38: Feuerlauf einer untrainierten Vp (Elias) außerhalb der Pyrovasie-Zeremonie. Der Pfeil am Temperatur-Kanal markiert den Temperaturanstieg von ca. 180 °C während des Glutkontaktes (»on-off«; Erläuterungen s. Text).

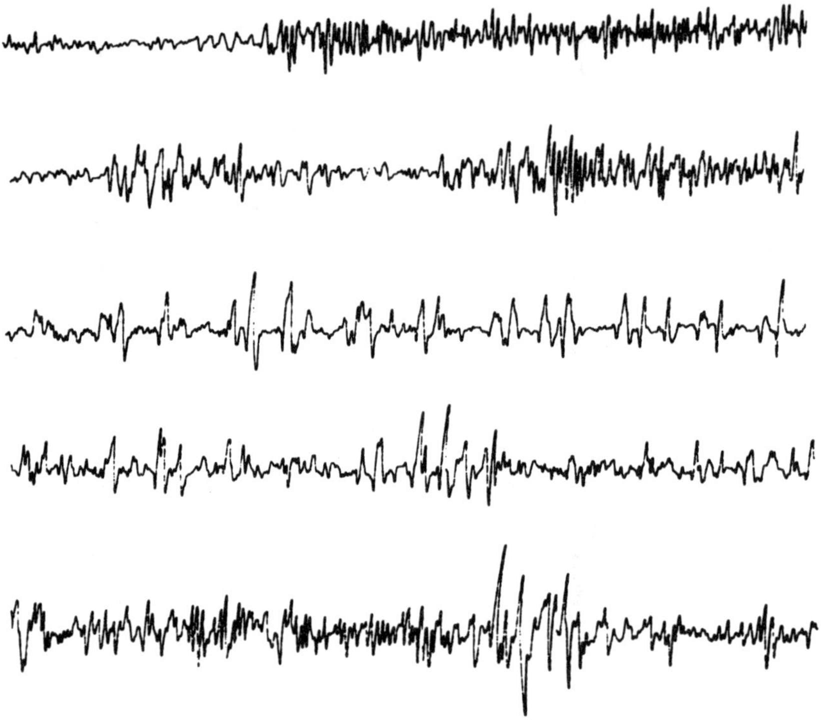

Abb. 39: Telemetrische EEG-Ableitung über 20 Min. während des Vorbereitungstanzes für das Feuerlaufen mit rhythmischer Musik (Lyra und Trommeln) im Konaki bei offenen Augen. Ableitpunkt ist Cz. Die 5 EEG-Abschnitte entsprechen unterschiedlichen Ableitungszeitpunkten. *1. EEG-Sequenz:* 30 s vor Tanzbeginn. Der Pyrovat befindet sich im Konaki und konzentriert sich auf den Tanz. Schneller Alphaanteil mit eingestreuten mittelhohen, schnellen Betawellen. Irreguläre Schlafspindelaktivität. *2. EEG-Sequenz:* 75 s später, während des Tanzes mit Musik. Diskontinuierlicher Alpha, Spannungsreduktion, Betafokus mittelhoher Spannungshöhe, Spindelaktivität. *3. EEG-Sequenz:* 6 Min. später (Tanz und Musik), zunehmende Synchronisierung des Gesamtpotentialbildes mit eingestreuten niederamplitudigen Thetawellen. *4. EEG-Sequenz:* 17 s später (Tanz und Musik), weitere Synchronisierungstendenz. *5. EEG-Sequenz:* 9 s später (Tanz mit Musik), kurze Desynchronisierungsstrecke mit schnellen niedrigen Betawellen (aus: Larbig et al., 1982).

zusammengefaßt. Mehrfaches Auftreten von Schlafspindeln spricht für Schlafstadium 2 (s. Abb. 39).

Diese EEG-Muster (Stadium 1 und 2) treten in den Vorbereitungsphasen im Konaki 1–2 Stunden vor der aktuellen Pyrovasie auf.

Der *hypnagoge Bewußtseinszustand des Pyrovaten* zeigt sich auch an der starren Mimik und intensiven *Fixierung* der Augen, die nach oben gerichtet die Ikonen, den Altar oder einen fernen Punkt anstarren. Die subvigilen Aktivitätsmuster des EEG korrespondieren nicht mit der lebhaften Körpermotorik während des Vorbereitungstanzes im Konaki.

Die telemetrische EEG-Ableitung während eines Vorbereitungstanzes von Costas im Konaki zeigt ebenfalls die typischen EEG-Veränderungen während des Absinkens des

Wachbewußtseins (diskontinuierlicher Zerfall der Grundaktivität, anhaltende Spannungsdepression, Synchronisation mit niederamplitudigen Theta-Wellen).
Biochemie: Die Untersuchung verschiedener endokriner Streßparameter – ACTH, Cortisol, T4, T3, FTI (freies T4), STH, Endorphine, Prolaktin, FSH, LH – im Plasma unter Baselinebedingungen 2 Monate vor der Pyrovasie, 1 Tag und 30 Min. vorher, 30 Min. nach Ende des 1. Feuerlaufes, 60 Min. nach Ende des 2. Feuerlaufes ergaben insgesamt keine signifikant veränderten Plasmaspiegel in Richtung endokriner Hyper- oder Hypoaktivierung. Sämtliche Blutwerte liegen im Normbereich. Differentialblutbild sowie blutchemische Untersuchungen waren ebenfalls unauffällig.

6.4. Replikationsstudien der Pyrovasie in Deutschland

Starnberg (22. 7. 80)

Unter ähnlichen Bedingungen wie in Griechenland wurden 2 deutsche Versuchspersonen während des Feuerlaufes telemetrisch untersucht. Folgende für die griechische Pyrovasie typischen Untersuchungsbedingungen wurden berücksichtigt: griechische Feuerläufermusik (Tonband), Uhrzeit (20.00), Dauer des Feuertanzes (15 Min.), Temperatur der Glut (initial 500 °C), identischer telemetrischer Ableitungsmodus (C_z, P_z, vertikales EOG) einschließlich des apparativen Aufbaus.
Die beiden untrainierten Versuchspersonen* (27 J., 30 J.) zeigten insgesamt ein unauffälliges EEG sowie keine Thetaaktivität (s. Abb. 40). In den letzten 5 Minuten der Pyrovasie liefen zusätzlich 6 Personen über die Glut. Alle »Feuerläufer« wiesen keine Verbrennungen an den Fußsohlen auf. Übereinstimmend wurde über euphorische Empfindungen und angenehme Gefühle der *»Leichtigkeit«* während und nach dem Feuerlauf berichtet. Ca. 30 Min. nach dem Feuertanz beobachteten die Vpn eine *reaktive Hyperämie* an den Fußsohlen. Die Kontaktzeit wurde filmanalytisch ermittelt und entsprach der der griechischen Feuerläufer (0,3–0,5 s). Dies gilt auch für die Temperaturwerte.

Herrenberg (1. 4. 81)**

Die 2. Replikationsstudie des Feuerlaufes wurde am 1. 4. 1981 in Herrenberg vormittags in der Zeit von 9–12.30 Uhr (einschließlich untersuchungstechnischer Vorbereitungen) durchgeführt. Auch diese Feldstudie erfolgte unter denselben Bedingungen wie die früheren Untersuchungen, mit Ausnahme des Zeitpunktes, der im Gegensatz zu den anderen Studien auf den Vormittag gelegt wurde. Es wurde darauf verzichtet, wie auch bei den anderen Kontrollstudien, rituell-meditative Vorbereitungen durchzuführen. Die Kontrollpersonen waren 3 Kollegen unseres Arbeitsbereiches Klinische Psychologie sowie der Autor (N = 4). Der Ablauf des Feuerlaufes dauerte 25 Min. Keine der Vpn wies nach dem Feuerlauf Verbrennungen an der Fußhaut auf. Auch hier trat eine *reaktive Hyperämie* der Füße kurze Zeit danach auf, die ca. 1 Std. anhielt. Blutdruck (nur beim Autor 160/100 mm Hg) und Angst stiegen kurz vor Beginn des Feuerlaufes kurzzeitig an. Dies hängt möglicherweise damit zusammen, daß ich als erster über die Glutfläche

* Der Autor dankt *M. Schröder* und *G. Schnitzlein* vielmals, daß sie sich für das Feuerlaufen zur Verfügung gestellt haben.
** Vielen Dank gebührt der Familie *Fischer*, die ihr Grundstück für die Feuerlaufstudie zur Verfügung gestellt hat. Diese Simulationsstudie wurde auf einem Super 8 mm-Film dokumentiert.

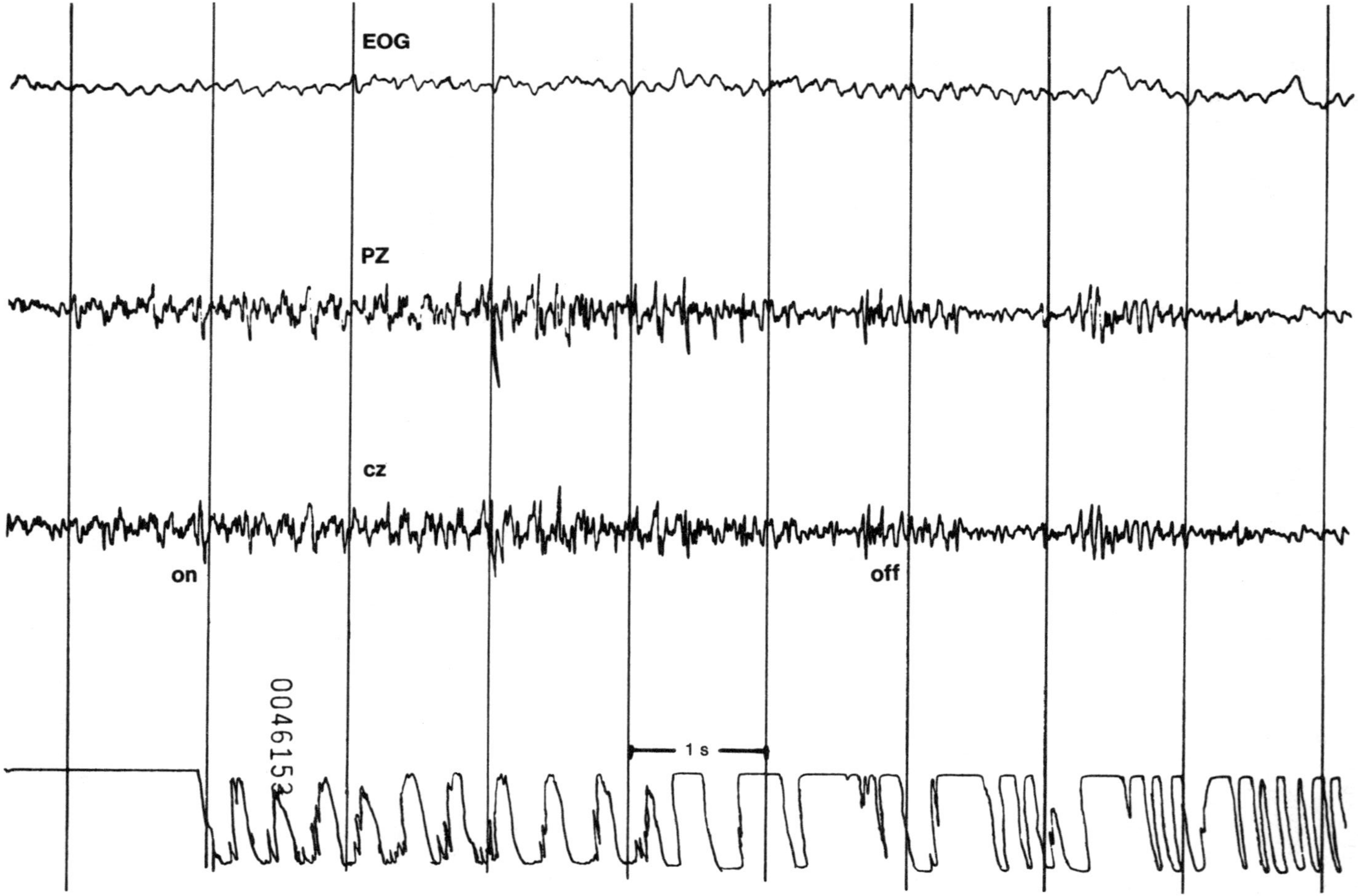

Abb. 40: Feuerlauf-EEG einer 30-jährigen Vp mit desynchronisierter Aktivität während der »on-off«-Sequenz über parietalen (Pz) und zentralen (Cz) Hirnarealen.

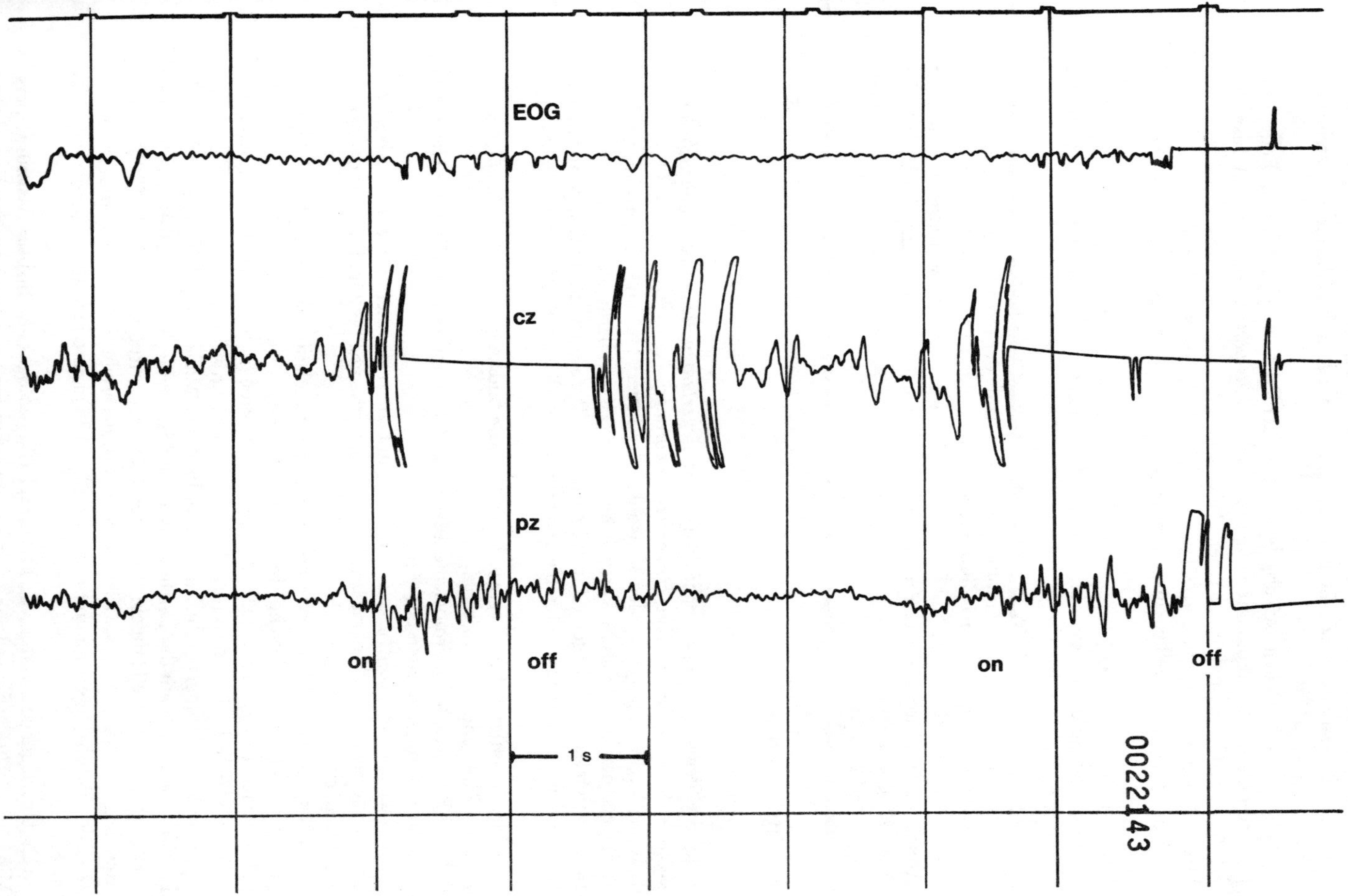

Abb. 41: Feuerlauf-EEG der Vp. W. mit höheramplitudiger Thetaaktivität während des Glutkontaktes (»on-off«) in der Pz-Ableitung. Die Cz-Ableitung ist durch starke Bewegungsartefakte gestört.

lief, also für die anderen Vpn als Modell fungierte. Außerdem hatte ich mich nicht gegen das Feuer desensibilisiert wie die anderen Vpn, die wiederholt glühende Kohleteile in die Hand nahmen.

In Abb. 41 ist das telemetrisch abgeleitete EEG der Vp W (40 J.) dargestellt. Beim Autor trat während der Glutkontakte *höheramplitudige Thetaaktivität* auf (6 Hz). Insgesamt erfolgten 14 Glutkontakte mit einer Dauer von 2–4 s.

Das EEG der 31 Jahre alten Vp Cl zeigt desynchronisierte Betaaktivität mit eingestreuten langsamen Thetawellen (insgesamt erfolgten 2 Glutkontakte mit einer Dauer von 2–17 s).

Das EEG der Vp D (33 J.) weist eine deutliche Desynchronisation auch während der Anwesenheit auf dem Feuer auf, ohne Tendenzen zur Synchronisation (Zahl der Glutkontakte 6, Dauer 2–16 s).

Das EEG der 4. Vp war wegen starker Muskelartefakteinstreuung nicht auswertbar.

Die Auswertung der Zeitlupenfilme ergab im Verlaufe der Pyrovasie Kontaktzeiten von durchschnittlich *0,2–0,4 s* pro Glutkontakt bei den ersten 3 Vpn. Die Kontaktzeiten der letzten Vp (D) nahm zu bis auf 0,8 s. Dieser Anstieg steht sehr wahrscheinlich mit der Abnahme der Temperatur in Zusammenhang (initial 430 °C, während des Feuerlaufes 290–150 °C).

7. Diskussion

Folgende Ergebnisse legen nahe, daß *beim Feuerlaufen keine aktuellen Schmerzen auftreten, d. h. keine noxische Hitzereizung vorliegt:*

1. Keine Verbrennungen an den Fußsohlen der Feuerläufer und 12 untrainierter Versuchspersonen. 3 griechische Versuchspersonen zeigten allerdings Verbrennungen, waren jedoch wesentlich länger auf dem Feuer als die Pyrovaten und andere Personen (eine Bestimmung der Kontaktzeiten bei den griechischen Kontrollpersonen war nicht möglich.).
2. Fehlende »offene« Schmerzreaktionen (verbale und/oder nonverbale Schmerzäußerungen; Film- und Videomaterial).
3. Keine Reaktion des Thermoelementes während des Glutkontaktes. Hierfür bieten sich 2 Erklärungsmöglichkeiten an:

a) zu kurze Kontaktzeiten mit der Glut und zu träge thermische Einstellzeit des Thermoelementes sind für eine fehlende Hitzeübertragung bis zum Endwert der aktuellen Temperatur verantwortlich.

b) vermutlich liegt gar keine extreme thermische Stimulation vor (pers. Mitteilung 1980, Prof. Schaefer, Physiologisches Institut Heidelberg).

4. Fehlende Anstiege der »Streßhormone«, die im Streß (z. B. extreme Hitzeeinwirkung) üblicherweise erhöhte Konzentrationen im Plasma aufweisen.
5. Keine Veränderungen subjektiv-psychologischer Maße (Angstkorrelate).

Der Modellversuch mit der Leichenhaut (Xenakis, Larbig, Tsarouchas, Ballis 1977) legt ebenfalls nahe, daß die Haut ein schlechter Wärmeleiter ist und thermische Einflüsse erst nach längerer Kontaktzeit wirksam werden. Daraus ergibt sich auch, daß die ermittelten aktuellen Berührungszeiten mit der Glut (0,2–0,5 s) keine Hautschädigungen verursachen.

Nach Überlegungen von Prof. H. Hensel (Physiologisches Institut Marburg, pers. Mitteilung 1979) zu dieser Problematik können bei den gemessenen kurzen Kontaktzei-

ten infolge der instationären Wärmeleitung außerordentlich hohe Temperaturunterschiede zwischen der Hautoberfläche und der tieferen Schicht der Schmerzrezeptoren auftreten. Dies zeigt auch der Modellversuch mit der Leichenhaut. Nimmt man eine Hornhautdicke an der Fußsohle von 0,5 mm an (normale Dicke, entspricht auch der der Pyrovaten), eine Temperaturleitzahl der Hornhaut von 0,0005 cm^2 sec^{-1} und eine Kontaktzeit von 0,3 s, dann ergibt dies in 0,5 mm Tiefe einen Temperaturanstieg von 4‰ des Temperatursprunges an der Oberfläche, bei 500 °C also einen Anstieg um 2 °C. Die ermittelten Temperaturwerte während der verschiedenen Feuerlaufzeremonien belegen jedoch, daß nur zu Beginn der Pyrovasie hohe Temperaturen um 450–500 °C auftreten, danach die Werte sehr rasch zurückgehen, so daß der postulierte Wärmeanstieg von 2 °C in der Fußhaut pro Glutkontakt ebenfalls geringer ist.
Weiterhin ist es fraglich, ob die Temperatur nach mehreren Kontakten additiv ansteigt, da die abendliche Lufttemperatur, Luftbewegung und Kontakt mit der Erde verstärkt durch die Laufbewegungen Kühleffekte bewirken. Erhöhte Windgeschwindigkeit reduziert die wärmeisolierenden Grenzschichten von ca. 10 mm auf bis zu 1 mm. Dadurch steigt die Wärmeabgabe der Haut an, so daß auch mehrere Glutkontakte keine intolerablen Temperaturanstiege verursachen müssen. Weiterhin hängt die Wärmeableitung u. a. von der Wärmekapazität, Wärmeleitfähigkeit des Gewebes und der Kohlen sowie von der erhöhten Hautdurchblutung, Schweißsekretion und Bildung einer Wasserdampfschicht ab. Es wäre interessant, die Hornhautdicke der Haut der Pyrovaten zu messen sowie intrakutane Temperaturmessungen mit sehr dünnen Thermoelementen auszuführen, die in die Hornhaut des Fußes implantiert sind. Auch ließe sich die Hautdurchblutung der Fußsohle direkt mittels Fluvographie messen. Ethisch erscheinen derartige »eingreifende« physiologische und thermophysikalische Untersuchungsmethoden problematisch, da der Untersuchungsaufwand so gering wie möglich gehalten werden müßte, um nicht störend in den traditionellen Ritus einzugreifen.
Die These einer schützenden hitzeisolierenden Dampfschicht zwischen Fußhaut und Glutfläche wird in der Literatur häufig als Grund für die Unverletzlichkeit beim Feuerlaufen angegeben. Diese These beruht auf zufälligen Beobachtungen des deutschen Physikers Johann Gottlieb Leidenfrost, der 1756 die relativ lange Überlebensdauer von Wassertropfen bemerkte, die auf einer glühenden Herdplatte tanzten. Dies regte ihn zur Entwicklung eines Meßsystems zur »Berechnung der Lebenszeit von Wassertropfen« an.
Er stellte fest, daß bei einer Temperatur von 210–240 °C (sog. Leidenfrost-Punkt) die Lebenszeit der Wassertropfen am längsten andauert, d. h. das ausgebildete Dampfkissen zwischen Wasser und glühender Platte ist dann am stabilsten (Walker 1977). Leidenfrost stellte ebenfalls fest, daß bei glatter Oberfläche die Persistenz der Wassertropfen stabiler ist als bei einer rauhen, unebenen Oberfläche.
Interessant ist in diesem Zusammenhang, daß die Pyrovaten vor der Präparation der Glutfläche darauf achten, daß der Boden hart und glatt gewalzt wurde. Die Glutschicht wird ebenfalls vorher gleichmäßig verteilt, bevor der Feuertanz beginnt. Bekannt sind auch alltägliche Beobachtungen, daß die Verbrennungsgefahr bei Berührung der Fußhaut mit heißem Sand steigt, je weicher er ist. Das Körpergewicht verteilt sich in diesem Fall gleichmäßig auf verschiedene Punkte der Fußunterfläche im Gegensatz zur festen Unterlage.
Zahlreichen Beobachtungen in der Pyrovasie-Literatur ist zu entnehmen, daß während des Feuerlaufens getragene Socken oder Schuhe keine Brandspuren aufwiesen. Dies stützt unsere Hypothese, daß bei der Pyrovasie keine extreme Hitzebelastung auftritt.
1957 veröffentlichte Coe seine Selbstversuche, u. a. Feuerlauf auf erhitzten Steinen,

Kohlen, rot-glühendem Eisen etc., die ohne Verletzungen durchgeführt wurden (s. auch Thomas 1934). Leider liegen weder Temperaturangaben noch Kontaktzeiten vor.
1935 lief der indische Fakir Kuda Bux vor Ärzten der Society of Psychical Research in London über glühende Holzkohlen (800 °C). Die Temperatur der Fußhaut kurz vor und nach dem Feuerlauf betrug 27 °C. Weder die Fußsohle noch ein an der Sohle befestigtes kleines Zinkoxydpflaster zeigte Verbrennungszeichen. Bei dem 2. Versuch, über die Glut zu gehen hielt der Fakir plötzlich inne mit den Worten, er könne den Versuch nicht wiederholen, da er den Glauben verloren habe. Er würde sich nun schwer verbrennen (Buschan 1940).
Berichten über die »Akaia« beim Feuerlauf stehen andere Beobachtungen von z. T. schweren Verbrennungen entgegen, die während des Feuerlaufes auftraten. Einige untrainierte griechische Versuchspersonen verbrannten sich in Langadas. Selbst die Feuerläufer berichteten von seltenen Verbrennungen. Eigene Erfahrungen während des Feuerlaufes in Herrenberg lassen vermuten, daß die Grenze noch erträglicher Hitzereizung schnell überschritten werden kann. Bei jedem Schritt waren deutliche punktförmige Hitzereize spürbar (vergleichbar glühenden Nadelstichen), die von glühenden Kohleteilen unter der heißen aber gleichzeitig schützenden, lockeren Ascheschicht herrührten. Auch die bei allen Kontrollpersonen in den Replikationsstudien aufgetretene reaktive Hyperämie spricht dafür, daß schmerzhafte aber noch bewältigbare Reize auftreten, die bei etwas längerer Kontaktzeit zu Verbrennungen führen könnten. Bei Hinterhornableitungen von Katzen während Hitzereizung der Haut stellten Dickhaus et al. (1978) fest, daß die Entladungsrate der Aktionspotentiale nach Beendigung des Hitzereizes langsam abklingt (s. Abb. 42). Diese *Nachentladung* wird als charakteristisch für die Erregung zentraler Neurone durch schmerzhafte Reize angesehen. Bei nichtschmerzhaften Reizen hört die Entladung unmittelbar am Ende der Stimulation auf. Die lange *Nachentladung bei noxischen Reizen ist vermutlich ein elektrophysiologisches Korrelat der langanhaltenden Schmerzempfindung* und wird mit der unangenehmen späten Komponente der 2. Schmerzreaktion in Zusammenhang gebracht. Dies träfe wahrscheinlich für die beobachtete überdauernde *reaktive Hyperämie* nach dem Feuerlauf zu, die mit stark brennenden Wärmegefühlen einherging. Über die Ursache dieser Nachentladungen gibt es bisher nur Spekulationen. So wird u. a. vermutet, daß sie mit der verzögerten Metabolisierung der aus den nociceptiven Afferenzen freigesetzten Neurotransmittern (u. a. Substanz P) zusammenhängt (Zimmermann 1979).
Die Ergebnisse dieser Felduntersuchungen rechtfertigen die bereits einleitend geäußerte Annahme, daß beim Feuerlaufen unter bestimmten bereits diskutierten Bedingungen (Lauftechnik, kurze Kontaktzeit, ebene Glutfläche auf festem Untergrund) keine noxische Stimulation auftritt, somit keine Schmerzen zu bewältigen sind.
Die ausgeprägte Thetaaktivität bei 1 Pyrovaten sowie leichte Thetaanstiege bei 2 Kontrollpersonen können als *Korrelat des veränderten Bewußtseinszustandes und nicht als Ausdruck erfolgreicher Schmerzkontrolle angesehen werden.* In diesem Zusammenhang könnte die Thetaaktivität als *präventive Maßnahme* für den Fall auftretenden Schmerzes bei ungeschicktem Tanz gedeutet werden. Ungeschickter Tanz kann zu längerer Kontaktzeit mit der Glut führen, was mit erheblichen Temperaturanstiegen verbunden ist (s. Modellversuch, Xenakis et al. 1977) und zu Verbrennungen führen kann.
Die Thetaaktivität kann auch im Zusammenhang mit der *Angstreduktion* gesehen werden, die notwendig ist, um die *Mutprobe* des Feuerlaufes zu bewältigen. Eigene Erlebnisse des Autors, bei dem Thetaanstiege im Spontan-EEG während der Glutkontakte nachgewiesen wurden, stützen die Überlegungen zur Angstkontrolle. Initiale Ängste, die sich auch in einer Blutdruckerhöhung zeigten, gingen während des Feuerlaufes zurück und Gefühle der Kontrolle, die Situation zu bewältigen, standen im Vorder-

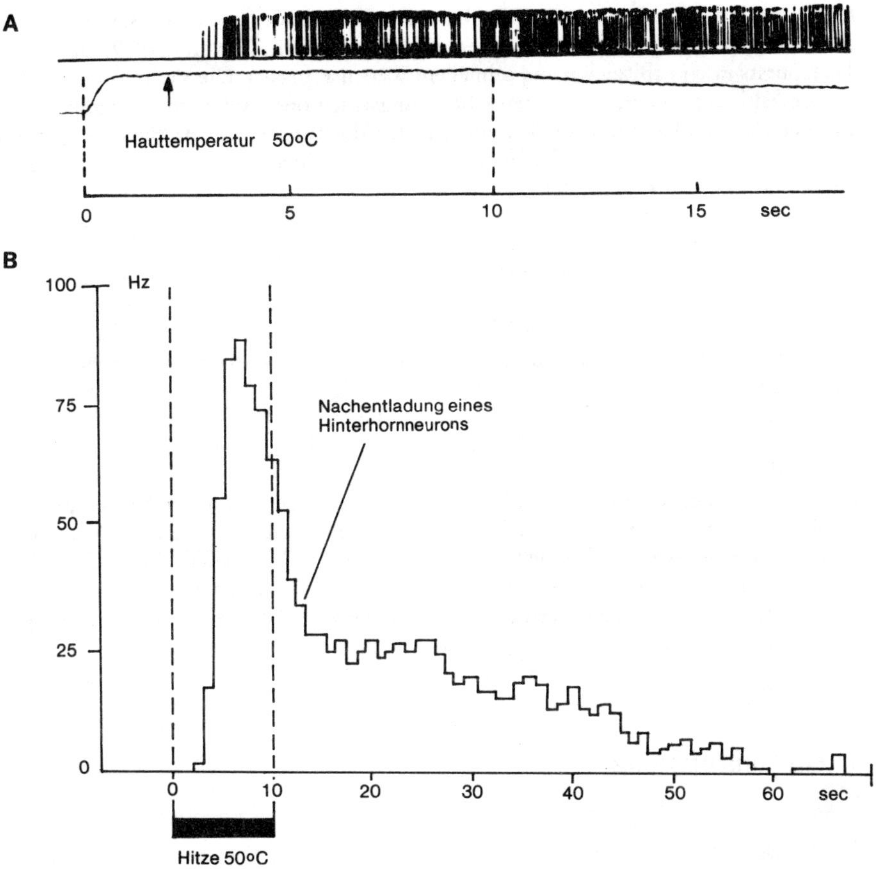

Abb. 42: Entladung eines einzelnen Hinterhornneurons der Katze bei Hitzereizung der Haut. A: Originalregistrierung der Aktionspotentiale (oberer Strahl), synchron mit dem Hauttemperaturverlauf (unterer Strahl) von 30 °C auf 50 °C, bei 10 s Dauer auf einer Hautfläche von 1 cm^2. B: Zeitverlauf der Entladungsfrequenz desselben Neurons während und nach Hitzereizung der Haut. Die Periode der thermischen Stimulation ist durch 2 senkrechte, unterbrochene Linien markiert (aus: Dickhaus et al., 1978).

grund. Hier bestehen Parallelen zu emotionalen Korrelaten (Freude, positive Verstärkung) der »hedonischen Thetaaktivität«, die im Kap. F, Teil 2 beschrieben wird. Andere Kontrollpersonen berichteten ebenfalls von angenehmen Gefühlen des »Schwebens« und der »Leichtigkeit« während des Feuerlaufes, zeigten aber keine simultanen Thetaanstiege. Die Abnahme der Thetaaktivität (Amplitudenverminderung) beim Pyrovaten Diogenes 1980 im Vergleich vom Vorjahr könnte auch im Sinne der Angstreduktionshypothese interpretiert werden. 1979 tanzte Diogenes zum *zweiten Mal auf dem Feuer.* Zu diesem Zeitpunkt wurden hochamplitudige Thetabursts kurz vor und während des Glutkontaktes im Spontan-EEG sichtbar. Bei diesen ersten Erfahrungen mit dem Feuerlauf realisierte der Pyrovat möglicherweise, daß es sich beim Feuerlauf nicht, wie von allen Pyrovaten behauptet, um eine extreme Schmerzsituation handelt, sondern um eine gut bewältigbare Mutprobe. Ein Korrelat dieser zunehmenden Erfahrung bzw.

Angstverminderung könnte die Abnahme der Thetaanstiege sein. Dies wird bereits deutlich bei längeren »on–off« Sequenzen während des 2. Feuerlaufes (1979), da initiale Thetabursts rasch habituieren und schnellere Wellen auftreten. Die Vermutung, daß bei der Bewältigung neuer, gefürchteter Belastungssituationen simultan Thetamuster im EEG erscheinen, kann nur durch weitere EEG-Ableitungen bei »Anfängern« gestützt werden. Langjährig trainierte Feuerläufer zeigen kein Theta im Spontan-EEG, sondern desynchronisierte EEG-Muster.
Entsprechend den Befragungsergebnissen sind die Feuerläufer davon überzeugt, daß beim Feuerlaufen extreme Schmerzreize auftreten, die nur von ihnen aufgrund ritualisierter Vorbereitungen und antizipatorischen Einübens (u. a. Konzentration auf das Ereignis im Sinne eines *mentalen Trainings*) bewältigt werden können. Es ist möglich, daß einige Pyrovaten im Laufe der Jahre ihre Einstellung ändern, jedoch nicht öffentlich kundtun. Basis der Einstellung der Pyrovaten ist die religiöse Überzeugung, *ihr Glaube* und *die Kraft der Heiligen* befähige sie zum Feuerlauf.
Die Bedeutung der Thetaaktivität in einem größeren psychophysiologischen Kontext gestellt, wird in dem Kapitel F, Teil 2 – Thetaaktivität – ein kortikales Korrelat der Schmerzkontrolle? – diskutiert.
Abschließend läßt sich sagen, daß die langjährigen Felduntersuchungen bei den griechischen Feuerläufern einzigartige Erfahrungen vermittelten wie eine soziale Gemeinschaft, eingebunden in einen traditionellen religiösen Kanon, beispielhaft für viele andere Naturvölker oder den Naturvölkern nahestehende Kulturen fähig ist, einen weltweit verbreiteten, furcht- und angsterregenden Ritus, der auch Schmerzen und Verletzungen hervorrufen kann, ohne körperliche Schäden jedes Jahr zu vollziehen.

8. Zusammenfassung

Am Beispiel von Felduntersuchungen bei griechischen Feuerläufern soll der Zusammenhang zwischen verschiedenen Schmerzparametern, veränderten Bewußtseinszuständen und der postulierten Schmerzregulation dargestellt werden. Einleitend werden zunächst transkulturell-epidemiologische Aspekte des Feuerlaufens erörtert. Feuerlaufen ist ein Ritus, der in verschiedenen Teilen der Welt beobachtet wird. Danach werden historische Wurzeln dieser seit Jahrhunderten ausgeübten Zeremonie, sowie im Einzelnen der rituelle Ablauf der Pyrovasie in Nordgriechenland beschrieben. Ein wesentliches Charakteristikum dieses einmal im Jahr stattfindenden religiösen Ereignisses ist das völlige Fehlen von Verbrennungszeichen (Akaia) an der Fußhaut, trotz sehr hoher Temperaturen, die initial bis zu 500 °C betragen können, dann aber im Verlaufe der Zeremonie schnell zurückgehen.
In dem folgenden Abschnitt werden thermophysiologische Grundlagen, vor allem die verschiedenen Bedingungen der Wärmeabgabe dargestellt. Ein wärmereduzierender Faktor ist der Wärmetransport an die Oberfläche des Körpers, der durch die Variabilität der Durchblutung, besonders der Extremitäten beeinflußt wird. Ein weiterer wärmereduzierender Faktor ist der Wärmeabstrom von der Oberfläche (Konvektion, Strahlung, Verdunstung), der durch die Kühleffekte erhöhter Windgeschwindigkeit am Abend während des Feuerlaufes, sowie durch die hitzeinduzierte Zunahme der Schweißsekretion an den Fußsohlen verstärkt wird. Neben peripher-lokalen Mechanismen sind zentrale Regulationssysteme (limbisches System, diencephale Funktionskreise) für die Temperaturregulation verantwortlich.
Die Untersuchungen an den griechischen Feuerläufern fanden in den Jahren von 1975–1980 statt. Zunächst wurden einige Vorstudien (Interviews, Filmaufnahmen, Verhaltensbeobachtungen, Temperaturmessungen während des Feuertanzes, neuropsychiatrische Untersuchungen, EEG-Ableitungen 1 Tag vor und 1 Tag nach dem Feuerlauf), sowie in Berlin eine laborexperimentelle

Modellstudie durchgeführt. Mittels einer Leichenhaut, die an einem Temperaturmeßfühler fixiert war, wurde im Labor die Lauftechnik der Pyrovaten simuliert und die Kontaktzeiten mit der Glut, sowie die Temperaturwerte bestimmt. Es zeigten sich bei den Kontaktzeiten entsprechend denen des Feuerlaufes nur geringe Temperaturanstiege. Dies weist darauf hin, daß die *Haut ein schlechter Wärmeleiter ist.*

Die Voruntersuchungen ergaben, daß möglicherweise unter bestimmten Bedingungen (Kontaktzeit 0,2–0,4 s, besondere Lauftechnik, feste Glaubensüberzeugung, nachfolgende Berührung der Fußhaut mit dem kühleren Erdreich zur beschleunigten Wärmeabgabe) das Feuerlaufen möglich ist, ohne daß es zu Verbrennungen kommt.

In weiteren Felduntersuchungen von 1978–1980 wurden neben Filmaufnahmen und Temperaturmessungen zusätzlich psychologische Fragebogen vorgegeben, telemetrische EEG-Ableitungen während der Vorbereitungstänze und während des Feuerlaufes vorgenommen, biochemische Untersuchungen (Streßhormone) und Verhaltensbeobachtungen (Videofilme) durchgeführt. In einem besonderen Abschnitt wird die telemetrische Untersuchungsmethode, die sich besonders gut für Feldexperimente eignet, in ihren technischen Details und im Zusammenhang mit den elektrophysiologischen Untersuchungen bei den Feuerläufern dargestellt. Die Ergebnisse hinsichtlich der psychologischen und biochemischen Parameter zeigen keine auffälligen Veränderungen, die für das Vorliegen einer starken, angstauslösenden Streßsituation sprechen könnten. Auch die verhaltensmäßigen Daten haben eine zu große Varianz, als daß sie bestimmte Schlußfolgerungen zulassen. Lediglich die EEG-Daten ergaben bei einem Feuerläufer kurz vorher und während des Feuertanzes *signifikante hochamplitudige Thetaanstiege,* die bei den anderen 2 Pyrovaten während des Feuerlaufes nicht auftreten.

Hier kommt es vielmehr zu einer deutlichen Desynchronisation. Die EEG-Daten von 2 Pyrovaten während des Vorbereitungstanzes zeigen typische subvigile Fluktuationen, die beim Übergang in einen tranceartigen, hypnagogen Bewußtseinszustand beobachtet werden.

Abschließend wird über 2 Simulationsexperimente des Feuerlaufes in Deutschland berichtet. Bei *2 Kontrollpersonen* wurden ebenfalls während des Glutkontaktes *Thetamuster* im Spontan-EEG identifiziert, die allerdings wesentlich weniger stark ausgeprägt sind, als die Thetaaktivität des Pyrovaten Diogenes. Alle Kontrollpersonen wiesen nach dem Feuerlauf keine Verbrennungen an den Füßen auf. Die Werte der Kontaktzeiten und Temperatur entsprachen denen der griechischen Pyrovasie.

Zusammenfassend sprechen die Ergebnisse der Felduntersuchungen dafür, daß das *Feuerlaufen als Mutprobe und nicht in jedem Fall als Schmerzkontrollsituation anzusehen ist. Die Thetaaktivität kann als Korrelat eines veränderten Bewußtseinszustandes angesehen werden, der der Angstreduktion dient, sowie als präventive Maßnahme für den Fall auftretenden Schmerzes bei ungeschicktem Laufverhalten interpretiert werden kann.* Für diese Hypothese spricht die Tatsache, daß nur bei dem Pyrovaten Thetaanstiege auftreten, der als Anfänger über das Feuer lief. Auch die erhöhten Thetaanstiege bei 2 Kontrollpersonen lassen sich in ähnlicher Weise interpretieren.

Einige *thermophysikalische Überlegungen* (minimale Wärmeübertragung Glut-Fußhaut, Leidenfrost-Phänomen) sprechen dafür, *daß beim Feuerlauf keine extreme Hitzebelastung vorliegt.* Allerdings weisen Beobachtungen bei griechischen Kontrollpersonen (auch bei einigen Pyrovaten) in die entgegengesetzte Richtung. Auch die sekundäre Hyperämie nach dem Feuerlauf weist darauf hin, daß schmerzhafte thermische Reize auftreten können, die noch nicht zu Verbrennungen führen. Entsprechend den Berichten der Pyrovaten ist der wesentliche schmerzkontrollierende Faktor der religiöse Glaube, der die »Akaia« garantiert.

C. Fakir – »Schmerzdemonstration«*

1. Einleitung

In diesem Kapitel werden psychophysiologische Untersuchungen an einem Fakir beschrieben. Es handelt sich um eine quasi-feldexperimentelle anekdotische Studie einer »in-vivo-Schmerzdemonstration« in unserem Labor, die routinemäßig jeden Abend in Nachtclubs und Varietés von dem Fakir vorgeführt wird. Die Untersuchungen wurden auf Videofilmen dokumentiert und dienten vorwiegend dem Zweck, weitere Hypothesen hinsichtlich psychophysiologischer (u. a. kortikaler) Korrelate in Antizipation und während der schmerzhaften Stimulation zu gewinnen. Einleitend gebe ich zunächst einen kurzgefaßten Literaturüberblick über den »Fakirismus«.
In Kapitel C, Teil 1 wurden im Zusammenhang mit der Darstellung von »Trance- und Besessenheitsriten« einige Situationen beschrieben, die durch die Konfrontation mit starken Schmerzreizen charakterisiert sind. Besonders bei den schamanischen religiösen Zeremonien ist das symbolische und aktuelle Erleiden schwerer selbstzugefügter Schmerzen ein wesentlicher Bestandteil der rituellen Übungen. Eliade (1975) berichtet von nordasiatischen Praktiken, bei denen Schamanen über glühende Kohlen laufen und sich mit Messern tiefe Wunden zufügen, glühende Kohlen verschlucken und rotglühendes Eisen berühren, um zu beweisen, daß sie im Zustand der schamanischen Ekstase eine neue »übermenschliche Verfassung« erreicht haben.
Bei schamanischen Initiationsriten in China muß der Lehrling barfuß eine »Säbelleiter« aus meist 12 Säbeln besteigen. Diese sog. Auffahrtsriten symbolisieren die Himmelfahrt zu den Geistern als besondere Variante der Besessenheit. Das Besteigen der »Initiationsleiter« wird auch in Burma und Indonesien angetroffen. Fakir-Praktiken finden sich auch bei den indonesischen *Kris-Spielen,* einem Besessenheitsritus, bei dem junge Männer spitze Dolche sich selbst gegen die Brust pressen, bis sich die Klingen verbiegen. Zu Verletzungen kommt es selten, da die Klinge auf eine hart angespannte Muskulatur trifft (Pfeiffer 1971). Am Beispiel der *»Selbst-Torturen«* des *Sonnentanz-Zeremoniells* nordamerikanischer Prärieindianer soll demonstriert werden, bis zu welchem Ausmaß Schmerzen ertragen werden können. Bei diesem feierlichen Initiationsritus werden dem auserwählten jungen Indianer mit scharfen Messern auf beiden Seiten der Brust Schnitte zugefügt. Durch diese Wunden werden Spieße eingeführt und unter der Haut soweit durchgestochen, bis sie im Schnitt der anderen Brustseite wieder zum Vorschein kommen. Die Spießenden werden mit einem Seil an einem Pfahl fixiert.

Nach einem Gebet schritt der Gemarterte »so weit zurück, bis das Fleisch völlig gedehnt war. Mit einer kleinen Knochenpfeife im Mund stieß er nun dauernd eine Serie kurzer, schriller Laute aus, ließ sich nach hinten fallen und tanzte dabei so lange, bis das Fleisch sich löste und er zu Boden fiel. Noch bevor er sich von den Stricken löste, ergriff er mit beiden Händen die Trommel und durchtrennte mit einem plötzlichen Ruck das Fleisch seines Rückens, während er gleichzeitig unter

* An dieser Stelle möchte ich dem Fakir *Ben-Ghou-Bey* meinen besonderen Dank aussprechen, daß er sich für eine Reihe von Experimenten in unserem Labor zur Verfügung gestellt hat. Dieser Dank gilt auch seiner Frau und seinem Sohn, die ihm während der Demonstrationen hilfreich zur Seite standen.

dem Applaus der Zuschauer die Trommel auf den Boden schmetterte. Als er dalag, untersuchten die Operateure seine Wunden und schnitten das lose herumhängende Fleisch ab; das Zeremoniell war beendet« (Melzack 1978, S. 22–23).

Eine weitere seit Jahrhunderten in Indien und Sri Lanka durchgeführte Schmerzzeremonie ist das sog. *Haken-Hänge-Ritual.* Dieses Ritual (auch Hakenschwung-Zeremoniell) ist ein alter hinduistischer Ritus, der zu Ehren des Hindugottes Mhatoba mehrmals jährlich durchgeführt wird. Entsprechend einem alten Brauch wird ein Mitglied der Dorfgemeinde ausgewählt, das die Macht der Götter verkörpern soll. Der Auserwählte (»Zelebrant«) segnet mehrmals im Jahr neugeborene Kinder und Feldfrüchte der benachbarten Dörfer während einer Prozession. Das Bemerkenswerte an diesem Vorgang ist die Tatsache, daß dem Zelebranten bis zu 6 Stahlhaken, die mit Seilen an der Spitze eines fahrbaren Holzkarrens befestigt sind, durch die Haut in die Rückenmuskulatur gestoßen werden. Während des Segnens schwebt der Zelebrant frei, nur an den Haken gehalten mehrere Minuten über den Kindern und Getreidebündeln. Dieser Vorgang wiederholt sich viele Male, ehe in einem nahe gelegenen Tempel die hinduistische Feier abgehalten wird. Zahlreichen Berichten ist zu entnehmen, daß während und nach dieser Zeremonie des Segnens keine Schmerzreaktionen und keine Blutungen auftreten. Während der »Schmerzdemonstration« sollen sich die Zelebranten in einem »ekstatischen Zustand« befinden. Nach Entfernen der Haken heilen die Wunden meist innerhalb von 2 Wochen, ohne größere Narben zu hinterlassen. Die »medizinische« Behandlung besteht lediglich in der Anwendung von Holzasche, die auf die Wunden gestreut wird. Das Hakenschwung-Zeremoniell gilt als Ersatz für Menschenopfer, die in früheren Jahrhunderten am Ende der Erntefeier erfolgten (Kosambi 1967).
Je größer die Selbstfolterungen sind, desto größer ist das Ansehen. Dies gilt auch heute noch für die Fakire in Indien. Der Sinn der Bußübungen und vielfältigen Kasteiungen ist, die Reihe der animalischen Wiederverkörperungen bei der Seelenwanderung abzukürzen, um eher ins Nirwana zu gelangen. Es gibt z. B. hinduistische Fakire, die tage- und wochenlang mit tief zur Erde geneigtem Oberkörper dastehen, mit den Fingern die Erde berühren und in dieser Körperhaltung völlig erstarren (s. zusammenfassende Darstellung bei Gurlitt 1928). Mühsam und qualvoll sind auch Pilgerfahrten zu hinduistischen Festen. Fakire messen mit der Länge ihres Körpers die Wegstrecke aus und gelangen auf diese Weise nach Wochen ans Ziel. Beliebt ist auch das Lebendigbegrabenwerden. Fakire liegen für einige Tage 1–2 m unter der Erde in einem Sarg, ehe sie sich wieder aus dem selbst gewählten Gefängnis befreien.

2. Untersuchungen

Interview:

Der 48jährige französische Fakir mongolischer Abstammung führt seit 30 Jahren als »Schmerzartist« seine Darbietungen in allen Teilen der Welt vor. Seine Routine-Demonstration, die er allabendlich zeigt, besteht aus dem Einstechen von 4 ca. 50 cm langen spitzen Dolchen durch die Bauchhaut (linke und rechte Seite), durch den Hals (vor dem Kehlkopfbereich) und durch die Zunge. Er benutzt immer unterschiedliche Körperstellen, wovon zahlreiche Narben zeugen. Die Instrumente werden vorher mit einem Desinfektionsmittel (Dettol) eingerieben, sind aber nicht sterilisiert. Zu dieser Demonstration gehört auch, daß der Sohn mit einem Blasrohr dem Fakir kurze, spitze Pfeile in die Haut des Oberbauches schießt.
Der Fakir berichtet auch über Kreuzigungen, die er in den letzten Jahren seltener durchführt. Dabei

wird er an das Kreuz fixiert, indem Nägel durch die Palmarseite (zwischen Daumen und Zeigefinger) der Hände und durch die Füße ins Holz getrieben werden. Der Fakir kann in dieser Position, auf einer schmalen Konsole stehend, angeblich über Stunden ausharren. Weitere Fakirpraktiken sind Lebendigbegrabenwerden nach vorausgehenden Übungen mit minimaler Atmung (kurze Atemexkursionen des Thorax), um 1–2 Tage in einem Sarg zu überleben, Liegen auf einem Nagelbrett, sowie in einem Flammenmeer in einer mit Benzin gefüllten Wanne zu sitzen, u. ä. Verschiedene Operationen (u. a. Blinddarmoperation) und Zahnarztbehandlungen wurden ohne Anästhesie durchgeführt. Die Schmerzkontrolle gelang regelmäßig aufgrund der »Trance«. Mehrere medizinische Untersuchungen (kardiovaskuläre Parameter, EEG, Blut- und Urinstatus) ergaben keine Befunde.

Der Beginn seiner beruflichen Karriere liegt im *frühen Kindesalter von ca. 10 Jahren.* Der Fakir sei als Kind sehr häufig krank und von Schmerzen geplagt gewesen. Zufällig habe er im Alter von 10 Jahren während einer schweren Erkrankung entdeckt, daß bei Bewegung und Schmerzäußerungen (Schreien) die Schmerzen zunahmen. *Lag er ruhig da und dachte an angenehme oder neutrale Dinge, wurden die Schmerzen geringer.* Diese Entdeckung führte zu einem »systematischen Schmerzkontrolltraining«. Er benutzte heimlich Mutters Stricknadeln und versuchte, die Schmerzen beim Einstich in die Haut des Unterarms zu kontrollieren. Parallel zu diesen Übungen erlernte der Fakir, durch lange Fixation eines Loches in der Wand, sich in einen »tranceartigen« Bewußtseinszustand zu versetzen, eine mentale Technik, die er angeblich ebenfalls während langer Krankenlager entdeckt hatte. Diese mentale Technik wendete er gleichzeitig bei den »Schmerzübungen« an, bis er die Strategie so perfektioniert hatte, daß er mit 18 Jahren das erste Mal auf der Bühne seine Künste vorführte.

Die Motivation für das zielstrebige Training in der Kindheit bezieht der Fakir auf das frühe Interesse, den eigenen Körper zu studieren und die Fähigkeit zu entwickeln, *»innere Organe sowie äußere Körperteile zu kommandieren.«*

Der Fakir führt seine Fähigkeit, den Blutdruck (erhöhen, senken) und Herzschlag (beschleunigen, verlangsamen) willentlich zu beeinflussen auf das langjährige mentale Training zurück. Die mentalen Fixationsübungen bestehen in dem Bemühen, an nichts zu denken. Den Zustand der Gedankenleere erreicht er durch bewußte Konzentration auf ein bestimmtes Thema (z. B. Afrikareise, politisches Tagesereignis), das er versucht, intensiv durchzudenken. Dadurch gelingt es, andere andrängenden Gedanken und Vorstellungen zu blockieren. Die ausschließliche Konzentration auf eine Idee oder Geschichte mündet schließlich in eine Gedankenleere, nachdem die themenzentrierten Assoziationen immer häufiger von »Löchern« durchsetzt sind. Während des Zustandes der Gedankenleere, den der Fakir »Trance« nennt, sind die Sinneswahrnehmungen (akustische, optische Reize) stark reduziert.

Die abendliche öffentliche Schmerzdemonstration dauert ca. 30 Minuten, die Vorbereitungen vor dem Auftritt 2–3 Stunden. Diese bestehen aus einem sehr heißen Bad, in dem der Fakir 2 Stunden sich entspannt und Konzentrationsübungen durchführt. Außerdem werden durch das heiße Wasser die verhärteten Hautnarben weich. Zu den Vorbereitungen gehören auch regelmäßige Lebensgewohnheiten (ausreichender Schlaf, eine Mahlzeit pro Tag immer zur selben Tageszeit, keine besondere Diät sowie weder Alkohol- noch Nikotingenuß). Eine weitere wichtige Vorbedingung für das Gelingen der Schmerzdemonstration sei eine harmonische familiäre Atmosphäre. Der Fakir reist immer mit seiner spanischen Frau und seinem 20jährigen Sohn, die sich beide völlig auf den Beruf des Fakirs eingestellt haben.

EEG-Ableitungen: Während der 20-minütigen Schmerzdemonstration (Routinedarbietung) des Fakirs in unserem Labor wurde das EEG präzentral (C_z) und parietal (P_z) abgeleitet (Zeitkonstante 30 s). Für die EEG-Ableitungen wurden flache, scheibenförmige Grass-Silber-Elektroden verwendet, die vorher chloriert wurden. Grass-Elektrodenpaste (EC_2) diente als leitende Verbindung zwischen Elektrode und Haut. Die Orte der Oberflächenableitungen wurden mit Alkohol gereinigt und die oberste Hautschicht vorsichtig mit einem sterilen Skalpell entfernt. Auf diese Weise wurde erreicht, daß die Elektrodenimpedanzen nur geringe Widerstandswerte erreichten (<5 kohm). Referenzelektroden wurden mit Clips an den Ohrläppchen befestigt. Die Referenzelektroden wurden über zwei 5 kohm-Widerstände miteinander verbunden (als Referenz diente die

Mitte zwischen den beiden Widerständen). Das vertikale EOG wurde durch Beckmann-Ag-AgCl-Elektroden ca. 1 cm ober- und unterhalb des linken Auges abgeleitet. Das EEG und EOG wurde durch Beckmann 9806 A-C-Koppler verstärkt. EEG und EOG wurden kontinuierlich auf einem Beckmann-Polygraphen (Typ R Dynograph) aufgezeichnet und gleichzeitig auf Magnetband der PDP 8/e gespeichert.
Das EEG-Powerspektrum der präzentralen und parietalen Ableitungen wurde mittels einer schnellen Fourier-Transformation (FFT) über die Intervalle kurz (7–4 und 4–1 s) vor der jeweiligen Schmerzdemonstration sowie 3 s danach bestimmt.
Biochemie: 15 Minuten vor und nach der Schmerzdemonstration wurde dem Fakir aus der Armvene Blut für folgende biochemische Bestimmungen entnommen: Kompletter Blut- und Gerinnungsstatus, Renin, Lipidstatus, Leberwerte, Elektrolyte und Streßhormone: Katecholamine (Adrenalin, Noradrenalin) und Dopamin, ACTH, Cortisol, STH, Prolaktin, T 3, T 4, FTI (free thyroid index), FSH, LH.
Zur Bestimmung der Endorphine wurde nach der Schmerzdemonstration zweimal (30 und 50 Min. danach) im Sitzen aus dem Rückenmarkskanal (LWS-Bereich) Liquor cerebrospinalis mittels einer Lumbalpunktion entnommen. Aus medizinischen Gründen war es nicht möglich, vor der Schmerzdemonstration eine Rückenmarkspunktion vorzunehmen, da zur Vorsichtsmaßnahme der Punktierte danach flach auf dem Bauch liegen muß, um zu vermeiden, daß aus dem lumbalen Stichkanal noch Liquor abfließt.

3. Ergebnisse

In-vivo-Schmerzdemonstration (s. Abb. 43, im Anhang):
Der Fakir begann die Demonstration mit dem langsamen Einstechen eines 50 cm langen Dolches im Bereich des linken Unterbauches, indem er langsam das Instrument in Hüfthöhe ca. 15 cm im Unterhautfettgewebe dorsalwärts schob, bis zum Austritt der Spitze. Ein zweiter ca. 20 cm langer Dolch wurde einige cm unterhalb der linken Brustwarze 10 cm weit durch das Unterhaut- und Muskelgewebe eingeführt, bis zum Austritt der Dolchspitze. Danach durchstach der Fakir ebenfalls sehr langsam die vordere Seite der Halspartie von rechts nach links (vor dem Kehlkopfbereich) in ca. 8 cm Länge. Zum Schluß durchbohrte der Fakir mit einem 50 cm langen Florett die Mitte der Zunge (im Raphebereich). Nach einer Pause von ca. 10 Min. zog der Fakir die Dolche nacheinander sehr vorsichtig (besonders am Hals) und langsam aus dem Haut- und Muskelgewebe heraus. Lediglich das Florett in der Zunge sowie der Dolch aus dem 1. Einstichkanal wurden schneller herausgezogen.
Die Demonstration wurde mit unsterilisierten, lediglich mit einem starken Desinfektionsmittel eingeriebenen Dolchen durchgeführt. Während der ganzen Vorführung zeigte der Fakir keinerlei Schmerzreaktionen. Es traten auch keine Blutungen auf. Einige Minuten nach dem Ende der Demonstration trat aus einigen Stichkanälen etwas wäßriges Sekret aus. Keine der 8 Stichöffnungen befand sich innerhalb eines narbigen Hautbezirkes. Während dieser Realdemonstration fiel auf, daß der Fakir in der Lage zu sein scheint, sehr schnell zwischen einem »tranceartigen« und normalen Wachzustand zu oszillieren. Während der Einstichphasen und beim Durchstechen im Halsbereich fixierten die Augen einen fernen Punkt und bekamen einen starren Ausdruck. In diesem Zeitraum erfolgte kein Lidschlag (z. T. 5 Min. und länger, s. Kap. B, Teil 2). Weiterhin konnte beobachtet werden, daß der Fakir häufig mit den Fingern der linken Hand, die nicht den Dolch führte, durch massierende Bewegungen mechanisch die Haut reizte.

Abb. 44:

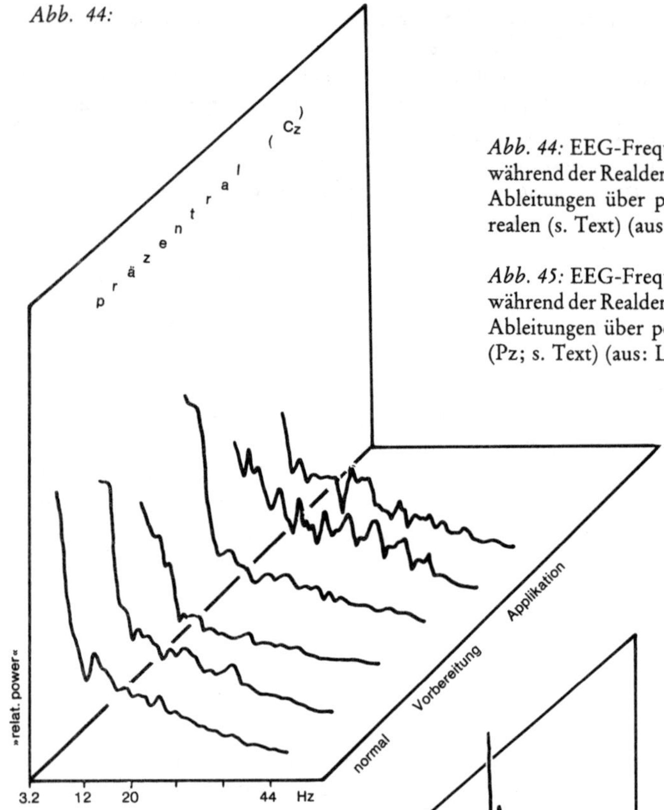

Abb. 44: EEG-Frequenzspektrum des Fakirs während der Realdemonstration für unipolare Ableitungen über präzentralen (Cz) Hirnarealen (s. Text) (aus: Larbig et al., 1981b).

Abb. 45: EEG-Frequenzspektrum des Fakirs während der Realdemonstration für unipolare Ableitungen über postzentralen Hirnarealen (Pz; s. Text) (aus: Larbig et al., 1981b).

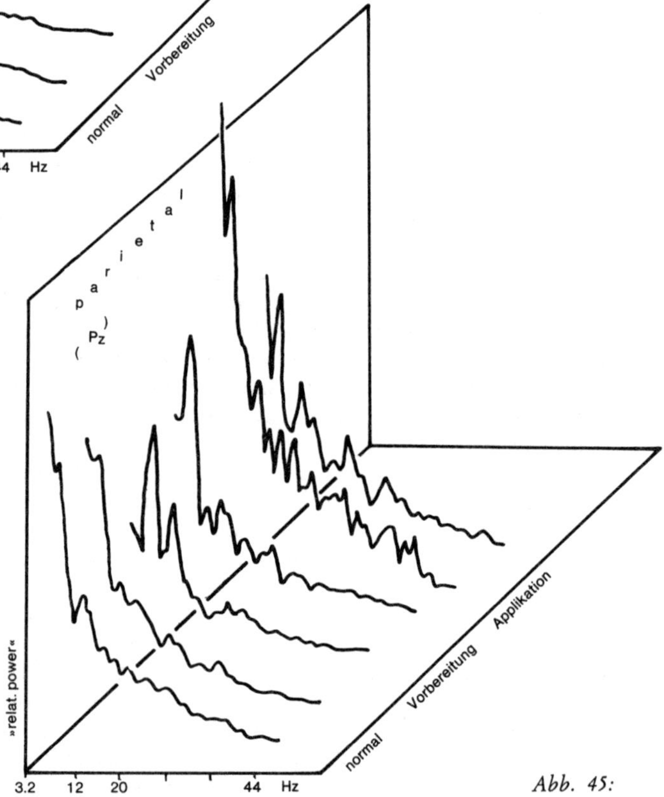

Abb. 45:

Die Abb. 44 und 45 zeigen die *EEG-Frequenzspektren* für die unipolaren Ableitungen über prä- (C_z; Abb. 44) und postzentralen (P_z; Abb. 45) Arealen. Es sind die Kurven von 3 unterschiedlichen Ereignissen dargestellt: »Normal« bezieht sich auf die Ableitungsintervalle ohne Ereignisse, »Vorbereitung« beschreibt die EEG-Verläufe kurz (7–4 s und 4–1 s) vor den jeweiligen »Schmerzdemonstrationen«. »Applikation« bezieht sich auf die Einstich-Zeitpunkte und die Zeitintervalle kurz danach (3 s). Bemerkenswert ist das deutliche Auftreten eines *EEG-Gipfels im parietalen Thetaband* während der *Vorbereitungsphase auf die Stimulation mit Schmerzreizen* (Einstechen der Dolche an den speziellen Körperstellen). *Während der »Schmerz«-Applikation selbst sind die langsamen EEG-Anteile in den parietalen Ableitungen generell erhöht,* klingen aber kurz darauf (nach 3 s) wieder ab. Diese EEG-Charakteristik hebt sich deutlich von den EEG-Mustern der Vertexmessungen (C_z; Abb. 44) ab.

Die *biochemischen Blutwerte**sind aus der Tab. 9 zu entnehmen. *Auffällig sind die Katecholaminanstiege (Noradrenalin und besonders von Adrenalin) nach der Schmerzdemonstration* und der gegenläufige Abfall der Dopaminwerte gegen Null nach der Demonstration.

Alle übrigen Werte liegen im Bereich der Norm. Die Werte für Cortisol, ACTH und Prolaktin liegen eher etwas niedrig.

Aufgrund der radioimmunologischen Untersuchung des Liquor auf Endorphine (β-Endorphin und Met-Enkephalin) wurden keine der Hormone nachgewiesen.

Tab. 9: Biochemische Parameter vor (A) und nach (B) der »Schmerzdemonstration« des Fakirs. Die durch Autoanalyzer errechneten Blutwerte wurden nicht in die Tabelle aufgenommen; PTT = Thromboplastin.

Adrenalin	Noradr.	Dopamin	Quick	PTT	ACTH
A 115 pg/ml	140 pg/ml	624 pg/ml	96%	37,0	340
B 800 pg/ml	304 pg/ml	0	86%	47,7	190

Renin	Cortisol	STH	LH	FSH
A 0,7 ng/ml/Std	9.6	<0,3 ng/ml	46 ng/ml	103 ng/ml
B 0,47 ng/ml/Std	16.0	2,1 ng/ml	36 ng/ml	103 ng/ml

Bei der neurologischen und psychiatrischen Untersuchung zeigte sich kein pathognostisch verwertbarer Befund.

Erstaunlich war jedoch die Beobachtung, daß der Fakir bei der *Venen- und Lumbalpunktion* sowie beim *Blutdruckmessen (Druckschmerzen im Oberarm durch aufgeblasene Manschette)* über *Schmerzen* klagte. Aufgrund der neurologischen Untersuchung und der beobachteten Schmerzempfindungen während der diagnostischen Eingriffe konnte das Vorliegen einer *kongenitalen Analgesie* ausgeschlossen werden.

* Für die Analyse der biochemischen Parameter danke ich sehr Prof. *K.-H. Voigt*, Priv.-Doz. *Fehm*, Universität Ulm/Endokrinologie und Fr. *Prof. Roessler* und Dr. *Schmid* Medizin. Poliklinik Universität Tübingen.

4. Diskussion

Die deutlichen Anstiege der Thetaaktivität vor und während der »Schmerzapplikation« über parietalen Hirnabschnitten im Gegensatz zu präzentralen Hirnarealen weisen auf Parallelen zu den Thetabefunden bei 1 Feuerläufer und 2 Kontrollpersonen hin. Obwohl hier im Gegensatz zum Fakir keine phasischen Schmerzreize zu bewältigen sind, legen diese Befunde auch im Zusammenhang mit Ergebnissen signifikant erhöhter Thetaaktivität bei anderen Fakiren während schmerzhafter Stimulation (Pelletier und Peper 1977) die Hypothese nahe, daß *vermehrtes Auftreten von Thetawellen ein kortikales Korrelat der Schmerzkontrolle* darstellen könnte.
Durch Verhaltensbeobachtungen beim Fakir während der »Schmerzdemonstration« wurden kurz vor und während der »Schmerzapplikation« schnelle Übergänge in einen »tranceartigen« Bewußtseinszustand simultan zum Auftreten des parietalen Theta registriert.
Aus den Untersuchungen beim Fakir geht weiter hervor (Interview, Verhaltensbeobachtungen), daß die Bewußtseinsänderung durch *aktive konzentrative Aufmerksamkeitseinengung* innerhalb von Sekunden hervorgerufen werden kann. Jahrzehntelanges tägliches Training, das Auftreten von »Gedankenleere« (»blank mind«, »Trance«) auf phasische Schmerzreize zu konditionieren, befähigt den Fakir zu einer *automatisierten* bzw. *»reflexhaften« Schmerzkontrolle.*
In einem späteren Kapitel (vgl. S. 252) werden wir sehen, daß zahlreiche psychophysiologische Untersuchungen über Vigilanz, Diskrimination und veränderte Bewußtseinszustände das gemeinsame Auftreten von selektiver Aufmerksamkeitseinengung und erhöhter Thetaaktivität belegen.
Wir können somit aufgrund anekdotischer Befunde beim Fakir, erster Ergebnisse bei den Pyrovaten und aufgrund von Daten aus der Literatur die oben erwähnte spekulative Hypothese erweitern, daß über *Methoden selektiver Aufmerksamkeitseinengung »tranceartige« Bewußtseinsänderungen hervorgerufen werden können (repräsentiert durch simultane erhöhte Thetaanstiege), die zu einer Schmerzhemmung führen können.* Neuere Daten aus der Aufmerksamkeitsforschung belegen, daß kortikal induzierte Aufmerksamkeitsänderungen über kortikofugale, inhibitorische Efferenzen subkortikal und peripher nociceptive Afferenzen blockieren können (Lukas 1980, s. ausführliche Diskussion des peripheren Hemmungskonzeptes in Kap. E u. F, Teil 2).
Die selektive Aufmerksamkeitsfokussierung des Fakirs stellt eine hochaktivierte intellektuelle Aufmerksamkeitsleistung bei gleichzeitiger reduzierter kortikaler Aktivität einzelner Hirnareale dar. Das häufige Oszillieren (Aufmerksamkeitsverschiebung) zwischen verschiedenen sensorischen Kanälen (Fixation auf einen fernen Punkt in Trance, Konzentration auf multimodale Reize im normalen Wachbewußtsein) erfolgt auf einem Kontinuum Wachbewußtsein – Schlaf. Die Kunst der selbstinduzierten, kontrollierten Bewußtseinsänderung besteht darin, ein quasi-automatisches *Abgleiten in das hypnagoge* und *1. Schlafstadium* zu verhindern. Dies erreicht der Fakir vermutlich durch ein Oszillieren der Aufmerksamkeit. In Abb. 46 ist dieser Vorgang schematisch bei verschiedenen Typen der Aufmerksamkeitsfluktuation dargestellt. In der »Trance« läge möglicherweise Typ 3 oder 4 vor, mit geringen Oszillationsraten zwischen den sensorischen Kanälen (messages), mit schnellem (Typ 3) oder langsamen Aufmerksamkeitswechsel (Typ 4, switching time = ST, beträgt nach Moray 1970, ca. $\frac{1}{10}$–$\frac{1}{20}$ s) und längerer Dauer der selektiven Aufmerksamkeitszuwendung (z. B. Fixation) in dem jeweiligen Kanal (MDT = minimum dwell time).
Die notwendige Oszillation der Aufmerksamkeitszuwendung während der Schmerzde-

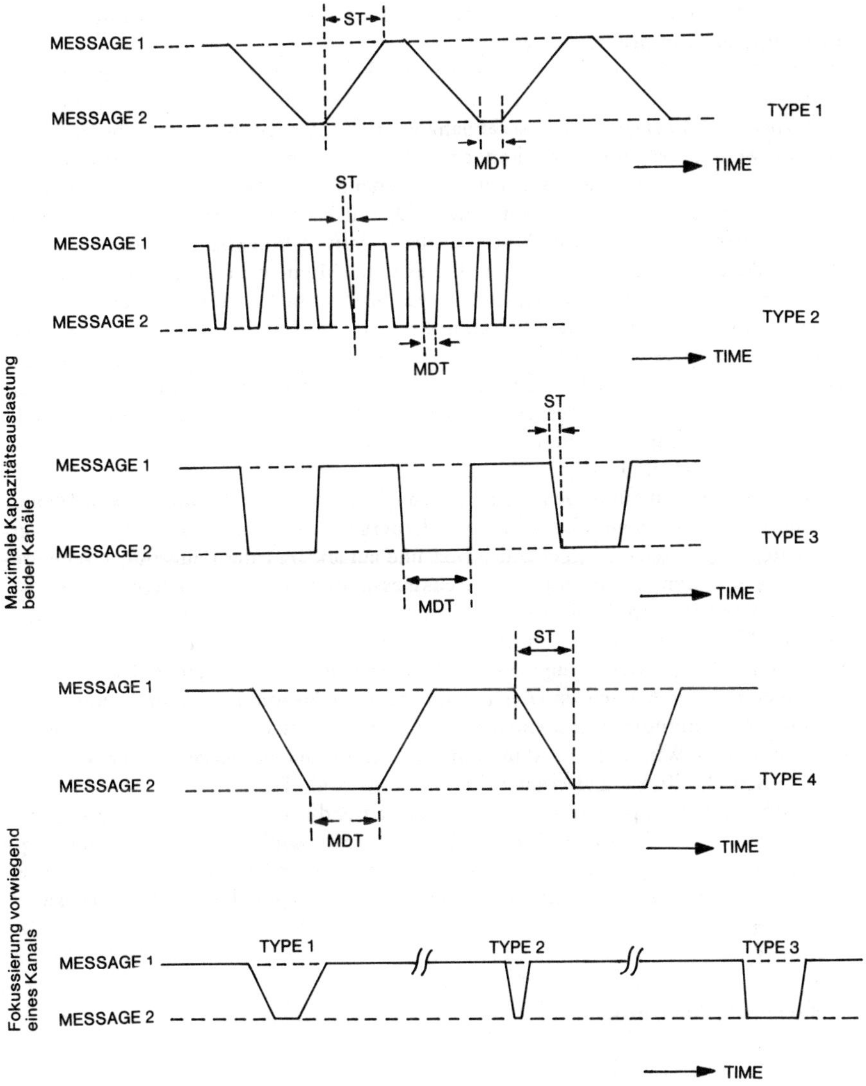

Abb. 46: Schema für verschiedene Arten des Aufmerksamkeitswechsels: Trance – normaler Wachzustand. Message = sensorischer Kanal; ST = switching time (Dauer des Aufmerksamkeitswechsels); MDT = minimum dwell time (Dauer der Fokussierung) (Erläuterungen s. Text; aus: Moray, 1970).

monstration im Sinne eines Ja-Nein-Prozesses (einmal Konzentration auf »Trance«, dann Konzentration auf kontrollierte Schmerzzufügung unter Beobachtung anatomischer Verhältnisse, z. B. Vermeiden von A. carotis und Kehlkopf im Halsbereich) erfordert einen automatisierten Trancevorgang. LaBerge (1975) wies nach, daß die

Ablenkbarkeit umso geringer ist, je automatisierter Fokussierungsprozesse ablaufen (extrapyramidalmotorische Steuerung).
Das Erleben der eigenen Schmerzkontrollfähigkeit wirkt per se verstärkend für die Aufrechterhaltung des »Trancezustandes«. Die Selektionsaktivität in der »Trance« ist auch vom *zentralnervösen Arousal* abhängig. *Hoher Arousal* begünstigt die Fokussierung auf wenige relevante Reize (Kahneman 1973). Die erhöhte zentralnervöse Aktivierung des Fakirs während der »Trance« geht aus der Sympathikusaktivierung (Katecholaminanstiege), im Laborexperiment (s. Kap. D, Teil 2) ermittelten Anstiegen der Hautleitfähigkeitsreaktionen, sowie Anstiegen der negativen Potentialverschiebung langsamer kortikaler Potentiale hervor. Ein aktivierendes Moment ist vor allem die ständige, vitale Gefahrsituation (Verletzungsgefahr, Versagen mentaler Kontrollmechanismen, s. Laborexperiment II in Kap. D, Teil 2), in der der Fakir sich während der Schmerzdemonstration befindet. Im Interview betonte der Fakir, daß optimale Selektionsleistungen durch ausreichenden Schlaf, völlige Abstinenz von Genußgiften und eine regelmäßige Lebensführung ermöglicht werden. In der Aufmerksamkeitsforschung werden ebenfalls Schlafmangel, Alkohol, Lärm als negative Faktoren für Vigilanz und Diskrimination angesehen (s. Kap. E, Teil 2).
Die Untersuchungsbefunde beim Fakir zeigen sehr deutlich, daß die *überlernten Hemmmechanismen* (jahrelanges »Übertraining«, LaBerge 1975) an kontrollierbare, selbstverabreichte Schmerzreize (S^D) gebunden sind und auf andere extern zugeführte Schmerzreize (Venen-, Lumbalpunktion, Blutdruckmessung) nicht generalisieren (s. auch Laborexperiment II, Kap. D, Teil 2). Der Fakir demonstrierte in der mechanischen Reizung der Haut während der Schmerzapplikation eine weitere wirkungsvolle Methode, im zentralen Nervensystem eine zusätzliche Hemmung zu erzeugen. Auf der Stimulation myelinisierter Afferenzen (A-Fasern) peripherer Nerven mit nachfolgender Aktivierung am Hinterhorn angreifender segmentaler und deszendierender Hemmungssysteme basiert die Wirkung von Akupunktur und transkutaner Nervenstimulation (repetitive elektrische Reizung afferenter Nerven, s. Kap. G, Teil 2).
Zwei wichtige psychophysiologische Befunde während der Schmerzregulation – *Anstiege der Thetaaktivität und Sympathikusaktivierung mit möglicher Blutdruckerhöhung* – bildeten den Ausgangspunkt für die Planung und Durchführung von zwei Laborexperimenten zur Schmerzregulation, die in dem folgenden Kapitel beschrieben werden.

5. Zusammenfassung

Nach der Darstellung außergewöhnlicher Schmerzdemonstrationen bei verschiedenen Völkern, z. B. schamanischen Initiationsriten Nordasiens und Chinas, den Kris-Spielen (Indonesien), sog. Hakenschwungzeremoniell (Indien, Ceylon), dem Sonnentanz-Ritus (Cheyenne-Indianer Nordamerikas) und Selbsttorturen hinduistischer Fakire werden psychophysiologische Untersuchungen bei einem 48jährigen Fakir beschrieben.
In einem Interview berichtet der Fakir über verschiedene »Schmerz-Praktiken«. Dabei auftretende Schmerzen werden durch langjährig trainierte »tranceartige« Bewußtseinszustände (Gedankenleere) kontrolliert. Blutungen treten nicht auf.
EEG-Frequenzspektren während einer »in-vivo-Schmerzdemonstration« zeigen über parietalen Hirnregionen vor und während der Schmerzapplikation deutliche Gipfel im Thetaband. Keine Thetaanstiege fanden sich in den präzentralen Ableitungen.
Biochemische Blutuntersuchungen kurz vor und nach der »Schmerzdemonstration« zeigten lediglich bei den *Katecholaminen deutliche Anstiege* der Plasmawerte nach der Demonstration. Alle

anderen endokrinen Parameter (Streßhormone, Blut- und Gerinnungsstatus, Endorphine im Liquor) ergaben keine Abweichungen von der Norm. Die neuropsychiatrische Untersuchung ergab keine Hinweise im Sinne einer kongenitalen Analgesie. Aus den anekdotischen Befunden (N = 1) und Ergebnissen in der Literatur zur Psychophysiologie der Schmerzkontrolle ergibt sich die spekulative Hypothese, daß die *erhöhte Thetaaktivität als kortikales Korrelat der Schmerzinhibition aufzufassen sei.* Durch Methoden selektiver Aufmerksamkeitsänderungen wird eine Bewußtseinsänderung (»Trance«) erreicht, die mit einer kortikofugalen Blockade nociceptiver Afferenzen auf verschiedenen Ebenen des ZNS (subkortikal, spinal, peripher) einhergeht. *Die beim Fakir beobachtete Bewußtseinsänderung wird als aktive Aufmerksamkeitsfokussierung gedeutet, die besonders bei erhöhtem Arousal optimal wirksam ist.*
Durch mechanische Reizung der Haut während der schmerzhaften Stimulation werden zusätzlich deszendierende Hemmungssysteme aktiviert.
Die Ergebnisse erhöhter Thetaaktivität und sympathischer Aktivierung vor und während der noxischen Reizung bilden die Basis für die im folgenden dargestellten Schmerzexperimente im Labor.

D. Laborexperimentelle Schmerzforschung

(Unter Mitarbeit von T. Elbert, W. Lutzenberger, B. Rockstroh, G. Schnerr, N. Birbaumer)

I. Kortikale Korrelate der Schmerzkontrolle*

1. Einleitung

Ergebnisse systematischer Untersuchungen über hypnotische Effekte zur Schmerzregulation bei experimentell induzierten Schmerzen (Hilgard 1978, Orne 1980), sowie auch eigene in den beiden vorhergehenden Kapiteln dargestellte Feldbeobachtungen bei griechischen Feuerläufern und einem Fakir legen die Hypothese nahe, daß eine *»hypnotisch induzierte Trance« eine wesentliche Voraussetzung für die Schmerzkontrolle darstellt.* Die Untersuchung physiologischer Reaktionen während der Schmerzreduktion durch psychologische Interventionen spielt eine zunehmende Rolle in der psychophysiologischen Hypnoseforschung.

Trotz der sehr umfangreichen Literatur zur hypnotisch induzierten Analgesie gibt es bisher darüber nur wenige kontrollierte klinische Studien (vgl. S. 292 sowie Fromm et al. 1972, Barber et al. 1974, Hilgard et al. 1975, Burrows et al. 1979, Orne 1980).

In zahlreichen psychophysiologischen Studien ließen sich keine für den hypnotischen Trancezustand charakteristischen EEG-Muster finden. Vielmehr stimmen die meisten Hypnoseforscher darin überein, daß das EEG von hypnotisierten Personen viele Gemeinsamkeiten mit dem Wach-EEG bei entspanntem Zustand hat und sich somit deutlich vom Schlaf-EEG unterscheidet (Chertok und Kramarz 1959, Johnson 1970, Engstrom 1976). Foenander et al. (1977) berichteten über erhöhte Alpha- und Thetaaktivität (vor allem Änderungen in der Amplitude und Morphologie der Wellen) im Zustand hypnotischer Bewußtseinsänderung.

Die erhöhte Suggestibilität ist verbunden mit verstärkter höheramplitudiger Alphaaktivität (Barabasz 1979, Foenander et al. 1979, Morgan 1979).

Budzynski (1976) vermutet, daß hochamplitudige Thetawellen in Hypnose verstärkt auftreten und sich von niedergespannten Thetawellen (drowsy pattern) der Schlafstadien 1 und 2, sowie des hypnagogen Zustandes (Schacter 1976) bzw. »twilight«-Zustandes unterscheiden (s. ausführliche Diskussion über elektrophysiologische Korrelate veränderten Bewußtseins in Kap. F, Teil 2).

Rhythmisierte Thetamuster während der Zen-Meditation (Stadium 4) wurden von Kasamatsu und Hirai (1969) bei japanischen Mönchen identifiziert. Wallace (1970) fand vermehrt Thetawellen während der transzendentalen Meditation über frontalen Hirnregionen, ebenso Banquet (1973) in der 2. meditativen sowie postmeditativen Phase (bei offenen Augen).

In einer Einzelfallstudie beschrieb Pelletier (1974) signifikante Thetaanstiege während

* Das Experiment wurde von der Deutschen Forschungsgemeinschaft (DFG) unterstützt.

der Kontrolle schmerzhafter Stimulation. Er entwickelte aufgrund dieser Befunde eine Biofeedbackanordnung zur Erhöhung der Alpha- und Thetaaktivität für die Behandlung klinischer Schmerzen.
In Feldbeobachtungen bei einem griechischen Feuerläufer wurden *während des Feuerlaufes ebenfalls hochamplitudige Thetabursts* gefunden (vgl. Kap. B, Teil 2 und Larbig 1981a, Larbig et al. 1981a, b, c, Larbig et al. 1982).
Psychophysiologische Untersuchungen über evozierte erlebniskorrelierte Potentiale bei nociceptiver Stimulation wurden vor allem von Rosenfeld et al. (1980) und Chapman und Mitarbeitern durchgeführt (vgl. S. 133). Chapman (1982) fand bei zunehmender Reizintensität größere Potentialamplituden ab 80 msec, besonders wenn vom Vertex abgeleitet wird. Die Anwendung verschiedener Analgetika verminderte die Amplitudenhöhe der evozierten Potentiale. Späte Komponenten ($N_{175} - P_{260}$, $P_{260} - N_{340}$) korrelieren signifikant mit subjektiven Schmerzangaben.
Galbraith (1972) beobachtete bei hochsuggestiblen Personen im Rahmen von Aufgaben zur selektiven Aufmerksamkeitseinengung erhöhte Amplituden evozierter Potentiale bei Fokussierung der Aufmerksamkeit auf bestimmte Stimuli. Gering suggestible Vpn zeigten im Gegensatz dazu eine Reduktion der Amplituden.
In diesem Kapitel wird ein Laborexperiment beschrieben, in dem das Spontan-EEG und die langsamen kortikalen Potentiale (LKP) bei experimentell variierter Schmerzreizung untersucht wurden. Ein Fakir, der in der Schmerzkontrolle ein jahrzehntelanges Training aufwies (vgl. S. 192) wurde mit 12 männlichen Vpn bezüglich folgender Schmerzparameter verglichen: EEG-Powerspektrum, langsame kortikale Potentiale, subjektive Schmerzeinschätzung und individuelle Schmerzbewältigungsstrategien unter verschiedenen Bedingungen der Schmerzregulation wie signalisierter und selbst applizierter Schmerzreiz. Verglichen wurden Möglichkeiten der Schmerzkontrolle (Anwendung subjektiver Bewältigungstechniken) versus keine Schmerzkontrolle.
Entsprechend den einleitend referierten Befunden wurde die Hypothese aufgestellt, daß die *elektrophysiologischen Korrelate der Schmerzkontrolle in einer Verschiebung des Spontan-EEGs in Richtung langsamerer Frequenzen (Synchronisation) bestehen könnten.* Diese »EEG-shift« würde beim Fakir während des schmerzreduzierenden Trancezustandes im Vergleich zu untrainierten, »naiven« Kontrollpersonen am stärksten ausgeprägt sein.
Entsprechend den Resultaten der LKP-Forschung kann erwartet werden, daß es zum Auftreten einer verstärkten Negativierung (negative CNV-shift) in Antizipation nociceptiver Stimulation im Gegensatz zu antizipierten neutralen Stimuli kommt, auch wenn keine motorischen Reaktionen erforderlich sind (Lang et al. 1981).
Ist diese Differenzierung der LKP-Reaktionen ebenfalls beim Fakir während des selbstinduzierten tranceartigen Bewußtseinszustandes zu beobachten, in dem er laut persönlichen Berichten keine Schmerzreize wahrnimmt?

2. Experiment I

2.1. Stichprobe

Ein 48 Jahre alter Fakir (B. G. B.), der im Rahmen seiner beruflichen Verpflichtungen jeden Abend verschiedene Schmerzdemonstrationen vorführt (vgl. Kap. C, Teil 2) nahm an dem Laborexperiment teil. 14 männliche Vpn (Mitarbeiter unseres Arbeitskreises), die von den Hypothesen dieses Schmerzexperimentes keine Kenntnis hatten, dienten als Kontrollpersonen. Das Alter der Kontrollgruppe variierte von 28–55 Jahre (Durchschnittsalter 36 Jahre). Durch ein ärztliches Interview wurde sichergestellt, daß alle am Experiment beteiligten Personen keine Medikamente einnahmen sowie keine kardiovaskulären Risikofaktoren vorlagen.

2.2. Design

Unter Bedingungen der relativen Hilflosigkeit (externe Applikation) wurden die Vpn mit experimentellen Schmerzreizen konfrontiert.
Der Versuchsablauf des Experimentes I bestand aus 3 Abschnitten (Phasen; s. Tab. 10).

Tab. 10: Versuchsablauf Experiment I und II

		Instruktionen	**Stimulus-Charakteristiken**	**Trials**
Experiment I	Phase 1	Entspannen Sie, konzentrieren Sie sich auf die Töne	S1: 700 oder 1200 Hz, 6 sec S2: 300 Hz, 65 dB oder 110 dB-Geräusch	40
	Phase 2	Versuchen Sie, so gut wie möglich, die Schmerzen zu unterdrücken	Wie in Phase 1	40
	Phase 3	wie Phase 2	S1: Wie in Phase 1 und 2 S2: 110 dB + 4 mA shock 300 Hz + 0.4 mA shock	40
Experiment II	Phase 1	Drücken Sie alle 30 Sek. den Druckknopf und versuchen Sie, so gut wie möglich die Schmerzen zu unterdrücken	Mittels Druckknopf erfolgt die Applikation eines 110 DB-Geräusches und eines 4 mA-Elektroschocks	20

Während der *1. Phase*, die aus 40 Versuchsdurchgängen (trials) bestand, hörten die Vpn zu Beginn jedes Durchganges einen akustischen Warnreiz (S_1) mit hoher oder niederer Frequenz.
Auf jeden S_1 (700 oder 1200 Hz), der 6 Sekunden dauerte, folgte einer von 2 möglichen akustischen S_2, entweder ein sehr lautes aversives Geräusch (110 dB) oder ein tiefer Ton (300 Hz, 65 dB). Die Vpn wurden gebeten, aufmerksam die Tonfolgen zu beachten. Die Beziehung zwischen der unterschiedlichen S_1-Frequenz (hoch/tief) mit der Qualität des S_2 (aversiv/neutral) wurde über die 14 Kontrollpersonen balanciert. So folgte bei 7 Vpn auf den hohen Ton immer das aversive Geräusch, der tiefe Ton kündigte den neutralen S_2 an bzw. vice versa. Die Abfolge der S_2-Arten erfolgte pseudo-randomisiert.
In der 2. *Versuchsphase* mit 40 Versuchsdurchgängen wurden die Reize wie in der 1. Phase dargeboten, jedoch zusätzlich die Probanden instruiert, jede mögliche mentale Bewältigungsstrategie zu verwenden, um die Aversivität des lauten S_2 zu reduzieren.
In der *3. Phase* (40 trials) wurde der aversive S_2 mit einem starken, schmerzhaften elektrischen Reiz (4 mA), der neutrale S_2 mit einem schwachen elektrischen Reiz (0,4 mA) gekoppelt. Die Reizdauer (Applikationsort am linken Unterschenkel) betrug 250 msec. Wiederum wurden die Vpn gebeten, individuelle Copingtechniken zur Kontrolle der aversiven Reize (akustischer und elektrischer Schmerzreiz) anzuwenden.

Nach jeder Phase schätzten die Vpn subjektiv die Schmerzintensität der aversiven Reize auf einer Skala von 0–10 (0 = kein Schmerz; 10 = extrem unangenehmer Schmerz) ein. Zwischen den einzelnen Versuchsabschnitten erfolgten in einer 5-minütigen Pause die Instruktionen für die nächste Phase. Während des Experimentes saßen die Vpn in einem Entspannungsstuhl in einem separaten, elektrisch abgeschirmten, schallisolierten, matt beleuchteten Raum.
Nach dem Anbringen der Elektroden lasen die Vpn die Instruktionen. Vier Probedurchgänge demonstrierten den Probanden die Tonfolgen.

2.3. Apparate und physiologische Parameter

Ein PDP 8/e Laborprozeßrechner kontrollierte den zeitlichen Ablauf und die Darbietung der experimentellen Stimuli. Der akustische Warnreiz S_1 (1200 Hz, 6 sec. Dauer) war ein reiner Sinuston, der mittels eines Bruel und Kjaer-Meßinstrumentes (Typ 2203, Scale C) auf einem Niveau von 65 dB eingestellt wurde. Der akustische S_2 war ein Sinuston von 300 c/sec., 60 dB oder ein lautes unangenehmes Geräusch von 110 dB mit einer Dauer von 250 msec. Alle Töne wurden über binaurale Kopfhörer dargeboten. Ein elektrischer Schalter garantierte einen rampenförmigen Anstieg der Lautstärken innerhalb von 10 msec (mit Ausnahme des aversiven Geräusches, dessen Anstiegsflanken nicht kontrolliert wurden).
Die elektrischen Reize (0,4 oder 4 mA, 10 c/sec) wurden mittels einer konzentrischen Tursky-Elektrode appliziert, die an der Innenseite des linken Unterschenkels fixiert wurde. Die elektrische Stimulation erfolgte durch ein Schaltgerät (Mark III, model, Farral Instruments).
EEG, EOG und Hautleitfähigkeit wurden kontinuierlich auf einem Beckmann-Polygraphen (Typ R Dynograph) aufgezeichnet und gleichzeitig auf Magnetband der PDP 8/e gespeichert.
Das EEG wurde frontal (F_z), präzentral (C_z), parietal (P_z) und occipital (O_z) abgeleitet (Zeitkonstante 30 sec.). Für die EEG-Ableitungen wurden flache scheibenförmige Grass-Silber-Elektroden verwendet, die vor jedem neuen Experiment chloriert wurden. Grass-Elektrodenpaste (EC_2) diente als leitende Verbindung zwischen Elektrode und Haut. Die Orte der Oberflächenableitungen wurden mit Alkohol gereinigt und die obersten Hautschichten vorsichtig mit einem sterilen Skalpell entfernt. Auf diese Weise wurde erreicht, daß die Elektrodenimpedanzen nur geringe Widerstandswerte erreichten (<5 kohm). Referenzelektroden wurden mit Clips an den Ohrläppchen befestigt. Die Referenzelektroden wurden über zwei 5 kohm-Widerstände miteinander verbunden (als Referenz diente die Mitte zwischen den beiden Widerständen). Rechteck-Eichimpulse von 50 µV über 1 sec. wurden auf den EOG- und EEG-Kanälen 5 sec. nach jedem S_2 eingegeben. Die Zeitkonstante wurde auf 30 sec. festgelegt, in dem die Kapazität des Zeitkonstanten-Selektors auf 110 µFarad fixiert wurde. Das vertikale EOG wurde durch Beckmann-Ag-AgCl-Elektroden ca. 1 cm ober- und unterhalb des linken Auges abgeleitet.
Das EEG und EOG wurde durch Beckmann 9806 A-C-Koppler verstärkt. Die Hautleitfähigkeitsreaktionen (SCR) wurden durch Beckmann-Elektroden abgeleitet, die an der 2. Phalanx des Zeige- und Mittelfingers der linken Hand fixiert wurden. Als Elektrolyt wurde Beckmannpaste verwendet. Als Hautwiderstandskoppler diente ein Beckmannkoppler (Typ 9842), der auf 0,5 V Gleichspannung und DC geschaltet wurde. Die Daten wurden zu 20 msec. Punkten zusammengefaßt.

2.4. Datenreduktion und statistische Analyse

Die Versuchsdurchgänge wurden bei mittleren EOG-Abweichungen von über 10 μV während eines Durchganges/Warnreizes ausgeschlossen. Auf diese Weise wurden 4,5% der Durchgänge bei 12 Kontrollpersonen ausgeschlossen. Die Daten von 2 Kontrollpersonen wurden aufgrund von Artefakten bei den Ableitungen ausgeschlossen. Das EEG-Powerspektrum der präzentralen und parietalen Ableitungen wurde mittels einer schnellen Fourier Transformation (FFT = Fast Fourier Transformation) über die Intervalle von 1.0–3.56 sec. und 3.44–6.0 sec. des WS-Intervalls (S_1) bestimmt.
Das Gleichspannungsniveau der langsamen kortikalen Potentiale und vertikalen Augenbewegungen wurde festgelegt für aufeinanderfolgende 0,2 sec.-Intervalle während eines 1 sec.-prä-S_1-Intervalls (Baseline), des 6 sec. S_1-Intervalles und 2 sec. post-S_2-Intervalles. Die Daten wurden über alle Versuchsdurchgänge gemittelt, jedoch getrennt für jede Person, Reizart (aversiv/neutral) und experimentelle Phase (1., 2., 3. Periode). Diese Daten wurden einer Hauptkomponentenanalyse (principal component analysis = PCA) unterzogen. Die Anzahl der extrahierten Komponenten entsprach der Anzahl der Eigenwerte, die größer als eins waren.
Die Komponenten wurden rotiert (Varimax). Den einzelnen Verläufen wurde jeweils eine Linearkombination der Komponenten angepaßt. Die Anpassung erfolgte nach der Methode der kleinsten Abweichungsquadrate. Die jeweiligen Multiplikatoren der Komponenten (component scores) dienten als Maß für den Beitrag einer Komponente zum jeweiligen Verlauf.
Für das Powerspektrum wurde ebenfalls eine PCA in einem Bereich von 3.2–20 c/sec mit 0.8 c/sec-Schritten durchgeführt.
Die Unterschiede in den Komponentenwerten zwischen den experimentellen Bedingungen wurden statistisch mittels einer univariaten Varianzanalyse (ANOVA) geprüft, mit den meßwiederholten Faktoren Stimulus-Qualität (ST: aversiv versus neutral), Phasen (PE: erste versus zweite versus dritte experimentelle Phase) und Topographie (TO: F_z, C_z, P_z, O_z für die LKP, P_z versus C_z für das EEG-Powerspektrum). Als Faktor zwischen den meßwiederholten Faktoren wurde der Gruppenfaktor (G) eingeführt mit 2 Gruppen von je sechs Kontrollpersonen (zusammengefaßt entsprechend der Beziehung der S_1-Frequenz und S_2-Qualität). In jeweils einer weiteren ANOVA wurden die beiden Kontrollgruppen und der Fakir als dritte Gruppe verglichen, sodaß der Gruppenfaktor hier die Stufe 3 erreichte.
Die ANOVA des EEG-Powerspektrums berücksichtigte auch den Faktor innerhalb der Latenz (La: erste Hälfte versus zweite Hälfte des S_1-Intervalles).
Zusätzlich wurden die elektrophysiologischen Parameter des Fakirs mit den gemittelten der Kontrollpersonen plus/minus zwei Standardabweichungen verglichen.
Die maximalen Änderungen der Hautleitfähigkeitsreaktionen wurden während des S_1-Intervalles und während eines Intervalles 5 sec. nach dem Einsetzen von S_2 ermittelt. Beide Parameter wurden auf ein 1 sec prä-S_1 Baseline-Intervall bezogen. Die statistische Signifikanz wurde wieder mittels ANOVA untersucht.

2.5. Ergebnisse

EEG-Powerspektrum: In Abb. 47 ist das Powerspektrum, das über alle Vpn und Versuchsabschnitte gemittelt wurde, zusammengefaßt. Die Bestimmung der einzelnen Komponenten wurde durch die PCA durchgeführt. Wie aus der Abb. 47 ersichtlich, besteht das Powerspektrum aus 4 Komponenten. Eine Komponente mit großen Ladun-

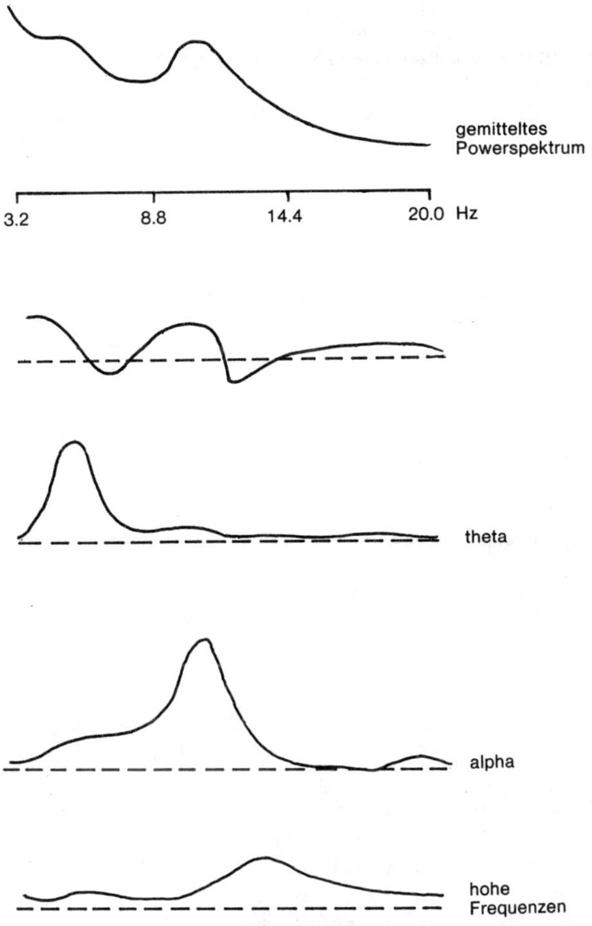

Abb. 47: Hauptkomponenten des EEG-Powerspektrums gemittelt über alle Versuchsabschnitte des Experiments I während des Antizipationsintervalles.

gen in einem Bereich von 4,0–5,6 sec kennzeichnet den Bereich des Thetabandes, eine Komponente mit maximalen Ladungen über 14,4 c/sec beschreibt den Bereich höherer Frequenzen. Die dritte Komponente zeigt maximale Ladungen im Bereich des Alpha-Bandes (9–10 Hz). Schließlich lädt die vierte Komponente zwischen 3,2–4,5 c/sec und 7,5–9 c/sec, sowie im Powerspektrum oberhalb von 15 c/sec. Diese Komponente besteht offensichtlich aus harmonischen Wellen.

Hinsichtlich der ersten Komponente im Thetaband errechnete die ANOVA (Gruppeneffekt von 3 Gruppen, 2 Kontrollgruppen und ein Fakir), daß die langsamen Frequenzen am stärksten im EEG des Fakirs ausgeprägt sind (s. Tab. 11).

Es zeigten sich keine signifikanten Effekte aufgrund der Varianz-Analyse innerhalb der beiden Kontrollgruppen. Dieses Ergebnis wird gestützt durch den Vergleich des Powerspektrums des Fakirs mit dem mittleren Powerspektrum aller Kontrollpersonen (s.

Tab. 11: Varianzanalyse der Hauptkomponenten des EEG-Powerspektrums mit den Faktoren Gruppen, Stimulusqualität, Phasen, Topographie und Latenz. F-Werte für die 2-Gruppen ANOVA ohne Fakir sind in Klammern angegeben. F-Werte wurden nur bei p <0.1 berichtet.

	df	Harmonische Komponenten	Theta Band	Alpha Band	Hohe Frequenzen
Gruppen	2/20 (1/10)		3.4ᵗ		
Stimulusqualität	1/10		5.8*		
Phase	2/20		3.6*		3.4ᵗ
Topographie	1/10		4.0ᵗ		4.0ᵗ (15.4)**
PE × TO	2/20	9.2** (2.7ᵗ)	3.5*	3.7*	
G × PE × TO	4/20 (2/20)	8.2**		5.4**	
G × PE × TO × LA	4/20 (2/20)		3.1*		

t: p <0.1 *: p <0.05 **: p <0.01

Abb. 48). Aus Abb. 48 ist ersichtlich, daß die langsamen EEG-Frequenzen des Fakirs im Vergleich zum mittleren EEG-Powerspektrum der Kontrollgruppen sich um mehr als zwei Standardabweichungen unterscheiden.
Das Theta-Powerspektrum ist sehr stark während der 2. Phase ausgeprägt (Instruktionen zur Schmerzbewältigung) im Vergleich zur 1. und 3. Phase. Dies ist dokumentiert durch einen Haupteffekt des Faktors Phase (PE) innerhalb der 3-Gruppen-ANOVA (s. Tab. 11). Für die beiden Kontrollgruppen fanden sich keine überzufälligen Unterschiede. Die Thetaanstiege bei allen Vpn während der 2. Phase sind insbesondere über parietalen Hirnregionen ausgeprägt (s. Abb. 48), wie eine signifikante Wechselwirkung von Topographie (TO) und PE innerhalb der 3-Gruppen-ANOVA aufzeigt.
Der Anstieg der Thetaaktivität ist beim Fakir während des 2. S_1-Intervalles vor dem S_2-Beginn, wie dies auch aus der Wechselwirkung von Gruppen, PE, TO und Latenz (LA) hervorgeht, am stärksten ausgeprägt.
Ein signifikanter Effekt der Stimulus-Qualität (ST) verdeutlicht, daß die Thetaaktivität in Antizipation des aversiven S_2, verglichen mit der Antizipation des neutralen S_2, wesentlich deutlicher ist. Die Alphaaktivität (3. Komponente in Abb. 47) nimmt im Verlauf der Perioden über parietalen Hirnarealen ab (Interaktion von PE × TO, Tab. 11) und ist im EEG des Fakirs in der 3. Periode nicht mehr zu beobachten (Wechselwirkung von G × PE × TO, s. auch Abb. 48).
Hinsichtlich der Komponente hoher Frequenzen weist der Haupteffekt TO auf eine stärkere Ausprägung bei den parietalen Ableitungen hin. Harmonische Wellen, wie sie für die in Abb. 47 oberste Komponente beschrieben wurden, erscheinen im Powerspektrum, wenn non-sinusoidale Wellen (besonders rechteckförmige Wellen) analysiert werden. Eine visuelle Analyse der EEG-Kurven bestätigt, daß diese arkadenförmigen, niedergespannten Thetaformationen beim Fakir über parietalen Hirnabschnitten das

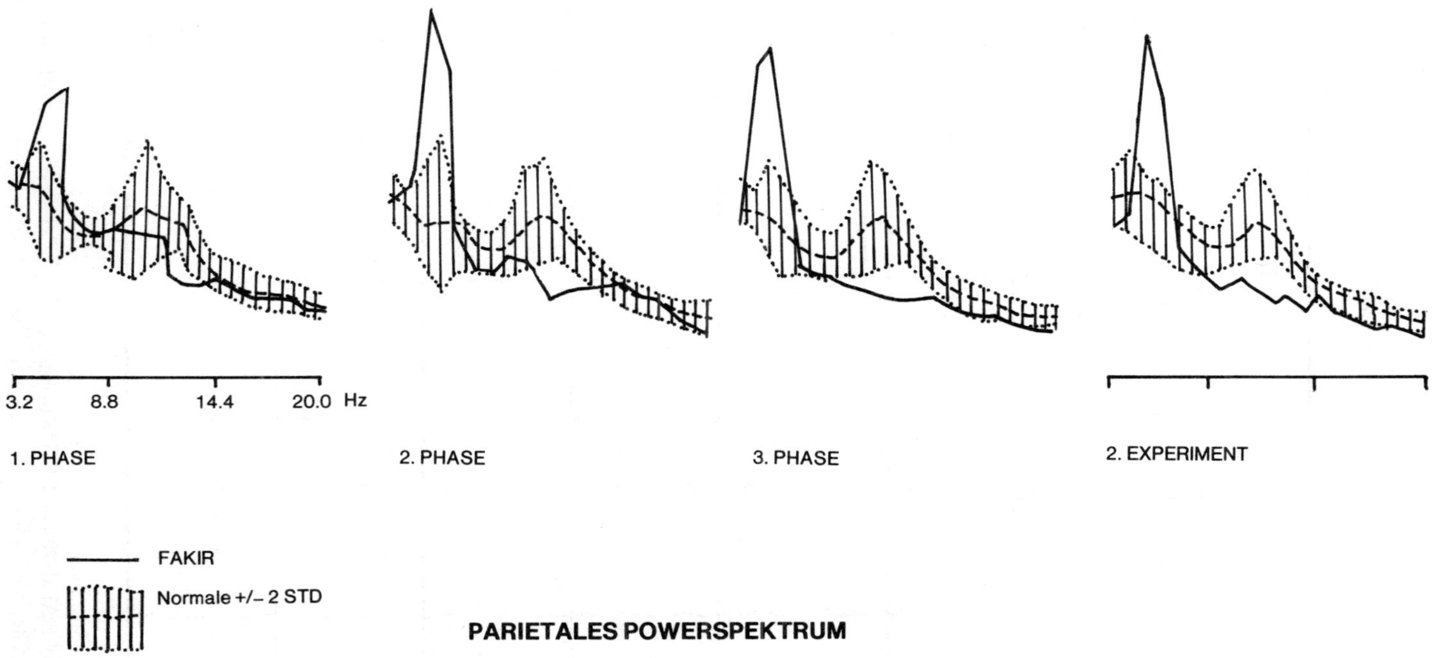

Abb. 48: zeigt das EEG-Powerspektrum (für die parietale Ableitung), getrennt gemittelt für die verschiedenen Versuchsabschnitte. Das mittlere Frequenzspektrum des Fakirs (——) ist verglichen mit dem mittleren Frequenzspektrum der Kontrollgruppe (––––). Das Ausmaß der Synchronisation im Thetaband des Fakirs übersteigt deutlich um mehr als 2 Standardabweichungen (STD) die Thetaaktivität der Kontrollgruppe. Eine genauere Betrachtung der Abbildung zeigt, daß die deutlichste Verlangsamung (Anstieg des Spektrums bereits im Bereich ab 3 Hz) in Periode 3 auftritt (aus: Larbig et al., 1981a).

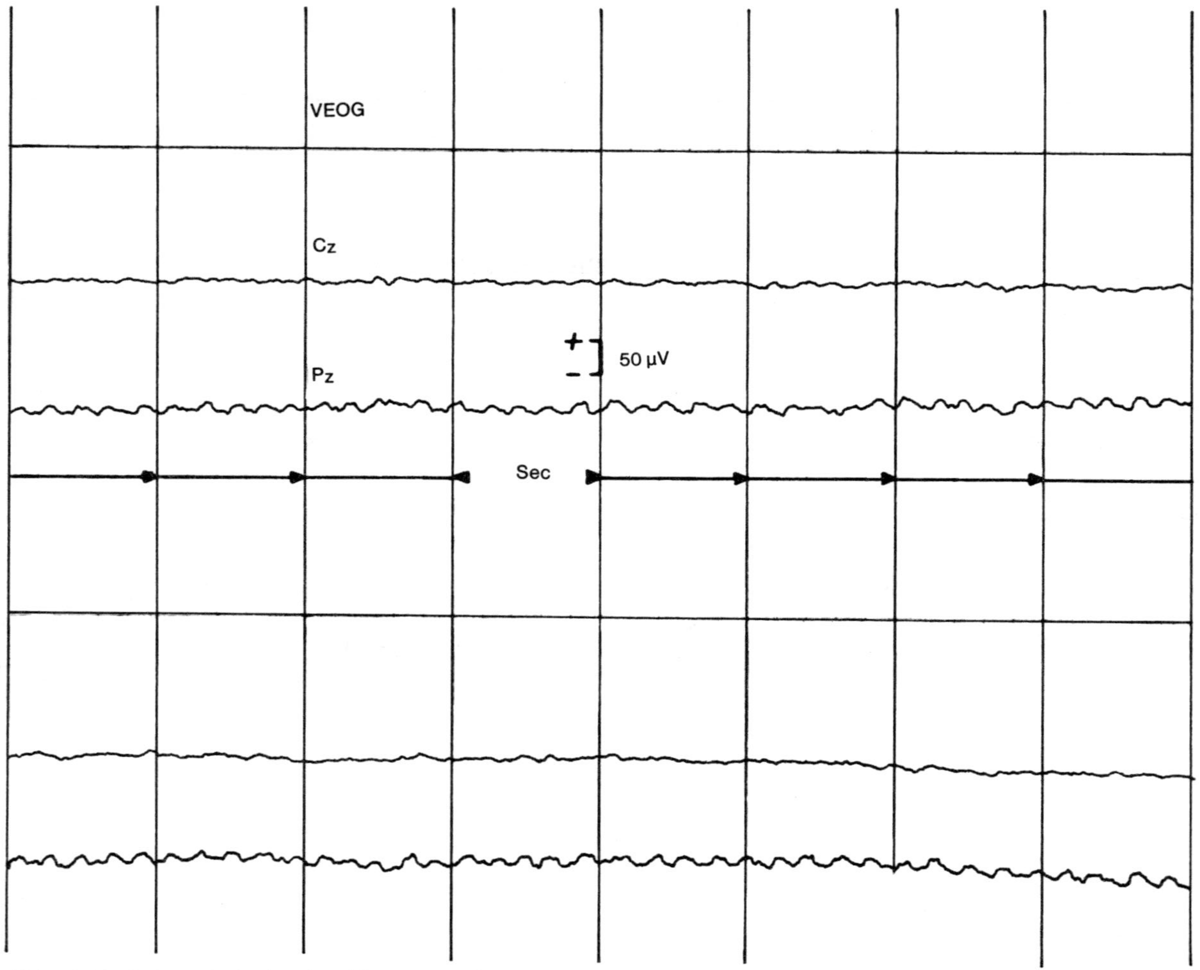

Abb. 49: Typisches arkadenförmiges Thetamuster des Fakirs in Experiment I.

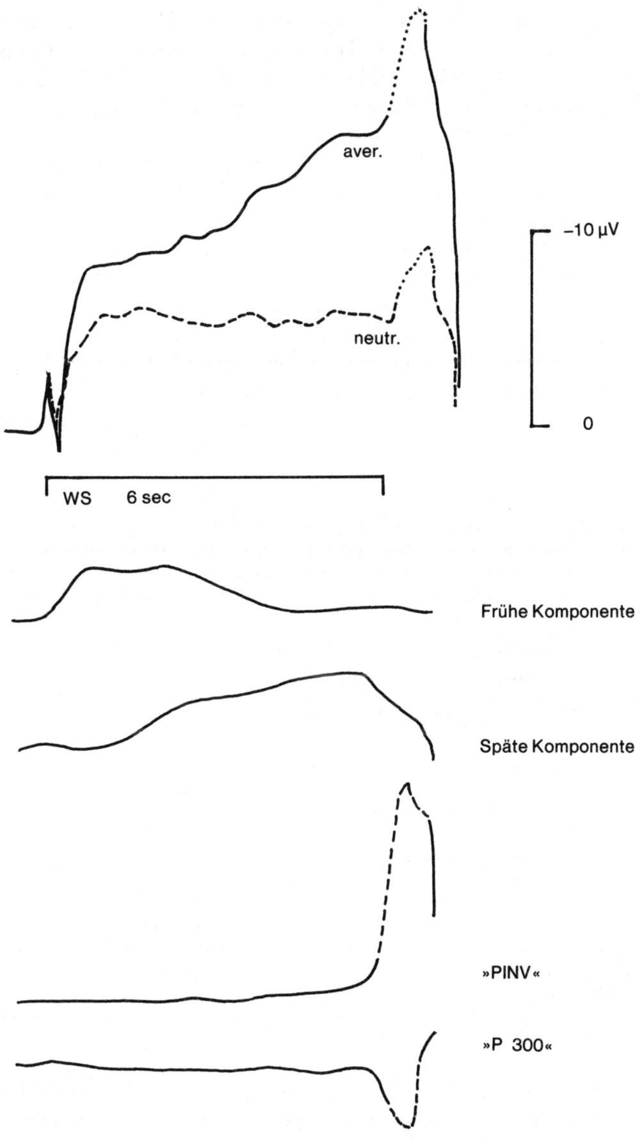

Abb. 50: Mittlerer Verlauf der langsamen kortikalen Potentiale (LKP) während des 6-sekündigen Antizipationsintervalles (WS) und 2 s nach S2. In Erwartung der aversiven Stimulation (——) zeigt sich ein eher hoher Anstieg kortikaler Negativierung, der in der 3. Periode (Elektroschock und aversives akustisches Geräusch) mit S2-Beginn über 20 µV erreicht. Die durch diese Negativierung gekennzeichnete Mobilisation kortikaler Energien übersteigt die bisher laborexperimentell ermittelten Anstiegsbereiche (5–20 µV) in vergleichbaren Paradigmen (vgl. z. B. Rockstroh et al., 1979). Sie ist auch hochsignifikant ausgeprägter als in Erwartung neutraler Stimulation (– – – –) (vgl. Larbig et al., 1981a). Zur »PINV« und »P_{300}« s. Text (aus: Larbig et al., 1981a).

vorherrschende Thetamuster darstellen*. Diese EEG-Muster treten verstärkt parietal in Periode 3 auf (Wechselwirkung von PE × TO, s. Tab. 11). Auch die 3-Gruppen-ANOVA (Vergleiche zwischen Fakir und beiden Kontrollgruppen) zeigt aufgrund einer signifikanten Wechselwirkung von G, PE und TO die verstärkten arkadenförmigen EEG-Muster des Fakirs an (Abb. 49).

Langsame kortikale Potentiale: In Abb. 50 sind die mittleren langsamen kortikalen Potentiale (gemittelt über alle Personen, experimentellen Bedingungen und Ableitungen) während der 1 sec. prä-S_1-Phase, des sechssekündigen Warn-Intervalles (WS in Abb. 50) und eines 2 sec. post-S_2-Intervalles (obere Kurven in Abb. 50) dargestellt. Die PCA ermittelte während des S_1-Intervalles sogenannte frühe und späte Komponenten, eine Klassifikation, die zahlreichen vergleichbaren Berichten in der Literatur entspricht (Loveless 1979). Für die frühe Komponente der LKP besteht für die ANOVA der beiden Kontrollgruppen eine signifikante Wechselwirkung von G und ST. Jene Vpn, bei denen ein hoher Ton den aversiven S_2 signalisierte und ein niederfrequenter Ton einen neutralen S_2 ankündigte, zeigten größere Unterschiede bezüglich der reizabhängigen Ausprägung der frühen Komponente als jene Vpn mit den umgekehrten Versuchsbedingungen (s. Tab. 12).

Tab. 12: Varianzanalyse der Hauptkomponenten langsamer kortikaler Potentiale (frühe und späte Komponente während des S1-Intervalls, Post S2-Negativität, PINV) mit den Faktoren Gruppe, Stimulusqualität (ST), Phase (PE), Topographie (TO). F-Werte für die 2-Gruppen-ANOVA ohne Fakir sind in Klammern angegeben. F-Werte wurden nur bei p <0.1 angegeben (aus: Larbig et al., 1981a).

	df	**Frühe Komponente**	**Späte Komponente**	PINV
Topographie	3/30	31.9** (60.3**)	4.2* (7.8**)	
Phase	2/20		(3.4*)	33.9** (34.6**)
Stimulusqualität	1/10	4.4ᵗ	5.0* (5.8*)	(6.3*)
ST × TO	3/30		2.4ᵗ (4.7**)	
ST × PE	2/20		3.0ᵗ (3.3ᵗ)	(4.4*)
G × ST	2/10 (1/10)	7.1* (19.8**)		2.9ᵗ

t: p <0.1   *: p <0.05   **: p <0.01

Aus der Abb. 50 wird offensichtlich, daß es in Antizipation des S_2, obwohl keine motorische Reaktion erforderlich ist, zu einer deutlichen negativen Potentialverschiebung (Negativierung) kommt. Eine sehr ausgeprägte Negativierung tritt vor dem aversiven S_2 auf. Diese ist höher als unter neutralen Stimulusbedingungen, entsprechend dem signifikanten Haupteffekt ST (s. Tab. 12).

Diese beschriebenen Unterschiede sind am Vertex (C_z) am deutlichsten ausgeprägt, wie die Wechselwirkung von ST mit TO bestätigt. Die Negativierung vor dem aversiven S_2 erreicht $-21\mu V$ im Vergleich zur Negativierung mit $-7\mu V$ vor dem neutralen S_2 (s. Abb. 51).

* Vergleichbare EEG-Muster im Thetabereich wurden ebenfalls während der Schmerzdemonstration des Fakirs im schmerzhemmenden »Trancezustand« beobachtet (s. Larbig et al. 1981b, sowie Kap. C, Teil 2).

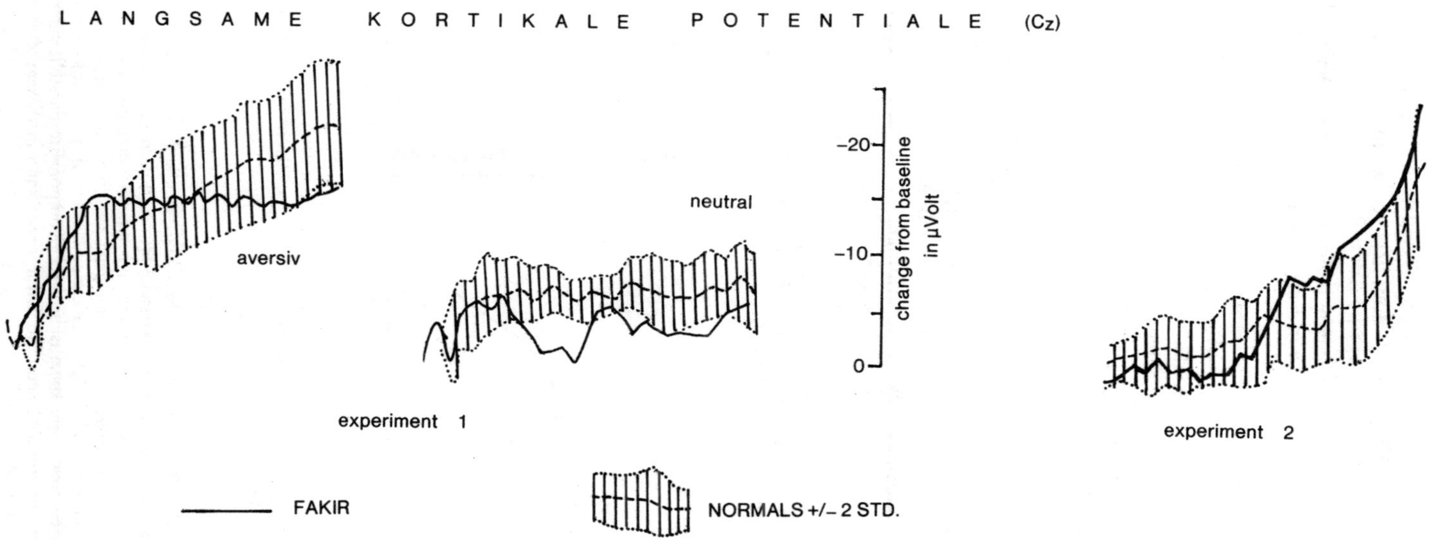

Abb. 51: Der Unterschied gemittelter langsamer kortikaler Potentiale (LKP) zwischen dem Fakir und den Kontrollpersonen für Experiment I während des 6 s-Antizipationsintervalls beträgt 2 Standardabweichungen (linke Seite). Auf der re. Seite sind die LKP des Fakirs (durchgezogene Linie) mit den LKP der Kontrollgruppen (gestrichelt) während des 6 s-Antizipationsintervalls vor der Selbststimulation dargestellt (aus: Larbig et al., 1981a).

Die späte Negativierung nimmt im Verlauf der Versuchsdurchgänge zu (PE-Effekt innerhalb der zwei-Gruppen-ANOVA; s. Tab. 12), vor allem in Antizipation des aversiven S_2 (Wechselwirkung von ST und PE).
Dieses Ergebnis steht im Gegensatz zu dem meist beobachteten Abfall der LKP-Komponenten mit zunehmender Anzahl von Reizdarbietungen (s. z. B.: Rockstroh et al. 1979).
Abb. 50 veranschaulicht 2 durch die PCA extrahierte Komponenten von 2 sec. für das S_2-Intervall: eine positive Komponente, die dem Komplex der P_{300}* zugeordnet werden kann und eine negative Komponente, die als post-S_2-negative Variation (PINV)** bezeichnet wird, entsprechend der verwendeten Deskription in der Literatur (Rockstroh et al. 1979, Lutzenberger et al. 1981, Delaunoy et al. 1978).
Die Amplitude dieser negativen Komponente nimmt im Verlauf der Versuchsabschnitte zu, insbesondere in Antizipation aversiver Stimulation (Haupteffekt von ST), mit zunehmenden Unterschieden während der Perioden (ST × PE-Wechselwirkung). Diese Effekte erreichen das Signifikanzniveau in der drei-Gruppen-ANOVA nicht, da der Fakir eine relativ schwach ausgeprägte Post-S_2-Negativierung zeigt.
Wie aus der Abb. 51 hervorgeht, bleibt die Aktivität der LKP innerhalb des Bereiches der Standardabweichung der Kontrollpersonen. Dieses Ergebnis steht in Übereinstimmung mit dem Fehlen von G-Effekten oder Wechselwirkungen mit der drei-Gruppen-ANOVA. Topographische Unterschiede der Komponenten sind in Abb. 52 dargestellt. Die frühe Komponente zeigt ein Maximum über frontalen Hirnregionen (wesentlicher TO-Effekt, s. Tab. 12), die späte Komponente zeigt ein Ausprägungsmaximum am Vertex. Diese Ergebnisse entsprechen Befunden aus der Literatur (u. a. Loveless 1979, Lang et al. 1980, Rockstroh et al. 1979, Gaillard 1979).

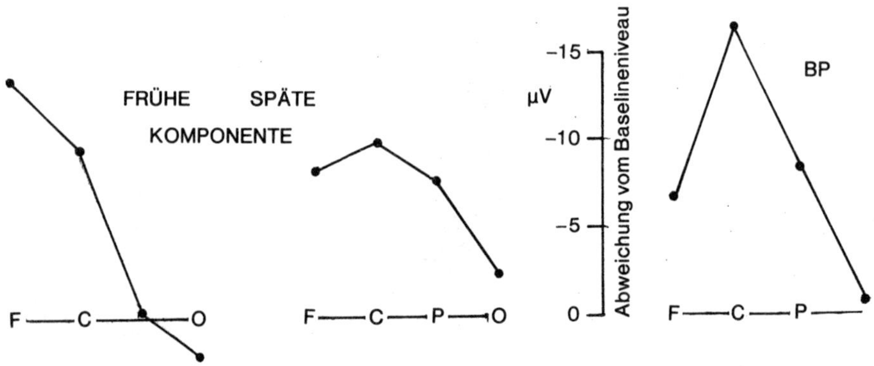

Abb. 52: Topographische Unterschiede der LKP-Komponenten entlang der Mittellinie. Links: frühe u. späte Komponente während des Experimentes I. Rechts: Bereitschaftspotential (BP) in Experiment II.

* Ergebnisse hinsichtlich der P_{300} werden nicht berichtet, da die EEG-Ableitungen für ein 250 msec-Intervall nach dem S_2 durch die elektrische Stimulation in Phase 3 gestört waren.

** Der Begriff PINV (postimperative Negativierung) ist rein phänomenologisch zu verstehen, obwohl diese postaversiven negativen shifts unter ganz verschiedenen experimentellen Versuchsbedingungen beobachtet und als PINV bezeichnet wurden. Bisher ist unklar, ob die PINV ein besonderes Phänomen bzw. eine spezifische LKP-Komponente darstellt oder aus ganz verschiedenen Prozessen zusammengesetzt ist. Diese Frage kann in diesem Zusammenhang nicht diskutiert werden (s. Kap. D, Teil 1).

Vertikale Augenbewegungen: Mittlere Augenbewegungen während des S_1-Intervalles überschreiten nicht 3 μV (bezogen auf Baselineniveau). Außerdem zeigen sich keine signifikanten Effekte mit der ANOVA. Geringe negative Potentialverschiebungen der Augenbewegungen, verglichen mit den LKP-Komponenten, werden an Abb. 52 ersichtlich. Bemerkenswert sind die extrem geringen Augenbewegungen des Fakirs im tranceartigen Zustand während der 2. und 3. Periode. Die Anzahl der Lidschläge ging ebenfalls im Zustand der Trance fast bis auf Null zurück. Während der 2. und 3. Periode (20 Minuten Dauer) wurden nicht mehr als 2 Lidschläge registriert. Ein typisches Kennzeichen der Trance beim Fakir ist die Fixation eines Punktes für die Dauer von 15 Minuten oder länger bei völliger Unterdrückung der Augenbewegungen und Lidschläge.
Hautleitfähigkeitsreaktionen: Die Hautleitfähigkeitsreaktionen (skin conductance responses – SCR) aller Versuchspersonen auf S_1 und S_2 sind in Antizipation auf den aversiven S_2 stärker ausgeprägt als vor dem neutralen S_2. Dieses Ergebnis wird durch Abb. 53 illustriert und wird dokumentiert durch die Stimulus-Type-Effekte der ANOVA (s. Tab. 13).

Tab. 13: Varianzanalyse der Hautleitfähigkeitsreaktionen auf S1 und S2 für die Faktoren Gruppen (G), Stimulusqualität (ST) und Phasen (PE). F-Werte für die 2-Gruppen-ANOVA ohne Fakir sind in Klammern angegeben. F-Werte wurden nur berichtet bei $p < 0.1$.

	df	S1-Reaktion	S2-Reaktion
Gruppen	2/20 (1/10)		5.6*
Stimulusqualität	1/10	7.8* (8.0*)	18.6** (12.9**)
Phasen	2/20	(7.4**)	6.5** (8.0**)
ST × PE	2/20	(6.7**)	7.4** (5.8*)

*: $p < 0.05$ **: $p < 0.01$

Abb. 54 zeigt den Verlauf der SCR aller Vpn unter aversiven Stimulusbedingungen über alle Phasen von Experiment I hinweg. Wiederum unterscheidet sich der Fakir in der SCR von den Kontrollpersonen um mehr als plus/minus 2 Standardabweichungen. Die Zunahme der SCR in Reaktion auf den aversiven S_2 während der Periode 3 wird aus Abb. 54 deutlich. Der in Abb. 54 dargestellte Verlauf der SCR wird dokumentiert durch signifikante Wechselwirkungen von PE und PE × ST (s. Tab. 12).
Aus den Abb. 53 u. 54 ist deutlich zu ersehen, daß der Fakir außergewöhnlich starke SCRs in Reaktion auf den aversiven S_2, sogar in der Trance, aufweist. Dieser Befund wird dokumentiert durch Gruppeneffekte der ANOVA einschließlich des Fakirs. Zwischen den beiden Kontrollgruppen wurden keine signifikanten Unterschiede hinsichtlich der SCR gefunden.

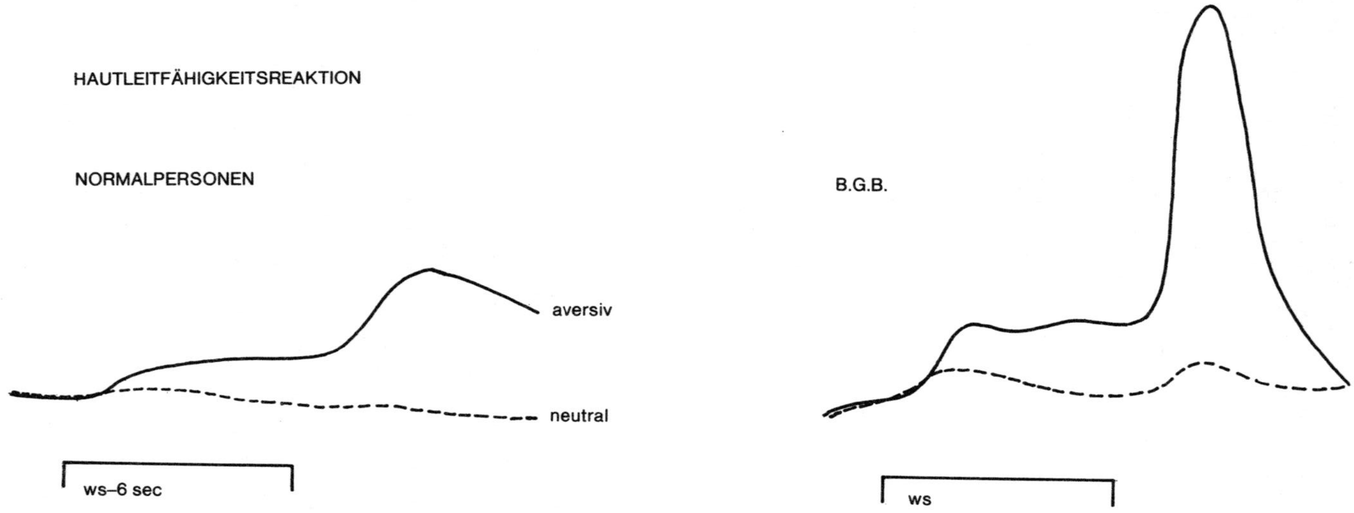

Abb. 53: Hautleitfähigkeitsreaktionen (SCR) des Fakirs (B. G. B.) und gemittelt über die Kontrollpersonen in Experiment I. WS = 6 s-Antizipationsintervall. Der Amplitudenunterschied Baseline – Reaktion auf S2 beträgt beim Fakir (B. G. B.) 2,2 μmho.

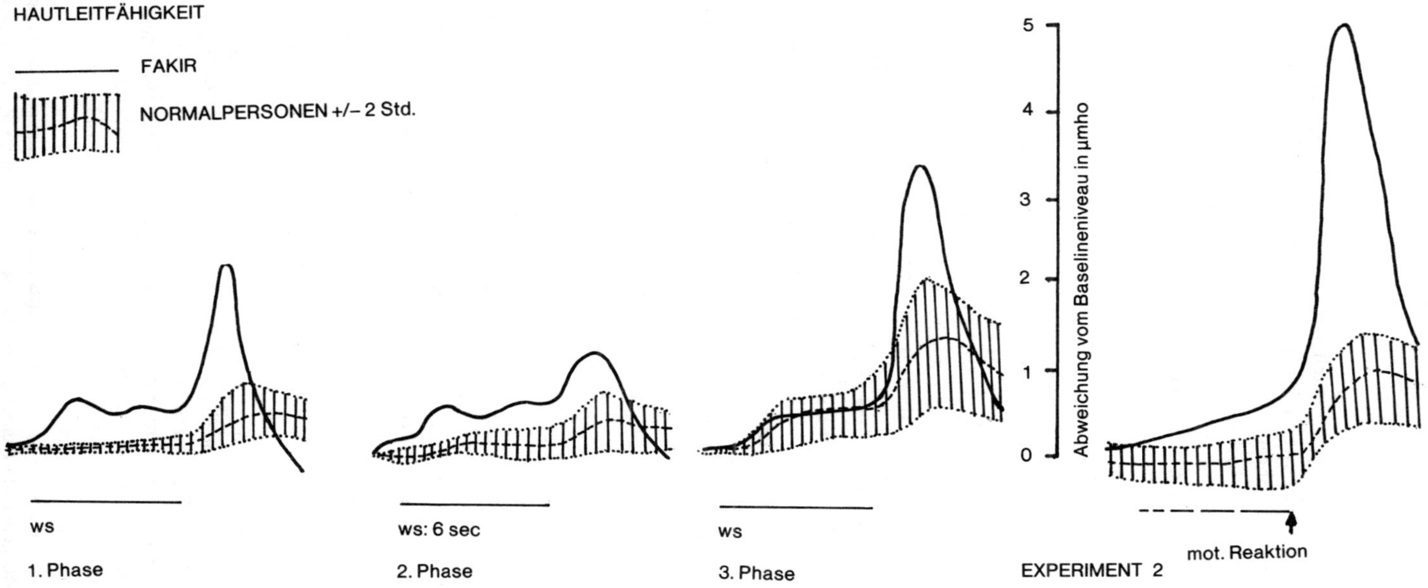

Abb. 54: Die Abbildung zeigt die Hautleitfähigkeitsreaktion (skin conductance) getrennt gemittelt für die verschiedenen Versuchsabschnitte. Die Reaktion des Fakirs (——) ist verglichen mit den Mittelwerten (–––) plus/minus 2 Standardabweichungen (STD) der Kontrollgruppe (aus: Larbig et al., 1981a).

3. Experiment II

Im Experiment I wurden die experimentellen Reize den Vpn extern dargeboten. In dem im folgenden beschriebenen Experiment II haben wir die Versuchsbedingungen etwas geändert. Die Vpn wurden während der Selbstapplikation aversiver Stimuli, über die sie auf diese Weise Kontrolle erhielten, untersucht. Diese experimentelle Manipulation stellte den Versuch dar, das Prinzip der professionellen, kontrollierten Selbstzufügung von Schmerzen des Fakirs während der öffentlichen Schmerzdemonstrationen in das Laborexperiment zu übernehmen.

3.1. Methodik

Alle Vpn des Experimentes I nahmen nach einer kurzen Pause von 15 Minuten auch am Experiment II teil.

Während des Experimentes II hielten die Vpn einen Schalter in der rechten Hand mit der Aufgabe, diesen zweimal pro Minute (ca. alle 30 sec.) zu drücken. Der Zeitablauf wurde den Vpn überlassen. Die Vpn wurden auch darüber informiert, daß mit jedem Knopfdruck simultan das aversive Geräusch und der starke elektrische Reiz (4 mA) d. h. dieselbe aversive Stimulation wie in Experiment I ausgelöst wird.

Gleichzeitig forderten wir die Vpn auf, Copingtechniken zur Schmerzkontrolle anzuwenden, die sie auch in Experiment I verwendet hatten. Außerdem wurden die Vpn darüber informiert, insgesamt 21mal den Knopfdruck zu betätigen, danach sei das Experiment zu Ende.

Apparate und physiologische Ableitungen entsprachen denen des Experimentes I.

3.2. Datenreduktion und statistische Analyse

Der 1. Knopfdruck wurde von der Datenanalyse ausgeschlossen. Die Zeitverläufe der LKP (gemittelt über 200 msec. Punkte) wurden 6 sec. vor der motorischen Reaktion (Knopfdruck) und 1,4 sec. danach ausgewertet. Die mittlere negative shift während des 0,3 sec.-Intervalles vor der motorischen Reaktion beschrieben wir als Bereitschaftspotential (BP) (Kornhuber und Deecke 1965).

Die mittlere negative Potentialverschiebung während des Intervalles von 0,9–1,9 sec. nach Stimulus-Beginn (hervorgerufen durch den Knopfdruck) stellt die postimperative Komponente (PINV) dar.

BP und PINV wurden mittels der ANOVA einschließlich der Gruppenfaktoren (wie in Experiment I erfolgte eine ANOVA mit drei Gruppen, 2 Kontrollgruppen und dem Fakir, sowie eine andere ANOVA nur mit den beiden Kontrollgruppen) und der Topographie (F_z, C_z, P_z und O_z) ermittelt.

Das EEG-Powerspektrum wurde mittels einer FFT (Fast Fourier Transformation) wie in Experiment I für das Intervall von 5 sec. vor der Selbstapplikation der Schmerzreize analysiert. Mit Hilfe der FFT berechneten wir wiederum die C_z und P_z-Ableitungen für die Intervalle 5,0–2,44 sec. vor dem Knopfdruck und 2,56–0,0 sec. vor dem Knopfdruck. Eine mittels der Methode der kleinsten Abweichungsquadrate bestimmte Anpassung der Powerspektren wurde mit einer linearen Kombination der Hauptkomponenten entsprechend Experiment I durchgeführt.

SCRs wurden als maximale Veränderung während eines Intervalles von 5 sec. nach der motorischen Reaktion gegenüber einer prämotorischen Baseline parametrisiert.

3.3. Ergebnisse

Zeitverläufe der motorischen Reaktionen bzw. aversiven Selbststimulation: Das mittlere Zeitintervall zwischen zwei Knopfdruckreaktionen innerhalb der Serie von 20 motorischen Reaktionen betrug 33,8 sec. für die Kontrollpersonen (n = 12). Die Intervalle variierten innerhalb eines Bereiches von 14,9 ± 1,6 und 59,7 ± 1,9 sec. Das mittlere Zeitintervall zwischen 2 motorischen Knopfdruckreaktionen beim Fakir betrug 51,6 ± 2,9 sec. (entspricht dem Bereich der Kontrollpersonen).

EEG-Powerspektrum: Die Komponenten aus Experiment I dienten zur Beschreibung der Powerspektren des EEGs vor der motorischen Reaktion. Wie aus der Abb. 55 zu entnehmen ist, findet sich beim Fakir erneut eine erhöhte Thetaaktivität im Vergleich mit dem EEG der Kontrollpersonen. Dies wird gestützt durch die Gruppeneffekte der 3-Gruppen-ANOVA ($F (2/10) = 10.0, p < 0.01$).

In Abb. 48 u. 55 zeigt sich die deutlichste Thetaaktivität im Powerspektrum in den parietalen Ableitungen. Dieses Ergebnis wird bestätigt durch die Topographieeffekte der 3-Gruppen-ANOVA ($F (1/10) = 14.5, p < 0.01$) wie auch der 2-Gruppen-ANOVA (F

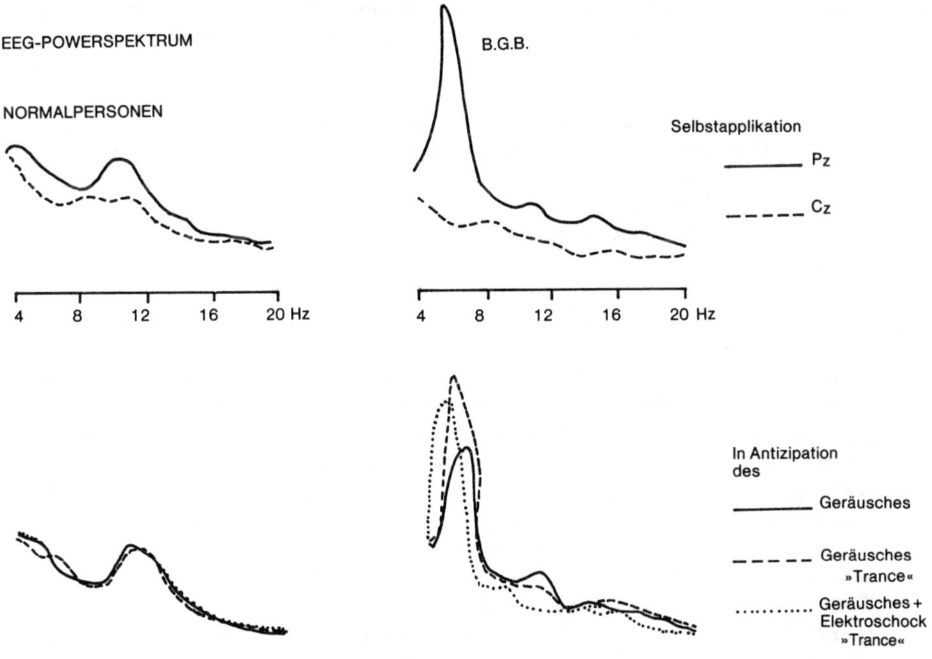

Abb. 55: Im oberen Teil ist das EEG-Powerspektrum (Cz u. Pz) des Fakirs (B. G. B.) und der Kontrollpersonen vor der elektrischen Selbstreizung dargestellt. In der parietalen Ableitung zeigt der Fakir einen Thetagipfel, der mit dem Thetaanstieg in Phase 2 des Experimentes 1 (Antizipation eines aversiven Geräusches) vergleichbar ist (gestrichelte Linie im unteren Teil der Abb.). Die sehr langsame Thetaaktivität, die in Phase 3 (gepunktete Linie, unterer Teil der Abb.) in Antizipation des elektrischen Reizes auftritt, ist nicht in Experiment II zu beobachten.

(1/10) = 4.3, $p < 0.1$). Eine signifikante Wechselwirkung von TO und G der 3-Gruppen-ANOVA dokumentiert die sehr ausgeprägten parietalen Thetaanstiege beim Fakir (F (2/10) = 9.4, $p < 0.01$).
Zwischen den beiden Kontrollgruppen fanden sich keine signifikanten Unterschiede.
Hinsichtlich der Alphaaktivität fanden sich im Powerspektrum keine signifikanten Unterschiede zwischen den Gruppen, Ableitungsorten oder Analyseintervallen.
Die höhere Frequenz-Komponente war ausgeprägter in den parietalen Ableitungen. Dies wird bestätigt durch signifikante Effekte der TO (F (1/10) = 10.8, $p < 0.01$ für 3 Gruppen, F (1/10) = 21.8, $p < 0.001$ für die Kontrollgruppen). Die höhere Frequenz-Komponente war im Powerspektrum des Fakirs, verglichen mit den Kontrollpersonen, reduziert, entsprechend einem G-Effekt der 3-Gruppen-ANOVA: F (2/10) = 3.5, $p < 0.1$.
Die arkadenförmige (square wave activity) Thetaaktivität, wie bereits beschrieben in Experiment I für Periode 3, konnte im Experiment II nicht beobachtet werden (es zeigten sich keine statistisch signifikanten Effekte für diese Komponente).
Langsame kortikale Potentiale: Vor der motorischen Reaktion (Knopfdruck) trat eine negative Verschiebung mit langsamen Anstieg auf, die mit dem Bereitschaftspotential (BP), das erstmals 1965 von Kornhuber und Deecke beschrieben wurde, verglichen werden kann (s. Abb. 50 und 51). Das BP zeigt gewöhnlich eine topographische Verteilung mit maximaler Ausprägung der Amplituden über dem sensomotorischen Kortex. Dies wird bestätigt durch die Ergebnisse von Experiment II (vgl. Abb. 52; wesentlicher TO-Effekt der 3-Gruppen-ANOVA: F (3/30) = 6.5, $p < 0.001$ und der 2-Gruppen-ANOVA: F (3/30) = 10.8, $p < 0.001$).
Im postmotorischen Intervall nahm die Negativierung (PINV) rasch über frontalen und parietalen Hirnregionen ab, blieb aber sehr deutlich ausgeprägt über präzentralen und parietalen Hirnbereichen für ca. 1,5 sec bestehen (s. Abb. 51). Dieses Ergebnis ist für die 3 Gruppen nur schwach signifikant: F (3/30) = 2.7, $p < 0.1$, nicht signifikant für die Kontrollgruppen. Abb. 56 zeigt übereinander gelegte Einzelkurven der Gleichspannungsverschiebungen der Großhirnrinde des Fakirs und einer willkürlich ausgewählten Kontrollperson. Die Abb. 56 dokumentiert eine stark ausgeprägte präzentale PINV bei allen dargestellten Durchgängen im Gegensatz zu den einzelnen Kurven der Gleichspannungsverschiebungen bei der Kontrollperson, die keine PINV aufweist (s. untere Kurven in Abb. 56). Auch alle anderen Kontrollpersonen zeigen keine PINV (dokumentiert durch G-Effekte der 3-Gruppen-ANOVA: F (2/10) = 27.5, $p < 0.001$ – nicht signifikant bei der 2-Gruppen-ANOVA).
Vertikale Augenbewegungen: Die über alle Vpn gemittelten vertikalen Augenbewegungen zeigen in ähnlicher Weise wie die langsamen kortikalen Potentiale eine mittlere Potentialverschiebung von – 2 μV parallel zum Bereitschaftspotential und eine mittlere shift unter – 7 μV parallel zur PINV. Entsprechend der ANOVA sind die Ergebnisse für die vertikalen Augenbewegungen nicht signifikant, alle F-Brüche entsprechen einem Wahrscheinlichkeitsniveau von $p < 0.2$.
Hautleitfähigkeitsreaktionen (SCR): In Abb. 53 sind die in den spezifischen Zeitintervallen analysierten SCRs aufgezeichnet. Wie in Experiment I treten deutlichere SCRs als Reaktion auf die selbst zugefügten Schmerzreize im Vergleich zu den SCRs der Kontrollpersonen (Gruppeneffekte der 3-Gruppen-ANOVA: F (2/10) = 17.4, $p < 0.001$; nicht signifikant für die Kontrollgruppen) auf.
Bemerkenswert ist das Ergebnis eines Vergleiches der SCR des Fakirs während der aversiven Stimulation in Phase 3 des Experimentes I mit den SCRs in Experiment II. Obwohl in beiden Experimenten dieselbe aversive Reizintensität wirksam wurde, waren die SCRs des Fakirs im Experiment II während der aversiven Selbststimulation stärker

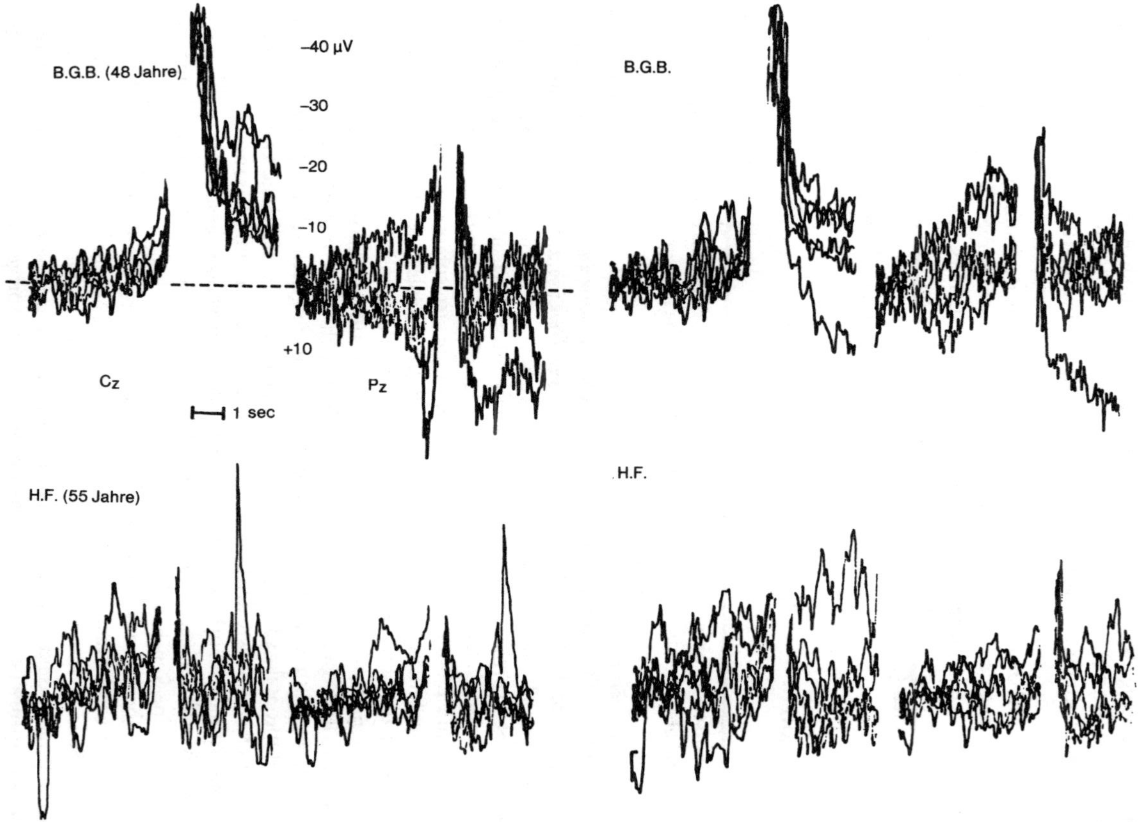

Abb. 56: Übereinandergelegte einzelne LKP-Kurven des Fakirs (B. G. B.) (oberer Teil der Abb.) u. einer Kontrollperson (unterer Teil der Abb.) von Experiment II. Links: 2–7 trials; rechts: 14–20 trials für Cz und Pz (aus: Larbig et al., 1981a).

ausgeprägt als in Phase 3 des Experimentes I. Dieses Resultat spricht für eine stärkere autonome Aktivierung unter den besonderen experimentellen Bedingungen von Experiment II. Die erhöhten SCRs lassen vermuten, daß die experimentellen Bedingungen mit den üblichen Schmerzkontroll-Demonstrationen des Fakirs nicht zu vergleichen sind (s. Diskussion).

Subjektives Rating der aversiven Stimulation: Nach dem Experiment I schätzten die Kontrollpersonen auf einer graphischen Ratingskala von 0–10 (0 = kein Schmerz; 10 = extrem starker Schmerz) subjektiv den Schmerz der aversiven Reize ein. Der Mittelwert der subjektiven Schmerzskalierung betrug 6.4 (Bereich von 3–9). Der Fakir schätzte die Aversivität der Reize mit 1 ein. Im Experiment II schätzte der Fakir die experimentellen Schmerzreize mit 8 ein. Der Mittelwert subjektiver Schmerzeinschätzung betrug bei den Kontrollpersonen hingegen 5.7 (Bereich von 3–9). Der Unterschied der beiden Ratings des Fakirs von +7 ist auffällig groß, im Vergleich zu den geringen Unterschieden bei den Kontrollpersonen (2 bis 3).

4. Diskussion

Ein *interessantes, wenn auch nur anekdotisches* (N = 1) *Ergebnis* der Laborexperimente *ist der Thetaanstieg im EEG-Powerspektrum des Fakirs vor allem über parietalen Kortexarealen in Antizipation der Schmerzreize. Bemerkenswert ist vor allem, daß es bei der Schmerzbewältigung multimodaler Schmerzreizung (akustischer und elektrischer Stressor; Phase 3, Experiment I) in der »Trance« beim Fakir zu einer weiteren Verschiebung des Spontan-EEGs im Thetaband in Richtung Deltaaktivität (4 Hz/s) kommt.* In diesem Versuchsabschnitt besteht subjektiv gute Schmerzregulation. In Experiment II mißlingt die Schmerzkontrolle, es tritt auch nicht mehr diese ausgeprägte Synchronisation im EEG auf. Es kann somit vermutet werden, daß eine intensivierte Frequenzverlangsamung im EEG mit Schmerzinhibition verbunden ist, sofern die Frequenzverlangsamung in einer Situation selbstinduziert ist (z. B. beim Feuerlauf, »Trance«, Selbstkontrolle u. a.). Langsame Frequenzen im EEG wurden ebenfalls während der »in vivo« Schmerzdemonstration des Fakirs beobachtet (vgl. S. 195 und Larbig 1981a, Larbig et al. 1981, a, b, c, Larbig et al. 1982). Eine deutliche Synchronisierung in den Thetabereich mit starken Amplitudenanstiegen wurde auch bei einem griechischen Feuerläufer 2 sec. vor dem Glutkontakt sowie auch während des Feuerlaufes beobachtet. Die Feuerläufer versetzen sich ebenso wie der Fakir in einen tranceartigen Bewußtseinszustand, der nach tagelangen rituellen Vorbereitungen während des Feuertanzes besonders stark ausgeprägt ist. Allerdings zeigen andere Feuerläufer trotz erfolgreicher Bewältigung des Feuerlaufes keine Synchronisation im EEG.

Pelletier (1974) berichtete im Rahmen einer Einzelfalluntersuchung eines Fakirs ebenfalls über ähnliche EEG-Muster (erhöhte hochamplitudige Thetaaktivität vor und während phasischer Schmerzreizung).

Die vorliegenden elektrophysiologischen Resultate stimmen mit Untersuchungsergebnissen bei japanischen Zen-Mönchen überein, die im fortgeschrittenen Stadium der Meditation (Stadium IV) ausschließlich bei langjährigem Training (21–40 Jahre Erfahrungen) rhythmisierte, hochamplitudige Thetabursts (70–100 μV) aufwiesen. Diese Thetamuster traten auch nur bei jenen erfahrenen Zen-Mitgliedern auf, die ihre eigenen meditativen bzw. suggestiblen Fähigkeiten am höchsten einschätzten (s. auch Kap. F über Thetaaktivität in Teil 2).

Die *erhöhte Thetaaktivität* ist bei den oben beschriebenen Einzelfällen mit einer *subjektiv reduzierten Schmerzerfahrung bei phasischer Schmerzreizung verbunden,* mit Ausnahme des Feuerlaufens. Hier kommt es bei geschicktem Laufverhalten nicht, oder nur selten zur noxischen Stimulation. Bei der Zen-Studie wurden keine Schmerzreize appliziert.

Die Schmerzkontrolle bei erhöhter Thetaaktivität könnte mit einer Dissoziation »höherer« kortikaler und/oder subkortikaler Strukturen (möglicherweise hypothalamischer und thalamischer Regionen) von »niederen« Hirnstrukturen (Formatio retikularis) verbunden sein. Diese spekulativen Überlegungen wurden durch Experimente Villablancas (1965, 1966) an Katzen angeregt, der durch hohe cerveau isolé-Präparationen eine Dissoziation des Schlaf-Wach-Verhaltens in »Hirnschlaf« und »Wach«-Aktivität des übrigen Körpers und vice versa hervorrief. Könnte eine derartige selbst induzierte funktionelle Dissoziation eine der zentralnervösen Mechanismen für die extreme Insensitivität gegenüber nociceptiven Afferenzen sein?

Wir haben diese Hypothese der kortiko-subkortikalen Dissoziation im Zusammenhang mit der Schmerzinhibition ausführlich im Kap. F, Teil 2 diskutiert.

Vergleichbare synchronisierte EEG-Muster wurden während somnambuler Zustände beobachtet (Schlafstadium III und IV; schlafendes Hirn bei wachem, motorisch aktivem Körper; Motorik und Sensorik funktionieren). Dies gilt auch für die Feuerläufer und den Fakir, bei denen gleichzeitig motorische Aktivitäten (monotone Tänze bzw. beim Fakir motorische Reaktionen während der Schmerzdemonstration) simultan mit synchronisierten EEG-Mustern auftreten, entsprechend Schlafstadium III bzw. IV (»partieller Hirnschlaf«).

Wenn wir annehmen, daß die während der Schmerzinhibition veränderte negative Potentialverschiebung der LKP in Antizipation aversiver Reize durch unspezifische afferente Impulsströme der Formatio retikularis generiert wird (aktivierte Formatio retikularis bei wachem Körper und verstärkter Negativierung der LKP), die Muster des Spontan-EEGs durch thalamokortikale Schrittmacher (partieller Hirnschlaf, repräsentiert durch Thetaaktivität) gesteuert werden, so gewinnt unsere Dissoziationshypothese noch an Plausibilität.

Langsame kortikale Potentiale reflektieren vor allem die Aktivität subkortikaler Arousalstrukturen, während synchronisierte EEG-Muster über parietalen Hirnarealen eine kortikale Inhibition repräsentieren, die sich vermutlich in einer *globalen und motivational inaktiven Verarbeitung ankommender Schmerzreize äußert.*

Die LKP, abgeleitet in Antizipation des schmerzhaften oder aversiven Stimulus, zeigen eine deutlichere Negativierung im Vergleich zur LKP vor neutralen Reizen. Dieses Ergebnis steht in Übereinstimmung mit Befunden von Birbaumer et al. 1981, Rockstroh et al. 1979.

Bemerkenswert ist weiterhin, daß eine sehr deutliche negative Potentialverschiebung im Antizipationsintervall auftritt, *ohne daß motorische Reaktionen nach dem S_2 erforderlich sind.* Ein weiteres wichtiges Ergebnis dieses Experimentes ist die Zunahme der Negativierung von Periode 1 auf 2, trotz identischer Stimuluskonfiguration während dieser beiden Perioden.

Dieser Anstieg steht in Widerspruch zu den oben zitierten Untersuchungen, in denen im Verlauf der Versuchsdurchgänge eine Verminderung der Negativierung beobachtet wurde (Habituation). Die zunehmenden Anstiege der späten negativen Potentialverschiebung sprechen für eine wachsende Sensitivität auf die antizipierte Stimulation (Aversivität, Schmerzerfahrung), hängen aber auch von einer tonischen Komponente ab, die durch die für Phase 3 (Experiment I) angekündigten elektrischen Reize hervorgerufen wird.

Es zeigten sich keine Unterschiede der LKP im Antizipationsintervall zwischen dem Fakir und den Kontrollpersonen. Beide Gruppen zeigten auch in Reaktion auf S_2 eine postimperative Negativierung. Vergleichbare Potentialverschiebungen (postimperative negative variation, PINV) wurden in anderen Untersuchungen bei einem Wechsel von kontrollierbaren zu unkontrollierbaren aversiven Stimuli (Rockstroh et al. 1979, Lutzenberger et al. 1980), sowie bei einem Wechsel von vorhersagbaren Reaktions-Konsequenz-Kontingenzen zu unvorhersagbarer Kontingenz über den S_2 beobachtet (Delaunoy et al. 1978). PINVs treten auf bei einem unerwarteten Kontingenzwechsel oder bei Konflikten, sich zwischen 2 Extremen zu entscheiden (z. B. Coping durch motorische Reaktion oder Vermeidung). Aufgrund der Korrelation zwischen der ausgeprägten PINV-Amplitude und der hohen Schmerzskalierung (8) beim Fakir in Experiment II kann spekuliert werden, daß ein Versagen der Schmerzkontrolle (dies bedeutet intensivere Schmerzerfahrung) zusammen mit der Aufforderung, den Schmerz zu bewältigen (Instruktionen und experimentelles Setting) für die hohe PINV verantwortlich sein könnte. Möglicherweise trat in dieser Situation bei dem Fakir auch die Wahrnehmung von Unkontrollierbarkeit auf, da in einem Gespräch nach dem Experiment Überraschung und auch Enttäuschung über die mißlungene Schmerzbewältigung deutlich wurde. Hinzu kommt die Erfahrung der optimalen Schmerzregulation in Experiment I. In diesem Zusammenhang ist auch interessant, daß *nur der Fakir im Experiment II die ausgeprägte PINV zeigte,* obwohl auch die Kontrollpersonen sich selber die Schmerzreize applizierten.
In dem Interview nach dem Experiment gab der Fakir auch an, daß die Aufgabe, den Knopf zur Selbststimulation zu drücken (Vorbereitung auf die motorische Reaktion und aversive Stimulation) verhinderte, sich in einen ausreichend tiefen »Trancezustand« zu versetzen. So berichtete er, daß die aversiven Reize im Experiment II wesentlich schmerzhafter waren als in Experiment I.
In diesem Zusammenhang kann die PINV als Ausdruck der Inkontingenz zwischen dem Anspruch und dem Versagen (Erfahrung und processing der Notwendigkeit, Kontrolle auszuüben), Schmerzen zu regulieren, interpretiert werden. Das im Interview angedeutete Versagen, »trivialen Laborschmerz« nicht kontrollieren zu können, obwohl er ein berühmter »Schmerzartist« sei, macht deutlich, daß die *unvollständige Schmerzregulation des Fakirs für den Anstieg des zentralnervösen Aktivierungsniveaus verantwortlich sein kann.* Diese Hypothese wird gestützt durch die Beobachtung verstärkter Hautleitfähigkeitsreaktionen des Fakirs im Experiment II (verglichen mit den Kontrollpersonen und mit Experiment I). Die verstärkten SCRs weisen auf eine erhöhte autonome Aktivierung subkortikaler Strukturen hin, während sich gleichzeitig Teile der Großhirnrinde in einem partiellen Schlaf befinden (Dissoziation). Venables (1975) wies darauf hin, daß die Änderungen der Hautleitfähigkeit durch limbische Hirnstrukturen verursacht werden.
Es ließ sich zeigen, daß die Amplitudenhöhe der PINV proportional dem Kontrollverlust ist und somit ein kortikales Korrelat der erwarteten Kontrolle und der davon abhängigen Kontrollverlusterlebnisse darstellt.
Die Befunde zeigen weiterhin die enorme *Spezifität der Schmerzkontrollmechanismen:* die überlernten Hemmvorgänge des Fakirs sind an den S^D der von ihm üblicherweise bestimmten Situation gebunden. Die Änderung dieser Umwelt (S^D) verursacht einen Verlust der Schmerzkontrolle, da er entsprechende Bewältigungsmöglichkeiten nicht in seinem Verhaltensrepertoire aufweist. *Eine Generalisation findet nicht statt,* wenn sie nicht explizit geübt wurde.
Der Einfluß von Coping-Instruktionen auf die langsamen kortikalen Potentiale der Kontrollpersonen und des Fakirs war nicht signifikant. Untersuchungen in unserem

Labor zur Selbstregulation der kortikalen Gleichspannungsverschiebungen über eine spezielle Biofeedbackanordnung (Birbaumer et al. 1980, 1981) belegten, daß die Selbstregulation der LKP erst nach 2 Durchgängen instrumentellen Trainings möglich ist. Erst nach erfolgtem Training kann über die Regulation der Potentialamplituden der LKP die Verarbeitung von Reizen (stimulus processing) und die Reaktionsgeschwindigkeit beeinflußt werden. Ohne vorhergehendes Training sind derartige selbstregulativen Fähigkeiten nicht zu beobachten. Die fehlende Kovariation zwischen den LKP und den Instruktionen beruht u. a. möglicherweise auf 2 Gründen:

1. Vorbereitung und Schmerzverarbeitung des Schmerzreizes werden hier durch Instruktionen eher einen tonischen »Trance«- oder Entspannungszustand als eine phasische stimulusgebundene Bewußtseinsänderung induzieren, die wahrscheinlich stärkere LKP-Änderungen hervorrufen würde.
2. Die Instruktionen waren vermutlich nicht effektiv genug, die Schmerzverarbeitung zu beeinflussen. Im Falle des Fakirs zeigte sich entsprechend den LKP-Reaktionen unveränderte Vorbereitung und Verarbeitung der Schmerzreize bei gleichzeitiger reduzierter subjektiv-bewertender Schmerzwahrnehmung (erhöhte Thetaaktivität).

Die starken Amplitudenanstiege der LKP und SCR während der »Trance« in Antizipation und während der Applikation von Schmerzreizen sprechen für eine intensivierte Mobilisation kortikaler und subkortikaler Prozesse (Erwartung, Reaktionsvorbereitung, selektive Aufmerksamkeit) und somit auch für eine *sehr aktive Form der tranceartigen Bewußtseinsänderung* im Gegensatz zu der gängigen meist in der Literatur vertretenen Auffassung von der Trance als einem passiven Entspannungszustand. Diese Form der Bewußtseinsänderung entspricht vielleicht der mental anstrengenden, »konzentrativen Meditation« (Ornstein 1972) (s. S. 247ff.).

Die beobachtete hochaktivierte »intellektuelle« Aufmerksamkeitsleistung bei starker Zunahme der negativen LKP-shift stimmt mit Untersuchungen von Tecce (1972) und McCallum (1969) überein, die eine enge Beziehung zwischen der Intensität selektiver Aufmerksamkeit und CNV-Anstiegen fanden.

Möglicherweise repräsentiert das Nebeneinander von tonischer Synchronisation (parietaler Theta) und phasischer Gleichspannungsverschiebung vor dem Reiz auch ein Nebeneinander zweier Verarbeitungsvorgänge: die unveränderten Gleichspannungsverschiebungen signalisieren phasische subkortikale Mobilisation kortikaler Regionen für die motorische und sensorische Verarbeitung, während der parietale Theta tonischen »Mikroschlaf« der entsprechenden Region kortikal induziert. *Die Präsenz eines solchen tonischen, selbstinduzierten Mikroschlafs verhindert die Weiterverarbeitung und -bewertung der Schmerzreize und reduziert damit langfristig den negativen Erlebensaspekt der aversiven Reizung.* Vergleichbar etwa somnambulen Zuständen bleiben Sensorik und Motorik intakt, der bestehende Tiefschlaf verhindert aber die Speicherung der schmerzhaften Situation.

Abschließend wird darauf hingewiesen, daß die vielversprechenden und zu zahlreichen spekulativen Hypothesen anregenden Ergebnisse dieses Laborexperimentes noch sehr vorläufigen Charakter haben, wenngleich die in früheren Kapiteln beschriebenen Befunde der Felduntersuchungen im Labor gestützt werden konnten.

5. Zusammenfassung

Bei einem Fakir und 12 männlichen Vpn wurden in zwei psychophysiologischen Laborexperimenten kortikale Reaktionen in Antizipation und während der Konfrontation mit schmerzhaften Reizen untersucht.
Das 1. Experiment bestand aus 3 Versuchsabschnitten (Perioden) mit je 40 Versuchsdurchgängen (trials). In Phase I hörten die Vpn einen von 2 möglichen akustischen Warnreizen (S_1) von sechs Sekunden Dauer, der entweder ein aversives Geräusch (S_2) oder einen neutralen Ton (S_2) ankündigte. S_2 setzte sofort am Ende von S_1 ein. In der Phase II wurden die Probanden instruiert, die Aversivität der akustischen Stimuli durch eine beliebige mentale Bewältigungsstrategie zu kontrollieren bzw. zu reduzieren. In Phase III wurde der neutrale S_2 mit einem schwachen elektrischen Reiz und der aversive S_2 mit einem starken, schmerzhaften elektrischen Reiz gekoppelt. Wiederum wurden Instruktionen zur Schmerzbewältigung gegeben.
Die EEG-Aktivität im Thetaband war in Antizipation aversiver Reize erhöht. Im Spontan-EEG des Fakirs waren die Thetaanstiege am ausgeprägtesten bei der multimodalen Bewältigung von 2 aversiven Reizen (Geräusch und elektrischer Reiz). Die kortikale negative shift (CNV) war während des S_1–S_2 Intervalls in Antizipation aversiver Reize stärker ausgeprägt als vor neutralen Reizen, obwohl keine motorische Bewältigungsreaktion erforderlich war. Die Negativierung nahm in den einzelnen Versuchsabschnitten zu, im Gegensatz zu der meist beobachteten Verminderung.
Im *2. Experiment* applizierten sich alle Vpn die akustischen und elektrischen Schmerzreize selbst. Wiederum zeigte der Fakir im *Powerspektrum signifikant höhere Thetaanstiege* und eine *ausgeprägtere Negativierung (PINV)* während und nach der Selbstapplikation der Schmerzreize. Im Vergleich zu den Kontrollpersonen waren beim Fakir deutlichere SCRs zu beobachten im Gegensatz zur externen Reizdarbietung in Experiment I.
Die deutlichen Thetaanstiege im EEG-Powerspektrum des Fakirs entsprechen ähnlichen Befunden während der in vivo Schmerzdemonstration des Fakirs, sowie Feldbeobachtungen bei einem griechischen Feuerläufer.
Die laborexperimentellen Befunde werden auch im Sinne der kortiko-subkortikalen Dissoziationshypothese (»partieller Hirnschlaf« – »wacher Körper« vice-versa) gedeutet.
Bemerkenswert sind Befunde zu den LKP: eine deutliche Aufspaltung in der Amplitudenhöhe vor aversiven Reizen (hohe Negativierung) und neutralen Reizen (niedrige Negativierung), sowie eine fehlende Habituation im Verlaufe des Experimentes.
Eine ausgeprägte PINV beim Fakir in Experiment II kovariiert mit SCR-Anstiegen und einer starken Zunahme subjektiver Schmerzskalierung. Entsprechend den postexperimentellen Interviewergebnissen bestanden bei dem Fakir aufgrund der mißlungenen Schmerzkontrolle Gefühle des Versagens, der Enttäuschung und Unkontrollierbarkeit. Dies entspricht Forschungsergebnissen zur PINV aus unserem psychophysiologischen Labor und stützt ein *Konzept extremer Reizkontrolle bei Schmerzhemmung.*
Abschließend werden Überlegungen über die fehlende Kovariation zwischen Coping-Instruktionen und LKP-Änderungen angestellt. Vermutlich waren die Instruktionen nicht intensiv genug und zielten eher auf eine tonische als auf eine stimulusgebundene Bewußtseinsänderung zur Schmerzregulation ab.
Die experimentellen Daten dieses Experimentes könnten auch nahelegen, daß es sich bei der tranceartigen Bewußtseinsänderung des Fakirs zur Schmerzkontrolle um einen aktivierten Zustand handelt.

II. Blutdruck und Schmerzregulation – Ein Beispiel für die Mediation von Schmerz durch peripher-physiologische (autonome) Mechanismen

1. Einleitung

Erste Befunde aus unserem psychophysiologischen Laboratorium über Blutdruckanstiege während verschiedener Schmerzdemonstrationen (Degen durch Zunge, Hals, Bauchhaut) mit Katecholaminanstiegen kurze Zeit nach der Demonstration bei einem Fakir (vgl. S. 195) stützen tierexperimentelle Befunde und anekdotische Berichte über Verhaltensbeobachtungen am Menschen (vgl. Dworkin et al. 1979), daß *akute Blutdruckanstiege die Reaktivität auf noxische Stimulation über eine durch Aktivierung der Barorezeptoren vermittelte Reduktion der zentralnervösen Aktivierung herabsetzen.* Daraus ergibt sich, daß periphere Prozesse die Schmerzwahrnehmung modulieren können und diese Modulation im ZNS zur Aufrechterhaltung peripher-physiologischer Reaktionen (z. B. Blutdruck) von lernpsychologischer Bedeutung ist. Auch die bereits in früheren Kapiteln diskutierten Befunde signifikant erhöhter Thetaaktivität bei einem Feuerläufer und dem Fakir vor und während aversiver Stimulation sprechen für die Hypothese der zentralnervösen Desaktivierung als eine Voraussetzung für die Bewältigung von Streß und Schmerz (Larbig et al. 1981a).

2. Physiologie der Barorezeptorenaktivität

Die reflektorische Regulierung des Blutdrucks erfolgt über die Barorezeptoren (auch Pressorezeptoren) im Karotissinus und der Aorta (Aortenbogen). Der Aortendepressor ist paarig angelegt und ist in der Wand der aufsteigenden Aorta bis zum Aortenbogen lokalisiert. Ein weiteres homologes Rezeptorenfeld befindet sich in beiden Karotissinus (sinusartig erweiterter Anfangsteil der A. carotis interna). Jede Erhöhung des Innendrucks (Blutdruckanstieg) führt zu einer Ausweitung der Gefäßwand und damit zu einer Dehnung und Aktivierung der in der Wand gelegenen Rezeptoren. Depressorische Nervenimpulse werden vom Karotissinusnerv, einem sensiblen Ast des N. glossopharyngeus, und vom Aortennerv (N. depressor), einem sensiblen Ast des N. Vagus zentralwärts geleitet. In den Wänden der großen thorakalen und Halsarterien befinden sich noch zahlreiche andere Pressorezeptorenareale. Die funktionell wichtigsten vasosensiblen Zonen sind jedoch die 4 erwähnten Barorezeptorenzonen.
Bei normalem Blutdruck sind die Rezeptoren mäßig erregt. Dieser Aktivierungsgrad ist für die Aufrechterhaltung des Blutdruckniveaus von Bedeutung. Wird einer der 4 afferenten Nerven durchtrennt, so steigt der mittlere arterielle Druck etwas an. Der Druckanstieg nimmt zu, wenn mehrere Nerven durchschnitten werden und erreicht schließlich nach Durchschneidung aller 4 Nerven Werte von 200 mmHg und mehr (Entzügelungshochdruck, Wetterer 1979). Die Pressorezeptoren wirken also über eine Aktivierung kreislaufhemmender Zentren der Medulla ständig einer Blutdruckerhöhung entgegen (Blutdruckzügler).

Der adäquate Reiz besteht, wie bereits erwähnt, in einer Dehnung der Wandelemente durch Druckerhöhung. Der reflektorische Blutdruckabfall kommt über eine *Bradykardie* und *Dilatation peripherer Gefäße* zustande.
Die sogenannte Druck-Impuls-Charakteristik der arteriellen Pressorezeptoren entspricht der anderer Mechanorezeptoren (Muskelspindeln, kutane Nociceptoren). Sie sind gegenüber Spannungsänderungen empfindlicher als gegenüber Gleichspannung (Differentialquotienten-Empfindlichkeit, Gauer 1960). Zwischen Druckwerten von ca. 60–180 mmHg reagieren die Pressorezeptoren auf Druckschwankungen mit rhythmischen Impulsmustern, deren Frequenz umso stärker zunimmt, je größer der Differentialquotient ($\Delta P/\Delta t$) wird. Die Rezeptoren leiten also nicht nur Informationen über den mittleren arteriellen Druck, sondern auch über die Druckamplitude (Steilheit des Druckanstiegs) zentralwärts. In der Systole ist die Impulsfrequenz hoch, während der Diastole niedrig (vgl. S. 240 die Resultate von Sandmann 1980). Das Maximum der Empfindlichkeit der Barorezeptoren, auf Druckänderungen zu reagieren, liegt bei 100–120 mmHg (Gauer 1960). Dies prädestiniert die Rezeptoren, den Blutdruck »homöostatisch« auf einen »normalen« Sollwert einzustellen. Empfindlichkeitsänderungen der vasosensiblen Zonen auf Blutdruckschwankungen scheinen bei der Entstehung der essentiellen Hypertonie *(Rezeptoreinstellung auf höheren Sollwert)* eine Rolle zu spielen. In diesem Rahmen kann ich jedoch nicht näher auf die Genese der Hypertonie eingehen (vgl. Haag, Larbig und Birbaumer 1981a).
Die afferenten Impulse der Barorezeptoren bewirken in den medullären Kreislaufzentren im Bereich der Medulla oblongata eine Hemmung sympathischer und Erregung parasympathischer Strukturen. Daraus resultiert eine Hemmung des Vasomotorentonus (Dilatation), der Herzfrequenz und Kontraktionskraft des Myokards (Witzleb 1980). In Abb. 57 ist die komplizierte Vermaschung regulatorischer Glieder der Blutdruckregulation als hierarchische Stufengliederung, die über eine Aktivierung der Barorezeptoren läuft, dargestellt. Der Nucleus tractus solitarii (Depressorpunkt) in der Medulla oblongata ist die erste Umschaltstelle der Afferenzen von den arteriellen Rezeptoren (Koepchen 1972). Neben medullären Zentren (depressorische Zonen liegen mehr kaudal-medial, blutdrucksteigernde Zonen sind in der lateralen Formatio retikularis lokalisiert) gibt es kreislaufaktive Zonen im Hypothalamus. Durch Reizversuche ließen sich pressorische Areale in medianen und paramedianen kaudo-dorsalen Hypothalamusabschnitten, depressorische im vorderen lateralen Hypothalamus identifizieren. Ebenso unscharf begrenzte Strukturen kreislaufaktiver Zentren finden sich im Kortex (sensomotorische Areale, basale Anteile des Stirn- und Riechhirns) (Gauer 1960). Aus Abb. 57 wird deutlich, daß die Afferenzen der Barorezeptoren neben medullären Zentren auch andere ZNS-Zentren beeinflussen. Nach Koepchen (1972) bestehen hinsichtlich der funktionellen Verknüpfung von Kreislaufregulation und pressorezeptorischer Beeinflussung der zentralnervösen Aktivierung folgende neuroanatomische Verbindungen: Pressorezeptorische Afferenzen beeinflussen teilweise direkt über den N. tractus solitarii die Formatio retikularis, in dem vermutlich sowohl über direkte aufsteigende als auch über die Hemmung des aufsteigenden aktivierenden Retikularis-Systems (ARAS) die Aktivität der Großhirnrinde gehemmt wird.
Aus diesen neuroanatomischen Verbindungen werden somit weitere pressorezeptorische Funktionen deutlich. Neben einer Verminderung der sympathischen Erregung führt die *Reizung der Pressorezeptoren zur Dämpfung verschiedener zentralnervöser Funktionen* wie der Atmung, Verminderung des Muskeltonus und der Gamma-Efferenzen zu den Muskelspindeln, motorischen Inaktivität, sogar zum Schlaf. Interessant in diesem Zusammenhang ist, daß sich der Bereich des N. tractus solitarii (Depressorpunkt) als ein Substrat für die Schlaf-Wach-Regulation herausgestellt hat. Elektrophysiologi-

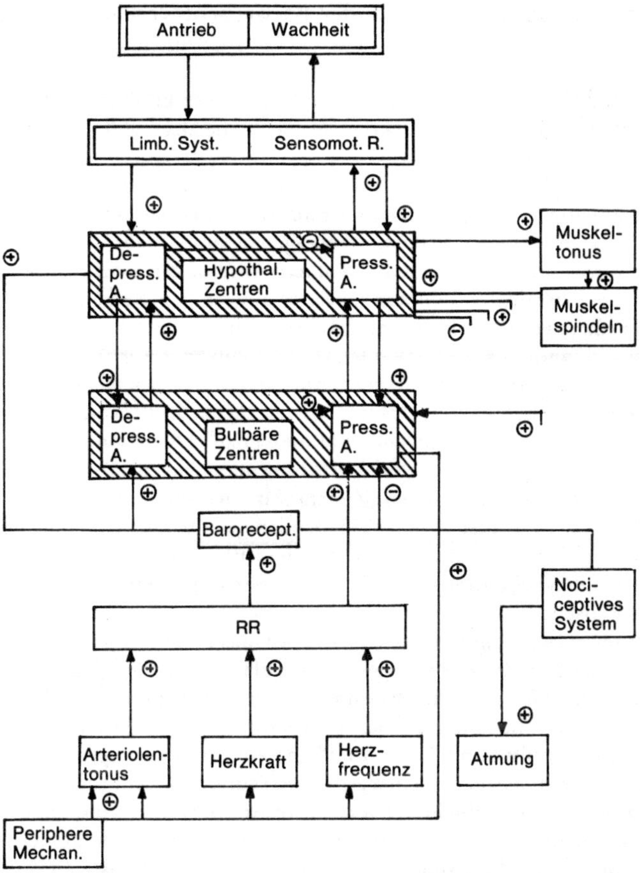

Abb. 57: Regelkreis der Blutdruckregulation (aus: Sturm et al., 1976).

scher Parameter dieser zentralnervösen Desaktivierung ist eine *Synchronisation im Spontan-EEG* (Bonvallet et al. 1953). In tierexperimentellen Untersuchungen an Hunden stellten Bonvallet und Mitarbeiter während der Barorezeptorreizung (Dehnung der Sinuswände) in simultanen EEG-Ableitungen eine zunehmende Verlangsamung im Spontan-EEG fest, mit einer schnellen Generalisierung über allen Kortexbereichen, die die pressorische Reizung einige Sekunden überdauerte. Bonvallet et al. (1953) gelang es auch, an präparierten Hunden (Durchtrennung medullärer Strukturen, der Vasomotorenbahnen und adrenerger Bahnen) nach mechanischer Dehnung im Karotissinusbereich starke synchronisierte EEG-Muster zu erzeugen, ohne daß es zu Blutdruckanstiegen kam.

3. Psychophysiologische Aspekte der Barorezeptorenaktivierung

Im Vordergrund psychophysiologischer Überlegungen zu Effekten der Barorezeptorenaktivität steht weniger die Blutdruckregulation als die allgemeine zentralnervöse Desaktivierung.

Dworkin et al. (1979) stellten die Hypothese auf, daß möglicherweise bei einigen *Subgruppen essentieller Hypertoniker der Blutdruck über negativ verstärkende Effekte kortikaler Desaktivierung und damit einhergehender Abwehr aversiver Stimulation (auch Schmerzreduktion) konditioniert und aufrechterhalten wird (positiver Feedbackloop).* Die These kortikaler Inhibition basiert auf einigen Verhaltensbeobachtungen, klinischen Erfahrungen und tierexperimentellen Befunden. Beim sogenannten Karotissinusdruckversuch wird durch Druck oder Massage eine Herzverlangsamung, Müdigkeit und auch Kollaps ausgelöst (Gauer 1968). Auf einigen indonesischen Inseln wird durch Massage in der Karotissinusgegend Schlaf induziert (Dworkin et al. 1979). Koch (1931) berichtet über sofortiges Einschlafen bei Hunden nach Dilatation der A. carotis durch einen implantierten Ballon. Lacey et al. (1974) vermuten, daß die Barorezeptorenreizung (phasische Herzratenanstiege) für eine Zunahme der Reaktionszeit bei Vigilanzaufgaben verantwortlich ist. Bonvallet et al. (1953) fanden, wie bereits erwähnt, eine kortikale Synchronisation nach Barorezeptorreizung ohne Blutdruckänderung. Dworkin et al. (1979) beobachteten bei Ratten mit denervierten Barorezeptoren eine erhöhte Empfindlichkeit auf noxische Reize.

In einem weiteren Experiment studierte Dworkin das Fluchtverhalten von denervierten und nicht denervierten Ratten bei aversiver Stimulation (Reizung sensorischer Trigeminuskerne für maximal 60 Sekunden) unter Blutdruckerhöhung (20–55 mmHg) durch Phenylephrine-Infusionen im Vergleich zu Kochsalzinfusion. Die Wirkung der Denervierung wurde überprüft durch Gabe von Phenylephrin. Bei erfolgreicher Denervierung zeigte sich keine Bradykardie, die ein wesentlicher Indikator der Barorezeptorenaktivität darstellt. Das Ausmaß des Fluchtverhaltens wurde mittels einer Tretmühle quantifiziert. Die Ratten konnten durch Laufen auf der Mühle diese in Drehung versetzen. Nach 10 cm Drehung wurde die schmerzhafte Reizung beendet. Intakte (nicht denervierte) Ratten zeigten, entsprechend der Dworkinschen Hypothese nach medikamentöser Blutdruckerhöhung (20–50 mmHg) ein deutlich reduziertes Vermeidungsverhalten (deutlich weniger schnelles Rennen auf der Tretmühle) im Vergleich zu denervierten Ratten und denen, die Kochsalzinfusionen erhielten.

Ergebnisse pharmakologischer Studien zur Wirkung des Antihypertensivums Clonidin, das die Empfindlichkeit der Barorezeptoren erhöht, bestätigten ebenfalls die Hypothese der Reduktion der Schmerzerfahrung auf noxische Reize nach Barorezeptor-Aktivierung (Dworkin et al. 1979).

Maixner et al. (1981) und Zamir et al. (1980) stützen diese Hypothese durch tierexperimentelle Daten und Befunde bei Hypertonikern, die eine verringerte Schmerzwahrnehmung (erhöhte Schmerzschwellen und Toleranzschwellen) bei der elektrischen Zahnpulpastimulation aufwiesen.

4. Vorversuche für das Blutdruckexperiment

In einer laborexperimentellen Schmerzuntersuchung soll die Hypothese getestet werden, daß durch medikamentös erzielte Blutdruckerhöhung die Schmerzwahrnehmung noxischer Reize reduziert wird.

Vor der Aufstellung eines Versuchsplans mußten einige *Vorversuche* durchgeführt werden. Diese sollten klären, in welcher *Dosis* und *Applikationsform* das blutdrucksteigernde Medikament eingesetzt werden kann. Ferner bestand Unklarheit darüber, wie intensiv die Blutdruckanstiege sein sollen, um den postulierten Effekt der reduzierten Schmerzwahrnehmung zu überprüfen. In der Schmerzforschung gibt es bisher keine experimentellen Untersuchungen am Menschen hinsichtlich der Fragestellung reduzierter Schmerzwahrnehmung durch experimentell erhöhtem Blutdruck bei gleichzeitiger Kontrolle zentralnervöser Parameter. Dworkin et al. (1979) erreichten in dem oben zitierten Experiment bei Ratten Blutdruckanstiege von 20–55 mmHg mit Phenylephrin-Konzentrationen von 3.0–5.0 mg/ml. Diese Werte gelten für Experimente bei Ratten, sind natürlich nicht auf Humanbedingungen übertragbar. Ein weiteres Problem ergab sich aufgrund der geplanten Verwendung eines Elektrostimulationsgerätes. Die im elektrophysiologischen Labor in München erzielten exakt steuerbaren Blutdruckanstiege wurden an normotonen Probanden mittels dosierbarer Novadral-Infusionen erzielt. Im Zusammenhang mit der Applikation von elektrischen Schmerzreizen konnte aufgrund des Sicherheitsrisikos keine Novadral-Infusion mit Perfusor (justierte Tropfgeschwindigkeit durch Infusionspumpe) angewendet werden.

Die Vorversuche dienten schließlich auch dazu, die *Schnelligkeit* des *Wirkungseintrittes*, die *Dauer des Druckanstieges*, sowie *unangenehme subjektive Wahrnehmungen* oder *Nebenwirkungen* zu ermitteln.

Im ersten Vorversuch sollte zunächst nochmals systematisch überprüft werden, ob Blutdruckanstiege in verschiedenen Belastungssituationen auftreten (Schmerz, Kopfrechnen), um vor allem den Blutdruckverlauf zu studieren. Folgende Ergebnisse des ersten Vorversuchs bei dem Fakir (B.G.B.) weisen in die Richtung der oben erwähnten Hypothese. Nachdem gelegentliche Blutdruckmessungen vor, während und nach Schmerzdemonstrationen Blutdruckanstiege (10–20 mmHg systolisch) während der Schmerzapplikation zeigten, sowie biochemische Messungen Katecholaminanstiege danach ergaben, wurden in einer weiteren Untersuchung kontinuierliche Blutdruckmessungen durchgeführt.

Versuchsablauf von Vorversuch I:* Der gesamte Versuch fand unter konstanten Ruhebedingungen – im Sitzen – statt, da es bekannt ist, daß bereits geringfügige Körperbewegungen den Blutdruck beeinflussen. In Abb. 58 ist der Blutdruckverlauf während des Experiments dargestellt. In der 30-minütigen Baselinephase zeigen sich konstante (diastolisch allerdings hohe Werte) Blutdruckwerte (Mittelwert: 152.14/99.29 mmHg). Während der 25-minütigen *Phase der Schmerzapplikation* (Degen durch die Zunge gestochen) zeigen sich *erhebliche Anstiege vor allem der systolischen Werte bis zu 180 mmHg* (Mittelwert: 165.54/109.11 mmHg). Blutdruckmessungen nach dem Schmerzexperiment ergaben einen Rückgang der Werte auf das Baselineniveau (Mittelwert: 152.50/102.86 mmHg). Die Blutdruckkontrollen wurden am linken Arm mit einem elektronischen Blutdruckmeßgerät durchgeführt (Typ: Boso-Digimat).

In einem weiteren Versuch im Anschluß an die Schmerzdemonstration wurden bei der Durchführung von Konzentrationsleistungen (Rechenaufgaben, Trance) kontinuierli-

* Dieses Experiment wurde auf einem Videofilm dokumentiert. (14. Januar 1981).

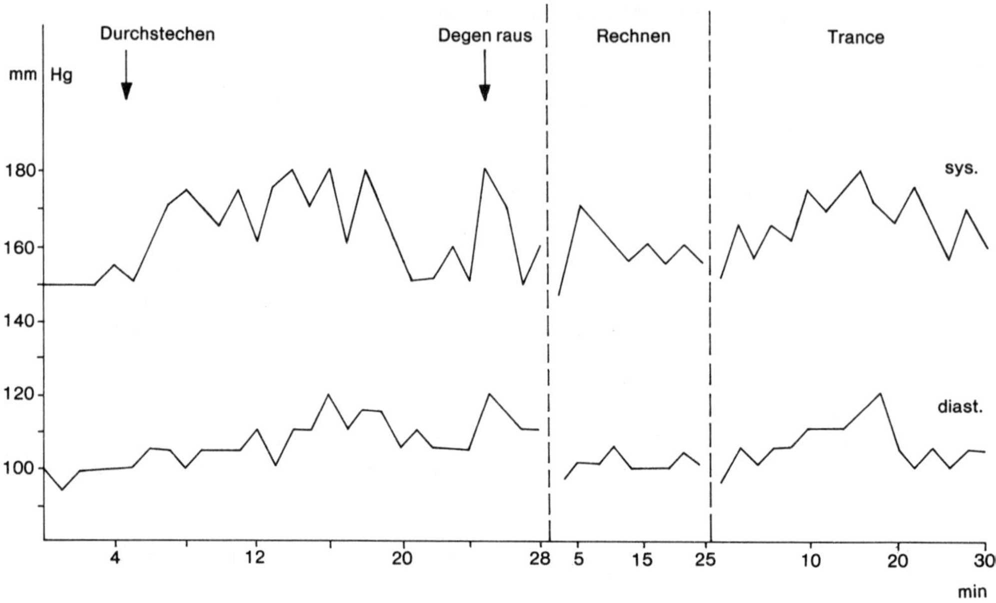

Abb. 58: Blutdruckverlauf beim Fakir-Experiment (Erläuterungen s. Text).

che Blutdruckkontrollen durchgeführt. Damit sollte eine gewisse Kontrolle über den Einfluß unspezifischer Aktivierung (Konzentration auf eine Aufgabe, muskuläre Verspannung dabei u. a.) möglich sein, wenngleich diese Beobachtungen nicht den Charakter eines systematischen Experimentes haben.

In Abb. 58 zeigt sich in der Baselinephase ein Mittelwert von 152.73/101.82 mmHg, während der 15-minütigen Phase der Rechenaufgaben (Addition und Subtraktion mehrstelliger Zahlen) lediglich ein geringer Druckanstieg (Mittelwert: 158.82/101.76 mmHg), der bei der Nachkontrolle auf das Ausgangsniveau zurückgeht. (Mittelwert: 151.11/100 mmHg). In der nachfolgenden *30-minütigen »Trancephase« ließen sich etwas höhere Anstiege (Mittelwert: 161/104.52 mmHg)* feststellen mit systolischen Spitzenwerten von 170 mmHg. In der »Trancephase« saß der Fakir während der gesamten Zeit völlig ruhig im Sessel und fixierte in Augenhöhe einen Punkt an der gegenüberliegenden Wand. Bemerkenswert an der »Trancephase« war die Beobachtung, daß innerhalb von 30 Minuten *kein einziger Lidschlag* registriert werden konnte. Diese Beobachtung wurde ebenfalls bei den zahlreichen früheren Untersuchungen gemacht, sowie während des elektrophysiologischen Laborexperimentes (vgl. S. 213) durch EOG-Ableitungen dokumentiert.

Diese anekdotischen Beobachtungen liefern einige Hinweise dafür, daß der Fakir offensichtlich in der Lage ist, mit Hilfe der *Trance Mechanismen der Schmerzregulation herbeizuführen.* Dies wird durch eine *Entkoppelung des okulomotorischen Systems* (Starren) ermöglicht, die wiederum eine *kortikale Synchronisation* bewirken könnte, wofür die *Blutdruckanstiege* vermutlich eine erleichternde Rolle spielen.

Vorversuch II: Aus verschiedenen Gründen entschieden wir uns, Novadral (Norfenefrin-Hydrochlorid, 1(3'-Hydroxyphenyl)-2-amino-äthanol) für die medikamentöse Blutdruckerhöhung zu verwenden. Novadral ist ein Noradrenalinderivat und wirkt somit wie Noradrenalin durch direkte Stimulierung der alpha-Rezeptoren in der Gefäßwand (alpha-Sympathomimetikum) vasokonstriktorisch. Über eine Aktivierung der Barorezeptoren kommt es zur Bradykardie. Zahlreiche andere Antihypotonika (vor allem Effortil) kamen nicht in Betracht wegen stärkerer Nebeneffekte (zentralerregend, Tachykardie, langanhaltende Blutdrucksteigerungen). Weiterhin sind von Novadral keine Nebenwirkungen bekannt, mit Ausnahme seltener hypertoner Krisen mit Kopfschmerzen bei versehentlicher intravasaler Injektion bzw. sehr starker Überdosierung.

Die ersten Eigenversuche des Autors wurden mit *oraler* Novadralgabe begonnen.

Novadral liquidum zeigte selbst bei starker Überdosierung (3fache Dosierung: 180 Tropfen bzw. 9 mg; normale Tagesdosierung beim hypotonen Erwachsenen bis zu 60 Tropfen bzw. 3 mg) keine Blutdruckanstiege. Ebenso konnten keine subjektiven Begleiterscheinungen registriert werden.

Auch die Gabe von Novadral retard (2 Dragees à 15 mg Norfenefrin) zeigte keinerlei Effekte.

Aus diesen Gründen wurde versucht, in therapeutischen Dosen nach *parenteraler Zufuhr* vasokonstriktorische Effekte zu überprüfen.

Der Autor führte das Experiment morgens 1 Std. nach Einnahme eines leichten Frühstücks (ohne Kaffee) durch. In Abb. 59 ist der Blutdruckverlauf dargestellt. Nach einer Grundlinienphase von 10 Minuten mit Blutdruckwerten von 120/80 mmHg erfolgte die intramuskuläre Injektion (Oberarm) von 10 mg Novadral. Die Blutdruckkurve in Abb. 59 veranschaulicht, daß es innerhalb von einigen Minuten zur Blutdruckerhöhung kommt.

Die Kurve ist charakterisiert durch ein Plateau von ca. 10 Minuten Dauer mit systolischen Spitzenwerten von 140 und 145 mmHg. Der Mittelwert der Druckerhöhung in

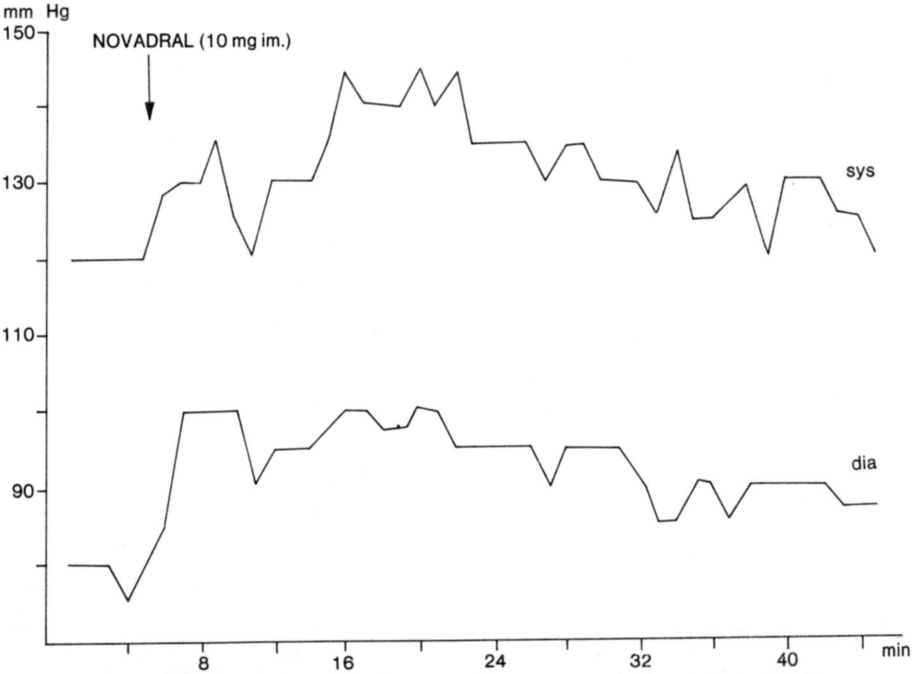

Abb. 59: Blutdruckverlauf des 1. Selbstversuches mit Novadral (sys = systolisch; dia = diastolisch).

den ersten 20 Minuten der Novadralphase beträgt 138.39/96.09 mmHg. In den darauffolgenden 20 Minuten sind die Werte geringfügig zurückgegangen (Mittelwert: 135.83/89.72 mmHg). *Subjektive Empfindungen:* Leichtes Herzklopfen, leichtes Wärmegefühl im Brust- und Kopfbereich.

Ein weiterer Selbstversuch wurde mit der doppelten Novadraldosis (20 mg) unternommen, der sehr deutliche Blutdruckeffekte erbrachte.

In der 10-minütigen Baselinephase (s. Abb. 60) zeigte der Mittelwert des systolischen und diastolischen Blutdruckes 105/65.67 mmHg. Nach der intramuskulären Novadralinjektion kommt es zu starken Druckanstiegen innerhalb weniger Minuten mit systolischen Werten bis zu 190 mmHg. Das leicht abfallende Plateau dauert ca. 15 Minuten und liegt im Bereich von 170–190 systolisch und 100–110 diastolisch. Der Mittelwert der Novadralphase (20 Min.) beträgt 162.52/94.91 mmHg. Danach kommt es zum schnellen Blutdruckabfall (Mittelwert bei 20 Minuten: 116.50/79.75 mmHg).

Subjektive Empfindungen: Starkes Herzklopfen, Beunruhigung und leichte Angstgefühle über die starke Bradykardie und Blutdruckspitzen. Stärkere Wärmegefühle im Kopf- und Brustbereich. Die unangenehmen subjektiven Begleiterscheinungen wurden vermutlich durch die direkte Wahrnehmung der aktuellen Druckwerte auf dem Manometer intensiviert.

Aus den Ergebnissen der Vorversuche kann gefolgert werden, daß eine Dosis von *10–15 mg Novadral* angemessen erscheint, zuverlässige Blutdruckanstiege mit einem längeren Plateau zu erhalten. Aus den beiden Experimenten mit der parenteralen Novadralgabe kann man ersehen (s. Abb. 60), daß die Geschwindigkeit der Abklingphase dosisabhängig erfolgen könnte, d. h. je höher die Novadraldosis, desto steiler ist der Abfall der Blutdruckwerte nach dem maximalen Effekt.

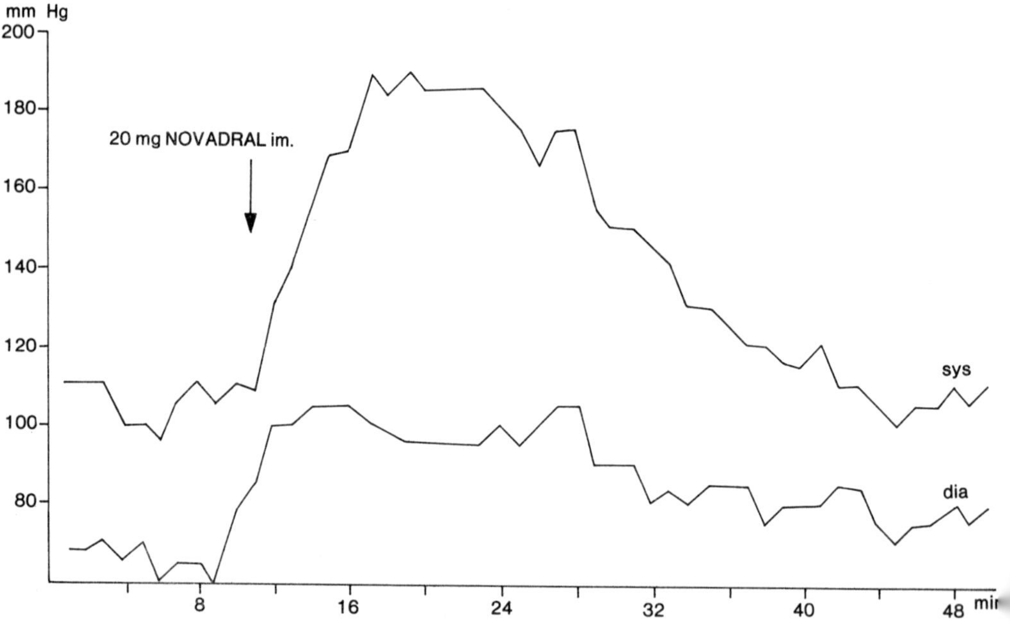

Abb. 60: Blutdruckverlauf des 2. Selbstversuches mit Novadral (sys = systolisch; dia = diastolisch).

5. Experiment über den Einfluß von Blutdruckerhöhung auf Schmerzwahrnehmung

5.1. Design

In Zusammenarbeit mit der Firma Gödecke/Freiburg* wurde das psychophysiologische Laborexperiment über den Zusammenhang medikamentös induzierter temporärer Blutdruckerhöhung bei Normotonikern und der postulierten Schmerzreduktion (Anhebung der Schmerztoleranz bei zentraler Desaktivierung) bei elektrischer Schmerzreizung im Vergleich zu Plazebogaben durchgeführt. Folgender Versuchsplan wurde an gesunden Personen mit normalen diastolischen und systolischen Blutdruckwerten realisiert (s. Abb. 61).

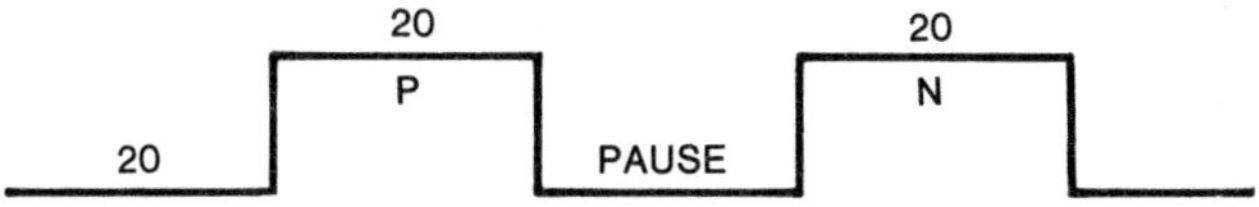

Abb. 61: Versuchsplan des Schmerzexperimentes

In einem Doppelblindversuch (zur Ausschaltung des Versuchsleitereffektes) erhielten 14 Personen nach einer 15-minütigen Grundlinienphase entweder 5 bzw. 12 mg Novadral oder ein Plazebo (Kochsalzlösung) intramuskulär injiziert (within-subject-design). Die Dosierung betrug bei 11 Vpn 12–13 mg Novadral. Bei 3 Vpn wurde eine geringere Dosierung von 3–5,5 mg gegeben aufgrund erhöhter Blutdruckwerte kurz vor Beginn des Experimentes. Die Reihenfolge Medikament-Plazebophase war zwischen den Versuchspersonen balanciert. Vor Versuchsbeginn wurde von jeder Versuchsperson die Reizintensität mit Hilfe des Versuchsleiters am Elektroschockgerät selbst im Bereich der individuellen Schmerztoleranzschwelle adjustiert. Dabei wurde so vorgegangen, daß mit Hilfe eines Elektrostimulators (Mark III Modell, Farral Instruments) in einem Bereich von 2–4 mA elektrische Reize ansteigender Intensität am linken Unterschenkel mittels einer konzentrischen Tursky-Elektrode appliziert wurden. Die Vpn wurden instruiert, auf einer Skala von 0–10 (0 = kein Schmerz, 10 = extrem unangenehmer Schmerz) jeden erhaltenen Reiz subjektiv einzustufen. Auf einem Skalenwert von 8 wurde die Intensität eingestellt, die dann während der einzelnen Durchgänge appliziert wurde. Auf diese Weise wurde erreicht, daß Vergleiche nur innerhalb der Vp erfolgen können und das Problem der Vergleichbarkeit subjektiver Schmerzskalierung reduziert ist. In der Baseline-, Plazebo- und Novadralphase wurden jeweils 20 elektrische Reize appliziert, die durch einen Ton (1200 Hz, 6 sec. Dauer) signalisiert wurden. Alle Versuchspersonen wurden instruiert, am Ende dieses Tones eine bereit liegende Drucktaste sofort zu drücken. Durch diesen ersten Knopfdruck sollte verhindert werden, daß der Proband aufgrund der antizipatorischen Erwartungsspannung reflexhaft den elektrischen Reiz abbricht. Mit dem Aufhören des Tones wurde der Beginn des Elektroschocks gekoppelt, der durch den ersten Knopfdruck des Probanden nicht beeinflußt werden konnte. Der Proband wurde weiterhin instruiert, zu versuchen, den aversiven Reiz so lange wie möglich auszuhalten und erst dann durch einen zweiten Knopfdruck abzubrechen, wenn

* An dieser Stelle sei der Firma Gödecke, besonders Herrn *Dr. Stengele* für die finanzielle Unterstützung und die Beratung in vielen Fragen bezüglich des Experimentes gedankt sowie auch dafür, daß uns für die Untersuchung Novadral-Ampullen kostenlos zur Verfügung gestellt werden.

der Reiz sehr unangenehm geworden ist. 4 Probedurchgänge vor Beginn des Experimentes boten die Gewähr, daß die Instruktionen verstanden wurden.
Weiterhin wurden die Vpn über den Ablauf des Versuches, sowie darüber aufgeklärt, daß sie intramuskuläre Plazebo- oder Medikamenteninjektionen erhalten. Über den Namen und die Wirkung des Medikamentes wurden keine Informationen gegeben. Es wurde lediglich darauf hingewiesen, daß es sich um ein seit Jahren im klinischen Bereich ausreichend erprobtes Medikament handelt und im allgemeinen keine Nebenwirkungen (selten Kopfschmerzen) zu erwarten sind. Vor Beginn der Plazebo- bzw. Novadralphase erhielten die Personen eine intramuskuläre Injektion von 5 bzw. 12 mg Plazebo bzw. Novadral.*

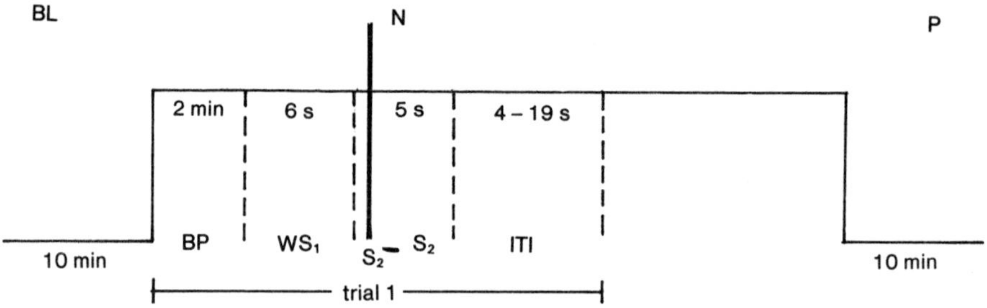

Abb. 62: Schema der Versuchsanordnung am Beispiel eines Arials der Novadralphase (N).

In regelmäßigen Abständen (s. Abb. 62) erfolgten automatische Blutdruckmessungen (5mal pro Versuchsphase, nach jedem 5. elektrischen Reiz) mit einem elektronischen Blutdruckmeßgerät (Boso-Digimat). Dieses Blutdruckmeßgerät verfügt über die Möglichkeit, die Korotkow-Töne anhand einer Reihe von Charakteristiken (z. B. Frequenz, zeitliche Aufeinanderfolge) zu identifizieren. Auf diese Weise können sehr präzise Blutdruckmessungen durchgeführt werden. Die Blutdruckmessungen wurden on-line vom Computer kontrolliert. Gleichzeitig wurde die Übereinstimmung zwischen Korotkow-Ton und R-Zacke (des EKG) überprüft. Die Messungen wurden zusätzlich vom Versuchsleiter überwacht. In der Zeit der Druckmessung wurden keine elektrischen Reize verabreicht. Am Ende jedes Versuchsabschnittes (Plazebo-, Novadralphase) wurden die Vpn aufgefordert, auf einer graphischen Ratingskala von 0–10 (0 = kein Schmerz, 10 = unerträglicher Schmerz) die subjektive Schmerzwahrnehmung von 20 elektrischen Reizen mittels eines Globalwertes einzuschätzen. Nach Abschluß des Experimentes wurden in einem kurzen Interview folgende Punkte erfragt:
1. Vermutung über die Reihenfolge Plazebo – Medikament vice versa,
2. Nebenwirkungen, physiologische Reaktionen (Herzrate),
3. Theorien über Medikamenteneffekte: Blutdruckerhöhung oder -abfall.
Danach wurden die Vpn über Sinn und Zweck des Versuches aufgeklärt.

5.2. Versuchspersonen

14 männliche Versuchspersonen im Alter von 22 bis 37 Jahren (mittleres Alter 31 Jahre) nahmen an dem Experiment gegen Bezahlung teil. Alle gaben an, gesund zu sein und

* Die unterschiedliche Dosierung erfolgte deshalb, um einen größeren Bereich verschiedener Blutdruckanstiege und damit zusammenhängende differentielle Schmerztoleranzänderungen zu erfassen. Außerdem wurden bei erhöhten Baselinewerten geringere Dosen verabreicht.

niemand nahm regelmäßig Medikamente ein. Ein ärztliches Interview versuchte Hinweise auf bestehende kardiovaskuläre Risiken trotz der Angaben der Vpn zu eruieren. Aus Gründen tagesrhythmischer Blutdruckschwankungen wurde das Experiment nur vormittags durchgeführt. Alle Personen wurden gebeten, am Morgen des Versuches ein leichtes Frühstück ohne Kaffee einzunehmen.

5.3. Physiologische Messungen und Apparate

Die enorme Präzision der physiologischen Messungen und statistischen Auswertung ist durch einen PDP 8/e Laborprozeßrechner gewährleistet. Die physiologischen Messungen und der apparative Aufbau entspricht dem Laborexperiment von S. 203. Im folgenden wird nur auf geänderte Details eingegangen.
Die elektrischen Reize waren diesmal 2–4 mA stark, mit einer maximalen Dauer von 5 c/sec. Das EEG wurde präzentral (C_z) und parietal (P_z) mit einer Zeitkonstante von 30 sec. abgeleitet. Die Referenzelektroden wurden über zwei 10 kohm-Widerstände miteinander verbunden. Viereck-Eichimpulse von 50 µV über 1 sec. wurden auf den EOG- und EEG-Kanälen 3 sec. vor jedem S_1 eingegeben.
Die Daten wurden zu 100 msec. Punkten mittels eines phasenfreien digitalen Filters zusammengefaßt.

5.4. Datenreduktion und statistische Analyse

Die Datenreduktion und statistische Analyse entspricht ebenfalls weitgehend dem Vorgehen des oben beschriebenen Experimentes (vgl. S. 204). Die Daten der Versuchsdurchgänge wurden bei mittleren EOG-Abweichungen von über 20 µV und bei mittleren EEG-Verschiebungen während eines Warnreizes, die 50 µV überschritten, ausgeschlossen. Auf diese Weise wurden 20% der Versuchsdurchgänge bei 14 Vpn von der Datenanalyse ausgeschlossen.
Die Daten (langsame kortikale Potentiale, LKP) aller Versuchsdurchgänge wurden für jede Person gemittelt, jedoch getrennt für die Experimentalphase (Baseline, Plazebo, Novadral) und Topographie (P_z, C_z).
Diese Daten wurden ebenfalls einer Hauptkomponentenanalyse unterzogen.
Die Beziehungen der Komponentenwerte mit den experimentellen Bedingungen wurden statistisch mittels einer univariaten Varianzanalyse (ANOVA) geprüft mit den meßwiederholten Faktoren Phasen (Baseline versus Plazebo- und Novadralphase) und Topographie (C_z, P_z, nicht bei Hautleitfähigkeitsreaktionen). Als Faktor zwischen den meßwiederholten Faktoren wurde der Gruppenfaktor eingeführt, indem 2 Gruppen mit unterschiedlichen Blutdruckanstiegen miteinander verglichen wurden.
Weiter wurden Herzfrequenz und Hautleitfähigkeit in analoger Weise mittels Hauptkomponentenanalyse und Varianzanalyse untersucht.
Die berichteten EEG-Verläufe sind der ANOVA zufolge nicht durch okulare Artefakte beeinflußt. Aufgrund der Instruktion, zu fixieren, sowie aufgrund der festgelegten Ausschlußkriterien bei der Datenanalyse, waren die mittleren Verschiebungen minimal (<5 µV).

5.5. Ergebnisse

Aus Abb. 63 wird ersichtlich, daß entsprechend der Kurve (per Hand durchgelegt) mit *zunehmendem systolischen Blutdruck die Schmerztoleranz in der Novadralphase gegen-*

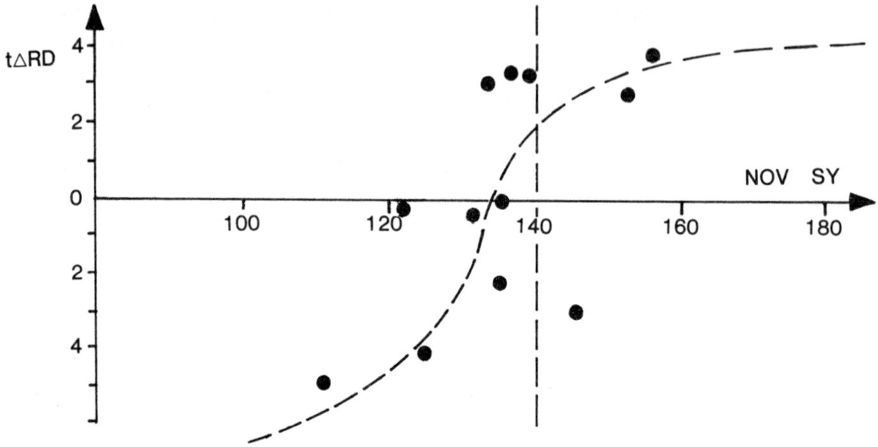

Abb. 63: Die Dauer des aversiven elektrischen Reizes wird von der Vp durch Knopfdruck in jedem Durchgang bestimmt. Auf der Ordinate ist der t-Wert berechnet pro Vp zwischen den Reizdauern nach Plazebo- und nach Novadral-Injektionen aufgetragen. Den systolischen Blutdruck (in mmHg) nach Novadral-Applikation gibt die Abszisse wieder. Eine signifikante Korrelation zwischen beiden Maßen zeigt an, daß niedere Blutdruckerhöhungen (medikamentös induziert) die Schmerztoleranz erhöhen (negative t-Werte). Zu starke Blutdruckerhöhungen senken jedoch die Schmerztoleranz (positive t-Werte). Die Vpn tendieren in dieser Situation dazu, äußere Reize eher abzublocken. Dies könnte das einheitliche Reaktionsmuster (geringere Negativierung und SCR) bei allen Probanden erklären (Blutdr. Sy Nov = mittlere systolische Werte in der Novadralphase).

über der Plazebophase abnimmt. Es kommt zu einer Aufspaltung in zwei Gruppen. Die *erste Gruppe* mit geringen Blutdruckanstiegen (100–130 mmHg systolisch) zeigt eine höhere Schmerztoleranz (t RD = t-Wert der Reaktionsdauer; entspricht der Zeit vom Beginn des aversiven elektrischen Reizes bis zum Zeitpunkt des 2. Knopfdrucks zum Abstellen des elektrischen Reizes) in der Novadralphase gegenüber der Plazebophase (Werte unterhalb der Abszisse). Personen der *2. Gruppe* mit systolischen Werten ab 130 mmHg zeigen das umgekehrte Verhalten, höhere Toleranzwerte in der Plazebo- gegenüber der Medikamentenphase (Werte oberhalb der Abszisse). Wie aus der Abb. 63 ersichtlich, besteht eine starke Streuung in den mittleren Blutdruckbereichen. Aber die Unterschiede zwischen den beiden Gruppen sind doch signifikant. Die aus der Abb. 63 ersichtliche Korrelation systolischer Blutdruck (Mittelwerte) in der Novadralphase – Reizdauer (syst. RR – t RD) ist statistisch signifikant. Die mittels Rangkorrelationen berechnete Beziehung syst. RR – t RD ergab einen Rangkorrelationskoeffizienten von $r = 0.58$ ($p < 0.05$, $df = 13$). Ebenso besteht eine signifikante Korrelation zwischen *maximalen* systolischen Werten in der Novadralphase (syst. max.) und der Reizdauer (t RD). Der Korrelationskoeffizient beträgt $r = 0.52$ ($p < 0.05$, $df = 13$). Diese Beziehung zwischen den beiden Maßen besagt, daß bei erhöhten systolischen Blutdruckwerten in der Novadralphase die Schmerztoleranz (längere Reizdauer t RD) erhöht ist im Vergleich zu der Plazebophase.

Andere mittels Rangkorrelationen berechnete Beziehungen sind, wie im folgenden beschrieben, nicht signifikant. Es fand sich keine signifikante Korrelation zwischen der Herzrate (mittlere Herzrate während der Novadralphase) und der Reizdauer ($r = 0.22$; nicht signifikant: $p < 0.44$, $df = 13$). Bezüglich der Beziehung mittlere diastolische

Blutdruckwerte aller drei Versuchsabschnitte (Baseline, Plazebo- und Novadralphase) und Reizdauer (t RD) zeigte sich keine signifikante Korrelation (z. B. mittlere diastolische Werte in der Novadralphase – Reizdauer: $r = 0.40$; $p < 0.15$; $df = 13$).
Die statistische Überprüfung der mittleren Werte subjektiver Schmerzskalierung nach der Novadralphase (subj. N) zur Reizdauer während der Novadralphase t RD-N zeigt eine signifikante Korrelation (subj. N – RD_N: $r = 0.54$, $p < 0.04$). Dies bedeutet, bei hoher Reiz- bzw. Reaktionsdauer ist die subjektive Skalierung hoch, d. h. der Reiz wird subjektiv schmerzhafter eingestuft. Dieser Zusammenhang spricht für das Maß der Reaktionsdauer.

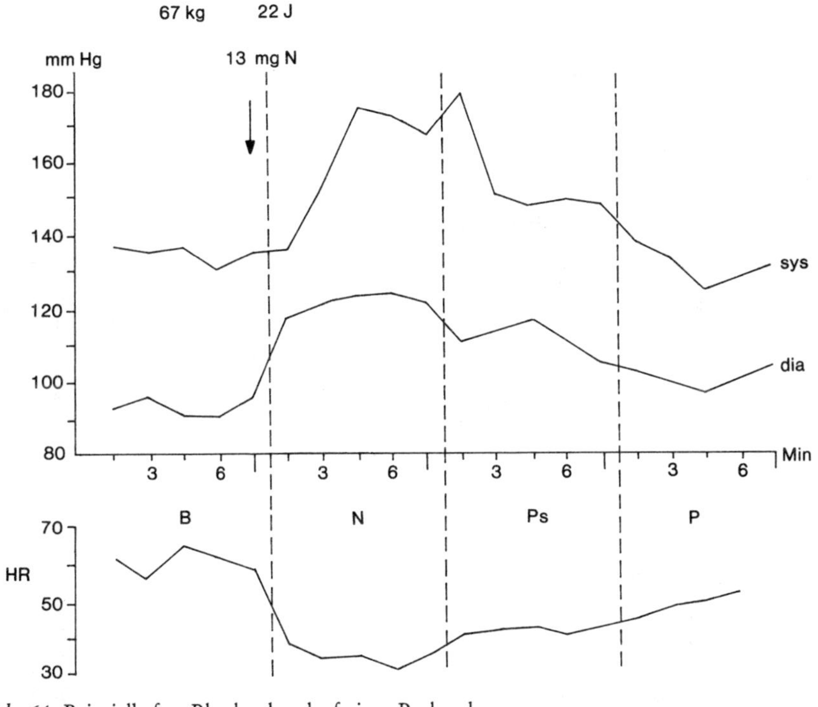

Abb. 64: Beispielhafter Blutdruckverlauf eines Probanden.

In Abb. 64 ist beispielhaft der Blutdruckverlauf eines Probanden über den gesamten Versuchszeitraum aufgetragen. Die Reaktionen auf die Novadralgabe variieren interindividuell sehr, mit extremen Anstiegen (bei 1 Vp), »normalen« Anstiegen (entsprechend den Ergebnissen der Vorversuche) bei 7 Vpn und sehr geringfügigen Reaktionen bei 6 Vpn. Dies gilt auch für die novadralbedingte Bradykardie.
Abb. 65 illustriert den gemittelten Verlauf der Gleichspannungsverschiebungen der Großhirnrinde (LKP) über alle Vpn (C_z-Ableitung) während des sechssekündigen Warnintervalls. Dargestellt ist die Reaktion über 20 gemittelte Durchgänge während einer Baselinephase (b), sowie über je 20 Durchgänge während der Plazebo- (p) und Novadralphase (n). Aus der Abb. 65 wird ersichtlich, daß die frühe Komponente (1–3 s) der LKP in der Baselinephase am stärksten ausgeprägt ist (-9 μV), in der Plazebophase auf -7 μV zurückgeht, jedoch in der Novadralphase signifikant reduziert ist ($p < 0.05$, $F(1/13) = 4.3$). Auch die späte Komponente zeigt auf dem Signifikanzniveau von

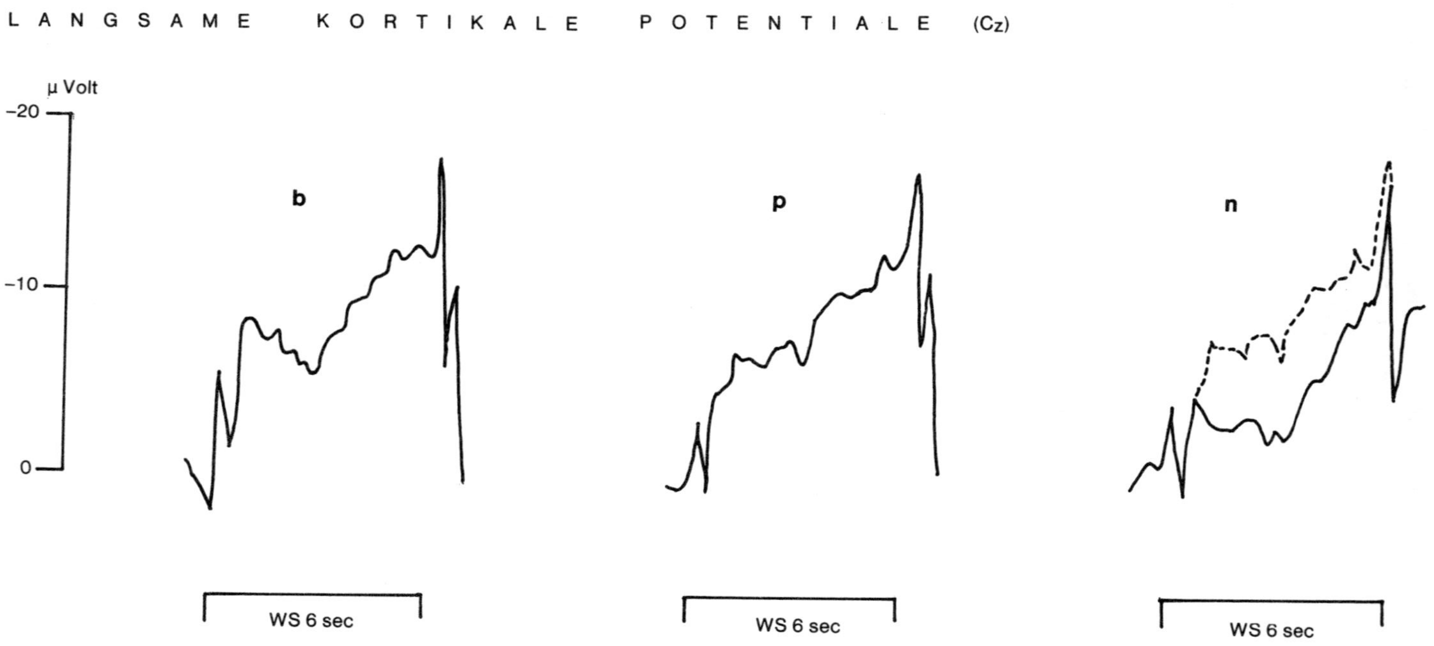

Abb. 65: Gleichspannungsverschiebung der Großhirnrinde während eines 6 s-Warnintervalls. Der Warnreiz (WS) kündigt einen aversiven elektrischen Reiz an, der mit Ende des 6 s-Intervalls dargeboten wird. Die Dauer (und damit Aversivität) des Reizes wird in jedem Durchgang von der Vp selbst bestimmt. Dargestellt ist die Reaktion über 20 gemittelte Durchgänge während einer Baselinephase (b) und je 20 Durchgängen, vor denen ein blutdruckerhöhendes Mittel (n, Novadral) und Plazebo (p) i. m. appliziert wurde. (Die Abfolge der Phasen n, p wurde über die 14 Vpn balanciert).

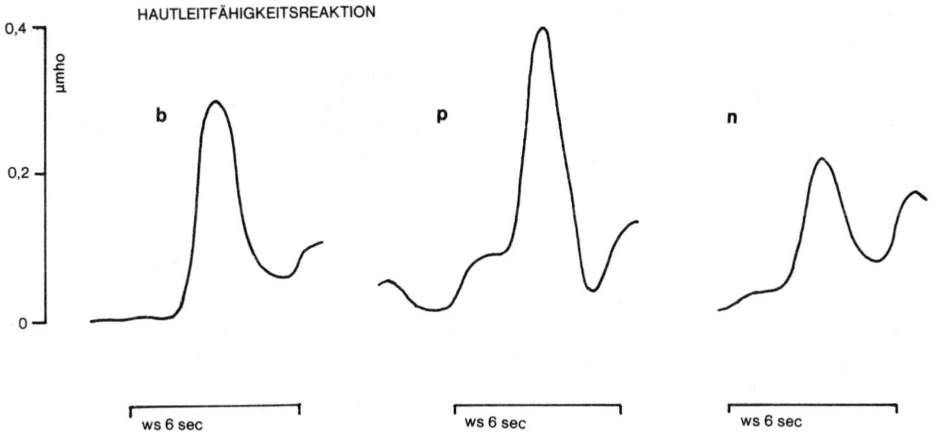

Abb. 66: Reaktion der Hautleitfähigkeit während eines 6 s-Warnintervalles über jeweils 20 gemittelte Durchgänge in b (Baselinephase), p (Plazebophase) und n (Novadralphase).

$p < 0.05$ eine Reduktion während der Novadralphase im Vergleich zu den anderen Phasen.
Der Verlauf der gemittelten Hautleitfähigkeitsreaktion (SCR) über alle Vpn hinweg zeigt (s. Abb. 66) einen geringen Anstieg während der Plazebophase und einen deutlicheren Abfall während der Novadralphase. Dieser Abfall der SCR ist nicht signifikant ($p < 0.1$).

6. Diskussion*

Die Hypothese lautet, daß durch Blutdruckerhöhung die Schmerztoleranzschwelle ansteigt. Die Ergebnisse dieses Experimentes zeigen, daß die Hypothese mit dieser generellen Aussage nur teilweise zutreffend ist, d. h. sie gilt vermutlich *nur für geringe Blutdruckanstiege* (in Abb. 63 unterhalb systolischer Werte von 140 mmHg). Erste Ergebnisse dieses Versuches zeigen also, daß sich bei geringer Blutdruckerhöhung (10–20 mmHg) die Zeit bis zum Abbrechen der elektrischen Schmerzreizung, verglichen mit der Plazebophase, erheblich ausdehnt (um ca. 0,5 s länger), da der Reiz wahrscheinlich weniger aversiv erlebt wird. Dafür spricht auch die subjektive Skalierung, da einige Personen (niedrige Blutdruckanstiege in der Novadralphase) mit hoher Schmerztoleranz (langer Reaktionszeitdauer) die Schmerzwahrnehmung niedriger skalierten. Das Maß für die subjektive Schmerztoleranz wurde anhand der subjektiven Schmerzeinstufungen validiert. Es besteht eine hohe Korrelation zwischen beiden Maßen. Auch der Fakir erzielte bei geringen Druckanstiegen (10–20 mmHg) eine optimale Schmerzreduktion. Dies zeigen auch die tierexperimentellen Befunde von Dworkin et al. (1979). *Bei starken diastolischen und systolischen Druckanstiegen (über 20 mmHg) jedoch sinkt, entgegen*

* Nach Abschluß der Experimente wurden die Ergebnisse durch Erhöhung der Vpn-Zahl auf N = 19 weiter relativiert, so daß die Anwendung der Dworkinschen Hypothese am Menschen mit noch größerer Vorsicht beurteilt werden muß.

der Ausgangshypothese, die Schwelle der Schmerztoleranz stark ab. Vermutlich verstärken die subjektiven aversiven Körperwahrnehmungen, bedingt durch den Druckanstieg und Herzratenabfall, den Einfluß des Schmerzreizes. Sie werden als Gefahrsignale interpretiert und vermitteln damit eine höhere Sensibilität. Betrachtet man beide Gruppen (vgl. Abb. 63) mit geringer Blutdruckänderung bei hoher Schmerztoleranz (Gruppe 1) versus hoher Blutdruckänderung bei niedriger Schmerztoleranz (Gruppe 2) getrennt, so ist die Aussage für Gruppe 2 von unter 10% ansatzweise signifikant ($p < 0.10$). Für Gruppe 1 liegen bisher zu wenig Werte vor, sodaß diese Aussage statistisch nicht abgesichert werden kann.
Die Ergebnisse bezüglich der langsamen kortikalen Potentiale (LKP) weisen in die Richtung der Dworkinschen Hypothese und geben Aufschluß über die dieser Hypothese zugrundeliegenden physiologischen Mechanismen. Wie in den einleitenden Abschnitten dieses Kapitels bereits dargelegt, scheint der wesentliche Mechanismus reduzierter Schmerzwahrnehmung bei erhöhten Blutdruckwerten durch eine Barorezeptorenaktivierung über eine zentralnervöse Desaktivierung vermittelt zu werden. Die entscheidende Rolle der *Blutdruckänderung* wurde durch dieses Experiment gestützt. Kein anderer physiologischer Parameter (Herzrate, Diastole) hatte einen signifikanten Zusammenhang mit der Schmerztoleranz. Die Bedeutung der zweiten wesentlichen Komponente der Hypothese, die *zentralnervöse Desaktivierung*, wird ebenfalls durch Daten dieses Experimentes deutlich demonstriert. *In der Novadralphase ist die frühe und späte Komponente der LKP signifikant reduziert.* In Kap. D, Teil 1 wurde die Bedeutung der CNV-Komponenten diskutiert und darauf hingewiesen, daß die frühe Komponente möglicherweise mit Erwartungs- und Entscheidungsprozessen in Verbindung gebracht (Elbert et al. 1979), die späte Komponente (Negativierung) als Ausdruck der Reaktionsvorbereitung auf eine geforderte Leistung oder Aktivität interpretiert werden kann. Diese antizipatorischen Mobilisationsprozesse sind in der Novadralphase reduziert. Ob die Amplitudenreduktion der LKP über die Barorezeptoren vermittelt wurde oder aber einen medikamentös bedingten Effekt darstellt, der einen anderen physiologischen Weg geht, kann in Humanuntersuchungen nicht entschieden werden. Ein weiterer Hinweis für die These zentralnervöser Desaktivierung ist die *herabgesetzte Hautwiderstandsreaktion in der Novadralphase* im Vergleich zur Plazebophase. Ein ähnlicher Befund wurde bei Soziopathen erhoben, die in Antizipation intensiver aversiver Töne (120 dB) und elektrischer Schmerzreize reduzierte SCR-Änderungen zeigten (Hare und Schalling 1978, vgl. auch Kap. B. 2, Teil 1). Wir haben diese Reaktionen sowie die von Hare et al. beobachteten antizipatorischen Herzratenanstiege als Schmerzbewältigungsreaktionen beschrieben. Für eine Hemmung zentralnervöser Verarbeitung antizipierter und aktueller Schmerzreize spricht auch die starke Synchronisierung im Spontan-EEG (Thetaaktivität), die wir in den oben diskutierten Schmerzexperimenten beschrieben haben. Vermutlich kommt diese EEG-Synchronisation auch über Blutdruckanstiege und eine damit verbundene Gegensteuerung des Blutdrucks durch die Barorezeptoren zustande.
Vorläufige Befunde aus unseren Vorversuchen, in denen Blutdruckerhöhungen beim Fakir während des Schmerzexperimentes und der »Trancephase« gefunden wurden, sprechen für diese Vermutung. In diesem Zusammenhang sind auch Befunde von Sandman et al. (1980) und Berka und Sandman (1980) interessant. Die Autoren berichten über deutliche Amplitudenreduktionen akustisch evozierter Potentiale (N_2, P_3) während des Maximums der systolischen Pulsschwankung im Vergleich zu Potentialformen während der Diastole. Besonders deutlich waren diese Befunde bei Hochdruckpatienten, insbesondere bei einem Hypertoniker verschwanden die Potentialamplituden völlig. Untersuchungen an unbehandelten Hypertonikern zeigten im Vergleich zu normotonen Personen bei der elektrischen Zahnpulpastimulation erhöhte Schmerzschwellen- und

Schmerztoleranzwerte (Zamir et al. 1980). Diese Ergebnisse lassen sich durch die physiologischen Mechanismen des Barorezeptorreflexes erklären, dessen Aktionspotentiale während der Systole maximale Frequenzen aufweisen, während der Diastole jedoch nur geringe oder gar keine Aktionspotentiale auftreten. Während und kurz nach dem systolischen Maximum ist somit die zentrale Inhibition am stärksten ausgeprägt, d. h. die Reizwahrnehmung und -verarbeitung am geringsten. Zu diesen Überlegungen paßt auch ein Befund unseres Experimentes: *diastolische Druckänderungen zeigten keinen Zusammenhang mit der Schmerzwahrnehmung*. Dieses Ergebnis wird vor dem Hintergrund der beschriebenen physiologischen Mechanismen verständlich: diastolische Pulsschwankungen haben keinen oder nur einen geringen pressorischen Einfluß auf die Barorezeptoren, können somit auch keine zentralnervöse Inhibition verursachen.
Abschließend soll betont werden, daß eine Bestätigung der Dworkinschen Hypothese durch entsprechende Folgeuntersuchungen therapeutische Konsequenzen für einige Subgruppen essentieller Hypertoniker haben kann. Vor allem erste klinische Untersuchungen bei Hypertonikern von Sandman et al. (1980) weisen darauf hin, daß die gesteigerte zentralnervöse Hemmung der Schmerzverarbeitung bei erhöhtem Blutdruck ein wesentlicher psychophysiologischer Mechanismus zur Aufrechterhaltung der Hypertonie ist.
Künftige Studien mit Prof. Dworkin/USA unter Verwendung einer verbesserten Stimulationsmethode (elektrische Zahnpulpareizung) mit blutdrucksteigernden, evtl. auch drucksenkenden Präparaten zur Erhärtung der Hypothese sind geplant.

7. Zusammenfassung

Im Vordergrund der in diesem Kapitel beschriebenen Untersuchungen steht die von Dworkin aufgestellte Hypothese, daß *Blutdruckanstiege über eine Barorezeptorenaktivierung eine zentralnervöse Desaktivierung bewirken, die mit einer Inhibition der zerebralen Schmerzverarbeitung verbunden ist. Diese Inhibition äußert sich in einem Anstieg der Schmerztoleranz und einer Reduktion zentralnervöser Mobilisierung.*
Zunächst werden die physiologischen und neuroanatomischen Grundlagen der pressorischen Reflexmechanismen dargestellt: zahlreiche vasosensible Zonen in den Gefäßwänden der großen thorakalen und Halsarterien sind an der Blutdruckregulation beteiligt. Die wesentlichen Pressorezeptoren sind jedoch die 4 Barorezeptoren (im Karotissinus und Aortenbogen), die nach Druckerhöhung mechanisch gereizt, durch Hemmung sympathischer und Erregung parasympathischer medullärer Strukturen reflektorisch über eine Bradykardie und periphere Dilatation den Blutdruck senken. Neben der Blutdruckregulation ist ein weiterer Mechanismus des Barorezeptorreflexes eine zentralnervöse Desaktivierung, die mit einer Dämpfung verschiedener autonomer Reaktionen (Atmung, Kreislauf) und muskulärer Aktivität einhergeht. Dworkin entwickelte aufgrund dieser neurophysiologischen Mechanismen ein Genesemodell für die essentielle Hypertonie: phasische Blutdruckanstiege bewirken über den Barorezeptorreflex eine reduzierte Schmerzwahrnehmung noxischer Reize. *Die Blutdruckanstiege werden durch die zentrale Desaktivierung negativ verstärkt, d. h. die Personen lernen über die Aktivierung der Barorezeptoren die Aversivität unangenehmer Stimuli zu reduzieren. Somit könnte man annehmen, daß der erhöhte Blutdruck auf diese Weise operant aufrechterhalten wird.*
Dworkin belegte diese spekulative Hypothese mit Daten aus tierexperimentellen Untersuchungen, die zeigen, daß Ratten nach medikamentös induzierter Blutdruckerhöhung deutlich reduziertes Vermeidungsverhalten in aversiven Situationen aufwiesen.
Eigene Vorversuche mit einem Fakir, der Blutdruckanstiege während verschiedener Schmerzdemonstrationen (sowie Katecholaminanstiege danach) zeigte, weisen ebenfalls in diese Richtung. Nachdem an Selbstversuchen durch intramuskuläre Novadralinjektionen zuverlässig Blutdruckan-

stiege erzielt werden konnten, wurde an 14 normotonen Versuchspersonen ein Laborexperiment über den Einfluß von Blutdruckerhöhungen auf die Schmerzwahrnehmung durchgeführt. In einem Doppelblindversuch erhielten 14 Personen nach einer 15-minütigen Baselinephase 5 bzw. 12 mg Novadral und Plazebo intramuskulär injiziert (within-subject-design). In den einzelnen Versuchsphasen wurden jeweils 20 elektrische Reize (insgesamt 60) appliziert, die von den Vpn selbst an der oberen Toleranzgrenze adjustiert wurden. Alle Vpn erhielten die Instruktion, solange wie möglich den unangenehmen Schmerzreiz auszuhalten, ehe er durch Knopfdruck abgestellt werden konnte.
Die wesentlichen Ergebnisse führten zu einer Differenzierung der Ausgangshypothese: *lediglich geringe (10–20 mmHg) Druckanstiege führen zu einer Erhöhung der Schmerztoleranzschwelle.* Darüber hinausgehende Anstiege führen zu einer entgegengesetzten Reaktion, nämlich einem Abfall der Schmerztoleranz.
Die Blutdruckänderung zeigt eine signifikante Beziehung zur Reiz- bzw. Reaktionsdauer (Schmerztoleranz). Eine signifikante Reduktion der frühen und späten CNV-Komponente und der Hautwiderstandsreaktion in der Novadralphase weist auf die zentral-nervöse Desaktivierung hin. Somit konnten die wesentlichen Komponenten der Dworkinschen Hypothese (Blutdruckanstieg, zentrale Inhibition) durch erste experimentelle Daten gestützt werden, obwohl diese Daten noch sehr vorsichtig interpretiert werden müssen.

E. Aufmerksamkeitsänderung – ein psychophysiologisches Korrelat der Schmerzkontrolle?

Die laborexperimentellen Befunde des Schmerzexperimentes bei einem Fakir im Vergleich zu 14 Kontrollpersonen sowie die empirischen Befunde der Felduntersuchungen an griechischen Feuerläufern legen die Hypothese nahe, daß die *selektive Aufmerksamkeitsänderung mit einer Reduktion oder Inhibition schmerzhafter Reize einhergehen könnte.* Obwohl bei geschicktem Laufverhalten während des Feuertanzes aktuelle Schmerzen kaum auftreten dürften, handelt es sich beim Feuerlaufen zumindest um eine aversive Streßsituation im Sinne einer Mutprobe, die bewältigt werden muß. Verhaltensbeobachtungen und elektrophysiologische Befunde beim Fakir während der »Schmerzdemonstration« und der Laborexperimente machen neurophysiologische Theorien zur Schmerzhemmung durch selektive Wahrnehmung plausibel.

Die restriktive und selektive Natur von Aufmerksamkeitsprozessen wird in der Psychologie und Psychoanalyse seit langem diskutiert (vgl. Kap. D, Teil I). Psychoanalytiker beschäftigen sich mit der Beziehung Aufmerksamkeit – Schmerz. Einerseits berichtet Freud (1942, S. 296) von einem Arzt, »daß es ihm gelingt an jeder Körperstelle, auf die er seine Aufmerksamkeit lenken will, mannigfache Empfindungen und Schmerzen hervorzurufen, und die Mehrzahl der Menschen scheint sich ähnlich wie er zu verhalten.«

Hier beschreibt Freud bereits operante Bedingungen, die für Genese und Aufrechterhaltung von Schmerzen wesentlich sein können, wie sie später insbesondere von Fordyce (1978) konzeptualisiert wurden. Andererseits können nach Freud (1942, S. 297) Schmerzen verschwinden »bei Ablenkung der Aufmerksamkeit. Bei jedem Kind kann man diese Erfahrung zur Beschwichtigung verwerten; der erwachsene Krieger verspürt den Schmerz der Verletzung nicht im fieberhaften Eifer des Kampfes; der Märtyrer wird sehr wahrscheinlich in der Überhitzung seines religiösen Gefühls, in der Hinwendung all seiner Gedanken auf den ihm winkenden himmlischen Lohn vollkommen unempfindlich gegen den Schmerz seiner Qualen«.

Ähnliche Interpretationen zur Bewältigung des Feuerlaufes werden in einfachen Worten von Pyrovaten gegeben (vgl. Kap. B, Teil 2).

Bezüglich der Inhibition von Schmerzen entwickelte Freud (1940, S. 27) die Theorie des Reizschutzes in den Sinnesorganen, »die im wesentlichen Einrichtungen zur Aufnahme spezifischer Reizeinwirkungen enthalten, aber außerdem besondere Vorrichtungen zu neuerlichem *Reizschutz gegen übergroße Reizmengen und zur Abhaltung unangemessener Reizarten.* Es ist für sie charakteristisch, daß sie nur sehr geringe Quantitäten des äußeren Reizes verarbeiten, sie nehmen nur Stichproben der Außenwelt vor; vielleicht darf man sie als Fühler vergleichen, die sich an die Außenwelt herantasten und dann immer wieder von ihr zurückziehen« (Hervorhebung durch den Autor).

Man findet hier im Sinne einer retrospektiven Wertung deutliche Bezüge zur Filtertheorie Broadbents und auch zu modernen Aufmerksamkeitsdefinitionen, nach denen die wesentlichen Eigenschaften der selektiven Aufmerksamkeit die Auswahl relevanter externer oder interner Reize (Vorstellungen, Gedanken) bei gleichzeitiger Aktivitätshemmung gegenüber unwichtigen (redundanten) Signalen darstellt (Birbaumer 1975).

Der Mechanismus des peripheren Reizschutzes impliziert eine Blockade auf Rezeptor-

niveau (z. B. der optische Reiz wird nicht gesehen) oder aber weiter zentralwärts im Verlaufe der sensorischen Reizleitung.
Eine langjährige wissenschaftliche Kontroverse beschäftigt sich mit dem Problem der *sensorischen Hemmung durch kortikofugale Regulation afferenten Inputs.* Im Vordergrund steht die Frage nach den Mechanismen und der Lokalisation möglicher Filterprozesse. Erste Hinweise für eine zentrale Kontrolle afferenter Impulse fanden sich durch Untersuchungen von Granit und Henatsch (1956) an Muskelspindeln, in denen nach Stimulation unterschiedlicher retikulärer Strukturen Gamma-Efferenzen aktiviert oder desaktiviert werden. Inhibitorische und aktivierende Effekte ließen sich ebenfalls nach retikulärer Reizung in retinalen Ganglienzellen und in der Sehbahn (Granit 1955) nach Reizung sensomotorischer Kortexareale im aufsteigenden spinalen Hinterstrang- und Vorderstrangsystem (Schmerzempfindung für Druck, kinästhetische Reize) nachweisen (Hagbarth und Kerr 1954). Scherrer und Hernández-Peón (1955) fanden eine Blockade von 80 sec Dauer auf der Ebene medullärer Hinterstrangkerne (nucleus gracilis und cuneatus) nach Stimulation retikulärer und sensomotorischer Hirnstrukturen. Diese ersten tierexperimentellen Befunde legen eine zentrifugale Kontrolle sensorischer Afferenzen auf verschiedenen Ebenen des ZNS (Rezeptorebene, zweite oder dritte sensorische Umschaltstation, zentral) nahe. Systematische Untersuchungsreihen zur Frage der »sensorischen Inhibition« wurden vor allem von Hernández-Peón und Mitarbeitern (1956) durchgeführt, die in dem Nucleus cochlearis der Katze Elektroden implantierten und vom unanästhesierten Tier die auf einen lauten Klick folgenden Potentiale ableiteten. Die akustisch evozierten Potentiale wurden bei Ablenkung der Katze (zwei Mäuse im Katzenkäfig) fast vollständig eliminiert. Wurden die Mäuse aus dem Käfig entfernt, ließen sich wieder hohe Klick-Potentiale ableiten. *Hernández-Peón folgerte aus diesem Experiment, daß akustische Impulse zentrale neuronale Strukturen, die für die Bewußtwerdung und Wahrnehmung verantwortlich sind, nicht erreichen und vor der Weiterleitung zum Kortex in der ersten spinalen Umschaltstation »steckenbleiben«.* Entsprechende Ablenkungseffekte fand Hernández-Peón auch bei anderen Sinnesmodalitäten. Durch Lichtblitze ausgelöste Potentiale verschwanden bei Aufmerksamkeitsfokussierung auf akustische und olfaktorische Reize.
Auch am Menschen ließen sich die Effekte nachweisen (Hernández-Peón et al. 1957). Bei vier Patienten mit langfristig implantierten Elektroden im Occipitalhirn verschwanden durch Lichtblitze ausgelöste Potentiale bei gleichzeitigem Lösen von Rechenaufgaben oder während eines Gespräches. Neben diesen inhibitorischen Mechanismen gibt es nach Hernández-Peón (1966) vermutlich auch aktivierende Prozesse, die bei bedeutsamen Reizen einen Anstieg der Potentialamplituden auch in peripher gelegenen primären sensorischen Bahnen bewirken.
Die Voraussetzung für die kortikofugale Regulation sensorischer Filtermechanismen ist die Existenz efferenter Nervenbahnen für die Sinnessysteme vom Zentrum in die Peripherie, z. B. für das visuelle System: visueller Kortex – Nucleus geniculatum laterale – Retina. Zahlreiche kollaterale Verbindungen gehen zum Thalamus, zur Formatio retikularis und zu den spinalen Umschaltstellen.
Hernández-Peón (1961) lokalisiert die Regulation sensorischer Filtermechanismen in das aufsteigende Aktivierungssystem des Hirnstammes. Typische Kennzeichen dieser Strukturen sind u. a. folgende:
a) in der Formatio retikularis (selbstregulatives Kontrollzentrum, Ádám 1980) konvergieren Impulse aller sensorischen Modalitäten von aus der Peripherie kommenden afferenten Bahnen sowie von kortikofugalen Fasern.
b) sensorische Übertragungen spezifischer afferenter Bahnen können in der Formatio retikularis gehemmt oder verstärkt werden.

c) die efferente Kontrolle der Formatio über das sensorische Input ist phasisch und tonisch.

Die drei elementaren Ebenen des ZNS, in denen die Hemmungsprozesse ablaufen, sind: Rückenmark, subkortikale und kortikale Ebene, auf der sensorische Impulse verstärkt werden zur Intensivierung von Vergleichsprozessen.

Nach Hernández-Peón (1966) lassen sich zwei unterschiedliche Aufmerksamkeitszustände klassifizieren:

1. unwillkürliche, extern evozierte oder sensorische Aufmerksamkeit (von der Formatio kontrolliert).
2. willkürliche aktive autoevozierte oder intellektuelle Aufmerksamkeit (Formatio wird von kortikaler Aktivität gesteuert).

Die Einteilung weist Ähnlichkeiten mit der Schachtels (1959) auf, der zwischen »allozentrischer« zentraler und »autozentrischer« reflexhafter Aufmerksamkeit (auch bei Tieren oder Neugeborenen) unterscheidet.

Hernández-Peóns Theorie der peripheren sensorischen Hemmung wurde von Neurophysiologen scharf kritisiert und durch eine Reihe von Experimenten in Frage gestellt, sodaß die Möglichkeit der zentrifugalen Modulation sensorischer Afferenzen im Zusammenhang mit Aufmerksamkeitsprozessen zunächst umstritten blieb. Moray (1970) wies z. B. darauf hin, daß es sogar biologisch gefährlich sei, z. B. in einer feindlichen Umwelt über die Möglichkeit zu verfügen, sensorische Informationen als Quelle wichtiger Signale bereits auf peripherem Niveau völlig zu unterbinden. In der wissenschaftlichen Kontroverse muß auch berücksichtigt werden, daß vor einer selektiven Aufmerksamkeitszuwendung externe Reize zunächst analysiert und mit gespeicherten Reizmustern verglichen werden müssen. Diese Vergleichsprozesse können wahrscheinlich nur auf kortikaler Ebene erfolgen (Rohracher 1967).

Jane et al. (1962) zeigten in einer ähnlichen Untersuchungsanordnung wie bei Hernández-Peón an Katzen, daß ablenkende Reize (Ratte im Katzenkäfig) keine Amplitudenänderung primärer summierter evozierter Potentiale bei akustischen und visuellen Reizen auf den verschiedenen ZNS-Ebenen haben. Hinweise für die Notwendigkeit der aktivierten kortikalen Integration bei gerichteter Aufmerksamkeit (Lokalisation und Orientierung auf den Reiz, adäquate Reaktion, Bewertung, Vergleichsprozesse) lieferten auch klinisch-experimentelle Beobachtungen an Patienten mit Läsionen des rechten Parietalhirns mit deutlichen Aufmerksamkeitsstörungen (Denny-Brown et al. 1952). Selektive Aufmerksamkeitsvorgänge können somit auch an Form und topographischer Verteilung kortikaler evozierter Potentiale studiert werden (vgl. Kap. D, Teil 1).

Entscheidende Einwände gegen Hernández-Peóns Hypothese einer efferenten retikulären Regulation mittels Blockade oder Filterung irrelevanter Reize in der ersten sensorischen Synapse kamen insbesondere von Worden und Mitarbeitern sowie von Wickelgren. Sorgfältig kontrollierte Experimente mit akustischen Reizen demonstrierten, daß die von Hernández-Peón berichteten Effekte auf eine Änderung des akustischen Inputs (Marsh et al. 1962) oder Aktivierung der Muskeln des Mittelohrs (Carmel et al. 1963) zurückzuführen sind. Marsh und Worden (1964) zeigten in einem Experiment, daß die Amplitude des akustisch evozierten Potentials auch von dem Winkel, den der Kopf mit dem Reizlautsprecher bildet, abhängt. Bei Anwendung fixierter Kopfhörer ließ sich keine Reduktion der Amplituden auf der Höhe des Nucleus cochlearis feststellen.

Wickelgren (1968) wies bei Katzen auf verschiedenen Ebenen des ZNS (N. cochlearis, obere Olive, Colliculus inferior, Corpus geniculatum mediale, Hörrinde und Vermis cerebellaris) mittels implantierter Elektroden Einflüsse von Aufmerksamkeitsablenkung in unterschiedlichen Aktivierungszuständen (wach, dösend, slow wave sleep, REM-Schlaf) bei akustisch evozierten Potentialen erst ab dem thalamischen Niveau zentral-

wärts nach. Zur besseren Kontrolle experimenteller Variablen wurden unverrückbare Spezialkopfhörer verwandt sowie die Mittelohrmuskeln durchtrennt.
Forschungsergebnisse am Menschen von Hillyard et al. (1973, vgl. auch Kap. D 3, Teil 1) über Veränderungen früher akustisch evozierter Potentiale 80–110 msec nach Reizbeginn legen ebenfalls eine kortikale Beteiligung der Filterung nahe.
Diese Experimente stellten die innovative Theorie von Hernández-Peón über periphere »Gating-Mechanismen« bei aufmerksamem Verhalten in Frage bzw. widerlegten sie in wesentlichen Teilaspekten. Neuere Untersuchungen hingegen lieferten eine Reihe von Resultaten im Sinne einer peripheren sensorischen Hemmung, wie sie bereits Hernández-Peón postulierte. Das »Auf und Ab« in der Geschichte der Aufmerksamkeitsforschung über neurophysiologische Mechanismen hängt im wesentlichen mit methodischen Schwierigkeiten zusammen. Selektive Aufmerksamkeitsvorgänge sind von vielen psychischen Funktionen (Gedächtnis, Wahrnehmung, Denken, Motivation) abhängig, sodaß eine experimentelle Isolierung einzelner psychologischer Phänomene sehr schwierig ist.
Anfang der 70er Jahre wurden von Oatman (1971) Tierexperimente durchgeführt, deren Ergebnisse das periphere Hemmungskonzept stützen. Die Amplituden akustisch evozierter Potentiale (N_1), direkt abgeleitet vom ovalen Fenster, waren während der Durchführung von Diskriminationsaufgaben signifikant reduziert und die Latenzen signifikant verlängert (Glenn und Oatman 1977). Folgende mögliche Artefaktquellen wurden ausgeschaltet bzw. kontrolliert: Durchtrennung der Mittelohrmuskeln schlossen aus, daß Kontraktionen die Potentialamplituden reduzieren; Clicks wurden mittels Schalltrichter direkt in den Gehörgang gegeben, um eine gleichmäßige Reizung akustischer Rezeptoren zu garantieren. Die Ergebnisse von Oatman führten zu einer Differenzierung der Hemmungstheorie: efferente olivo-cochleare Bahnen, die vom Hirnstamm ausgehen und in der Cochlea enden, blockieren das Feuern akustischer Neurone bei Aufmerksamkeitsfokussierung auf visuelle Reize.
Zwei gut kontrollierte Humanexperimente von Lukas (1980) erbrachten die ersten am Menschen ermittelten Ergebnisse, die klar eine efferente periphere sensorische Hemmung nachwiesen. Latenz und Amplitude der frühen subkortikalen akustisch evozierten Potentiale (Komponente 5, partiell generiert vom Colliculus inferior) wiesen signifikante Änderungen während visueller Diskriminationsaufgaben auf, die Latenzzeit stieg um 27 µsec, die Amplitudenreduktion betrug 125 µV. In einem zweiten Experiment replizierte Lukas (1980) die Befunde in einer ähnlichen Versuchsanordnung. Die akustische Reizung erfolgte jedoch mit höherfrequenten Clicks (2000 Hz und 8000 Hz), um mögliche muskuläre Störeinflüsse durch Kontraktionen der Mittelohrmuskeln, die bei höheren Frequenzen keinen Effekt ausüben, auszuschalten. Signifikante Latenzzeitanstiege und Amplitudenreduktionen der Potentiale im N. cochlearis (N_1) zeigten sich für beide Frequenzen, signifikante Effekte für die Hirnstammpotentiale (Komponente 5) nur bei 2000 Hz. Aus diesen Ergebnissen geht hervor, daß die Neurone des Colliculus inferior (Komponente 5) bei akustischer Reizung unterhalb 3000 Hz besonders leicht hemmbar sind bei gleichzeitiger Konzentration auf visuelle Reize. Die Inhibition erfolgt innerhalb von 6–7 msec nach beginnender Stimuluspräsentation, zu einem Zeitpunkt, der für Aufmerksamkeitseffekte wesentlich früher liegt als bisher angenommen wurde (Näätänen 1975).
Ein wesentliches Fazit der Studie von Lukas ist der Nachweis einer efferenten Inhibition durch olivo-cochleare Bahnen (OCB) auf Rezeptorebene. Tierexperimentell wurde dies bereits 1970 von Konishi et al. (zit. n. Lukas 1980) belegt, die nach chirurgischer Durchschneidung der Mittelohrmuskeln während akustischer Reizung (4000–6000 Hz) durch Stimulation der OCB starke Amplitudenreduktionen der N_1 erzielten.

Vage neurophysiologische Spekulationen zum neuralen Substrat peripherer Filterprozesse bestehen in einer Modifikation der neuralen Impulsleitfähigkeit afferenter Fasern vor dem Eintreffen sensorischer Reize bei tonischer efferenter zentrifugaler Aktivität. Relevante Reize können frei passieren und werden verstärkt im Vergleich zu neutralen Stimuli, irrelevante Reize werden herausgefiltert bzw. abgeschwächt. Ergebnisse psychologischer Aufmerksamkeitsforschung (vgl. Kap. D. 1, Teil 1) lassen vermuten, daß es verschiedene neurophysiologische Mechanismen selektiver Filterung gibt mit unterschiedlicher zentralnervöser Lokalisation. Kognitiv-affektiv bedeutsame Reize im unbeachteten Kanal (Moray 1959) erreichen kortikale Zentren, während andere Signale durch periphere Abschwächung von einer zentralen Analyse ausgeschlossen werden.
Zusammenfassend kann festgestellt werden, daß eine *sensorische Hemmung auf peripherem Niveau bei Aufmerksamkeitsvorgängen möglich ist und entweder ohne kortikale Steuerung oder aber nach kortikalen multisensorischen Vergleichen efferent den weiteren Impulseinstrom hemmt.* Die unterschiedliche Beteiligung zentralnervöser Ebenen an der Steuerung von Aufmerksamkeitsänderungen legt die Annahme von der Existenz verschiedener Aufmerksamkeitsvorgänge nahe. Hernández-Peón (1966) und bereits vor ihm W. James (1890) unterschieden eine *aktiv kortikal gesteuerte Aufmerksamkeit (voluntary attention) von passiver unwillkürlicher reflektorischer Aufmerksamkeit (passive immediate sensorial attention),* Formen der selektiven Wahrnehmung, die in verschiedenen Zuständen veränderten Bewußtseins zu beobachten sind (vgl. Kap. C., Teil 1). Meditative Techniken bevorzugen die aktive mental anstrengende Konzentration (effort, Kahneman 1973) auf einen Fokus (*»konzentrative Meditation«*, Ornstein 1972). Dieser Regulationstyp der Aufmerksamkeit ist neurophysiologisch wahrscheinlich durch eine periphere Hemmung des sensorischen Inputs gekennzeichnet (Änderung des stimulus set, Davidson et al. 1977).
Dafür spricht auch eine fehlende Alpha-Blockade-Reaktion nach sensorischer Stimulation. Die extrem eingeengte Aufmerksamkeit, die eine notwendige Voraussetzung für eine effektive Schmerzregulation ist, unterscheidet sich von der normal verengten Aufmerksamkeit (z. B. Autofahren) dadurch, daß sie nicht auf geordnetes und gerichtetes Handeln ausgerichtet ist, sondern auf die Wahrnehmung extrem intensiver visceraler, somatischer oder kognitiv-imaginativer Reize aus dem eigenen Körper und nicht aus der Umgebung. Konzentration auf Schmerzreize bewirkt gleichzeitig eine Ablenkung von der affektiven Komponente. Soziale Reize spielen als Modell und Verstärker eine entscheidende auslösende und aufrechterhaltende Rolle (vgl. Kap. B., Teil 1). Verhaltensbeobachtungen beim Fakir bei der Schmerzregulation *während schmerzhafter Stimulation sprechen für eine hochaktivierte »intellektuelle« Aufmerksamkeitsleistung*, die zwar klassisch konditioniert durch jahrelanges Training reflexhaft einsetzt, aber durch willkürliche kortikale Steuerung aufrechterhalten wird. Für diese Hypothese eines intensivierten zentralen Processing sprechen auch die hohen CNV-Anstiege im Laborexperiment (vgl. S. 218ff.).
Der zweite Regulationstyp selektiver Aufmerksamkeitsänderung findet sich z. B. bei der Hypnose und Zen-Meditation (*»opening-up meditation«*, Ornstein 1972), die durch entspanntes passives Verhalten charakterisiert ist. Diese passiv-fluktuierende Aufmerksamkeit ist auf alle sensorischen externen Reize gerichtet ohne aktive Manipulation einströmender Afferenzen (mindfulness, Davidson et al. 1977). Möglicherweise erfolgt in diesem Fall die sensorische Hemmung erst auf subkortikalem oder kortikalem Niveau, d. h. nach kortikaler Informationsanalyse und Vergleich ankommender Muster mit kortikal gespeicherten Inhalten (Änderung des Output, response set, Broadbent 1970, Davidson et al. 1977). Beide Aufmerksamkeitsformen können mit Hilfe der Filtertheorie Broadbents veranschaulicht werden:

Konzentrative Aufmerksamkeit bedeutet hohe Selektionsaktivität bei intensiver Filterung sensorischer Information; fluktuierende Aufmerksamkeit bedeutet geringe Filterung mit Sättigung des sensorischen Hauptkanals.

Der fluktuierende Aufmerksamkeitstyp mit Ablenkung von der eigentlichen affektiven Komponente der Schmerzreizung wurde bei griechischen Feuerläufern (vgl. Kap. B, Teil 2) beobachtet, die während des Feuertanzes »passiv-unbewußt« alle externen Vorgänge wahrnehmen (gegenseitiges Ausweichen auf der kleinen Glutfläche während des Feuertanzes, Zuschauermassen, Musik, Ikonen etc.). *Aktiv kortikal vermittelte Selektivität* mit vollständigem Ausschöpfen der vorhandenen Aufmerksamkeitskapazität könnte eine *»apollinische« Ekstase* (z. B. indische Yogis, Fakir) hervorrufen, *passiv-fluktuierende Aufmerksamkeit* eine *»dionysische« Ekstase* (z. B. Trancetänze, Feuerläufer) (Birbaumer 1980, persönliche Mitteilung). Dieses letztere Aufmerksamkeitsverhalten geht mit einem kortikal partiell desaktivierten Zustand bei erhöhter autonomer und motorischer Aktivität (Kahneman 1973) einher mit Manipulation sensorischer Information (vgl. Dissoziationstheorie Kap. D u. F, Teil 2). Neurophysiologische Basismechanismen aufmerksamen Verhaltens sind unabhängig von klassifikatorischen Bemühungen, verschiedene Aufmerksamkeitszustände zu beschreiben, in einzelnen Nervenzellverbänden festgelegt. Einzelzellableitungen mittels Mikroelektroden während aufmerksamen Verhaltens zeigten bei Reizzuwendung in entsprechenden primären Projektionsarealen einen sofortigen Anstieg der Aktionspotentialfrequenz in den »aufmerksamen« Zellen (Hubel 1959). Das komplexe Zusammenspiel vieler Neuronenverbände und zentralnervöser Umschaltebenen ist für unterschiedliche Kategorien von Aufmerksamkeitsvorgängen verantwortlich.

Zusammenfassend kann festgestellt werden, daß die Ergebnisse des gegenwärtigen Forschungsstandes deutlich für die Möglichkeit einer peripheren sensorischen Inputblockade sprechen, die teilweise mit oder auch ohne zentrale Kontrolle kognitiver Prozesse zustandekommt. Das neurophysiologische Hemmungskonzept wäre eine wesentliche Stütze für die Theorie der Schmerzregulation nach Melzack, die er in der »gate-control« Theorie konzeptualisiert hat. Bei Auftreten eines Schmerzes dominieren noxische Reize der Schmerzrezeptoren, während sensorische Meldungen anderer somatischer Modalitäten in den Hintergrund rücken. Chapman (1982) spricht in diesem Zusammenhang von multimodaler Rezeptororientierung, sobald man die Wunde ansieht, berührt oder das verletzte Glied bewegt, um weitere kinästhetische Informationen zu erhalten. Charakteristisch für schmerzhafte und andere Reize ist die Fesselung der Aufmerksamkeit im Sinne einer kognitiv-sensorischen Einstellung auf aversive Inputkonfigurationen (Chapman 1982).

Schmerz dringt wie eine Alarmglocke ins Wachbewußtsein, stört laufende Aktivitäten und die geistige Aufmerksamkeit und stellt somit einen »idealen« diskriminativen Stimulus dar für den kontingenten Einsatz schmerzinkompatibler Aufmerksamkeitskontrollstrategien.

F. Thetaaktivität – ein kortikales Korrelat der Schmerzkontrolle?

1. Einleitung

In den folgenden Ausführungen will ich die bereits dargestellten Befunde signifikanter Thetaanstiege im Spontan-EEG bei phasischer noxischer Stimulation (vgl. Kap. B–D Teil 2) in einem größeren Zusammenhang – Thetaaktivität und Bewußtseinsänderung zur Schmerzregulation – diskutieren.
Im wissenschaftlichen Schrifttum über klinische Schmerzforschung besteht weitgehend Einigkeit darüber, daß im Rahmen psychologischer Interventionsverfahren der *kontrollierte Einsatz schmerzinkompatibler veränderter Bewußtseinszustände, z. B. hypnotisch induzierte Zustände* (Hilgard 1978, Orne 1980), *zu kurz- oder längerfristiger Schmerzblockade führen kann.*
Eine phänomenologische Differenzierung veränderter Bewußtseinszustände, beobachtbar in Hypnose, autogenem Training, Yoga-Praktiken, transzendentaler Meditation, religiös-mystischen Übungen, ekstatischen Riten bei den »Naturvölkern« (Besessenheitskulte, Kris-Spiele), Feuerlaufen, »Trancetänze« der San in der Kalahari etc. (vgl. Kap. C 1, Teil 1), wurde bereits in früheren Kapiteln des Buches sowie in Kap. G, Teil 2 geleistet (vgl. auch Prince 1968, Tart 1969, Pfeiffer 1971, Schumann 1980).
Nach Tart (1980) lassen sich bei der Entstehung veränderter Bewußtseinszustände zwei Phasen unterscheiden (vgl. Abb. 67):
1. *Destabilisation normalen Wachbewußtseins* und Entwicklung diskreter Bewußtseins-

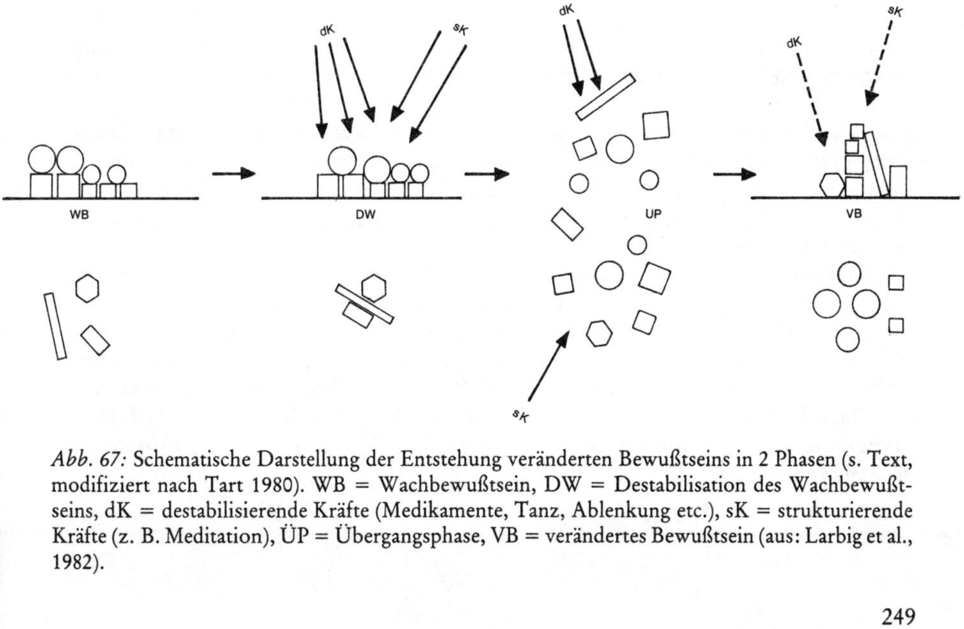

Abb. 67: Schematische Darstellung der Entstehung veränderten Bewußtseins in 2 Phasen (s. Text, modifiziert nach Tart 1980). WB = Wachbewußtsein, DW = Destabilisation des Wachbewußtseins, dK = destabilisierende Kräfte (Medikamente, Tanz, Ablenkung etc.), sK = strukturierende Kräfte (z. B. Meditation), ÜP = Übergangsphase, VB = verändertes Bewußtsein (aus: Larbig et al., 1982).

änderungen z. B. durch Medikamente (Psychopharmaka und Halluzinogene), Tanz, Ablenkung, Fasten, Atemübung, sensorische Deprivation.
2. *Stabilisierung veränderten Bewußtseins* nach einer kurzen »tranceähnlichen« Übergangsphase, die Budzynski (1976) als »twilight«-Zustand bezeichnete und die mit halluzinatorischen Imaginationen verbunden sein kann. Durch kontinuierliche meditative Übungen und Abschirmung vor extero- und interozeptiven Reizen wird der veränderte Bewußtseinszustand aufrechterhalten und vertieft.
Veränderte schmerzinkompatible Bewußtseinszustände beinhalten nach Tart (1980) folgende typische Merkmale: *Veränderung exterozeptiven und interozeptiven Inputs* mit Reduktion, völliger Elimination (Analgesie) oder halluzinatorischer Wahrnehmungsverzerrung (vergleichbar mit drogeninduzierter psychedelischer Erfahrung), *verstärkte Mobilisation der Gedächtnisspeicher, Veränderung der Ich-Identität* (z. B. Erlebnisse erweiterter Ich-Umweltgrenzen, bzw. Ich-Expansion), *rechtshemisphärisch dominierte intuitive Evaluation* situativer Ereignisse, *unbewußte primärprozeßhafte imaginative Denkprozesse, intensivierte emotionale Erfahrung, verändertes zeitlich-räumliches Erleben* (Zeitdehnung, -raffung), verstärkte oder verminderte *motorische Aktivität.*
In den letzten 10 Jahren ist ein rasch wachsendes Interesse klinisch-psychologischer und experimenteller Schmerzforschung für die Untersuchung der neurophysiologischen und neurochemischen Basis veränderten Bewußtseins während der Kontrolle schmerzhafter Stimulation zu verzeichnen. Untersuchungen des Spontan-EEGs bei hypnotisch induzierter Analgesie wurden zusammenfassend bei Fromm und Shor (1972), Barber et al. (1974), Hilgard und Hilgard (1975) und Burrows et al. (1979) dargestellt. Untersuchungsergebnisse über evozierte erlebniskorrelierte Potentiale bei nociceptiver Stimulation brachten Erkenntnisse über kognitive Prozesse der Schmerzerfahrung, Sensibilität und differentiellen Reaktivität auf Schmerzreize (Chapman 1982; vgl. Kap. E, Teil 1). In einer Reihe elektrophysiologischer Untersuchungen zeigte sich mit zunehmender Intensität der Schmerzreize eine Amplitudenzunahme der meisten Komponenten evozierter Potentiale ab 80 msec (Chatrian et al. 1975, Lavine et al. 1976, Sano 1977). Harkins und Chapman (1978) wiesen eine *lineare Beziehung zwischen Stimulusintensität noxischer Reize und Amplitudenhöhe elektrischer Potentiale nach.* Die späten Komponenten ($N_{175} - P_{260}$, $P_{260} - N_{340}$) sind signifikant mit subjektiven Schmerzangaben korreliert. *Therapeutisch induzierte Analgesie korreliert mit einer Abnahme subjektiver Schmerzwahrnehmung und Reduktion der Amplituden erlebniskorrelierter Potentiale (Chen et al. 1979).*
Klinische Laborexperimente zur Schmerzbewältigung wurden von Hilgard (1978) und Orne (1980), Untersuchungen über Schmerz und langsame kortikale Potentiale von Larbig et al. (1981a) durchgeführt. Trotz der Vielzahl an Ergebnissen ließen sich keine eindeutigen elektrophysiologischen Indikatoren als konsistentes Muster für unterschiedliche Bewußtseinsstufen identifizieren.
Erste Hinweise über die psychophysiologische Bedeutung hochamplitudiger rhythmisierter Thetawellen in tiefen Entspannungszuständen (z. B. Meditation, Kasamatsu und Hirai 1969, Wallace 1970, Banquet 1973) weckten erneutes Interesse an der Elektrophysiologie veränderten Bewußtseins. Schließlich legten weitere Befunde signifikant erhöhter Thetaaktivität bei Fakiren (Pelletier 1974, Pelletier und Peper 1977) und griechischen Feuerläufern (Larbig 1981a, Larbig et al. 1981a, b, c, Larbig et al. 1982) folgende Hypothese nahe: *hochamplitudige Thetaaktivität ist möglicherweise ein Korrelat von Schmerzbewältigung.*

2. Experimentelle Studien und Thetaaktivität

Im folgenden wird im Rahmen eines kurzen Literaturüberblickes die psychophysiologische Bedeutung der Thetaaktivität diskutiert. Der Kenntnisstand über die Beziehung verschiedener Charakteristiken der Thetawellen (Frequenz, Amplitude, Rhythmizität, Topographie) mit unterschiedlichen Bewußtseinsgraden und spezifischen psychophysiologischen Prozessen ist noch sehr rudimentär (Birbaumer 1977, Schacter 1977). Dies gilt auch für alle anderen EEG-Parameter der verschiedenen Frequenzbereiche. In diesem Zusammenhang hat Johnson (1970) darauf hingewiesen, daß für die Klassifikation von Bewußtseinszuständen die Kenntnis von EEG und autonomen Reaktionsmustern nicht ausreicht, vielmehr subjektive Angaben und Beobachtungsdaten über das Bewußtsein vorliegen müssen. Thetaaktivität erstreckt sich auf dem Frequenzband von 3,5–7,5/s (Chatrian et al. 1974). Die Frequenzcharakterisierung ist rein deskriptiv und willkürlich festgelegt. Es ist wahrscheinlich, daß unterschiedlichen Frequenzbändern innerhalb dieses Bereichs unterschiedliche physiologische Mechanismen zugrundeliegen und es den *Thetarhythmus als einheitlichen Rhythmus nicht gibt.* Dies bedeutet, daß z. B. frontale oder posteriore Rhythmen möglicherweise unterschiedliche Generatoren aufweisen. Dasselbe gilt für Topographie, Amplitude und »Gestalt« der Wellen.

Die kortikale Thetaaktivität ist vom hippocampalen Theta abzugrenzen, der bei kortikaler Desynchronisation aktiviert wird (Birbaumer 1975). Es zeigt sich hippocampaler Theta u. a. im paradoxen Schlaf, im Wachzustand, bei explorativem Verhalten sowie bei aufmerksamer Zuwendung gegenüber neuen Reizen (Winson 1972). Trotzdem ist unklar, inwieweit hippocampaler Theta-Rhythmus beim Menschen auf das kortikale EEG einwirkt.

Verstärktes Auftreten niedergespannter irregulärer Thetaaktivität, kombiniert mit schneller Betaaktivität (drowsy pattern), wurde in schläfrigen Bewußtseinszuständen gefunden, die mit allgemeiner Desaktivierung, hypnagogen Halluzinationen, reduzierter Aufmerksamkeit und verringerter Umgebungswahrnehmung einhergehen (Schlafstadium 1, Rechtschaffen et al. 1968, Foulkes und Vogel 1965).

In Schlafdeprivationsuntersuchungen (Naitoh et al. 1971) wurden in übermüdeten Zuständen verständlicherweise ebenfalls vermehrt Theta- und Deltawellen bei gleichzeitiger Alphareduktion abgeleitet, EEG-Muster entsprechend dem Schlafstadium 1–2 (Dement und Kleitman 1957).

2.1. Vigilanz- und Diskriminationsaufgaben

Interessante theoretische Spekulationen zur psychologischen Bedeutung von Thetawellen, bezogen auf differentielle kognitive Aktivitäten, stammen von Vogel et al. (1968). In Studien über Problemlöseaufgaben fanden sich signifikante Thetaanstiege über parietalen und occipitalen Kortexarealen während der Lösung schwieriger arithmetischer Aufgaben unter Zeitdruck.

Keine Thetaanstiege fanden sich während der Durchführung leichter Aufgaben. Aus den Ergebnissen folgerten Vogel und Mitarbeiter 2 Typen inhibitorischer Prozesse, die mit erhöhter Thetaaktivität korrelieren:

1. *Langsame Wellen (drowsy theta),* die in dösigen Zuständen und im Schlaf verstärkt auftreten, *repräsentieren eine generelle kortikale Inaktivierung.*
2. Der Inhibitionstyp mit *ausgeprägter Thetaaktivität* ist charakterisiert durch *selektive Inaktivierung spezifischer Kortexareale bei erhöhtem kortikalem Erregungsniveau ande-*

rer Areale. Niedrige oder fehlende Thetaaktivität über bestimmten Kortexbereichen bedeutet nach Vogel et al. (1968) Aktivierung von Hirnbereichen, die für die Durchführung von Aufgaben wesentlich sind im Gegensatz zu inaktivierten, für die Reizverarbeitung irrelevanten Hirnregionen, repräsentiert durch hohen Thetaanstieg. Diese Areale haben für die Durchführung von Problemlöseaufgaben keine Relevanz.

Ishihara und Yoshii (1972) bestätigten die Befunde von Vogel bei 270 delinquenten männlichen Jugendlichen. Vermehrtes Auftreten von Thetawellen über frontozentralen Projektionsarealen wurde bei Aufgaben beobachtet, die verstärkt Konzentration und Aufmerksamkeit beanspruchen (Addition, Subtraktion, Division; Rechenzeit pro Aufgabe 2 Min.). Faktorenanalytisch korrelierten 2 Faktoren mit hohen Thetawerten: intensive Denktätigkeit und Arbeitsgeschwindigkeit. In einer nachfolgenden Arbeit stellten die Autoren fest, daß hohe frontale Thetawellen dann sichtbar wurden, wenn anhaltende gedankliche Fixierung an ein Thema induziert wurde.

EEG-Ableitungen vom Astronauten Frank Borman vor und während des Gemini GT-7-Fluges zeigten starke Anstiege von Hirnwellen im Thetafrequenzbereich (parieto-occipito-temporal) einige Minuten vor dem Abflug. Die Werte gingen während des Raumfluges allmählich zurück, blieben aber oberhalb des Baselineniveaus und stiegen vor der Landung wieder stark an (Adey, Kado und Walter 1967). Entsprechende Thetaanstiege fanden sich auch bei sowjetischen Kosmonauten während des Raumfluges (Sisakyan und Yazdovskiy 1964, zit. n. Adey et al.). Die Autoren interpretieren die Befunde mit *extrem starker Aufmerksamkeitsfokussierung in einer völlig neuen Situation* (sensorische Deprivation, Isolation, langdauernde Schwerelosigkeit).

Brown (1971) stellte nach subjektiven Berichten sehr unspezifische, kognitive Aktivitäten, die mit erhöhter Thetaaktivität gekoppelt sind, zusammen: erfolgreiches Lösen von Aufgaben, Erinnerung an Probleme, Zukunftsplanung, Lösen mechanischer und finanzieller Probleme, Tagträumereien, Kreisen von Gedanken.

Die Ergebnisse der bisher zitierten Arbeiten lassen einen Zusammenhang zwischen *selektiv eingeengter Aufmerksamkeit, intensiver mentaler Anstrengung und gesteigerter Thetaaktivität vermuten* (Posner 1975). Der Widerspruch zwischen diesen Befunden und der 2. Inhibitionshypothese, derzufolge erhöhte Thetaaktivität mit kortikaler Inaktivierung gleichgesetzt wird, läßt sich eventuell durch folgende Annahme klären: *Erhöhte Thetaaktivität repräsentiert eine »Ökonomisierung« der Hirntätigkeit durch temporäre Synchronisation jener Areale, die für die Durchführung (Informationsaufnahme, -verarbeitung, Aktion) bestimmter Aufgaben ohne Bedeutung sind.* Systematische Studien über die topographische Verteilung kortikaler Thetamuster während der Durchführung von Problemlöseaufgaben könnten die funktionale Bedeutung verschiedener Rindenbereiche und deren spezifische Zuordnung zu den Hirnwellen klären. In den Schlafstadien 3 und 4 werden dagegen weite Bereiche von Groß- und Stammhirn synchronisiert.

Daten aus wahrnehmungspsychologischen Untersuchungen belegen ebenfalls eine signifikante Zunahme der Thetawellen bei Vorgabe von komplexen Stimuli (schwarzer Kreis auf weißem Feld, schwarzer Kreis mit 8 Speichen und Drehung in 45 Grad-Intervallen, Gale et al. 1971).

Gegensätzliche Befunde liegen hinsichtlich Theta und erfolgreicher Durchführung von Vigilanzaufgaben vor.

Daniel (1967, zit. n. Schacter 1977) fand im Thetaband (centrooccipital) erhöhte Aktivität bei optimaler Vigilanzleistung (Dauer: 1 Stunde), womit Posners (1975) Hypothese einer engen Verbindung von Thetaaktivität und selektiver Aufmerksamkeit gestützt wird.

Im Widerspruch zu diesen Befunden stehen Berichte von Beatty et al. (1974). Die

Durchführung von Radarüberwachungsaufgaben gelang im Rahmen eines Thetabiofeedbacktrainings jenen Probanden besser, die die posteriore Thetaaktivität unterdrückten im Gegensatz zu signifikant schlechteren Vigilanzergebnissen bei Erhöhung der Thetawellen. In der natürlichen Berufssituation bei trainierten Radarbeobachtern ließen sich die Ergebnisse nicht nachweisen. Die Inkonsistenz vorliegender Befunde kommt auch dadurch zustande, daß vielen Berichten keine präzisen Informationen über verschiedene EEG-Charakteristiken zu entnehmen sind, wie z. B. Amplitude, Frequenz, Regularität, topographische Verteilungsmuster. Weiterhin ist die behaviorale und psychologische Bedeutung kortikaler Thetawellen nicht klar. Wie bereits beschrieben, ist Theta vermutlich kein einheitliches Phänomen. Die Bedeutung des frontalen Theta ist möglicherweise sehr verschieden von der des zentralen oder occipitalen Thetarhythmus (Birbaumer 1977). Die Form des Theta unterscheidet sich ebenfalls. In hypnagogen und schlafdeprivierten Zuständen und im Schlafstadium ist der Theta durch niedrige irreguläre Amplituden gekennzeichnet, ist diffus verbreitet und zeigt nach sensorischer Stimulation eine Blockadereaktion mit Übergang in Alphaaktivität. Während der erfolgreichen Durchführung von Problemlöseaufgaben erscheint Theta vorwiegend über frontozentralen Hirnabschnitten mit hohen sinusoidal geformten Formationen, weniger sinusoidal in Ruhephasen (Ishihara et al. 1972).

3. Theta und Bewußtseinsänderung

Neben experimentalpsychologischen Untersuchungen über den Zusammenhang von Aufmerksamkeit und Vigilanz mit EEG-Veränderungen sind die psychophysiologischen Studien über veränderte Bewußtseinszustände für das Verständnis der schmerzkontrollierenden Bedeutung von Meditation und ähnlichen Methoden besonders aufschlußreich (vgl. zusammenfassende Darstellungen bei Woolfolk 1975, Schacter 1977, Schuman 1980).

3.1. Hypnose

In elektroencephalographischen Studien zur Hypnose stellten Johnson (1970) und Engstrom (1976) fest, daß *das EEG hypnotisierter Personen sich nicht vom EEG wacher Personen unterscheidet.* Andere Autoren beschrieben variable EEG-Veränderungen während der Hypnose entsprechend dem Schlafstadium 1–2 (Chertok und Kramarz 1959, Foenander et al. 1977).

Tebecis et al. (1975) fanden eine signifikante Zunahme von Thetawellen in der Hypnose verglichen mit Kontrollpersonen unter Entspannungsbedingungen. In Arbeiten von Akpinar et al. (1971) wurde eine positive Korrelation zwischen erhöhter Thetaaktivität und hypnotischer Suggestibilität nachgewiesen. Unter sensorischer Deprivation, z. B. bei langfristiger Isolation im Winter in der Antarktis, steigt die Alphaaktivität und Suggestibilität signifikant an (Barabasz 1979).

Probleme im Aufbau replizierbarer Versuchspläne sowie diskrepante Ergebnisse elektrophysiologischer Hypnosestudien lassen sich u. a. auf folgende Faktoren zurückführen: Verwendung verschiedener Hypnoseinduktionsmethoden, schwierig operationalisierbare Therapeut-Probanden-Beziehung, große Unterschiede individueller Hypnotisierbarkeit, Fluktuation subjektiver und physiologischer Ereignisse im Trancezustand

(Ruhe, muskuläre Entspannung, Angst, Langeweile, negative oder positive Gedanken, Abhängigkeit von direkten oder indirekten Suggestionen), inadäquate EEG-Analysemethoden, fehlende statistische Auswertung.

3.2. Zen-Meditation

Eine der bekanntesten und umfangreichsten Studien über EEG-Korrelate während der Zen-Meditation wurde 1974 von Hirai veröffentlicht. Er untersuchte 48 Zen-Mönche mit z. T. jahrzehntelangen Zen-Erfahrungen (22–55 Jahre). Personen der Experimentalgruppe meditierten mit offenen Augen in der klassischen Zen-Form, die Kontrollpersonen erhielten Instruktionen zur Entspannung bei offenen Augen. Hirai klassifizierte die EEG-Veränderungen im Verlauf der Meditation in 4 deutlich unterscheidbare Phasen:

1. Auftreten von Alpha-Wellen bei offenen Augen,
2. Amplitudenanstieg der Alpha-Wellen,
3. Abfall der Alphafrequenz,
4. *Auftreten rhythmisierter Thetabursts (70–100 μV) ausschließlich bei langjährig trainierten Mönchen (21–40 Jahre Zen-Training).*

Elson et al. (1977) fanden ebenfalls in einer psychophysiologischen Meditationsstudie beim erfahrensten Mitglied (Meditationslehrer) die stärksten Thetaanstiege im Vergleich zu anderen Meditierern und Kontrollpersonen.

EEG-Veränderungen der Kontrollpersonen in der Untersuchung von Hirai waren charakterisiert durch desynchronisierte Aktivitätsmuster (Beta-Wellen), fehlende Alpha- und Thetaaktivität. Die hochamplitudigen Theta-Wellen im Endstadium der Zen-Meditation unterscheiden sich nach Hirai deutlich von den »drowsy-patterns« der Schlafstadien 1–2, die weniger rhythmisiert sind, flache Wellenformen haben und stärker von schnellen Komponenten überlagert sind. *Häufige Präsentation akustischer Reize zeigte keinerlei Habituationseffekte der Blockadereaktion der Alpha- und Thetaaktivität während der Meditation.* Kontrollpersonen zeigten im Entspannungszustand schnelle Habituationseffekte der Alpha-Blockade. Diese Befunde sind im Vergleich zu Untersuchungen bei Yogis interessant, die in der Meditation (Samadhi) während der Applikation verschiedener Schmerzreize (akustisch, Hitze- u. Kältereize) erhöhte Alphaaktivität aufwiesen, jedoch keine Alpha-Blockade-Reaktion ausgelöst werden konnte (Anand et al. 1961). Goleman (1977) führt unterschiedliche neurophysiologische Reaktionen auf den jeweiligen Meditationstyp zurück. In Yoga (Anand et al. 1961) und TM (Banquet 1973) fehlt bei externen Reizen die Alpha-Blockade, im Gegensatz zum Zen-Training. Wallace (1970) berichtet allerdings von einer Alpha-Blockade-Reaktion bei der TM. Zen-Mönche nehmen externe und interne Stimuli ohne emotionale Beteiligung und Fokussierung wahr (anhaltende Alpha-Blockade).

Die Yogi dagegen *schirmen sich im Zustand des »Samadhi« (verstärkte Konzentration auf einzelne Punkte der Schädeldecke) gegen alle Umgebungsreize ab und sind somit unempfindlich gegenüber externer Stimulation* (keine Alpha-Blockade).

Die Befunde über die fehlende Blockade hirnelektrischer Äußerungen bei externen Reizen sprechen, wie früher angenommen (Hernández-Peón et al. 1959) dafür, daß bereits auf peripherem sensorischem Niveau Erregungen gehemmt werden können. Die sensorische Hemmung bei Aufmerksamkeitsvorgängen z. B. in veränderten Bewußtseinszuständen kann auch unter kortikaler Steuerung erfolgen. Sensorische Afferenzen regen zunächst kortikal intensive Vergleichsprozesse an, ehe auf kortikaler Ebene oder auch abwärts unter kortikaler Kontrolle weitere sensorische Impulse blockiert werden (Birbaumer 1975). Diese Erkenntnisse wurden durch experimentelle Untersuchungen an

Katzen und am Menschen (Lukas 1980, vgl. S. 246) gewonnen, indem auf verschiedenen zentralnervösen Ebenen die Amplituden evozierter Potentiale in verschiedenen Wachheitsgraden nach Reizung mit kurzen Clicks gemessen wurden. Änderungen der Potentialamplituden bei Aufmerksamkeitsänderungen zeigten sich peripher sowie ab dem thalamischen Niveau aufwärts (Lukas 1980, Wickelgren 1968). Für diese Hypothese sprechen auch Befunde von Pelletier (1974) und Pelletier und Peper (1977), denen zufolge *nach schmerzhafter Stimulation in der Meditation keine Alpha-Blockade-Reaktion, keine autonomen Reaktionen und äußeren Schmerzreaktionen zu beobachten waren.* Dies entspricht ähnlichen Resultaten bei Anand et al. (1961).
In Hypnoseexperimenten hingegen gelang Hilgard (1978) mittels der Methode des »hidden observer« der Nachweis dissoziierter Schmerzreaktionen: reduzierte subjektive Schmerzerfahrung, gesteigerte physiologische Schmerzreaktionen (Herzrate, Blutdruck). Nach den Ergebnissen von Wickelgren könnte die *Meditation als effektiveres schmerzblockierendes Verfahren durch kortikoretikuläre Inhibitionsmechanismen sensorische Übertragungen modulieren und somit Schmerzäußerungen auf allen 3 Verhaltensebenen (subjektiv, physiologisch, Verhalten) hemmen.*

3.3. Yoga und transzendentale Meditation (TM)

In EEG-Studien zur TM zeigten sich hypersynchrone Theta-Wellen entsprechend dösigen Wachzuständen bzw. Schlafstadium 1–2 (Fenwick et al. 1975, Younger et al. 1975, Pagano et al. 1976).
Davon abweichende Befunde stammen von Banquet (1973), der im 2. *Meditationsstadium hochgespannte Thetabursts* (Gipfel bei 5 Hz, Amplitudenhöhe bis zu 100 μV) zunächst frontal, dann diffus verteilt identifizierte. Im folgenden 3. tieferen Stadium etablierte sich ein stabiler Betarhythmus um 20 Hz, der postmeditativ in Alphaaktivität überging. Einen ähnlichen EEG-Verlauf beobachteten Das und Gastaut (1955). Theta-, aber nicht Alpha-Aktivität, wurde durch akustische und visuelle Reize blockiert. Systematische Studien der Thetaaktivität bei 78 in der TM trainierten Probanden im Vergleich zu 54 untrainierten Kontrollpersonen, die unter Entspannungsbedingungen abgeleitet wurden, ergaben bei *27% der Vpn spindelförmige hochamplitudige Thetabursts (> 100 μV, > 1 sec)* über allen Kortexarealen, besonders aber in den frontalen Ableitungen (Hebert und Lehmann 1977). Im Gegensatz zu den Befunden von Hirai (1974) fand sich keine Beziehung zwischen Dauer der Meditationserfahrung und Erhöhung der Theta-Wellen.
Wallace (1970) berichtet in einer der ersten EEG-Untersuchungen zur TM bei 4 von 15 Vpn von erhöhter Thetaaktivität, gibt allerdings keine genaueren Angaben über Struktur und Topographie des EEG-Musters.
Die bereits geäußerten kritischen Anmerkungen über die methodische Unzulänglichkeit einiger EEG-Studien zur Hypnose gelten auch für TM-Untersuchungen. Es fehlen meist Kontrollgruppen, weiterhin wurden oft zu kurze Baselinephasen vor Meditationsbeginn verwendet. Die Anwendung der progressiven Muskelrelaxation als Kontrollbedingung ist problematisch, da die Entspannung sich zunehmend vertiefen kann und in einen Zustand veränderten Bewußtseins übergeht. Aufgrund konditionierter psychophysiologischer Veränderungen in der Prämeditationsphase können vorzeitig eintretende meditative Zustände die Baselinewerte überlagern. Dies kann bereits bei Eintritt in den ruhigen abgedunkelten Meditationsraum oder nach Einnehmen der meditativen Körperhaltung auftreten, Faktoren, die zum konditionalen Stimulus für die Meditation geworden sind. Weitere methodische Anforderungen betreffen EEG-Auswertungsprozedu-

ren. Aaronson (1977) unterscheidet 11 Charakteristiken, die berücksichtigt werden können: Zu- bzw. Abnahme der Hirnwellen, Frequenz, Amplitude, topographische Lokalisation, Phase, Synchronizität, Variabilität, Reaktivität, Burstcharakteristik zu Beginn (Dauer, Häufigkeit).
Trotz einiger divergierender EEG-Befunde bei veränderten Bewußtseinszuständen lassen sich folgende »meditative« Thetacharakteristiken zusammenstellen zum Unterschied vom hypnagogen Theta (»drowsy pattern«):
1. Fehlende Habituation der Blockade-Reaktion auf externe Reize z. B. in der Zen-Meditation.
2. Die kurzfristige Desynchronisierung der Theta-Wellen in der TM in schnelle Aktivität nach akustischer Stimulation ähnelt der Alpha-Blockade im Wachzustand und nicht der Alpha-Arousal-Reaktion in der hypnagogen Übergangsphase zum Schlafstadium 1 (Hirai 1974).
3. Hohe Amplituden (bis zu 100 mμV), langsame Frequenz (meist 3,5–5 Hz).
4. Topographische Konzentration auf frontale Kortexareale.
5. Fehlende langsame Augenbewegungen (Hebert und Lehmann 1977), die für Einschlafstadien typisch sind (Foulkes und Vogel 1965).
6. Subjektive Berichte der Zen-Mönche über intensivierte Aufmerksamkeit für interne und externe Reize.

4. »Hedonische« Thetaaktivität

Es gibt nur wenige elektrophysiologische Untersuchungen über die Beziehung Freude, Lust bzw. positive Verstärkung und EEG. Walter (1950) beobachtete als erster Autor bei Kindern eine deutliche Beziehung zwischen verschiedenen emotionalen Zuständen (Vergnügen, Ärger) und verstärkter Thetaaktivität. Kellaway und Fox (1952, zit. n. Maulsby 1971) beschrieben einen Zustand hypnagoger Hypersynchronisation bei Kleinkindern, der auftrat, sobald sie sich mit geschlossenen Augen im entspannten Zustand an die Mutter lehnten.
Maulsby (1971) fand in einer gut dokumentierten EEG-Studie an einem 9 Monate alten Mädchen *signifikante Thetaanstiege relativ stabiler Frequenz (posteriore und zentrale Hirnabschnitte) um 4 Hz/sec während lustbetonter Aktivitäten* (s. Abb. 68).
Der Autor bezeichnete die Thetaaktivität als *hedonische Hypersynchronie.* In Momenten positiver mütterlicher Zuwendung (Streicheln, Kitzeln, Küssen, Anlächeln) sowie während oraler Befriedigung (Füttern, Saugen am Schnuller) traten simultan Thetaanstiege über zentralen und parietalen Hirnregionen auf. Diese EEG-Muster waren beliebig oft reproduzierbar, verschwanden aber sofort (Desynchronisation) nach Entfernen der positiven Stimuli. Zustände hedonischer Thetaaktivität ließen sich vom hypnagogen Theta abgrenzen, da die Beobachtungen in einer Wachphase nach dem Schlafen gemacht (»alertes« Baseline-EEG) wurden. Außerdem war die Frequenz hedonischer Thetamuster (4 Hz/sec) regelmäßig etwas geringer als die hypnagoge Thetaaktivität (5 Hz/sec).
Maulsby vergleicht die »hedonische« Thetaaktivität bei Kleinkindern mit hochamplitudigen Thetamustern erfahrener Zenmönche (Hirai 1974, Elson et al. 1977), die ebenfalls während emotionaler Zustände sublimen Vergnügens (*»serene pleasure«*) und bei selektiver Aufmerksamkeitseinengung auf interne oder externe Reize auftraten. Auch die Kleinkinder fixierten während des Auftretens von Thetawellen ihr *»Lustobjekt«* (Gesicht der Mutter, Milchflasche, Schnuller, Spielzeug etc.).

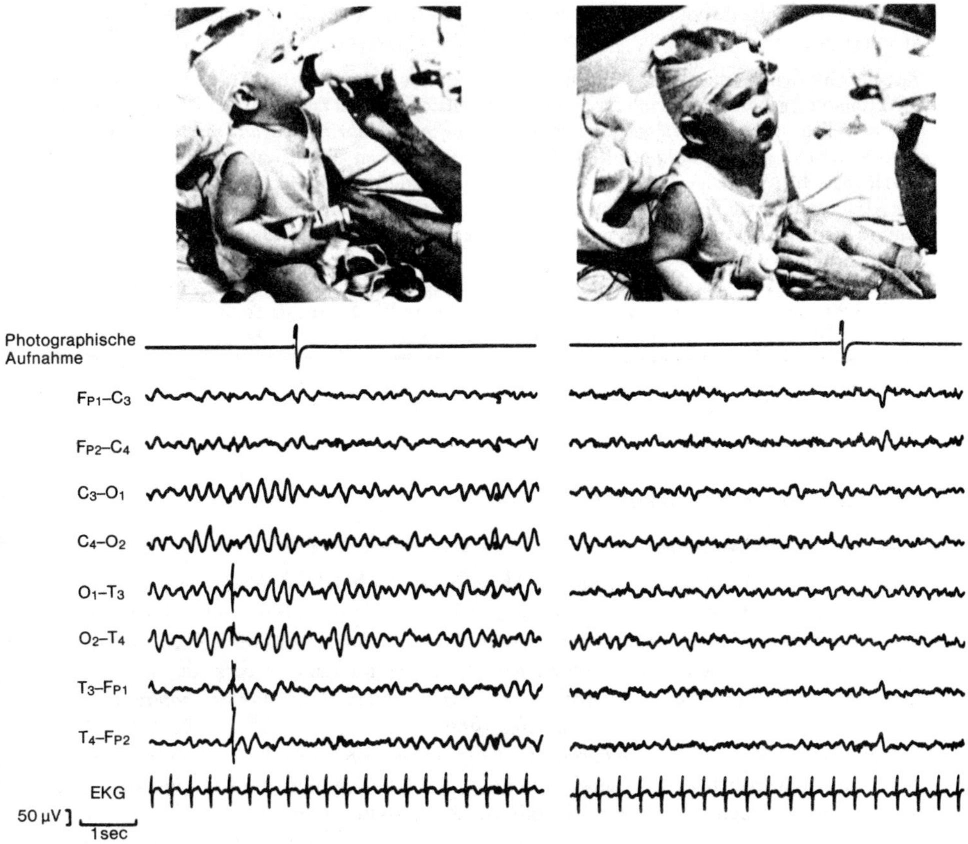

Abb. 68: Hedonische Hypersynchronisation während des Fütterns mit einer Milchflasche (li. Photo). Die Thetaaktivität verschwindet, sobald die Flasche entfernt wird (re. Photo) (aus: Maulsby, 1971).

Die Parallelen lassen sich ausweiten auf Erlebnisberichte der Feuerläufer, die überwiegend über angenehme Emotionen während des Feuertanzes berichteten. Pyrovat A (vgl. Kap. B, Teil 2) *beschrieb subjektive Gefühle des Schwebens und allgemeiner körperlicher Leichtigkeit während der Anwesenheit auf der Glut.* Zu diesem Zeitpunkt traten signifikante 3–5 Hz/sec Thetabursts auf.

In diesem Zusammenhang sind auch die Befunde von Mosovich et al. (1954) mit paroxysmalen 3/sec-Deltawellen bei 4 von 6 Vpn während des Orgasmus und von Cohen et al. (1976) zu erwähnen (vgl. auch S. 267) mit deutlichen Thetaanstiegen über der rechten Hemisphäre während des Orgasmus.

Heath (1972) implantierte 2 Patienten stereotaktisch Elektroden in rostrale Anteile des Hippokampus, Amygdala und Septum (»pleasure centers«, Olds 1977). Ableitungen während des Orgasmus zeigten Deltaaktivität (Amygdala, thalamische Kerne, Septum) sowie paroxysmale Aktivitätsmuster (spikes/slow waves; Septum, Hippokampus, Amygdala) vor dem Hintergrund schneller EEG-Muster (12–35 Hz/sec). Von der Schädeldecke abgeleitetes EEG zeigte während des Orgasmus über occipitalen linken

Hirnarealen Deltaaktivität, war ansonsten aufgrund massiver Bewegungsartefakte nicht auswertbar.

Zusammenfassend können 2 psychologische Prozesse mit unterschiedlichen Thetacharakteristiken in Verbindung gebracht werden: Hypnagoge oder schlafdeprivierte Zustände mit niedergespannten Theta-Wellen (meist zentral), *selektive hochaktive Aufmerksamkeitseinengung mit paroxysmalen, rhythmisierten, hochamplitudigen Thetabursts* (frontal). Offen bleibt, ob und inwieweit beide psychologischen Vorgänge zusammenhängen oder unabhängig voneinander sind. Widersprüche zu der Klassifikation von Peper und Ancoli (1977) mit einer Zuordnung von Betaaktivität zu erhöhter Aufmerksamkeit bzw. Thetaanstieg zur Desaktivierung lassen sich nur durch methodisch klare Untersuchungen aufklären.

Der Vorschlag von Wallace (1970), veränderte Bewußtseinszustände (insbesondere TM) generell als »vierte« Bewußtseinsform zu bezeichnen, abgehoben vom Wachzustand, Traumschlaf und Non-REM-Schlaf, erscheint aufgrund des bisherigen mangelhaften psychophysiologischen Wissens als nicht gerechtfertigt. Nicht haltbar ist die Auffassung über die Existenz eines einzigen meditativen Trancezustandes mit typischen psychophysiologischen Indikatoren.

5. Theta und Schmerzkontrolle

Vor dem Hintergrund der dargestellten Thetaliteratur will ich im folgenden die empirischen Daten aus Felduntersuchungen an griechischen Feuerläufern und 1 Fakir sowie den laborexperimentellen Schmerzuntersuchungen (s. Spezialkapitel Teil 2) in einem umfassenderen psychophysiologischen Kontext zusammenfassend diskutieren. Einleitend soll darauf hingewiesen werden, daß die *vorliegenden Daten zur psychophysiologischen Schmerzregulation vorläufigen Charakter haben und die geringe Zahl der Vpn keinesfalls Verallgemeinerungen erlaubt.* Die in früheren Kapiteln bereits besprochenen Befunde regen jedoch zu zahlreichen spekulativen Überlegungen und Hypothesen an, die in den folgenden Abschnitten detaillierter dargestellt werden.

Das komplexe Zeremoniell des Feuerlaufes und der Vorbereitungsriten, die Integration der Pyrovasie in einen sozialen Rahmen, die mystische Bedeutung zahlreicher überlieferter kultischer Symbole und Praktiken machen das multikausale Gefüge vielfältiger Variablen deutlich, die eine Streß- und möglicherweise auch Schmerzkontrolle ermöglichen.

5.1. Selektive Aufmerksamkeitsänderung

Die erhöhte Thetaaktivität während effektiver Schmerzregulation kann im Zusammenhang mit bereits referierten Befunden erhöhter Thetaaktivität gesehen werden. EEG-Befunde aus psychophysiologischen Untersuchungen über Vigilanz, Diskrimination und veränderten Bewußtseinszuständen zeigten in vielen Fällen selektiver Aufmerksamkeitseinengung simultane Thetaanstiege.

Diese Thetaformationen ähneln in Amplitudenhöhe und Morphologie den Thetabursts bei einem Feuerläufer. Verhaltensmäßige Parameter sprechen ebenfalls für einen Zustand stark eingeengter Aufmerksamkeit bei veränderter Bewußtseinslage. Diese ersten empirischen Befunde könnten die Hypothese nahelegen, daß die selektive Aufmerksamkeitsänderung bei einigen Personen mit einer Inhibition schmerzhafter Reize einhergehen könnte, wenngleich Feuerlaufen dafür kein gutes Beispiel sein dürfte, *da aktuell keine extremen bzw. unbewältigbaren Schmerzen auftreten.* Gerichtete Aufmerksamkeit ist mit einer aktivierten kortikalen Integration (Bewertung sensorischer Afferenzen, Vergleichsprozesse) verbunden, ehe kortikal oder subkortikal unter kortikaler Steuerung die sensorische Hemmung oder Erregung ausgelöst wird (Wickelgren 1968, Birbaumer 1975, Lukas 1980). *Die hochamplitudige Thetaaktivität könnte als kortikales Korrelat der Schmerzkontrolle in einigen Fällen angesehen werden, ist aber hier nur als Korrelat des veränderten Bewußtseinszustandes zu sehen.* Befunde von Pelletier (1974) aus Einzelfallstudien an einem Fakir sowie laborexperimentelle Schmerzstudien unserer Arbeitsgruppe an einem Fakir im Vergleich zu 12 Normalpersonen mit *signifikant erhöhter Thetaaktivität (4 Hz)* im Powerspektrum *während optimaler Schmerzkontrolle* akustischer (110 dB) und elektrischer Reize (4 mA, 10 Hz, 2–3 s) stützen diese Hypothese (Larbig et al. 1981a, b, c, Larbig et al. 1982).

Neurophysiologische Mechanismen der Schmerzhemmung laufen nach Harter und Salmon (1972) auf mehreren Ebenen ab (subkortikal, spinal, peripher). Daten über die Wirkung selektiver Aufmerksamkeit auf evozierte Potentiale (Amplitudenzunahme später Komponenten) geben zu Spekulationen Anlaß, daß *sensorische Afferenzen durch kognitive Einflüsse der Aufmerksamkeitsänderung auf kortikalem Niveau blockiert werden. Zusätzliche kortikofugale inhibitorische Efferenzen verursachen subkortikal und peripher möglicherweise Schwellenänderungen für den nociceptiven Einstrom.*

Die Zunahme der Thetawellen in Antizipation und während noxischer Stimulation über sensomotorischen Hirnarealen repräsentiert nach Vogel et al. (1968) eine *partielle kortikale Blockade* in diesen Hirnregionen, die ankommende noxische Afferenzen analysieren. Diese kortikale Hemmung äußert sich möglicherweise in einer *Inhibition kognitiver Schmerzverarbeitung (Schmerzbewertung, Vergleichsprozesse).* Laborexperimentelle Befunde (Larbig et al. 1981a) zeigten beim Fakir bei gleichzeitiger kortikaler Hemmung (erhöhte Thetaaktivität) *hohe Negativierung langsamer kortikaler Potentiale* in Antizipation starker Schmerzreize, was für ein *»processing« noxischer Afferenzen spricht.* Auch die Pyrovaten nehmen Umgebungsreize war und reagieren mit entsprechenden motorischen Reaktionen, z. B. gegenseitiges Ausweichen während des Feuertanzes. Die Thetaaktivität könnte bei einigen Pyrovaten als »präventive« Maßnahme für den Fall auftretenden Schmerzes bei ungeschicktem Tanz gedeutet werden. Bei anderen Feuerläufern tritt Theta nicht auf, da auch kein Schmerz erfolgreich kontrolliert werden muß. Feuerlaufen kann somit im Sinne einer *Mutprobe* interpretiert werden (vgl. auch S. 186).

5.2. Kortiko-subkortikale Dissoziation und Schmerzinhibition

Die widersprüchlich erscheinenden Interpretationen, daß Thetaaktivität einmal als Korrelat konzentrierter Aufmerksamkeit, das andere Mal als Korrelat von Schlafstadium 1–3 angesehen wird, lassen sich durch die Theorie kortiko-subkortikaler Dissoziation erklären. Diese Hypothese verdeutlicht, daß beides möglich ist: extreme Konzentration auf andere Reize als die Schmerzreize oder auf andere Qualitäten als die affektiven Schmerzqualitäten *und* eine Art Mikroschlaf der schmerzverarbeitenden Areale zur Reduktion der motivational-affektiven Schmerzdimension.

Die Befunde bei den Pryovaten und dem Fakir in unserem Labor geben somit zu Spekulationen Anlaß, daß die Kontrolle phasischer Schmerzen möglicherweise mit einer teilweisen Dissoziation höherer kortikaler, thalamischer und hypothalamischer Zentren von der Stammhirn-Retikulär-Formation verbunden ist. Diese hypothetischen Überlegungen wurden durch tierexperimentelle Befunde von Villablanca (1965, 1966) an Katzen angeregt, der durch hohe cerveau isolé-Präparationen eine Dissoziation des

Schlaf-Wach-Verhaltens in »Hirnschlaf« und »Wach«-Aktivität des übrigen Körpers und vice versa hervorrief. Daraus ließe sich die Spekulation ableiten, *daß bei der Schmerzkontrolle der willentlich herbeigeführte »Hirnschlaf« einzelner kortikaler Areale verbunden ist mit sensorischer und motorischer Wachheit anderer Areale, sodaß ankommende Schmerzafferenzen nicht bewertend verarbeitet werden.*

Die einflußreichen Arbeiten Villablancas gründen sich auf die alte Hypothese Economos (1926) von zwei getrennten Steuerzentren für »Hirn- und Körperschlaf«: eines sei rostral in den Basalganglien lokalisiert, das die Thalamus- und Kortexaktivität hemmt und mit Bewußtseinsstörungen einhergeht. Economo nannte diesen Bewußtseinszustand »Hirnschlaf«. Das zweite Kontrollzentrum lokalisierte Economo im Mittelhirn. Über eine Hemmung des Hypothalamus und unteren Hirnstammes soll der »Körperschlaf« hervorgerufen werden.

Experimente von Hess (1924) und Bremer (1935) konzentrierten sich ebenfalls auf schlafsteuernde Zentren im Hirnstamm. Hess (1924) löste tierexperimentell durch niederfrequente Reizung (2–4 Hz, 1–2 V) im Bereich des Hypothalamus Schlaf aus. Bremer schrieb aufgrund seiner Befunde kaudalen Anteilen der Formatio wichtige Wachfunktionen zu.

Wesentliche Ergebnisse über die Funktionen des unspezifischen aufsteigenden retikulären Aktivierungssystems (ARAS) bezüglich Wach-Schlaf-Verhaltens vor Beginn experimenteller Studien Villablancas waren u. a. folgende: Verhaltensmäßige Aktivierung und EEG-Desynchronisation werden durch diffuse afferente Impulse aus der Formatio retikularis zum Kortex bewirkt. Ständig wirksame diffuse Erregung steuert das tonisch anhaltende Wachheitsniveau darüberliegender Hirnregionen. *Schlaf aber wird elektrophysiologisch durch aktive kortikofugale Hemmung der Formatio retikularis und Reduktion afferenten Inputs erzielt.*

Diesen elektrophysiologischen Mechanismen liegen circadiane biochemische Systeme zugrunde (Jouvet 1969). Villablanca fand nun auch in sehr hohen cerveau isolé-Präparationen (Durchschneidung des ganzen Hirns auf der Höhe der Lamina quadrigemina) bei Katzen nach Abklingen des Operationsschocks (ab 12. Tag postoperativ) die Ausbildung eines relativ normalen Schlaf-Wach-Zyklus mit typischen Verhaltens- und EEG-Korrelaten, sowohl im Hirn- als auch im Körperteil der Katze, die unabhängig voneinander abliefen. Villablanca postuliert aufgrund der experimentellen Befunde einen autochthonen tonischen Mechanismus im isolierten Vorderhirn (Groß- und Zwischenhirn), der zyklische Schlaf-Wach-Änderungen steuern kann. Auch der kaudale Teil der Präparation (Körper »ohne Kopf«) zeigt Schlaf-Wach-Verhalten. Die operierten Tiere zeigten allerdings eine Dissoziation des Schlaf-Wach-Zyklus zwischen »Hirn-« und »Rumpfteil«. Während des hochamplitudigen Hirnschlafes (EEG-Synchronisation) zeigt der isolierte Hirnstamm und Rumpf muskuläre Aktivität, die mit Wachsein verbunden ist und vice versa.

Olfaktorische Reize und andere »Aufmerksamkeitsleistungen« führten am isolierten Vorderhirn zur Inhibition synchronisierter EEG-Muster.

Diese Befunde zeigen, daß die Formatio retikularis nicht ausschließlich für Schlaf, Wachsein und einfache Aufmerksamkeitsleistungen verantwortlich ist, sondern auch rostral gelegene Hirnstrukturen diese Funktionen aufrecht erhalten.

Es wäre denkbar, daß solche partiellen Dissoziationen »willentlich« herbeigeführt werden können, um Schmerzreize aus der Peripherie durch deren Abkoppelung von den »bewertenden« Strukturen des Vorderhirns zu neutralisieren. Der *REM-Schlaf* (*aktives Gehirn* – EEG-Desynchronisation, Alphaaktivität und schnelle Augenbewegungen, *schlafender Körper* – Abfall des Muskeltonus) und *somnambule Zustände* (schlafendes Hirn bei aktivem Körper) sowie *hysterische fugues* sind Beispiele »natürlichen« Auftre-

tens solcher Dissoziationen (Villablanca). Diese Beobachtungen gelten auch für die *Kataplexie,* die durch affektiven Tonusverlust (»Körperschlaf«) bei wachem Gehirn gekennzeichnet ist und meist ein Begleitsymptom der *Narkolepsie* ist. Dieses Krankheitsbild ist u. a. charakterisiert durch dissoziiertes Erwachen (sog. »Wachanfälle«) mit plötzlichem Erwachen aus dem Nachtschlaf bei völliger Bewußtseinsklarheit und gleichzeitiger temporärer Bewegungsunfähigkeit. Ursache der Erkrankung ist ein plötzlicher Funktionsausfall vegetativer Zentren im Zwischen- und Mittelhirn (z. B. durch Enzephalitis, Poeck 1974). Während des kataplektischen Anfalls kann ein REM-EEG abgeleitet werden. Wenn eine solche Dissoziation *umgrenzt* in einigen kortikalen Arealen erzielt wird, andere dagegen davon unberührt bleiben, wäre normale Informationsverarbeitung in Areal A bei »schlafendem« Areal B denkbar.
Die *funktionelle selbstinduzierte Dissoziation* kortiko-thalamischer Strukturen von subkortikalen »arousal« Strukturen (Formatio retikularis) könnte somit möglicherweise für eine reduzierte Empfindlichkeit gegenüber noxischen Reizen verantwortlich sein. Nach Melzack (1978) repräsentiert die *kortiko-thalamische Desaktivierung eine Inhibition kognitiver und motivational-affektiver Dimensionen des Schmerzerlebens.* Das ekstatische hypermotorische Tanzen des Pyrovaten auf der Glut bei eingeschränkter Aufmerksamkeit auf Musik, Ikonen, religiöse Vorstellungen, kombiniert mit »schlafenden« Hirnteilen (erhöhte Thetaaktivität entsprechend Schlafstadium 3–4), ist vergleichbar mit den bereits erwähnten psychopathologischen Zuständen, die auch charakterisiert sind durch motorische »automatisierte« Aktivität mit sensorischer Erfahrung bei gleichzeitigem Hirnschlaf (Villablanca 1965, 1966, Birbaumer 1975). Dasselbe trifft für die Schmerzdemonstration des Fakirs zu, der bei motorisch-aktiven körperlichen Reaktionen synchronisierte EEG-Muster (Schlafphase 3–4, partieller »Hirnschlaf«) zeigt.
Die spekulative Hypothese der funktionellen kortiko-subkortikalen Dissoziation gewinnt an Plausibilität, wenn man von der Annahme ausgeht, daß langsame kortikale Potentiale durch retikuläre Afferenzen generiert werden, kortikalen Schwankungen des Spontan-EEGs ein thalamischer »Frequenzgenerator« zugrunde liegt (Whittridge und Walsh 1963). Die langsamen Potentiale (subkortikale Afferenzen) waren bei dem von uns untersuchten Fakir bei Schmerzreizen unverändert, dagegen das Spontan-EEG (thalamisch) deutlich schlafähnlich verlangsamt (Larbig et al. 1981a). Auch dieser Befund könnte im Rahmen unserer Spekulation gedeutet werden (vgl. S. 221).

5.3. Schlaf und Schmerzverhalten

Der durch die These kortiko-subkortikaler Dissoziation nahegelegte Zusammenhang veränderter Bewußtseinszustand – Schlaf – Schmerzregulation rechtfertigt einen zusammenfassenden Exkurs über die psychophysiologische schmerzkontrollierende Bedeutung des Schlafes.
Die Hypothese aktiv herbeigeführten partiellen Schlafes zur Schmerzkontrolle, repräsentiert durch Thetaanstiege über parietalen Hirnabschnitten, steht in Zusammenhang mit neueren tierexperimentellen Befunden der Schlafforschung, die die These nahelegen, daß Schlaf ein aktiv induzierter Zustand ist, parallel zu aktiv herbeigeführten schlafähnlichen Bewußtseinsänderungen.
Anhand der Darstellung einiger wesentlicher Resultate aus der Tierexperimentation zur Reizaufnahme, -verarbeitung und sensorischen Hemmung in unterschiedlichen Schlafphasen sollen psychophysiologische Merkmale aktiver Schmerzregulation in verschiedenen Bewußtseinszuständen (Wachheit – hypnagoge bzw. tranceähnliche Zustände = »partieller Schlaf« – Schlaf) herausgestellt werden.

Zahlreiche Untersuchungen mit der Mikroelektrodentechnik bestätigen, daß Schlaf nicht durch zunehmende Inaktivierung unspezifischer Aktivierungsstrukturen sondern durch die Aktivität unspezifischer Hemmungsgebiete zustande kommt. McGinty und Harper (1972) fanden in Neuronen der vorderen Raphé-Kerne während des langsamen Wellen-Schlafes (SWS; Stadium 3–4 mit 12–14 Hz Spindelgruppen, Theta- und zunehmende langsame Deltaaktivität, unregelmäßig hohe 0,5–3 Hz 300 μV K-Komplexe; Dement und Kleitman 1957) regelmäßige Aktivität, im paradoxen Schlaf (REM-Stadium) geringe bis fehlende Aktivität der Zellen. Weitere schlafinduzierende Strukturen, die synchronisierten Schlaf auslösen sind der Nucleus solitarius im verlängerten Mark, der vordere Hypothalamus, das diffuse thalamische System (synchronisierenden Einfluß auf den Kortex, vermutlich auch durch spezifische thalamische Projektionskerne, Andersen und Andersson 1968) und der orbitale Frontalkortex, der möglicherweise tonisch hemmend auf subkortikale Aktivierungsstrukturen einwirkt (Birbaumer 1975).
Vermutlich spielt die graduelle Aktivierung dieser Hemmungsstrukturen bei der willentlichen Induktion »partiellen Schlafes« eine wesentliche Rolle.
In der Organisation des Schlafes gilt der Thalamus – vor allem die intralaminären Relay- und Assoziationskerne – als das »Kopf-Ganglion« (Koella 1973), d. h. als einheitlicher Rhythmusgeber (»pacemaker«, Andersen und Andersson 1968), der die Kontrolle über den thalamo-kortikalen Synchronisationsmechanismus innehat.
Die biochemische Forschung neurohumoraler Regulierungsmechanismen bei der Schlafsteuerung bestätigte mittels der Methodik der Fluoreszenz-Histochemie, daß die Lokalisation biochemischer Synthese- und Übertragungsvorgänge mit den für die Schlafsteuerung verantwortlichen neuroanatomischen Kernstrukturen übereinstimmt. Jouvet (1969) hat ein konsistentes biochemisches Modell schlafregulierender Transmitter vorgelegt, das aufgrund tierexperimenteller Befunde eingeschränkt auch am Menschen gültig sein soll (Koella 1973). Der Übergang vom Wachen in den langsamen Schlaf (SWS) hängt von der Aktivität des Serotonins (Raphé-Kerngebiet) ab. Serotonin bewirkt bereits in kleinsten Dosen eine Synchronisierung des EEG. Pharmakologisch induzierte Verminderung des Serotonins führt zur Schlaflosigkeit (Koella 1973). Der Übergang zum paradoxen Schlaf (REM-Schlaf) erfolgt durch Aktivierung Noradrenalin enthaltender Neurone des Nucleus coeruleus. Die Noradrenalin-Triggerung hängt von cholinergen Substanzen (u. a. des Acetylcholins) ab.
Die aufgrund der Feldbeobachtungen (Pyrovasie, Fakirdemonstration) und laborexperimentellen Befunde postulierte Hypothese von Schmerztoleranzanstiegen in schlafähnlichen Bewußtseinszuständen (kortikale Synchronisationsmuster im EEG) *findet im Schlaf die funktionelle Parallele in hohen Weck- und Reizschwellen nach sensorischer (z. B. schmerzhafter) Stimulation.* Die Weckschwelle gilt als Reizschutz gegenüber dem Erwachen und ist für die Aufrechterhaltung kontinuierlichen Schlafes notwendig (Koella 1973). Für den Schlaf scheint ein Sich-Abschließen von der Umwelt charakteristisch zu sein. Sinnesreize (Geräusche, Lichtblitze, Berührung) vermögen den Schlafenden, sofern sie nicht zu stark bzw. schmerzhaft sind, nicht zu wecken. Parallel hierzu dient die durch aktive Selbstkontrolle erhöhte Reizschwelle gegenüber Schmerzen im Wachsein der ungehinderten Durchführung schwieriger Aufgaben (Fakirdemonstration, Feuerlaufen, Marathonlauf im Hochleistungssport etc.), besitzt somit, teleologisch interpretiert Schutzfunktionen, die anhand der Reaktion verschiedener Indikatoren (Verhalten: z. B. ungestörter Schlaf; EEG-Muster) beurteilt werden kann. Wie bei Aufmerksamkeitsprozessen (vgl. Kap. E, Teil 2) im Wachzustand, kommt es auch im Schlaf zur Hemmung sensorischer Reize auf allen Ebenen nervöser Übertragung, vom Rezeptor bis zum Kortex.
Während phasischer Entladungen von REMs (Rapid Eye Movements – rasche konjugier-

te vertikale oder horizontale Augenbewegungen) kommt es zur *sensorischen Inhibition auf Höhe der ersten Umschaltstationen (spinale Ebene bzw. Rezeptorebene).* Die REM-Phasen, die ca. 17–24% der gesamten Schlafdauer ausmachen, werden oft von Gliederzuckungen (Myokloni; Peniserektionen sowie Sprechen im Traum, lokomotorische Tätigkeit beim Schlafwandeln sprechen ebenfalls für ausgeprägte Motorik im Schlaf) begleitet sowie regelmäßig von sog. PGO-Wellen (ponto-geniculo-occipitale Spitzenpotentiale), die dem paradoxen Schlaf einige Sekunden vorausgehen (Koella 1973). Diese phasischen Phänomene, die vermutlich auch beim Menschen zu beobachten sind (Rechtschaffen et al. 1971), reflektieren nach Benoit und Adrien (1975) wesentliche sensomotorische Funktionen: gesteuert wird sowohl die phasische Exzitation über eine Triggerung vestibulärer Kerne durch rhythmische Entladungen pontiner Kerne als auch die Blockade sensorischer Afferenzen und motorischer Efferenzen. Die endogene Reizung spiegelt sich möglicherweise im Traumerleben während des REM-Schlafes wider und dient der Ausbildung synaptischer Verbindungen in den Entwicklungsphasen des zentralen Nervensystems (Birbaumer 1975).
Die Hemmung afferenten externen Inputs und die motorische Hemmung betrifft alle Schlafphasen, vermutlich mit einer stärkeren Ausprägung im REM-Stadium als in den übrigen NREM-Stadien (Phasen 1–4), obwohl hierzu noch sehr inkonsistente Befunde vorliegen. Marchiafava und Pompeiano (1974) stellten nach Reizung der Pyramidenbahnen fest, daß die ausgelösten Bewegungseffekte im Vergleich zum Wachzustand im Non-REM-Schlaf etwas abgeschwächt und im REM-Schlaf stark reduziert waren. Die Autoren sprechen von einer deutlich verminderten »Durchschlagskraft« efferenter Impulse auf die Motoneurone. Experimentelle Daten durch direkte Hirnreizung der motorischen Rinde lassen eher eine verminderte kortikale Erregbarkeit vermuten (Hodes und Suzuki 1965).
Zur Frage des »Sich-Abschließens« im Schlaf bzw. zur verminderten Reaktivität auf Sinnesreize durch inhibitorische Prozesse bei der Reizaufnahme und -verarbeitung geben evozierte Potentialstudien Auskunft. Die frühen primären Komponenten des sensorisch evozierten Potentials (bis 50 msec) zeigen während aller Schlafstadien kaum Änderungen. Daraus läßt sich ableiten, daß im Schlaf die afferenten Impulse die primären Projektionsareale erreichen. Auffällige Änderungen zeigen sich jedoch bei den späteren Anteilen, wobei die Potentialamplituden im REM-Stadium generell gegenüber dem Wachsein und Schlafphase 1 reduziert sind (Birbaumer 1975). Goff et al. (1966) stützten diese Ergebnisse mit einer Studie zur Variabilität der Potentiale in verschiedenen Schlafstadien. Frühe Komponenten (30–50 msec) somatosensorisch evozierter Potentiale zeigten im paradoxen Schlaf deutliche Amplitudenreduktion bzw. waren völlig unterdrückt im Gegensatz zum slow wave sleep. Die Autoren schließen aus diesen Ergebnissen auf eine verminderte Reaktivität für sensorische Informationen im REM-Stadium. Akustisch evozierte Potentiale zeigten in Tierversuchen hingegen eine Amplitudenzunahme bei extremer Latenzverlängerung mit zunehmender Schlaftiefe (SWS, Ellingson et al. 1973), Ergebnisse, die Befunden erhöhter Amplitudenzunahme bei Aufmerksamkeitszuwendung im Wachzustand zu widersprechen scheinen. Im Non-REM-Schlaf wird die Information zwar verzögert aufgenommen und geht aus bisher unbekannten Gründen sogar mit erhöhten Potentialamplituden (dies bedeutet geringere Hemmung) einher, im Vergleich zum REM-Schlaf. Fehlende Habituation der Potentiale spricht dafür, daß nur geringe Verarbeitung und Speicherung der Information erfolgt. Experimente an Katzen von Huttenlocher (1960) brachten eine gewisse Klärung der sehr uneinheitlichen Befunde zum »information processing« im Schlaf. Mit Makro-Ableitelektroden in der kortikalen Hörsphäre, Retikulärformation und Kernen der afferenten Hörbahn erfolgten akustische Reizungen. Es zeigten sich lediglich signifikante Poten-

tialänderungen der Retikulärformation. Im Wachsein blieben die Amplituden groß, wurden im NREM-Schlaf erheblich kleiner und verschwanden nach kurzer Habituation im REM-Schlaf völlig. Die Ergebnisse legen – zum mindesten bei der Katze – die Interpretation nahe, daß im *REM-Schlaf die periphere Erregung vermutlich nicht oder nur unzureichend ins zentrale Nervensystem gelangt.* Die erhöhte Weckschwelle im Traumschlaf geht möglicherweise auf die Hemmung der Neurone 1. Ordnung in den sensorischen Systemen zurück (Birbaumer 1975). Eine gewisse Informationsverarbeitung vor allem jener Reize mit biologisch bedeutsamer Information besteht weiterhin, sonst gäbe es keine Weckreaktionen. Zahlreiche unsystematische Beobachtungen sprechen dafür, daß auch im Schlaf afferente Informationen durchkommen: bekannt ist die Anekdote des Schiffsmaates, der nicht auf laute Aktivitäten der Schiffskameraden reagiert, jedoch sofort aufwacht, sobald das Schiff vom vorgeschriebenen Kurs abweicht (Koella 1973) oder das »Ammenphänomen«, indem die Mutter auf schwächste Reize des Kindes reagiert, andere wesentlich intensivere Reize aber selektiv blockiert (Spitz 1967).

Aus den diskutierten Befunden zur Reizverarbeitung im Schlaf läßt sich der vorläufige Schluß ziehen, daß der Organismus im Schlaf nicht völlig von der Umwelt abgeschlossen eine Inkorporation von Reizen vollzieht, die Informationsverarbeitung sich jedoch vom Wachzustand unterscheidet, da ein Großteil der aufgenommenen Information nicht weiterverarbeitet wird oder wie im REM-Schlaf blockiert wird.

Wie bereits erwähnt, alternieren REM- und NREM-Stadien im Verlauf einer Nacht etwa 4–5mal in einem 90-Minuten-Rhythmus. Das REM-Stadium dauert im ersten Nachtdrittel meist nur ein paar Minuten, später über eine halbe Stunde. Die NREM-Schlafstadien stellen hinsichtlich der Schlaftiefe ein Kontinuum dar mit einer Parallelität zunehmenden Anstiegs der Weckschwelle während des Durchwanderns von Schlafstadium 1 bis 4. Die psychophysiologische Charakteristik des REM-Stadiums ist wesentlich variabler. Dies beruht möglicherweise darauf, daß die Weckreaktionen stark von der Reizmodalität sowie von aktuellen physiologischen Gegebenheiten der REM-Phase (Traum, PGOs, Myokloni, atonische Phase) abhängen. Kleitman (1969) stellte die Hypothese auf, daß der regelmäßige Wechsel der 90-minütigen Subperiodik die nächtliche Manifestation eines kontinuierlichen circadianen Biorhythmus darstellt, dessen Zykluslänge zwischen 80–120 Minuten liegt (»basic-rest-activity-cycle«, BRAC). Dies bedeutet, daß ein solcher basaler Aktivitäts-Ruhe-Zyklus, *somit z. B. REM-Stadien während des Wachseins auftreten könnten,* die aufgrund methodischer und technischer Probleme bislang noch nicht nachgewiesen wurden (vgl. Kripke 1974). Verhaltensmäßig entspricht das REM-Stadium im Wachsein regelmäßigen Mußeperioden, die ca. alle 100 Minuten während des Tages auftreten und mit Entspannung, ablenkender Tätigkeit und Tagträumereien verbunden sind (Cohen 1979). Broughton (1975) meint, daß dem rhythmischen Aktivitäts-Ruhe-Zyklus neurophysiologisch ein Dominanzwechsel von der linken zur rechten Hemisphäre zugrunde liegt. Er folgert daraus weiterhin, daß REM-Ruhe aufgrund primärprozeßhafter Vorgänge (Traum, Entspannung, künstlerische Aktivitäten) eher rechtshemisphärisch gesteuert wird, NREM-Aktivität sekundärprozeßhaftes logisch-analytisches Denken repräsentiert und somit linkshemisphärisch determiniert ist.

Cohen (1979) entwickelte unter Benutzung des heuristischen Modells der Hemisphärenspezialisierung eine final orientierte Theorie über den Sinn des REM-Schlafes. Er geht davon aus, daß der REM-Schlaf eine kompensatorische Funktion vor allem bei jenen Personen ausübt, deren Leben in erster Linie durch linkshemisphärische Dominanz (z. B. Typ-A Verhalten, Abwehr emotional-affektiven Denkens) geprägt ist. Indirekte Hinweise für die Kompensations-Hypothese Cohens liefern Befunde von Becker und

Herter (1973, zit. n. Cohen 1979), die nach einem Meditationstraining eine signifikante Reduktion des REM-Schlafanteils (17,2%) beobachteten im Vergleich mit einer Kontrollgruppe ohne Meditation (REM 25,8%).
Die Bedeutung des Schlafes für die Schmerzregulation liegt in der mehr oder weniger kompletten Blockade schmerzhafter Stimulation. Die Feldbeobachtungen bei einem Fakir und den Feuerläufern legen Vermutungen nahe, daß die *ultradianen basalen Ruhe-Aktivitäts-Zyklen (BRAC) eine von vielen möglichen psychophysiologischen Grundlagen von Schmerzkontrollstrategien darstellen.* Dies könnte genauer ausgeführt bedeuten, daß die systematische Induktion von REM-äquivalenten Ruhezuständen für die Schmerzreduktion bedeutsam ist. REM-Phasen sind wie bereits oben dargelegt (vgl. auch Kap. B, Teil 1 zur Hemisphärenspezialisierung) durch verstärkte sensorische Inhibition und rechtshemisphärische Dominanz ausgezeichnet. Wir haben gesehen, daß rechtshemisphärische Aktivität mit intuitiven und affektiven Gedankengängen und erhöhter Suggestibilität gekoppelt ist sowie durch schmerzinkompatible Interventionsstrategien (Entspannung, Meditation, motorisch-kreative Aktionen – z. B. Tanzen) aktiviert werden kann. Diese Bewußtseinszustände gelten besonders für das REM-Stadium, in dem Perioden mit einer Kombination affektiven oft sexuell getönten Tagtraums oder Traummaterials, tiefe Entspannung mit muskulärem Tonusverlust (EMG niedrig), motorische Aktivität (phasische Blutdruckerhöhungen – vgl. Barorezeptorentheorie Kap. D – schnelle Augenbewegungen, Myokloni, Erektionen, PGOs) abwechseln. Vergleichen wir eine REM-Phase mit dem Verhalten der Feuerläufer während des Feuertanzes, so ergeben sich zahlreiche Parallelen, die dafür sprechen, daß *während der Pyrovasie REM-ähnliche BRAC-Zustände vorliegen: Thetaaktivität (bei einem Feuerläufer) im Spontan-EEG, tranceartige Bewußtseinsänderung, entspannte ruhige Mimik, rhythmische Tanzbewegungen, hypnagoge Vorstellungen.* Die hochamplitudige Thetaaktivität bei einem Pyrovaten entspricht allerdings eher Schlafstadium 3–4; die niederamplitudigen Thetamuster des Fakirs jedoch dem REM-Stadium. Allerdings spricht die weitgehende Ruhigstellung der Augen dafür, daß während der Schmerzinhibition keine starken REM-ähnlichen Aktivitäten auftreten.

Tab. 14: REM – tagesperiodische Charakteristiken

	REM-Schlaf	**REM-Phase im Wachsein**	**REM-(Pyrovasie und Fakir)**
kogn.	Traum	intuitiv-affektives Denken – rechtshemisphärisch hypnagoge Vorstellungen	Musik, religiöse Glaubensvorstellungen
phys.	phasische Blutdruckerhöhungen, EMG niedrig – bis zur Muskelatonie, Theta-Beta, PGOs, Aktivierung positiver Verstärkungsstrukturen	Tagträume, Vorstellungen nonverbaler Natur positive Verstärkernatur des Zustandes	niederamplitudiger Theta: kognitiv-entspannt partieller Schlaf hypermotorisch-aktivierter Körper

In der Vorbereitung auf das Feuerlaufen achten die Pyrovaten auf regelmäßige Lebensführung, ausreichenden Schlaf und können somit eine optimale Kontrolle tagesperiodischer BRAC-Schwankungen zur Schmerzregulation mit Hilfe der Induktion »partieller Schlafzustände« erreichen (s. Tab. 14). Die strikte Einhaltung medikamentöser und Alkoholabstinenz während der Vorbereitung und Durchführung der Zeremonie mag mit ungünstigen Erfahrungen zusammenhängen, die die Pyrovaten mit Medikamenten gemacht haben. Es ist bekannt, daß die meisten zentral wirksamen Substanzen (minor Tranquilizer, z. B. Nitrazepam, Barbiturate, Narkotika z. B. Morphin, Amphetamin, Antidepressiva z. B. Imipramin, Äthylalkohol) selektiv den REM-Schlaf hemmen und zu psychischen Störungen (dysphorisches Verhalten) führen können (Koella 1973). Beobachtungen von exzitiertem und ängstlichem Verhalten nach REM-Deprivation sowie Experimente von Salamy (1970, zit. n. Birbaumer 1975) mit starken Anstiegen des Vermeidungsverhaltens nach REM-Schlaf-Entzug (erhöhte Knopfdruckrate, um zu vermeiden, in der REM-Phase geweckt zu werden) sprechen für positive Verstärkerqualitäten des REM-Schlafes. Eine gewisse Bestätigung dieser Hypothese geht auch aus neuropharmakologischen Untersuchungen von Stein (1972) hervor, der als neuroanatomische Basis des positiven Verstärkungssystems u. a. den N. coeruleus, das mediale Vorderhirnbündel und den Hypothalamus mit noradrenergen Synapsen beschrieb. Nach Jouvet (1969) wiederum ist die Existenz des REM-Schlafes an die Aktivierung noradrenerger Synapsen des N. coeruleus gebunden. Im Zusammenhang mit der *Hypothese kontrollierten Einsatzes partiellen Schlafes zur Schmerzkontrolle (REM-Phasen-Induktion)* kann spekuliert werden, daß derartige exogen verursachte Störungen des Schlafverhaltens sich nachteilig auf die erfolgreiche Bewältigung des Feuerlaufes auswirken kann. Von asiatischen Fakiren ist wiederum bekannt, daß extrem asketische Lebensführung, die mit partiellem oder totalem Schlafentzug verbunden ist, besonders geeignet sei, Schmerzen und Belastungen zu tolerieren (Eliade 1975). Ob hierbei ein *kompensatorischer REM-rebound Effekt* (Zunahme von REM-Phasen im Schlaf und Wachsein) – der in der Schlafdeprivationsforschung bei selektiver REM-Elimination nachgewiesen wurde (Cohen 1979) – für eine erfolgreiche Schmerzregulation mitverantwortlich ist, kann bislang nicht beantwortet werden. Durch Laborstudien zur Beziehung Schmerzwahrnehmung – Schlafstadien mittels differentieller Blockade (selektive Deprivation) einzelner Schlafphasen könnte diese Frage möglicherweise geklärt werden.

Interessant, aber vor dem Hintergrund der Hypothese partiellen Schlafes zur Schmerzregulation schwer interpretierbar, sind Ergebnisse aus der Depressionsforschung u. a. von Pflug und Tölle (1971), die bei der endogenen Depression (psychopathologisches Hauptcharakteristikum ist eine Schlafstörung) nach totalem Schlafentzug temporäre Besserungen erzielten. Vogel et al. (1968) fanden ebenfalls bei depressiven Patienten nach selektivem REM-Entzug für 7–35 Nächte eine auffallende Reduktion der Symptomatik, die allerdings langsamer eintrat, dafür aber länger anhielt.

Die experimentellen Belege für die spekulative Hypothese einer *selektiven REM-Phasen-Aktivierung zur Schmerzregulation* auf der Basis eines Zwei-Phasen-Modells REM- und NREM-Schlaf sind bislang noch sehr vorläufig und mager und reichen zur empirischen Fundierung dieser Hypothese nicht aus. Zusammenfassend sprechen folgende psychophysiologische Charakteristiken des REM-Schlafes für schmerzregulierende Funktionen: rechtshemisphärische Merkmale (u. a. Entspannung, Traum, generelle Desaktivierung), Aufmerksamkeitseffekte auf interne Reize (phasische autonome Veränderungen, muskuläre Reaktionen), Blutdruckerhöhung (vgl. Kap. D, Blutdruck – Schmerzverhalten), positive Verstärkung. Neue tierexperimentelle Befunde aus der neuropharmakologischen Schlafforschung brachten weiteren Aufschluß über biochemische Vorgänge der Schlafsteuerung und Schmerzperzeption. In Schlafexperimenten an Hunden stellten Arndt et al. (1981) fest, daß nach Opiat-(Fentanylapplikation in den 4. Ventrikel)-induziertem Schlaf (slow wave sleep) pharmakologisch aktives linksdrehendes Naloxon innerhalb von 2 Minuten den Schlafeffekt antagonisiert (Weckreaktion mit Desynchronisation im EEG). Fentanyl entfaltet die schlafregulierende Wirkung durch Reaktionen mit Opiatrezeptoren am Boden des 4. Ventrikels. Diese Region gehört zu den spezifischen anatomischen Strukturen mit hoher Opiatrezeptorendichte, die wichtige Relais- und Verarbeitungszentren für das emotional-affektive Schmerzerleben sind (Kuhar et al. 1973). Diese Befunde sprechen für die biochemische Mitkontrolle des Schlafes durch Endorphine, die neben vielen anderen Funktionen auch einen bedeutsamen Einfluß auf die Schmerzperzeption haben (Herz 1982; vgl. S. 57).

5.4. Orgasmus und Schmerz

Bezüglich aktiv herbeigeführter veränderter Bewußtseinszustände ist weiter der Orgasmus von Interesse. Während des *sexuellen Höhepunktes* ist die Umgebungs- und *Schmerzwahrnehmung reduziert bzw. ausgeschaltet.* Simultane EEG-Befunde zu diesem Zeitpunkt zeigten *erhöhte Thetaaktivität (4 Hz) über der rechten Hemisphäre* (Cohen et al. 1976). 20 Jahre zuvor fanden bereits Mosovich et al. (1954) bei 4 von 6 Vpn während des Orgasmus paroxysmale 3/sec-Deltaaktivität im EEG. Subjektive Berichte über »le petit mort«-Erlebnisse während des Orgasmus (Keiser 1952) vermitteln ebenfalls den Eindruck »partiellen Hirnschlafes« bei gleichzeitiger körperlicher Aktivität. Die orgasmische Reaktion stellt möglicherweise ebenfalls ähnlich dem Feuerlaufen oder den Fakirübungen ein Beispiel für einen dissoziierten Bewußtseinszustand dar, bei dem einzelne Hirnregionen durch ausgeprägte Desaktivierung, andere durch extreme Erregung charakterisiert sind. Somit könnte die sexuelle Reaktion als ein Beispiel für einen *zentralen Schmerzhemmungsmechanismus* angesehen werden (vgl. S. 115).

5.5. Alphaaktivität

Starke Anstiege der Alphaaktivität bei offenen Augen im parieto-occipitalen Bereich mit Amplitudenzunahme und leichter Frequenzabnahme im Vergleich zu Baselinewerten während des Vorbereitungstanzes im Konaki (vgl. Abb. 39) repräsentieren das initiale Stadium der Bewußtseinsänderung. Hirai (1974) und Banquet (1973) wiesen zu Beginn der Bewußtseinsänderung ebenfalls Anstiege der Alpha-Wellen nach.
Es wurde gezeigt (Mulholland und Peper 1971), daß das Spontan-EEG occipitaler und parieto-occipitaler Hirnregionen im Alpha-Frequenzbereich eine Beziehung zum okulomotorischen System hat. Optische Reize bewirken eine Alpha-Blockade-Reaktion mit Desynchronisierung. Mulholland und Peper (1971) beschrieben efferente okulomotorische Prozesse (Linsenakkomodation, Konvergenz der Bulbi, Fokussierung) als wesentliche Faktoren der Alpha-Blockade. Passives, nicht zielgerichtetes fixierendes Sehen reaktiviert den Alpharhythmus. Plotkin (1976) betont den indirekten Einfluß kognitiver Prozesse (Aufmerksamkeit) auf den Ausprägungsgrad der Alpha-Wellen über eine Beeinflussung okulomotorischer Funktionen.
Die aufwärts gerichtete Blickrichtung des Feuerläufers und des Fakirs, die auch während des Feuertanzes auffällt, wird systematisch bei der Hypnoseinduktion angewandt. Die vertikal gerichtete Augenstellung (Aktivieren des »dritten Auges« oberhalb der Augenbrauen) erleichtert die Aufmerksamkeitseinengung und führt über eine Entkoppelung des okulomotorischen Systems zum Alphaanstieg. Die Beobachtung der vertikalen Bulbusrotation bei Augenschluß mit gleichzeitigem Alphaanstieg regte die Entwicklung einer Alphabiofeedbackanordnung an, durch entsprechende Augendrehung die Alphaaktivität zu regulieren (Dewan 1967).
Erste Befunde der Felduntersuchungen bei griechischen Feuerläufern und einem Fakir zeigen, daß bei einigen Personen die kortikalen Korrelate (initialer Alphaanstieg, Thetabursts) den *stufenweisen Ablauf der Bewußtseinsänderung repräsentieren, die ein*

wesentlicher Faktor für die Schmerzkontrolle darstellt. »Prepared stimuli« wie Musik, Rhythmus, Tanzbewegungen, Hunger, Gruppeneffekte, Ikonen, brennende Kerzen, autohypnotisch wirksame Imaginationen vertiefen und stabilisieren den Zustand.

5.6. Endorphine

Verhaltensbeobachtungen während der Pyrovasie regen weitere Spekulationen darüber an, daß neben der kortiko-subkortikalen Dissoziation (Hirnschlaf – körperliche Aktivität) neurochemische Reaktionen an der Schmerzblockade beteiligt sind. Auch wenn in der aktuellen Pyrovasie kein oder nur geringer Schmerz auftritt, so muß für die Mutprobe ein potentieller Schmerzbewältigungsmechanismus aktiviert werden. Wochenlange Vorbereitung auf die Zeremonie, starke Konzentration auf religiöse Vorstellungen, Aufmerksamkeitsänderung, Gruppensituation, Zuschauermenge, Fasten, Erwartungsängste bewirken eine systematische *»physiologische« Einstimmung auf Streß.* Tierexperimentelle Befunde zeigen, daß in *provozierten Streßsituationen temporäre ACTH- und Endorphinausschüttungen die Schmerzschwelle anheben* (Madden et al. 1977; vgl. S. 61). Eine indirekte Aktivierung des Endorphinsystems könnte durch thermische Stimuli der Glutfläche ausgelöst werden, die zentrale Thermoreceptoren der Enkephalin- und Beta-endorphinhaltigen Formatio retikularis reizen (Frederickson 1977). Es wäre denkbar, daß *über Endorphinsysteme auch der »Mut«, d. h. die antizipierte Schmerzkonfrontation aktiviert wird.*
Nach Naloxongabe (0,8 mg i. v.) bei 4 Pyrovaten 30 Minuten vor dem Feuertanz fiel auf, daß die Zeitdauer der Rückkehr zum Konaki nach dem Feuerlaufen statt wie üblich 10 Minuten, 60 Minuten andauerte. Zusätzlich zeigten diese Feuerläufer *vorher nicht beobachtete stampfende Laufbewegungen.* Sie dienten möglicherweise dazu, kurze Schmerzempfindungen zu unterdrücken. Nach Melzacks (1978) gate-control-Theorie könnte man annehmen, daß die besonderen Laufbewegungen eine intensivierte Eingangsstimulation schnelleitender Beta-Fasern verursachen, die das Tor auf spinaler Ebene für noxische Afferenzen der C-Fasern schließt. Gleichzeitig aktivieren die dicken Schmerzfasern kortikale Prozesse (»central control trigger«) sowie descendierende inhibitorische Nervenbahnen (Xenakis et al. 1977; Xenakis und Holtmann 1979).

5.7. Periphere Schmerzregulation

Periphere Mechanismen der Schmerzkontrolle unterliegen thermophysiologischen (Durchblutungsgröße, Gefäßwiderstand, Zunahme der Schweißdrüsendichte auf das 20fache unter Streß) und externen physikalischen (Wasserdampfschicht zwischen Fußsohle und Glutfläche, Windgeschwindigkeit, Wärmekapazität, etc.) Bedingungen.
Die Anwendung spezifischer hitze-isolierender Salben oder Lösungen an der Fußsohle von Feuerläufern oder eine stärker ausgeprägte Hornhautschicht (nur bei Diogenes) an den Fußsohlen wurde bei den Pyrovaten nicht gefunden und ist offensichtlich auch nicht notwendig, *da kaum Schmerzen erzeugt werden.*
Die komplexe Interaktion vieler schmerzkontrollierender und mutinduzierender Variablen bei der Pyrovasie macht es schwierig, im feldexperimentellen Setting einzelne Variablen gesondert zu untersuchen oder gar experimentell zu manipulieren, ohne störend in den Ritus einzugreifen. Interessant ist die *schmerzreduzierende Wirkung monotoner Trommelrhythmen,* die bei verschiedensten Tranceriten der Welt meist ähnliche Frequenzen aufweisen (ca. *7–8 Hz,* Prince 1968). Elektrophysiologische Stu-

dien zur auditiven Stimulation belegten hirnelektrische Effekte z. B. eine Übernahme externer Schrittmacherfrequenzen auf hirnelektrische Rhythmen (John 1980). In klinischen Studien konnten deutliche schmerzreduzierende Wirkungen durch musikalische Distraktorreize erzielt werden (Gardner, Licklider und Weisz 1960).
Weitere feld- und laborexperimentelle Schmerzstudien müssen klären, ob die Anwesenheit hochgespannter parietaler und/oder frontaler Thetawellen eine hinreichende Bedingung für eine effektive Schmerzkontrolle darstellt, ehe an klinische Anwendungsmöglichkeiten bei Schmerzpatienten z. B. in einer *operanten Biofeedbackanordnung zur Kontrolle der Thetaaktivität* gedacht werden kann (Larbig 1980a). Erste Versuche zur Autoregulation von Thetaaktivität von Sittenfeld et al. (1976) und Birbaumer (1977b) erbrachten keine dramatischen Effekte auf das Verhalten, *wiesen aber die Konditionierbarkeit von Theta im Wachzustand nach.*

6. Schlußbetrachtung

Die z. T. recht ungewöhnlichen Schmerzkontrollfertigkeiten beim Feuerlaufen und Fakir-Schmerzdemonstrationen wurden bisher vage im Zusammenhang mit Bewußtseinsänderungen beschrieben. *Die zentrale spekulative Hypothese, die in diesem Kapitel diskutiert wird, besteht darin, mittels psychologischer Methoden u. a. der Aufmerksamkeitsregulation jene Hirnregionen, die an der affektiv-motivationalen und kognitiv-evaluativen Schmerzerfahrung beteiligt sind, in einen unterschiedlich langanhaltenden Mikroschlaf zu versetzen.* Gleichzeitig befinden sich andere Gebiete des zentralen Nervensystems und der Peripherie in einem unveränderten oder gesteigerten Aktivitätszustand. Derartige Dissoziationsphänomene wurden in der Vergangenheit lediglich im Tierexperiment oder bei einzelnen psychopathologischen Phänomenen (Katalepsie, Somnambulismus) beobachtet.
Als Indikator für eine derartige Dissoziation wird das Auftreten schlafähnlicher Thetarhythmen über parietalen Hirnabschnitten während der Konfrontation mit Mutproben und Schmerzreizen angesehen. Die erhöhte Thetaaktivität in einzelnen kortikalen Bereichen (vor allem frontal) wird als Korrelat inhibitorischer Aktivität zu Gunsten starker Aufmerksamkeitserhöhung in anderen Arealen interpretiert. Die *synchronen Thetamuster* können aber auch als Ausdruck *partiellen Schlafes* einzelner Hirnstrukturen angesehen werden, um *die Verarbeitungsintensität vor allem der negativ-motivationalen Schmerzaspekte zu reduzieren.*
Wesentliche Voraussetzung zur Erlangung von Selbstkontrollmechanismen über solche Dissoziationen ist jahrelanges Training, das u. a. in einer häufigen Konfrontation mit Schmerzreizen besteht. Auf enge Parallelen zur modernen Angstforschung, in der die wiederholte Konfrontation mit aversiven Reizen zur Reduktion damit einhergehender affektiver Erlebnisse betont wird, wird verschiedentlich in diesem Buch hingewiesen.

G. Psychotherapie und Schmerz

> Um Schmerzen beeinflussen zu können, ist es von größerem Nutzen, die Psyche des Menschen zu kennen als die Physiologie.
>
> *Sophokles*

> Rezepte schreiben ist leicht, aber im übrigen sich mit den Leuten verständigen, ist schwer.
>
> *Franz Kafka,* Ein Landarzt

I. Methodische Probleme der Psychotherapieforschung

Methoden zur psychologischen Beeinflussung chronischer Schmerzzustände rücken zunehmend in das Interesse der Klinischen Psychologie und Allgemeinmedizin. Zahlreiche Forschungsberichte belegen, daß psychotherapeutische Interventionen bei verschiedenen Schmerzsyndromen Effekte erzielen, die über unspezifische »Plazebowirkungen« hinausgehen. Dies gilt vor allem dann, wenn die Behandlung auf der Grundlage eines theoriegeleiteten diagnostischen Prozesses (Verhaltensanalyse, medizinische Diagnostik, vgl. Abschnitt experimentelle Therapiestudie dieses Kapitels) und die gewählte Behandlungsmethode auf der Basis umfangreicher Datenerhebung spezifisch für das Datenmaterial im Sinne einer *differentiellen Indikation* »verschrieben« wird (Birbaumer 1980).

Zu grundsätzlich gleichen Aussagen gelangt Karazu (1979) in einer Übersicht über Wirkungen von Psychoanalyse, Individualtherapie, Familientherapie und Gruppentherapie bei psychosomatischen Erkrankungen und Schmerzpatienten. Weitere ausführliche Literaturübersichten über psychologische Behandlungsansätze bei somatischen Störungen (u. a. Schmerzen) finden sich bei Weiner (1977), Williams und Gentry (1977) und Sanders (1979). Übersichten zu spezifischen Therapieansätzen bei akuten und chronischen Schmerzzuständen erschienen bezüglich *Biofeedback* u. a. bei Birbaumer (1977) und Wittling (1980), hinsichtlich *operanter Verfahren* (Fordyce 1978) und *Hypnose* bei Burrows et al. 1979. Gentry und Bernal (1977) sehen eine wesentliche Indikation bei jenen chronischen Schmerzsyndromen, die durch traditionelle medizinische Methoden (Pharmaka, Operation, Nervenblockaden) nicht gebessert werden können.

Eine ausführliche Darstellung der Problematik verschiedener psychologischer Interventionen bei Schmerzzuständen findet sich bei Larbig (1980a) sowie in den folgenden Abschnitten dieses Kapitels.

Trotz einer Vielzahl bereits vorliegender Studien zur Psychotherapie des Schmerzes ist die klinisch-therapeutische und ökonomische Effektivität sowie Fragen der differentiellen Indikation bei diesen Verfahren vor allem bei schweren chronischen Schmerzproblemen (Phantomschmerz, Kausalgie, verschiedene neuralgieforme Symptome, Krebsschmerz) noch nicht hinreichend belegt. In diesem Fall, wie auch bei anderen Schmerztypen (u. a. Migräne) sind interdisziplinär angelegte, kontrollierte Langzeitstudien erforderlich.

Die Fülle der klinischen Schmerzstudien darf jedoch nicht darüber hinwegtäuschen, daß trotz häufiger positiver Resultate kontrollierte Studien (kontrolliertes Gruppendesign oder experimentelles Einzelfalldesign) bisher selten sind. Dies liegt z. T. daran, daß derart aufwendige Psychotherapiestudien nur in einem interdisziplinären Team von Medizinern, Psychologen und Naturwissenschaftlern in klinischen Institutionen mit erheblichem finanziellem Aufwand durchgeführt werden können. *Kontrolliert heißt, daß bei Gruppenstudien Selektion und Homogenität der Patienten gut dokumentiert sein sollten.* Bezüglich der Erfolgskriterien genügen nicht qualitative Aussagen (gebessert – nicht gebessert). Weiterhin muß mindestens eine vergleichbare *Kontrollgruppe* vorliegen sowie eine oder mehrere *Nachuntersuchungen.* Bezüglich Einzelfallstudien sind *lange Grundkurven* (Baselinephasen), ABAB-Design (mehrfache diagnostische Kontrollmessungen vor, während und nach Therapieabschluß) und multiple Grundkurvendesigns (unterschiedlicher Beginn der Behandlung bei verschiedenen Klienten bei gleichem Baselinebeginn) notwendig (Birbaumer 1977). Kontroll- und Versuchsgruppe müssen eine kontinuierliche Beurteilung von unspezifischen Effekten (Erwartung, Sympathie, Attribution) erlauben (z. B. durch Fragebögen und Beurteilungsskalen). Die wissenschaftliche klinische Medizin steht jedoch psychologischen Interventionsverfahren nach wie vor sehr reserviert gegenüber, so daß Kooperation (diagnostische Voruntersuchungen und Erfolgskontrollen, Patientenzuweisung, gegenseitiger wissenschaftlicher Erfahrungsaustausch) bisher nur in einigen medizinischen Bereichen möglich ist. Das mangelnde Interesse bzw. die Abwehr auf der medizinischen Seite beruht z. T. auf mangelhafter Information über den Stand psychotherapeutischer Forschung und Praxis, aber auch auf dem unzureichenden Kenntnisstand der psychophysiologischen und medizinischen Grundlagenforschung über Ursachen chronischer Schmerzzustände und Wirkungsmechanismen psychotherapeutischer Verfahren. Auf der anderen Seite fehlt auf psychotherapeutischer Seite häufig eine Einsicht in die Komplexität physiologischer und methodischer Zusammenhänge, die oft zu einer gewissen Naivität der Forschungsansätze führt.

Konzepte von allein verursachenden Genesemodellen entsprechend dem traditionellen somato-sensorischen Inputmodell (Spezifitätstheorie s. S. 41) wurden durch ein multifaktorielles Modell der Schmerzübertragung erweitert, von dem die gegenwärtige psychophysiologische Schmerzforschung dominiert wird.

Neben physiologischen werden auch kognitive und motivationale Faktoren berücksichtigt (vgl. Einleitung und Kap. B,C – Schmerzkontrolle). Die innovative Gate-Control-Theorie Melzacks (S. 51) sowie die sich aus der behavioristischen Tradition entwickelnde Verhaltensmedizin hatten hierbei an einer Einstellungsänderung entscheidenden Einfluß.

1. Psychotherapeutische Erfolgsforschung

Spätestens seit den Vorwürfen Eysencks (1952), daß auch ohne gezielte psychotherapeutische Interventionen nach 5 Jahren 90% aller Neurotiker geheilt werden, muß in der Psychotherapieforschung berücksichtigt werden, daß sich über die Zeit sogenannte

spontane Remissionsraten ergeben. Daraus ergibt sich zwangsläufig die Überlegung, daß der Aufwand einer psychotherapeutischen Versorgung nur dann gerechtfertigt ist, wenn diese in gleicher Zeit höhere Erfolgsquoten aufweist.
Eysencks Feststellung provozierte eine Reihe umfassender Übersichtsarbeiten, die durch eine Analyse des empirischen Materials aus der Psychotherapieforschung den Standpunkt Eysencks bestätigen oder relativieren wollten. Im folgenden werden einige Übersichtsreferate zitiert, in denen auch psychologische Verfahren aus dem Bereich der Verhaltensmodifikation untersucht wurden, die in der heutigen Schmerztherapie angewendet werden. Bevor wir auf einige Untersuchungen aus der psychotherapeutischen Erfolgsforschung eingehen, soll erläutert werden, was eine Psychotherapie bei einem Klienten bewirken kann.
Zunächst soll eine Definition der Psychotherapie des Psychoanalytikers Strotzka (1975, S. 4) zitiert werden, die relativ allgemein gehalten von »schulübergreifender« Relevanz ist. Lediglich die Verhaltenskomponente kommt zu kurz bzw. wird nicht explizit erwähnt.

»Psychotherapie ist ein bewußter und geplanter interaktioneller Prozeß zur Beeinflussung von Verhaltensstörungen und Leidenszuständen, die in einem Konsensus (möglichst zwischen Patient, Therapeut und Bezugsgruppe) für behandlungsbedürftig gehalten werden, mit psychologischen Mitteln (durch Kommunikation) meist verbal, aber auch averbal, in Richtung auf ein definiertes, nach Möglichkeit gemeinsam erarbeitetes Ziel (Symptomminimalisierung und/oder Strukturänderung der Persönlichkeit) mittels lehrbarer Techniken auf der Basis einer Theorie des normalen und pathologischen Verhaltens.«

Unter Erfolgsforschung (notwendigerweise auch Mißerfolgsforschung) versteht man Untersuchungen über Veränderungen durch psychotherapeutische Maßnahmen.
Die folgenden aufgezählten Erfolgskriterien entsprechen mittel- bis langfristigen Therapiezielen bei der Psychoanalyse und Verhaltenstherapie (Wolpe 1967, Toman 1978):
- Eliminierung oder Reduktion fehlangepaßten Verhaltens (Symptomatik).
- Entwicklung oder Aufbau neu angepaßter Verhaltensweisen, z. B. bezüglich beruflicher Produktivität, interpersoneller Beziehungen, sexueller Aktivität.
- Stabilisierung neu gelernter Reaktionen.
- Größere Fähigkeit, psychische Konflikte und Streß zu bewältigen.
- Erhöhte Wahlmöglichkeiten zwischen Verhaltensalternativen und sozialen Situationen.
- Verbesserte Partnerschaft, reduzierte Sensitivität für Trennungserlebnisse.

1970 erschien eine Arbeit von *Meltzoff und Kornreich*, in der 101 Therapiestudien analysiert werden. 57 dieser Untersuchungen werden als methodisch »adäquat« eingestuft (u. a. Kontrollgruppen, angemessene Stichprobengewinnung). Die Autoren kommen bei insgesamt 81 Untersuchungen zu einem positiven Ergebnis bezüglich der Psychotherapieeffekte. Allerdings wird diese Aussage dadurch eingeschränkt, da auch »unspezifische« therapeutische Kontakte (Pflegepersonal) in die Untersuchung miteingeschlossen wurden.
Bergin (1971) prüfte 48 Untersuchungen (1952–1969) mit psychoanalytischen, klientenzentrierten und sogenannten eklektischen Therapien (Neurotiker, psychosomatische Klienten, delinquente Jugendliche und Psychotiker). Bergin bemängelt, daß bei den meisten Studien Kontrollgruppen und katamnestische Nachuntersuchungen fehlen und kommt insgesamt zu einem mäßigen Urteil über die Psychotherapie.
Rachman (1971) kommt zu einem negativen Urteil über die Psychoanalyse (keine Kontrollgruppen, einseitige Selektionskriterien der Patienten). 40 experimentelle Verhaltenstherapiestudien werden positiv beurteilt. Es handelt sich hierbei allerdings um Analogiestudien, in denen keine echten Therapiefälle beschrieben werden.

Malan (1973) untersuchte nach kritischer Bewertung früherer Berichte fünf aussagekräftige Untersuchungen, bei denen Kontrollgruppen sowie katamnestische Überprüfungen 6 Monate nach Therapieabschluß vorlagen.
Außerdem waren psychotische Patienten von den Untersuchungen ausgeschlossen. Malan kommt zu dem Schluß, daß für die Effektivität der Psychotherapie, auch für die psychoanalytische Therapie, positive Resultate vorliegen.
Luborsky et al. (1975) berücksichtigten in ihrer retrospektiven Psychotherapieanalyse nur gut kontrollierte Studien (85 Untersuchungen von 1936–1974). Sie betonen zwar, daß generell gesehen die Psychotherapie erfolgreicher sei im Vergleich zur Nichtbehandlung, es jedoch zwischen den verschiedenen Therapieformen (Gruppentherapie, Psychoanalyse, Verhaltenstherapie) keine besonderen Unterschiede gebe.
Die *Temple-Gruppe (Sloane et al. 1976)* führte eine der methodisch anspruchsvollsten Untersuchungen der psychotherapeutischen Erfolgsforschung durch. Es wurde Verhaltenstherapie mit psychoanalytischer Kurztherapie verglichen. 94 erwachsene neurotische Patienten mit verschiedenen psychischen Störungen wurden zufällig eine der beiden Therapiegruppen oder einer Kontrollgruppe (Warteliste) zugeteilt. Ratings über Patientenbeurteilungen wurden vor und nach der Therapie (Dauer 4 Monate), 8 Monate und 12 Monate nach Therapieabschluß vom Patienten selber, vom Therapeuten, einem unabhängigen Kollegen und einer Bezugsperson des Patienten erhoben. Episodische (jede 5. Sitzung) Tonbandausschnitte lieferten das Material für die Beurteilung verschiedener Prozeßvariablen (Therapeutenvariablen, Sprachverhalten, Interaktionsstil). Auch die Temple-Gruppe zeigte, daß es zwischen den beiden Therapieformen keine nennenswerten Unterschiede gibt. Der sogenannte Yavis-Patient (für young, attractive, verbal, intelligent und successful oder sexual; Schofield 1964) schnitt am besten ab.
Aus der Erfolgsforschung ergibt sich folgendes Ergebnis: alle etablierten Therapien scheinen in etwa gleich effizient zu sein. Diese Schlußfolgerung wird jedoch stark bestritten. Nach Kadzin und Wilson (1978) beruht die Ausgeglichenheit der Ergebnisse auf starken methodischen Mängeln vor allem bei den Untersuchungen, die keine Effizienzunterschiede belegen konnten. Patienten-, Therapeuten- und Technikvariablen seien unzureichend präzisiert worden. Außerdem seien schwierige Patienten mit schwerer Symptomatik nicht in die Untersuchungen einbezogen worden.
Weiterhin ist zu den Psychotherapieerfolgsstudien zu sagen, daß sie viel zu pauschale Aussagen enthalten und aufgrund der angewandten statistischen Mittelungstechniken über verschiedene Störungsformen kaum differentielle Therapieeffekte bei unterschiedlichen Symptomen berücksichtigt werden können. Hier gilt das gleiche, wie bei Beechers Globaluntersuchung bezüglich der Plazeboeffekte. In den folgenden Abschnitten dieses Kapitels wird vielmehr dargestellt, daß insbesondere für psychosomatische Erkrankungen und damit auch für chronische Schmerzformen diese sehr allgemeinen Aussagen aus den zitierten Sammelreferaten nicht gelten. Es gibt inzwischen deutliche Unterschiede bezüglich der therapeutischen Effizienz einzelner Verfahren bei bestimmten Störungsformen, wenngleich auch die Daten zur differentiellen Psychotherapieindikation u. a. aufgrund der beschriebenen methodischen Probleme nur langsam zunehmen.
Allerdings gibt es vermutlich gemeinsame Wirkmechanismen, die vielen Therapieformen zugrundeliegen. Dies sind vor allem unspezifische Wirkfaktoren, die im folgenden beschrieben werden.

2. Plazeboeffekte

Frank (1974) beschrieb vier unspezifische Wirkkomponenten, die bei allen Psychotherapieformen eine größere Rolle für den Heilungserfolg spielen, als Details der Therapietechnik. Der *erste Faktor* betrifft die Interaktion Patient – Therapeut, die durch *Vertrauen in die Kompetenz des Helfenden* und durch die volle *Achtung und Wertschätzung des Klienten* seitens des Therapeuten charakterisiert ist.
Der *zweite Faktor* bezieht sich auf *situative Gegebenheiten,* in der übliche Rollenvorschriften nicht gültig sind und der Patient sich ganz auf seine Person und die Rituale der Therapie konzentrieren kann.
Der *dritte Faktor* betont *Hoffnung* und *Erwartung* des Klienten auf Verständnis und Besserung seiner Problematik. Die Erwartungen werden durch das therapeutische Setting, Erklärungen über mögliche Heilung, Therapie, Entstehungsmöglichkeiten der Erkrankung sowie durch initiale Entlastungseffekte geweckt, die entstehen, da dem Patienten ein Teil der Verantwortung für das Leiden genommen wird.
Der *vierte Faktor* umfaßt notwendige *therapeutische Aktivitäten* (einschließlich Hausaufgaben), die die therapeutische Beziehung intensivieren und eine glaubwürdige Begründung für Verhaltensänderungen abgeben.
Unter Plazeboeffekt versteht man eine Besserung des physischen oder psychischen Zustandes, die allgemeinen Erwartungen des Patienten in die Therapie zuzuschreiben ist und nicht einem spezifischen wirksamen Bestandteil der Therapie. Im allgemeinen bezieht sich zwar Plazebo auf Pillen, die keine pharmakologisch wirksame Substanz enthalten. Der Begriff Plazeboeffekt spielt jedoch auch in der Psychotherapieforschung eine entscheidende Rolle.
Shapiro (1960) belegte in einem historischen Überblick für zahlreiche Bereiche der Medizin und Psychologie, daß nichtspezifische Therapiekomponenten meist durch Erfolgserwartungen von Patient und Therapeut sowie durch suggestive Interaktionen vermittelt werden und einen wesentlichen Anteil an der Heilung darstellen. Beecher (1959) berichtete in einem Literaturüberblick, daß bei insgesamt 1082 Patienten (15 klinische Studien) mit schweren Schmerzzuständen 35% durch Doppelblind-Verabreichung von Plazebo-»Medikamenten« eine 50%ige Schmerzreduktion erzielten.

Solche Berichte sind insofern schwer interpretierbar, als die Bedeutung von Plazeboeffekten fast völlig von der behandelten Symptomatik abhängt und eine Mittelung über verschiedene Schmerzzustände kein klares Bild erlaubt.
Lasagna et al. (1965) berichten von signifikanten Schmerzlinderungen bei chirurgischen Patienten nach Injektion von Kochsalzlösung.
Im Kontrast zu Ergebnissen beim klinischen Schmerz zeigte sich in laborexperimentellen Schmerzuntersuchungen eine Plazeboanalgesie bei nur 3% der Vpn (Beecher 1959). Dieser geringe Prozentsatz im Vergleich zu pathologischen Schmerzzuständen mag mit der transitorischen Schmerzsituation zusammenhängen, die kaum oder gar keine Erwartungseffekte auslöst im Vergleich zum Schmerzpatienten, der auf jede Form der Hilfe angewiesen ist. In Nachfolgeexperimenten verwandte Beecher nicht wie bisher thermische oder elektrische Schmerzreize, sondern länger wirksame Stimuli (Kaltwasser-Stimulation und Ischämieschmerz). In 16% der Fälle traten Plazeboeffekte auf. Die Effektsteigerung könnte damit zusammenhängen, daß diesmal dem klinischen Schmerz näherstehende Stimulationsverfahren angewandt wurden. Pharmakologische Charakteristiken der Plazeboanalgesie ähneln denen der pharmakologisch wirksamen Analgetika. Hohe Plazebodosen sind effektiver als niedrige, Injektionen sind wirksamer als orale

Gaben. Physikalische Merkmale erwiesen sich ebenfalls als Determinanten der Plazebowirkung: Farbe, Form, Größe, Geschmack, Geruch. Z. B. werden große dunkelfarbige Pillen als sehr wirksam angesehen (Lasagna 1955).
Weiterhin ist die Anwesenheit des Arztes bei der Injektion eine wichtige Komponente des Plazeboeffektes.
Die psychologischen Mechanismen der Plazeboanalgesie sind unklar. Meist wird der Plazeboeffekt mit Angst und Suggestibilität in Verbindung gebracht. Die meisten Untersuchungen zeigten jedoch keine Korrelation zwischen Suggestibilität und Plazeboreaktion (Evans 1974).
In der bereits zitierten Hypnosestudie (s. S. 87) von McGlashan et al. (1969) zeigte sich bei gut hypnotisierbaren Vpn keine Korrelation zwischen Plazebo- und Hypnosereaktionen, jedoch signifikante Beziehungen bei nicht-hypnotisierbaren Vpn. Die Plazebokomponente scheint bei den meisten Menschen in der Hypnosebehandlung der entscheidende Wirkfaktor zu sein, während bei einem geringen Prozentsatz (5–10% sind hochsuggestibel) therapiespezifische Effekte der Hypnose wirksam werden.
Zur Beziehung Angst – Schmerz – Plazeboeffekt gibt es eine Reihe von Untersuchungen, aus denen hervorgeht, daß Angstanstiege mit einer Zunahme der Schmerzempfindung bei unveränderter Intensität der noxischen Stimulation einhergehen, jedoch Angstminderung nicht von einer Reduktion der Schmerzperzeption begleitet ist (Evans 1974). Die Zusammenhänge Angst – Schmerz sind noch weitgehend unbekannt. Bezüglich der Beziehung Angst – Plazeboeffekt wurde eine signifikante Korrelation zwischen chronisch ängstlichen Vpn (»trait«-Angst, Spielberger 1975) mit hohem Angstniveau und plazeboinduzierter Erhöhung der Schmerztoleranz festgestellt (Evans 1974).
Klinisch-pharmakologische Untersuchungen von Levine et al. (1978) zur Plazeboanalgesie bei Patienten nach einer Zahnextraktion wiesen nach, daß nicht-plazeboreaktive Patienten nach Naloxongabe keine Schmerzanstiege zeigten. Plazeboreaktive Klienten hingegen berichteten nach Naloxongabe über starke Schmerzanstiege. Aus diesen Ergebnissen schlossen Levine und Mitarbeiter eine *Beteiligung des Endorphinsystems bei der plazebovermittelten Analgesie.*
Zusammenfassend läßt sich feststellen, daß eine Reihe »unspezifischer« Wirkkomponenten den Plazeboeffekt verursachen: Arzt – Patienten – Interaktion, äußerer Behandlungsrahmen (Ambulanz, Krankenhaus), Instruktion und Medikamentenattribute (Verabreichungsform), habituelle Persönlichkeitsmerkmale (Angst, plazeboreaktiv), Vorerfahrung mit Schmerz, Erfolgserwartung, aktueller psychischer und physischer Zustand, emotionale und kognitive Verarbeitungsmechanismen bei der Schmerzwahrnehmung, individuelle Reaktion auf Therapie und Symptomänderung (Murray 1971, Netter 1980).
Die Ausführungen über den Plazeboeffekt verdeutlichen die umfassende Wirksamkeit dieses Phänomens in der Medizin und Psychotherapie. Aus dem Nachweis der Plazeboeffekte für die Psychotherapie ergeben sich zwei wichtige Implikationen:
1. Der Zustand und somit die Therapiemotivation des Klienten während der Psychotherapie kann durch *Beeinflussung der Erfolgserwartungen* verändert werden. Therapieabbrüche durch Mißerfolgserwartungen sind somit vermeidbar.
2. Da, wie mehrfach betont, jedes Therapieverfahren Plazeboelemente enthält, ist es unerläßlich, in der Versuchsplanung und Überprüfung von Therapietechniken *Plazebo-Kontrollbedingungen* einzuführen.
Bei Gruppenplänen sind Plazebo-Kontrollgruppen notwendig. Außerdem sind langfristige Nachuntersuchungen erforderlich, da sich z. B. gezeigt hat, daß Plazeboeffekte bei Migränepatienten bis zu 4 Monate anhalten (Barolin 1969).
In Einzelfalluntersuchungen sind lange Baselinephasen vor Therapiebeginn, häufige

diagnostische Erfolgskontrollmessungen und langfristige Katamnesen zur Kontrolle der unspezifischen Plazebowirkung erforderlich.
Im folgenden Kapitel wird ein zeitreihenanalytisches Modell zur Analyse von Therapieverläufen dargestellt, als Beispiel für die Kontrolle unspezifischer und spezifischer Interventionseffekte in psychotherapeutischen Einzelfallstudien.

3. ARIMA-Modelle zur Analyse von Einzelfallstudien

In der klinischen Psychologie fallen viele Daten in Form von Zeitreihen an. Z. B. können in der psychophysiologischen Forschung Biosignale wie EEG, EKG, PGR, Magenmotilität, Herzrate etc. sequentiell erfaßt werden. In der psychotherapeutischen Prozeßforschung können ebenfalls täglich oder zumindest bei jeder Therapiesitzung relevante Daten erhoben werden. In den letzten Jahren werden zunehmend zeitreihenanalytische Verfahren zur statistischen Effektüberprüfung bei Einzelfallstudien verwandt (vgl. Überblick über Methodik und Techniken der Versuchsplanung bei kontrollierten Fallstudien von Huber 1978), nachdem erkannt wurde, daß Gruppen-Versuchspläne in der Psychotherapie-Prozeßforschung mit zahlreichen Nachteilen verbunden sind: starke interindividuelle Heterogenität der Verhaltensstörungen auch innerhalb einer definierten Diagnose-Gruppe, enormer Zeit- und Arbeitsaufwand bis inferenzstatistisch aussagefähige Gruppengrößen zustande kommen, Unmöglichkeit, verschiedene Versuchsbedingungen (z. B. Therapeuten-Verhalten) bei verschiedenen Klienten konstant zu halten. Einzelfallstudien hingegen haben den Vorteil, daß durch eine individuumzentrierte Betrachtungsweise des Verhaltens von Therapeut und Klient die komplexen therapeutischen Interaktionen »en miniature« beobachtbar und analysierbar gemacht werden können (Dahme 1977). Eine wesentliche Voraussetzung dafür ist allerdings die Erfassung zahlreicher Zeitpunkte des Psychotherapie-Prozesses (Verlaufsbeobachtung, s. weiter unten).
Lange Zeit wurde die Einzelfallanalyse zu Unrecht als unwissenschaftlich und wenig aussagekräftig beurteilt. Dabei sind in zahlreichen exemplarischen Einzelfalluntersuchungen wesentliche Erkenntnisse gewonnen worden. Broca entdeckte 1861 (zit. n. Keeser 1979) an einem einzelnen Patienten, dessen sprachliche Ausfälle über einen langen Zeitraum untersucht wurden, nach der Obduktion das motorische Sprachzentrum.
Sigmund Freud veröffentlichte 1909 die *»Analyse der Phobie eines fünfjährigen Knaben«* und bemerkt einleitend, daß seine von ihm als fundamentale Stützen der psychoanalytischen Theorie angesehenen Annahmen über die infantile Sexualität, die er aus Behandlungen bei Erwachsenen ableitete, durch die Analyse des kleinen Hans gestützt wurden.
Bekannt wurde ebenfalls die Fallanalyse des 11 Monate alten *»kleinen Albert«*, in der Watson und Rayner (1920) das Konzept der klassischen Konditionierung mit anschließender Reizgeneralisierung überprüften. Die Autoren dokumentieren, daß eine Konditionierung emotionaler Reaktionen möglich ist, sagen aber nicht aus, wie gelegentlich behauptet, jede emotionale Reaktion sei konditionierbar. Auch Freud hütete sich vor Verallgemeinerungen.
Einzelfallstudien führen also prinzipiell zu Ergebnissen, die als Hypothesen für weitere Untersuchungen bei größeren Personengruppen dienen oder die Existenz eines bestimmten Phänomens oder Effektes (»seltenes Phänomen«, Huber 1978; z. B. die bedeutende Einzelfallstudie über lebensbedrohliches chronisches Erbrechen beim 9

Monate alten Kind, das durch aversive Konditionierung mit Elektroschocks sehr schnell behoben wurde, Lang und Melamed 1969) nachweisen.

Zur Quantifizierung von Interventionseffekten in psychotherapeutischen Einzelfallstudien werden in den letzten Jahren, wie bereits oben betont, zeitreihenanalytische Verfahren angewandt. Unter Zeitreihe versteht man eine Anzahl von Beobachtungspunkten $u_1, \ldots, u_n$, die zu bestimmten Zeitpunkten $t = 1, \ldots, n$ für eine in der Zeit veränderliche Größe U auftreten. Die Zeitreihe ist somit »die Realisation einer in $t = 1, \ldots, n$ geordneten Sequenz $U_1, \ldots, U_n$ von Beobachtungsvariablen, die eine gemeinsame Wahrscheinlichkeitsverteilung $F (u_1, \ldots, u_n)$ besitzen; eine so geordnete Folge von Zufallsgrößen wird ein stochastischer Prozeß genannt.« (Huber 1978, S. 1177).

In Zeitreihenstudien kann die Effektüberprüfung über Mittelwertsvergleiche erfolgen sowie über Trends und Trendänderungen. Ein Problem bei der Anwendung der Zeitreihenanalyse ist die *serielle Abhängigkeit von Meßwerten,* die die Quantifizierung und statistische Inferenz bei Einzelfallstudien erschwert (Lutzenberger 1977). Unter serieller Abhängigkeit versteht man, daß zwei zeitlich aufeinanderfolgende Meßwerte nicht voneinander unabhängig, sondern deren statistische Abhängigkeit durch stochastische Prozesse determiniert ist (Dahme 1977). Beispielsweise sind bestimmte Verhaltensweisen eines Klienten innerhalb kurzer Zeitabstände nicht als zufällig oder unvorhersehbar zu interpretieren, sondern beruhen auf verschiedenen therapieinternen oder -externen Faktoren. Für die sinnvolle Anwendung der Zeitreihenanalyse sollte also die Unabhängigkeit der Meßwerte vorliegen. Mit Hilfe des ARIMA-(autoregressive-integrated-moving-average)-Ansatzes kann diese Abhängigkeit herausgefiltert werden. Die Methode wurde u. a. von Box und Jenkins (1970) beschrieben. Unter *autoregressiv* versteht man, daß ein Meßwert von einem oder mehreren vorangehenden Werten mittels einer Regressionsgleichung vorhergesagt werden kann. Der Begriff *moving-average-Prozeß* bedeutet, daß ein Zeitreihenwert als additive Funktion seines momentanen Fehlers und der vorangegangenen Fehler gesehen werden kann (Keeser 1979).

Systematische Niveau- oder Trendänderungen als Folge eines Behandlungseffektes lassen sich durch den ARIMA-Ansatz nachweisen (vgl. detaillierte mathematische Darstellung bei Lutzenberger 1977). Ein spezielles Problem der statistischen ARIMA-Zeitreihenanalysen besteht in der notwendig großen Zahl der Meßwerte der Zeitreihe. So fordern Box und Jenkins (1970), daß *mindestens 50 Meßwerte,* die möglichst äquidistant sein sollen, vorliegen müssen.

Im folgenden wird die Anwendung des ARIMA-Ansatzes bei der weiter unten beschriebenen experimentellen Therapiestudie demonstriert.

Wesentliches Maß für den Therapieerfolg sind Veränderungen der sogenannten »Baseline«-Daten (Tagebuchdaten). Diese Daten werden in den verschiedenen Phasen vor Therapiebeginn (Baseline), während des Therapieverlaufs, nach Therapieabschluß und während der Follow-up Untersuchungen miteinander verglichen (AB-AB Design: A = diagnostische Messungen zur Therapiekontrolle vor der Therapie und im therapiefreien Intervall, B = diagnostische Messungen am Ende der 1. und 2. Therapie). Jeder Klient erhält zwei unterschiedliche Therapien, allerdings in unterschiedlicher Reihenfolge (vgl. Beschreibung des Designs S. 321). Täglich erhobene Meßdaten entstammen Skalen (s. Tab. 15), die einfache Ratingskalen der Beschwerden des jeweiligen Tages sind. Hinzu kommen tägliche Selbsteinschätzungen der Therapieerwartung und Stimmung. Medikationsdaten werden direkt angegeben und nach einem unabhängig abgegebenen Bewertungsvorgang von Experten zu einer oder mehreren Skalen je nach Intensität zusammengefaßt.

Um eine angenäherte Normalverteilung zu erhalten und die verschiedenen Daten vergleichbar zu machen, wird für jede Zeitreihe eine T-Transformation nach McFall (s.

Tab. 15

Datum		**Wochentag**			**Name**
Beschwerden	**Zeit Dauer**	**Stärke 0–10** 0 = keine Schmerzen 10 = extrem stark	**Anlaß**	**Ort**	**Medikament**
1.					
2.					
3.					
4.					
Wie überzeugt sind Sie, daß Ihnen die Therapie Erfolg bringen wird? −5 −4 −3 −2 −1 0 +1 +2 +3 +4 +5 gar keinen … sehr viel					
Wie war Ihre Stimmung insgesamt während des Tages? −5 −4 −3 −2 −1 0 +1 +2 +3 +4 +5 sehr schlecht … sehr gut					

Lienert 1973) in der Weise durchgeführt, daß sie den Mittelwert 0 und die Standardabweichung 1 bekommt.

Für die Untersuchung des gesamten Therapieverlaufes (Baseline – Therapie 1 – Baseline – Therapie 2 – Baseline) wurde ein einfaches zeitreihenanalytisches Sprungmodell gewählt, indem der Beginn jedes einzelnen Therapieabschnittes durch einen Sprung in der Modellfunktion dargestellt wird. Der Sprung ist natürlich in beide Richtungen möglich. Dadurch können die Mittelwerte der einzelnen Therapiephasen miteinander verglichen werden.

Für die vorliegenden Daten der experimentellen Therapiestudie bei Schmerzpatienten wurde durch den ARIMA-Ansatz (Mittelwertsvergleich und Filterung) die serielle Abhängigkeit beseitigt (p = .90 bis p = 1.0), sodaß mit den unabhängigen Daten die üblichen statistischen Tests angewendet wurden und somit auch die Darstellung des Therapieverlaufs durch Sprungfunktionen die Daten hinreichend genau beschreibt.

Entscheidend für die Bewertung des Therapieerfolges ist nicht die absolute Größe der Veränderung, sondern die Deutlichkeit der Veränderung der Werte. Die Deutlichkeit wird durch die Wahrscheinlichkeit gemessen, mit der ein Mittelwertsvergleich (zweiseitig) signifikant ist. Im Vergleich zu t-Werten ist dieses Maß von Freiheitsgraden unabhängig, die für die Therapieabschnitte und einzelnen Klienten unterschiedlich groß sind.

Daten aus mehreren Einzelfallstudien können zu einer Gruppenstatistik aggregiert werden, die mit inferenzstatistischen Verfahren berechnet werden kann. Richtungsänderungen lassen sich dann gut erkennen, wenn Wahrscheinlichkeitswerte in dazugehörige z-Werte transformiert werden und diese mit entsprechenden Vorzeichen der Veränderung versehen werden.

Sollen zwei Veränderungen statistisch miteinander verglichen werden, muß die Differenz der z-Werte sowie die entsprechende Wahrscheinlichkeit gesucht werden. Der agglutinierte z-Wert zahlreicher z-Werte ist gleich dem Mittelwert der z-Werte mal der Quadratwurzel aus der Zahl der aufsummierten z-Werte:

$$z = \frac{i = \sum_{1}^{n} zi}{\sqrt{n}}$$

Im Kapitel über die experimentelle Therapiestudie werden anhand der z-Werttabellen die Ergebnisse im einzelnen besprochen, aus denen ersichtlich ist, daß die Verwendung autoregressiver Einzelfallstatistik präzise Aussagen über Effektivität und Indikation psychotherapeutischen Vorgehens bei chronischen Schmerzpatienten erlaubt.

4. Gemeinsame Wirkbedingungen

In den folgenden Abschnitten dieses Kapitels werden eine Reihe psychotherapeutischer Verfahren geschildert, die, mit Ausnahme der Psychoanalyse, erst seit einigen Jahren zunehmend in der Schmerztherapie angewandt werden. Wir haben bereits gesehen, daß einige Untersuchungen und zusammenfassende Berichte aus der psychotherapeutischen Erfolgsforschung aufgrund geringer Effizienzunterschiede bei den verwendeten Psychotherapien die Vermutung nahelegen, daß sich therapeutische Erfolge bei allen Therapien auf *gemeinsame Wirkbedingungen* zurückführen lassen. Neben dem bereits ausführlich diskutierten Plazeboeffekt als unspezifischen Faktor, der bei allen Verfahren, besonders auch bei den »apparativ-orientierten« Therapien (Biofeedback, transkutane Nervenstimulation, Akupunktur) eine entscheidende Rolle spielt, sind es möglicherweise drei spezifischere Bedingungen, die z. Z. in der Psychotherapieforschung diskutiert werden:

1. Konfrontation (exposure),
2. Empathie des Therapeuten,
3. Bereitstellung von Fertigkeiten.

Der erste Wirkfaktor umfaßt die *offene oder verdeckte Konfrontation* mit gemiedenen problemauslösenden Situationen der eigenen Umwelt. Auf der kognitiven Ebene wird in der psychoanalytischen Behandlung dieses Prinzip der Exposition mit vergangenen traumatischen Ereignissen, die erinnert, wiederholt und durchgearbeitet werden, praktiziert. Besonders Marks (1973) propagierte den Therapiefaktor »exposure« in der Angstbehandlung. Die Länge der Exposition und Art der Reizdarbietung (gestuft bei der Desensibilisierung, massiv beim Flooding) führt zur Extinktion der Angst auf allen Verhaltensebenen, da nach Präsentation angstbesetzter Reize die aversiven Konsequenzen auf die konditionierten emotionalen Stimuli ausbleiben. Mittels der kognitiven Methode der »Schmerzimpfung« (s. S. 94) sowie beim Modellernen und Selbstsicherheitstraining auf der Verhaltensebene werden Varianten der Exposition angewendet.
Die gezielte Konfrontation mit symptomprovozierenden Stimuli gelingt am ehesten bei einer *empathischen Beziehung*, die kommunikationserleichternd wirkt. Empathische Verhaltensweisen des Therapeuten werden in der Psychotherapie als selbstverständlich angesehen, deren Bedeutung ist aber in der Verhaltenstherapie nicht unumstritten (Keßler et al. 1980). Lediglich in der Psychoanalyse wird das Empathiekonzept unter dem Begriff Übertragung – Gegenübertragung ausgiebig diskutiert.
Schließlich sei kurz auf den 3. Wirkfaktor hingewiesen, den der *Hilfestellung und Übung* bei der Entwicklung individueller Fähigkeiten (alternative Bewältigungsreaktionen in Belastungssituationen auf den 3 Verhaltensebenen, Erweiterung des Verhaltensrepertoi-

res), wahrscheinlich die wesentlichste Determinante für positive Therapieresultate. In den folgenden Ausführungen über einzelne Therapieverfahren wird dieser Faktor besonders berücksichtigt.

Mit der *self-efficacy-Theorie* versucht Bandura (1977) in einem übergreifenden Ansatz die Wirkungsweise verschiedener Modifikationstechniken zu erklären. Der bereits mehrfach angesprochene gemeinsame Mechanismus psychotherapeutischer Vorgehensweisen beruht nach Bandura auf einer *Zunahme eigenen Kompetenzvertrauens* (self-efficacy), d. h. der Erwartung, bestimmte Aufgaben und Probleme bewältigen zu können. Die subjektive Kompetenzeinschätzung variiert mit dem Schwierigkeitsgrad der zu bewältigenden Aufgaben, der Breite des erfaßten Verhaltensbereichs und dem Grad der Stabilität bei sich widersprechenden Erfahrungen. Nach Bandura stammen die Informationen über die eigene Kompetenz aus den persönlichen Handlungserfahrungen (performance accomplishments), die vor allem durch partizipierendes Modellernen, Desensibilisierung und Selbstkontrolltechniken vermittelt werden. Diese Informationsquelle der direkten Handlungserfahrung ist vermutlich der für eine *Verhaltensänderung einflußreichste Faktor.* Stellvertretende Erfahrung und verbale Beeinflussung ändern weniger zuverlässig Kompetenzerwartungen. Die Wahrnehmung autonomer Erregungszeichen auf bestimmte Reize beeinflußt ebenfalls Kompetenzerwartungen, da aufgrund der Erregung Rückschlüsse auf eigene Bewältigungsfähigkeiten gezogen werden können. Attributionsprozesse (s. auch S. 96ff.) beeinflussen Handlungserfolge insofern, wenn sie auf Fähigkeit, Anstrengung oder externe Einflüsse zurückgeführt werden. Bei der Planung therapeutischer Strategien sollte das self-efficacy-Prinzip berücksichtigt werden. Über verschiedene therapeutische Hilfsmittel (direkte Unterstützung durch den Therapeuten, Modellernen, situative Gestaltung, graduiertes Vorgehen) kann der Klient allmählich dazu gebracht werden, eigene Erfahrungen bei der Situationsbewältigung zu machen. Die Kompetenz kann verstärkt und stabilisiert werden, wenn zunehmend ohne therapeutische Hilfsmittel eigene Handlungserfahrungen ermöglicht werden.

Die Verstärkung der Selbstkontrollkompetenz vermag bei Schmerzpatienten den Teufelskreis von Schmerz, Hilflosigkeit, Depression und Schmerzintensivierung zu durchbrechen. Es wurde bereits die spekulative Hypothese aufgestellt (s. S. 99), daß gesteigertes Kontrollerleben mit einer Aktivierung des Endorphinsystems einhergehen könnte, die die Schmerzempfindung reduziert. Ein interessanter Ansatz zukünftiger Forschung wäre es, die Beziehung zwischen Schmerzbewältigung und der Aktivität der körpereigenen Opiate zu untersuchen (Keeser 1980). Ein weiterer Ansatz besteht darin, die Wirkung schmerzreduzierender Interventionen durch den Vergleich wiederholter experimentell erzeugter Schmerzreaktionen zu objektivieren.

Abschließend soll darauf hingewiesen werden, daß psychotherapeutische Maßnahmen auch *schädliche Wirkungen* haben können. Diese können dann eintreten, wenn z. B. bestimmte Bedingungen nicht beachtet werden, wie fehlende Motivation des Klienten und der Angehörigen, laufender Entschädigungsprozeß wegen chronischer Schmerzen, psychiatrische Auffälligkeiten (Psychose, Sucht), gleichzeitig durchgeführte andere psychologische Therapien. Zu dem letzten Punkt ist zu sagen, daß der zunehmende Trend der gegenwärtigen Therapiepraxis durch einen *unkritischen »Kombinationseklektizismus«* geprägt ist (Birbaumer 1980).

Lazarus (1976) spricht von »multimodalen« Therapien. Goldfried und Davison (1976) wiesen nach, daß bereits die Kombination ähnlicher Methoden wie Desensibilisierung und kognitive Restrukturierung weniger wirksam sind als jede der beiden Interventionen allein angewandt (bei sozialen Ängsten). Wird das Indikationsproblem nicht beachtet, kann die Therapie wirkungslos sein mit schädlichen Auswirkungen auf den Klienten. In ihm kann sich die Meinung bilden, daß auch die Psychotherapie als ultima ratio keine Hilfe mehr bringen kann. Diese Überlegungen sprechen dafür, das Problem der differentiellen Indikation (»welche Art von Therapie, verabreicht durch welchen Therapeuten, unter welchen spezifischen Bedingungen, hat welche Wirkung auf welche Klienten mit welchen spezifischen Problemen und wodurch?«, Hartig 1975) in der Psychotherapieforschung stärker als bisher zu berücksichtigen, auch aus dem Grund, bei fehlender Indikation von einer Psychotherapie abzuraten, um schädliche Wirkungen zu vermeiden.

II. Psychologische Verfahren bei Schmerzpatienten

1. Psychoanalyse

Psychodynamische Erklärungsansätze zum Schmerz gründen sich auf frühe hypothetische Vorstellungen Freuds (1952), die er in den »Studien über Hysterie« in Zusammenhang mit der Beschreibung des *ätiologischen Konversionsmodells für hysterische Schmerzzustände* entwickelte. Er betonte in der Entstehung des Schmerzes die *assoziative Verknüpfung zwischen psychischem Affekt und physischem Schmerz, die über Symbolisierungsprozesse zustandekommt.* Freud (1952) beschrieb allerdings auch die Möglichkeit der Schmerzentstehung durch direkte identifizierende Beobachtung von Schmerzen anderer: »Ein hochintelligenter Mann assistiert, während seinem Bruder das ankylosierte Hüftgelenk in der Narkose gestreckt wird. Im Augenblick, wo das Gelenk krachend nachgibt, empfindet er heftigen Schmerz im eigenen Hüftgelenk, der fast ein Jahr andauert« (Freud 1952, S. 83).

Dieser Vorgang der stellvertretenden klassischen Konditionierung spielt vor allem in der Sozialisation bei der Schmerzentstehung eine wichtige Rolle (Craig 1978). Erziehungspersonen, die unter chronischen Schmerzzuständen leiden, sind ein einflußreiches Identifikationsmodell, das vor allem im Umgang mit Anforderungen der Umwelt Bewältigungsstrategien vermittelt (Abwehrvorgänge wie z. B. Somatisation), die den Lernprozeß des Heranwachsenden negativ beeinflussen kann. Apley und MacKeith (1968) fanden unter tausend Schulkindern knapp 11% Kinder mit häufig auftretenden Bauchschmerzen, die meist zu Beginn des Schulalters auftraten. Nach den Autoren sind die Faktoren der Schmerzgenese Trennungsängste, die mittels identifikatorischer Prozesse abgewehrt werden. Die Eltern als Identifikationsobjekte wiesen im Vergleich zu Kontrollpersonen überzufällig häufig Bauchschmerzen und andere körperliche Erkrankungen auf.

Engel (1959) faßte folgende typische Persönlichkeitsmerkmale von chronischen Schmerzpatienten zu dem Begriff *»pain proneness«* zusammen: masochistisch-hypochondrisch getönte Einstellungen, Schmerzen erleiden zu müssen, viele Operationen mit unklarer Indikationsstellung, häufig wechselnde Partnerschaften. Diese charakteristischen Eigenschaften prägen den oft sehr *manipulativen Interaktionsstil Patient – Arzt,* den Szasz (1957) mit dem Begriff *»pain game«* bzw. *»painmanship«* umschrieb. Diese Patienten haben geringen oder fehlenden Leidensdruck, somit keine Motivation für eine Behandlung. Konfliktzentrierte psychoanalytische Behandlungen sind dadurch sehr erschwert, da das Schmerzverhalten als Bewältigungsform intrapsychische Konflikte neutralisiert (Adler 1979). Die Beziehung zum Therapeuten wird als bedrohlich erlebt, da mit der Symptomreduktion in der nachfolgenden Labilisierungsphase erneute Konflikte aufbrechen können. Das starke Abwehrverhalten ist dadurch gekennzeichnet, daß der Patient jede Verantwortung für sein Leben und seine Aktivität ablehnt, er langjährige Gewohnheiten, z. B. durch Schmerz die Umwelt zu kontrollieren, Aufmerksamkeit, Vergünstigungen zu erhalten, nicht aufgeben will. Es kann dann zum Therapieabbruch kommen, nachdem er dem Therapeuten zu beweisen versuchte, daß keine Schmerzursache zu finden ist und somit eine Hilfe nicht möglich ist.

Diese negativen therapeutischen Reaktionen bezeichnete Freud (1940) als größtes Hindernis in einer psychoanalytischen Behandlung. Diese neurotischen Reaktionsweisen, als *passive Rache oder masochistischer Triumph* bezeichnet (Heigl 1972), bestehen darin, auf jeden kurzfristigen Fortschritt in der Analyse mit einer Verschlechterung der Symptomatik zu reagieren. Wesentlicher Faktor dieses Widerstandes ist das Schuldgefühl, das in den Schmerzen Befriedigung findet und auf die Strafe durch das Leiden nicht verzichten kann (Freud 1940). Diese bei chronischen Schmerzpatienten oft zu beobachtende selbstschädigende Abwehrform hängt nach Adler (1979) mit der Einstellung zusammen, *Schmerzen erleiden zu müssen,* möglicherweise als Buße wegen früherer Verfehlungen.

Im folgenden werden einige manipulative Kommunikationsmuster beschrieben, die verdeutlichen, in welcher Weise – final interpretiert – chronische Schmerzpatienten ihre Beschwerden als Symbol benutzen, ihre Forderungen nach Hilfe, Zuwendung, Berentung etc. durchzusetzen. Psychodynamisch gesehen versucht der Patient in der Auseinandersetzung mit dem Therapeuten die erlebte vitale Unterlegenheit und Abhängigkeit als Kranker in eine moralische Überlegenheit gegenüber dem Therapeuten umzumünzen. Dies kann sich in der Lebenshaltung äußern, mir kann keiner helfen, ich bin ein unbehandelbarer Fall etc.

In Therapien wiederholt auftauchende »pain games« hat Sternbach (1974) beschrieben.

Der *»Haustyrann«:*

Schmerzpatient: »Nicht, daß ich nicht will« (Mülleimer heruntertragen, Sexualität, arbeiten). Ich kann nicht!«

Partner: »Ist doch klar. Ich versteh' dich.«

Der Haustyrann benutzt den Schmerz, um Sympathie und Aufmerksamkeit zu erhalten. Dies verstärkt die Patientenrolle. Außerdem wird der Partner auf Dauer überfordert, gegenüber dem kindlichen Patienten ständig eine Elternrolle einzunehmen. Der Patient tyrannisiert die Familie, indem er Verantwortung und Verpflichtungen ablehnt.

Der *»Profi«* wird für seine Patientenrolle bezahlt. (Arbeitslosenunterstützung, Sozialfürsorge, Sozialversicherungszahlungen etc.).

Der *»Süchtige«* gibt zwar vor, Angst vor Medikamenten zu haben, von denen er abhängig werden könnte, manövriert aber den Arzt dahin, immer stärkere Tabletten zu verschreiben.

Patient: »Herr Doktor, der Schmerz ist fürchterlich. Ich werd' noch verrückt.«

Arzt: »Glauben Sie, daß die Schmerzen noch schlimmer geworden sind?«

Patient: »Mit dem Percodan ist es jetzt viel besser; aber ich habe etwas gegen solche Mittel. Können Sie mich nicht operieren?«

Arzt: »Nein. Wir sollten bei dieser Therapie jetzt bleiben!«

An diesem Beispiel werden Gefahren deutlich, mit denen in der Behandlung chronischer Schmerzen immer zu rechnen ist: mögliche *Medikamentenabhängigkeit (Sucht)* sowie

psychologische Konditionierungseffekte, wenn auftretende Schmerzen kontingent mit Analgetika verstärkt werden (vgl. operante Verfahren – »paincocktail« S. 290).
Der *»Somatisierer«* erlebt Schmerzen nicht in Zusammenhang mit belastenden Lebenssituationen, sondern ausschließlich als organischen Prozeß. Er verleugnet familiäre oder berufliche Probleme und psychische Symptome (Angst, Depression).

Arzt: »Ich kann mir vorstellen, daß Ihre Krankheit für Sie und Ihre Frau sehr schwierig ist und Sie sich anpassen mußten.«

Patient: »Ich habe – Gott sei Dank – eine sehr verständige Frau. Wir hatten bisher keine Probleme.«

Arzt: »Aber, daß Sie nicht arbeiten konnten, dann die Krankenhausaufenthalte, die schlaflosen Nächte . . .«

Patient: »Wir haben das alles ohne Probleme hingenommen. Ich möchte natürlich geheilt werden; aber der Schmerz läßt einfach nicht nach.«

Arzt: »Haben Sie beobachtet, daß Ihre Schmerzen schlimmer wurden, wenn Sie aufgeregt waren oder sich Sorgen gemacht haben?«

Patient: »Nein. Ich mache mir nie Sorgen. Was mich allein fertig macht, sind diese Schmerzen.«

Sternbach hat bei Schmerzpatienten festgestellt, daß sie körperliche Schmerzen besser ertragen als emotionale Konflikte. Nach seiner klinischen Erfahrung ist die Verleugnung persönlicher Probleme für eine psychologische oder auch medizinische Therapie prognostisch als ungünstig zu beurteilen.
Schließlich gibt es noch den *»Confounder«* (Spielverderber) bzw. *»Koryphäenkiller«.* Je berühmter und erfolgreicher der Therapeut ist, desto intensiver sind die Versuche des Patienten, alle Bemühungen des Therapeuten durch Widerstand, Passivität oder gleichzeitiges Konsultieren anderer Ärzte zunichtezumachen. Weitere Schwierigkeiten in der Therapie sind häufige Depression und hypochondrische Reaktionen (vgl. S. 32ff.).
Im Interesse des Patienten sollte man sich bei den schwerbehandelbaren Fällen auf kurzpsychotherapeutische Verfahren beschränken, eventuell in Kombination mit verhaltenstherapeutischen Interventionen, in denen dem Patienten geholfen werden sollte, Schmerzen zu akzeptieren und ihn *abzuhalten vor unaufhörlichen neuen diagnostischen und therapeutischen Eingriffen.* Lambley (1976) kombinierte erfolgreich psychodynamisch orientierte Verfahren mit einem Assertivitätstraining. Legalos (1977) behandelte einen Patienten mit chronischen Magenschmerzen mittels aversiver Konditionierung und ergänzte die Therapie wegen depressiver Phasen mit analytisch-psychotherapeutischen Maßnahmen.
In einer der wenigen umfangreicheren psychotherapeutischen Studien beschrieb Pinsky (1978) an chronischen schweren Schmerzpatienten gruppenpsychotherapeutische Möglichkeiten auf einer chirurgischen Station.
In allen Fällen scheint es schon vor Beginn einer Behandlung ratsam, gegebene Lebensumstände und Zukunftsmöglichkeiten realistisch durchzusprechen, um im Laufe der Behandlung eine neue Lebensplanung aufzustellen, ehe sich Therapeut und Patient der mühevollen Arbeit einer längerfristigen psychoanalytischen Behandlung unterziehen.

2. Kognitive Verfahren

Bisher gibt es kein einheitliches Konzept einer »kognitiven Psychotherapie« in der Behandlung von Schmerzpatienten oder anderer Störungen. Vielmehr handelt es sich um verschiedene verhaltenstherapeutisch orientierte Ansätze: Selbstinstruktionstraining, rational emotive Therapie (Ellis 1962), covert desensitization, Stoptraining, verdeckte Selbstbehauptung, systematische Desensibilisierung kombiniert mit selbstinstruktiven Komponenten.

Im Zentrum kognitiver Verhaltensmodifikation stehen pathogene Einstellungen und Gedanken (verdeckte Selbstverbalisierungen), Kommunikations- und Interaktionsstile, die im Zusammenhang mit dem Schmerzverhalten stehen. Dadurch soll eine indirekte Modifikation der Schmerzwahrnehmung und Schmerztoleranz erreicht werden, die es dem Patienten gestattet, das Aktivitätsniveau anzuheben und die Medikation zu reduzieren. Eine der neueren ambulanten kognitiven Verhaltenstechniken ist die *»Schmerzimpfung«* (Meichenbaum 1977, Turk 1977, Bullinger et al. 1982 vgl. S. 94). Dieses Verfahren versucht, den Klienten gegenüber eigenem Problemverhalten zu sensitivieren und ihn in die Lage zu versetzen, das Schmerzverhalten durch Veränderungen begleitender Kognitionen zu kontrollieren. Im Vordergrund steht die Information über Streßreaktionen sowie der Einsatz alternativer Selbstverbalisationen und Entspannungsreaktionen in belastenden schmerzinduzierenden Streßsituationen. Dadurch kann dem Klienten geholfen werden, die *physiologische Aktivierung, die in Streßsituationen mit intensiviertem Schmerzverhalten einhergeht, besser zu kontrollieren und den Schmerz zu blockieren.* Lautes Äußern von positiven Selbstaussagen, Zahlen addieren bzw. einfaches Zählen ist im Sinne der Aufmerksamkeitsablenkung ebenfalls schmerzlindernd wirksam (Barber und Cooper 1972). Das Therapieprogramm der Streßimpfung vermittelt dem Klient eine realistischere Einschätzung spezifischer Belastungssituationen. Außerdem lernt er, seine angsterzeugenden und schmerzverstärkenden Vorstellungen zu kontrollieren sowie nociceptive Afferenzen neu zu interpretieren. Die Anwendung kognitiv-physiologischer Copingtechniken eignet sich auch für die stationäre Therapie chronischer Schmerzen (Fordyce und Steger 1982), kann aber auch prophylaktisch eingesetzt werden (Meichenbaum 1977). Weitere therapeutische Varianten wie kognitives Modellernen mit Demonstration von Bewältigungsverhalten, ausagierendes Rollenspiel sowie verdeckte Selbstbehauptung (positive Selbstbehauptungsaussagen) können die Bewältigungsfertigkeiten vervollkommnen.

Günstige schmerzreduzierende Effekte werden von Girodo und Wood (1977) berichtet, die an 70 Probanden eine Therapievergleichsstudie durchführten. Eine effektive Schmerzbewältigung (cold pressure test) wird erreicht durch eine Kombination eines Selbstinstruktionstrainings mit Hypnose (s. Abb. 69).

Blitz und Dinnerstein (1971) erzielten mit der Methode der *sensorischen Fokussierung* einen signifikanten Anstieg der Schmerzschwellen beim cold pressure Schmerztest, im Gegensatz zu Kontrollgruppen. Die erfolgreichen Gruppen erhielten die Instruktion, sich auf die Kälte, nicht auf die Schmerzen zu konzentrieren bzw. in der anderen Gruppe, die Schmerzen als angenehm neu zu interpretieren. Die Kontrollgruppe erhielt keine Instruktionen. Meichenbaum (1977) überprüfte bei 8 Studenten die Effektivität des Trainings zur Schmerzimpfung in der Schmerzkontrolle beim Ischämietest. Bereits nach einstündigem Training erhöhte sich die Schmerztoleranz bzw. sank die subjektive Schmerzempfindung signifikant ab.

Bei *chronischen Schmerzsyndromen*, die mit erheblichen psychischen und sozialen Belastungen (Depression, sozialem Rückzug, organischen Störungen) verbunden sind, wurde im Rahmen der Psychotherapieforschung meist eine Kombination verschiedener verhaltenstherapeutischer Strategien angewandt. Wesentliche Elemente multimodaler Strategien sind Komponenten des bereits beschriebenen Schmerzimpfungsprogramms.

Möglichkeiten zur Selbstregulation chronischer Schmerzepisoden bestehen darin, Anfälle frühzeitig zu erkennen und die Faktoren (z. B. situative Auslöser) zu beeinflussen, die für die Häufigkeit des Auftretens, Intensität und Dauer verantwortlich sind. Dies

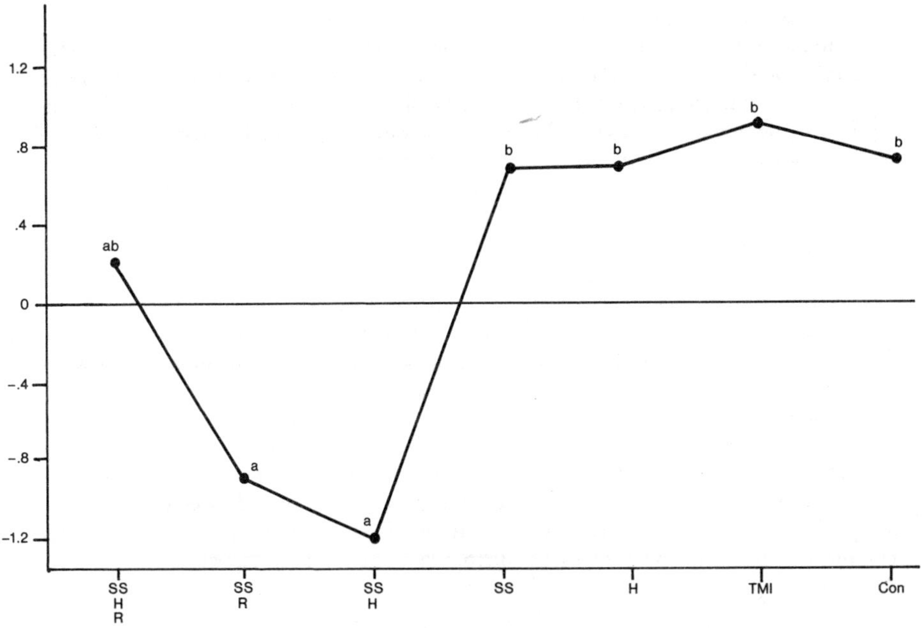

Abb. 69: Unterschiedliche Werte der Schmerzintensität bei 7 Gruppen (SS = Selbstinstruktionsgruppe, R = Rationale nach Meichenbaum, H = Hypnose, TMI = Aufgabenzentrierte Instruktion, Con = Kontrollgruppe) (aus: Girodo et al., 1979).

wurde vor allem in der Verhaltensmodifikation psychosomatischer Störungen, beispielsweise bei verschiedenen Formen des Kopfschmerzes (Migräne, Spannungskopfschmerz), versucht (Larbig et al. 1980a, 1980b, Birbaumer 1980).
Holroyd et al. (1977) behandelten eine Gruppe von 10 Kopfschmerzpatienten mit einem Selbstkontrolltraining, in dem insbesondere antizipatorische und reaktive Copingfertigkeiten vermittelt wurden. In der *Vorbereitungsphase* (vgl. »Schmerzimpfung« S. 94) wurden die Klienten über maladaptive Selbstverbalisierungen und ihre Beziehung zum Schmerzverhalten informiert sowie instruiert, auf angst- und spannungsauslösende Reize und Reaktionen zu achten, Gedanken vor und während der Schmerzattacken zu identifizieren und Beziehungen zwischen Gedanken und Schmerzen herauszufinden. Das Training in der *Anwendungsphase* bestand hauptsächlich darin, die Sequenzen negativer Selbstaussagen vor einem Schmerzanfall *so frühzeitig wie möglich* durch alternative Kognitionen zu ersetzen, die mit schmerzinduzierenden Ängsten und Anspannung inkompatibel sind. Die Patienten wurden 2 mal wöchentlich 8 Wochen lang behandelt, eine Vergleichsgruppe erhielt ein Biofeedbacktraining, eine Wartelistengruppe diente als unbehandelte Kontrolle. Die Gruppe mit der Schmerzimpfungsmethode zeigte signifikante Besserungen der Beschwerden auch zum Follow-up-Zeitpunkt 4 Monate nach Therapieende. Die Kopfschmerzanfälle waren kürzer, seltener und weniger intensiv.
Mitchell und White (1977) kombinierten bei Migränepatienten vier verschiedene Selbstkontrollkomponenten: tägliche Aufzeichnungen der Anfallsfrequenz der Migränebeschwerden, Beobachtung antezedenter Streßreize, körperliche und meditative Entspan-

nung, verschiedene kognitive Strategien wie Gedankenstop, Modifikation von Selbstverbalisationen. Am erfolgreichsten zeigte sich die Kombination *Aufzeichnung der Migräneanfälle, Beobachtung antezedenter Streßreize und Entspannungstraining.* Aus den Ergebnissen kann gefolgert werden, daß verschiedene Interventionen aus dem Schmerzimpfungsprogramm als alternative Behandlungsstrategie zum Biofeedback (insbesondere Vasokonstriktionstraining, s. S. 301) eingesetzt werden können.
Aber auch hier wie bei vielen anderen Psychotherapiestudien zum Schmerz fehlen längere Nachuntersuchungen, die ein abschließendes Urteil erlauben könnten.
Sternbach (1974) entwickelte aus der kombinierten Anwendung operanter und kognitiver Therapievarianten einen transaktionalen Ansatz, der auf von ihm untersuchten Transaktionen, den »Schmerzspielen« (pain games, s. S. 281) zwischen Therapeut und Klient basiert. Diese Schmerzspiele gelten als Ausdruck für Bedürfnisse nach Zuwendung, Hilfe und Macht. Mit Hilfe beiderseitiger Verträge (Kontraktmanagement, Kanfer 1977) wird die Beteiligung am Programm verbindlich festgelegt.
Am Anfang wird der Patient darauf hingewiesen, daß eine erfolgreiche Schmerzkontrolle mit tiefgreifenden Veränderungen bisheriger Lebensgewohnheiten verbunden ist. Wesentliche Therapiebestandteile sind Gruppendiskussionen, in denen z. B. neue Verhaltensziele durchgesprochen werden, weiterhin soziale Verstärkung, Bewegungsübungen, Selbstbeobachtung eigener Verhaltensweisen zur Einstellungsänderung. Kontakte mit Familienangehörigen sind zusätzliche Maßnahmen. Bei 61 Schmerzpatienten zeigte die Anwendung dieses multimodalen Schmerzprogrammes positive Veränderungen im MMPI Profil, Zunahme der Aktivität und Schmerzreduktionen. Sowohl das Fordyce-Programm (s. S. 289) als auch Sternbachs transaktionaler Therapieansatz konzentriert sich u. a. auf kognitive und operante Komponenten in der Behandlung chronischer Schmerzen. Fordyce berücksichtigt vor allem eine Zunahme der Selbstwertgefühle und Kontrollkompetenz aufgrund erfolgter Verhaltensänderungen, während Sternbach mehr auf Motivation und Einstellungsänderung abzielt. Ähnliche multidimensionale Behandlungskonzepte, die sensorische, motivationale und kognitive Komponenten der Schmerzerfahrung miteinbeziehen, wurden von Gottlieb et al. (1977) bei 72 Patienten mit chronischen Rückenschmerzen angewandt. Diese Patienten litten seit über 6 Monaten an diesen Schmerzen, waren arbeitsunfähig, Sozialrentner und wurden mehrfach erfolglos operiert. Die 45-tägige stationäre Therapie umfaßte u. a. Biofeedback, Streßmanagement, selbstkontrollierte Medikation, Bewegungstherapie, Gruppentherapie, familiäre Beratung.
Nach Therapieabschluß waren 75% der Patienten ausreichend gebessert, 82% arbeitsfähig. Beim überwiegenden Teil von 23 verbliebenen Patienten blieben die Änderungen im Follow-up Zeitraum von 6 Monaten stabil.
Genest und Turk (1979) entwickelten ein interessantes *gruppentherapeutisches Modell kognitiver Verhaltensmodifikation,* das aus folgenden Phasen besteht: Symptomanalyse mit Baselineaufzeichnungen über Auslöser, Dauer und Intensität der Schmerzen; Analyse schmerzauslösender und schmerzbegleitender Kognitionen; experimentelle Schmerztestung; Vergleiche durch Selbstbeobachtung von klinischem und experimentellem Schmerz; Erlernen neuer Copingstrategien im Umgang mit Schmerz. Derartige Gruppenprogramme, die vor allem die aktive Rolle und Verantwortung des Patienten für den Behandlungserfolg betonen, befinden sich z. Z. in Erprobung in verschiedenen ambulanten Schmerzkliniken. Präventive Interventionsstrategien (zusammengefaßt bei Turk und Genest 1979) basieren ebenfalls auf einem kognitiven Ansatz des »Reappraisal« (Lazarus 1978), der Bedrohung schmerzhafter Reize, das die Wahrnehmung und Schmerzreaktion modifiziert.
Akute Schmerzen sind im Gegensatz zu vielen chronischen Schmerzen vorhersagbar,

z. B. wenn sie in bestimmten medizinischen Situationen (Diagnostik, Operationen, zahnärztliche Behandlung, während der Geburt) auftreten. Derartige klinische Erfahrungen können mit Komplikationen verbunden sein, die u. a. auch auf verstärkte Angst und unrealistische Erwartungen (Unterschätzung der Schmerzen) zurückgeführt werden (Janis 1958). Reaktive Depressionen können zusätzlich für verzögerte postoperative Genesungszeiten verantwortlich sein (Johnson 1973). Auf der anderen Seite schlossen Cohen und Lazarus (1973) aus dem subjektiven Wohlbefinden und kurzen Erholungszeiten auf den erfolgreichen Einsatz von Schmerzbewältigungsstrategien. Die Beobachtungen führten dazu, *Patienten auf schmerzhafte medizinische Eingriffe besser vorzubereiten* bzw. ihnen bestimmte Strategien an die Hand zu geben, mit den körperlichen und emotionalen Belastungen besser umzugehen.

Wichtige prophylaktische Elemente ausreichender *Informationen über zu erwartende Belastungen* sind vor allem *genaue Angaben über objektive Merkmale* z. B. einer Operation (Beginn, Dauer, Ausmaß, Folgen), *Ausmaß möglicher Schmerzen*, hilfreiche *Strategien zur Bewältigung* der zukünftigen Bedrohung. Johnson (1973) verglich drei Gruppen von Patienten mit unterschiedlichen Informationen angesichts einer endoskopischen Untersuchung (Gastroskopie). Die Experimentalgruppe erhielt detaillierte, insbesondere sensorische Informationen (Nadelstich, leichte Übelkeit, Völlegefühl im Magen, Beleuchtung etc.) über den Ablauf des diagnostischen Eingriffes, die zweite Gruppe erhielt die üblichen Informationen, die dritte uninformierte Gruppe fungierte als Kontrolle. Die erste Gruppe benötigte deutlich weniger Sedativa, die Muskelspannung und Herzfrequenz waren geringer. In Folgeuntersuchungen ließ sich der Effekt sensorischer und sachlicher Informationen nicht immer bestätigen. So fanden Johnson et al. (1977, zit. n. Bullinger et al. 1982) bei Leistenbruchpatienten keine signifikanten Beziehungen zwischen sensorischer Information und postoperativem Heilungsverlauf. Die inkonsistenten Ergebnisse werden auf die Verschiedenheit der Patientengruppen, d. h. auf Persönlichkeitsunterschiede und unterschiedliche Charakteristika medizinischer Interventionen zurückgeführt.

Patienten mit deutlichem Abwehrverhalten wiesen verlängerte postoperative Erholungsverläufe auf, wenn sie über Operationen genauere Informationen erhielten, im Gegensatz zu jenen, die keine Informationen erhielten. Das Gegenteil zeigte sich bei Patienten, die an medizinischer Aufklärung interessiert waren. Wurden sie vor dem operativen Eingriff informiert, zeigten diese Patientengruppen positive Anpassungsverläufe im Vergleich zu Kontrollgruppen, die keine spezifischen Informationen hatten. Weitere Forschungsergebnisse von Auerbach et al. (1976) verdeutlichen, daß eher internal kontrollierte Personen sich nach Informationen schneller erholten als bei fehlender Information. Bei external kontrollierten Patienten lagen die Reaktionen genau umgekehrt: negative Reaktionen traten bei detaillierten und positive postoperative Verläufe bei allgemein gehaltenen Informationen auf.

Die Forschungsdaten belegen, daß bei der Information über medizinische Maßnahmen Persönlichkeitscharakteristiken und Copingtechniken im Umgang mit Streß und Schmerz zu berücksichtigen sind (vgl. Kap. B, Teil 1, Persönlichkeit und Schmerz). Der *direkte Einsatz von Bewältigungsstrategien* (Atemkontrolle, schmerzlindernde Körperübungen, Selbstkontrollinstruktionen) in akuten Schmerzsituationen scheint in Verbindung mit *sensorischen Informationen* eine besonders effiziente Maßnahme zu sein, postoperativen Schmerz und Medikamentenkonsum zu reduzieren.

Kendall und Mitarbeiter (1979) behandelten Patienten vor einer Herzkatheterisierung mit einem kognitiven Copingtraining, das Komponenten der Schmerzimpfung enthielt. Die Versuchsleiter fungierten als soziale Modelle. Im Vergleich zu einer 2. Patientengruppe, die lediglich Instruktionen zur Aufmerksamkeitsfokussierung erhielten, erzielte

die umfassend trainierte Gruppe geringere prä- und postoperative Angstwerte und bessere Anpassungsverläufe.
Bekannt sind die günstigen Auswirkungen rechtzeitiger Information und Training verschiedener Techniken (Entspannung, Atemtechnik) vor der Geburt. Doering und Entwisle (1975) untersuchten 229 Frauen und stellten in der Gruppe optimaler Vorbereitung eine positive Einstellung zum Neugeborenen und Absinken der analgetischen Medikation fest.
Die psychophysiologische Basis der Effektivität vorbereitender Informationen besteht darin, daß der *Schmerzanstieg* im Zusammenhang mit einem Anstieg von Angst und physiologischem Arousal durch *herabgesetzte Unvorhersagbarkeit und Neuheit noxischer Reize besser kontrollierbar wird* (Chapman 1978).
In der psychologischen Behandlung chronischer Schmerzpatienten spielt die *Depression* eine entscheidende Rolle. Häufige Gedankenketten aus negativen Bewertungen alltäglicher Situationen, Versagensgefühle erfolglose Aktionen betreffend, generelle Hilflosigkeitseinstellungen und negative Selbstbewertungen, die schließlich zu negativen automatisierten Gedanken führen, können durch kognitive Techniken behandelt werden (Beck 1970). Ein zunehmender Verstärkerverlust aufgrund vielfältiger Einschränkungen durch die chronischen Schmerzen kann die depressiven Stimmungen und Schmerzen intensivieren. Hier sind operante Maßnahmen in Verbindung mit kognitiver Therapie erfolgversprechend (Lewinsohn 1972). Auch nach strenger differentieller Selektion der Patienten stößt der kognitiv-verhaltensbezogene Ansatz an Grenzen. Bei manchen sehr belastenden Schmerzproblemen, die verknüpft sind mit Depression (z. B. multiple Schmerzen bei fortgeschrittenen metastasierenden Krebserkrankungen), sind Selbstkontrollverfahren aus medizinischen Gründen nicht indiziert bzw. zu Fehlschlägen verurteilt, da die individuelle Belastbarkeit überschritten wird. Hier können je nach Motivation des Patienten Bewegungsübungen oder Entspannungsverfahren (vgl. experimentelle Therapiestudie in diesem Kapitel) hilfreich sein.
Alternativ zu den beschriebenen kognitiven Interventionen können auch neuere Therapieansätze aus der Attributionsforschung (vgl. S. 97) in der Schmerztherapie, vor allem bei *organisch fixierten Patienten mit geringer Motivation* für psychologische Therapie, angewendet werden.
Bei der *»Attributionstherapie«*, die richtiger *»Fehlattributionstherapie«* genannt werden sollte, werden die Schmerzpatienten angeleitet, schmerzinduzierende Erregungen und Körperspannungen nicht auf Angst, sondern auf neutrale Ursachen zurückzuführen. Die aus Schachters Gefühlstheorie entwickelten Techniken der Attributionstherapie erwiesen sich als sehr bedeutungsvoll für die Verhaltensmodifikation psychosomatischer Schmerzpatienten. Klinische, vor allem psychoanalytische Erfahrungsberichte zeigen, daß allein das *Verständnis für die Ursachen gestörten Verhaltens* Einfluß auf Verhaltensänderungen nehmen kann. Tunner et al. (1978) belegten die therapeutische Bedeutung von Attributionskomponenten in der Behandlung sozialängstlicher Klienten. Das Herausarbeiten »kausaler« Attributionen bei der Entstehung der Störung (z. B. biographische Genesefaktoren) erzielte in der Kombination mit Rollenspiel und Selbstinstruktionstraining bessere Therapieergebnisse als »Probehandlung« oder Attributionen allein. Tunner und Mitarbeiter betonen vor allem die Bedeutung der Kausalattributionen für die Therapiemotivation, die die Selbstüberprüfung der Verhaltensprobleme im Alltag im Zusammenhang eines verbesserten Kausalverständnisses verstärkt anregt und dadurch die therapeutische Effektivität entscheidend verbessern kann.
Wesentliche Impulse für praktische Anwendungsmöglichkeiten einer sog. *programmierten Fehlattribution* bei klinischen Populationen gaben Valins et al. (1967). Kognitive Desensibilisierung mittels falschen Feedbacks der Herzrate bei Schlangenphobikern

während der Darbietung von Schlangendias führte zur deutlichen Angstreduktion. Dieses Verfahren war jedoch nur wirksam bei niederer autonomer Aktivierung. Versuche, diese Ergebnisse zu replizieren, gelangen nicht immer (zusammengefaßt bei Herkner 1980).
Liebhart (1974) erreichte bei herzneurotischen Patienten mittels gezielter einfacher Fehlattributionstechniken eine deutliche Reduktion von Angst und Schmerz.
Ein weiterer Bereich der klinischen Attributionsforschung beschäftigt sich mit dem Phänomen erregungsinduzierter Erregung. Zyklische Selbsterregungen, die chronisches Schmerzverhalten aufrechterhalten können und im Sinne einer »Schmerzspirale« durch verdeckte Schmerzreaktionen (Gedanken, innere »Schmerzmonologe«) autonome Erregungsmuster erhöhen, könnten durch Neu-Etikettierung der Erregungssequenzen unterbrochen und damit möglicherweise reduziert werden. Dies könnte erreicht werden durch nichtemotionale Attribution, indem die physiologische Aktivierung mit einer kognitiv neutralen Ursache assoziiert wird, während die Verbindung zwischen dieser Aktivierung und emotional geladenen Kognitionen verschleiert wird. Das therapeutische Vorgehen könnte so aussehen, daß aus dem schmerzauslösenden Stimuluskomplex alternative evt. auch aktivierende Ursachen extrahiert werden, zu denen eine neue Kausalverknüpfung hergestellt wird. Dadurch können die habituellen Verknüpfungen zu den schmerzinduzierenden Stressoren unterbrochen werden. Grenzen dieser Technik sind offensichtlich: Schwierigkeiten, realistische Alternativursachen innerhalb der Reizsituation zu finden, weiter bestehenbleibendes Vermeidungsverhalten. Es besteht auch die Möglichkeit, künstliche Ursachen (Plazebo, Lärmquelle) einzuführen. Bandura (zit. n. Mahoney 1977) empfiehlt bei persistierender starker Aktivierung als subtile Interventionstechnik eine graduelle Selbstattribution, indem zunächst über initiale externale Hilfen schrittweise diese Stützen entfernt werden, um zunehmend internale Kontrollmechanismen aufzubauen (u. a. systematische Selbstverstärkung eigener Kontrollfähigkeit über positive schmerzinkompatible Selbstinstruktionen oder Imaginationen).

3. Operante Maßnahmen

Auf der Grundlage des operanten Bedingungsmodells chronischen Schmerzverhaltens entwickelte Fordyce (1978) ein verhaltenstherapeutisches Therapiekonzept, das *Kontingenzmanagement.* Die Behandlung basiert auf einer *Modifikation der Beziehungen zwischen Schmerz und gesunden bzw. kranken Verhaltensweisen und Umgebungskontingenzen, die das chronische Schmerzverhalten aufrechterhalten.* Je länger die Krankheitsdauer ist, desto umfangreicher ist das Repertoire krankheitsspezifischer Verhaltensweisen und desto spärlicher die Auftretensrate gesunden Verhaltens.
Fordyce (1978) formulierte folgende therapeutische Voraussetzungen für ein stationäres Behandlungsprogramm, das unter günstigen Umständen auch für ambulante Patienten gilt:
a) Das Schmerzverhalten sollte partiell oder völlig unabhängig von körperlichen Schmerzreizen aufrechterhalten werden.
b) Aufgrund der Verhaltensanalyse sollte eine systematische Beziehung zwischen Schmerzverhalten und kontingenten Verstärkungsbedingungen bestehen.
c) Das therapeutische Bemühen wird sich vordringlich auf das *Anheben des Aktivitätsniveaus* konzentrieren sowie auf eine Abnahme charakteristischen Verhaltens chronischer Schmerzpatienten (Einnehmen von Analgetika, habituelle Schutzsuche in der Familie, fortwährende Diagnostik und somatische Therapie).

In der Behandlung wird mit dem Klienten daraufhingearbeitet, unerwünschte Verhaltensweisen (chronisches Schmerzverhalten) langsam zu reduzieren und simultan schmerzinkompatible Verhaltensweisen sukzessive aufzubauen.
In der Therapieplanung ist es initial notwendig, die verschiedenen Verhaltensweisen zu identifizieren (z. B. mittels Tagebucheintragungen) und zu besprechen, welches Verhalten durch systematische kontingente Verstärkung häufiger auftreten und welches Verhalten durch Entzug spezifischer Verstärker eliminiert werden soll. Für eine effektive Therapie ist das sorgfältige Führen eines Tagebuches mit Aufzeichnungen über aktives (Zeitdauer außerhalb des Bettes, Stehen, Sitzen) und passives Verhalten, Medikamenteneinnahme und stündliches Einschätzen subjektiver Schmerzen und der Stimmung notwendig. Dem Klienten kann das therapeutische Prinzip des Schmerztagebuches verdeutlicht werden mit den Überlegungen: *Was passiert an positiven Dingen (kontingent) bei Schmerzen, welche negativen Dinge ereignen sich nicht, wenn Schmerzen auftreten.*
Voraussetzung für eine erfolgreiche operante Konditionierung sind genaue *Instruktionen* an alle in der Therapie beteiligten Personen *(Ärzte, Pflegepersonal, Familienangehörige, Freunde)* über die Art des Umgangs mit dem Klienten. Der Therapeut weist auf jene Verhaltensweisen hin, die minimal oder nicht sozial verstärkt werden sollen, hingegen Aktivität, zunehmend expansives Verhalten ausdrücklich kontingent verstärkt werden muß. Im weiteren Verlauf der Behandlung kommt es dann zu einer allmählichen Verlagerung der sozialen Aufmerksamkeit vom Schmerzverhalten auf jenes Verhalten, das in zeitlichem Zusammenhang mit reduzierten Schmerzen steht.
Ein weiterer Aspekt der Therapie ist die *Reduktion schmerzabhängiger Medikation.* Zunächst wird über eine Baseline-Beobachtung das Ausmaß der Medikamenteneinnahme (Art der Medikamente, Dosis, Anzahl pro Tag) erfaßt. Fordyce (1978) empfiehlt, in einem sog. *Schmerzcocktail* nur die tatsächlich wirksamen Medikamente zusammenzufassen und den Cocktail in einem farbneutralen und geschmacksverdeckenden Lösungsmittel *zeitkontingent* zu verabreichen. Dies gilt auch für medizinische Interventionen, z. B. physikalische Maßnahmen. Die Medikation wird nur oral verabreicht. Pro Woche kann nach den Erfahrungen von Fordyce meist die Medikation um 10% herabgesetzt werden bzw. die Abstände zwischen den Gaben vergrößert werden, so daß meist nach ca. 7–10 Wochen keine aktiven Ingredienzien mehr im Schmerzcocktail enthalten sind. Bei späterer Überweisung an einen Hausarzt ist es ratsam, Informationen über die *zeitkontingente Medikationsstrategie* weiterzugeben. Erscheint eine Erhöhung der Medikation aufgrund verstärkter Schmerzen notwendig, so muß geklärt werden, ob erneut operantes Schmerzverhalten vorliegt, es sich um eine bislang unterschätzte somatische Beteiligung handelt oder das Therapieziel zu hoch gesteckt war.
Viele chronische Schmerzpatienten sind stark depressiv, so daß die Wirksamkeit des Fordyce-Programmes beeinträchtigt werden kann. Es ist deswegen sinnvoll, Antidepressiva dem Cocktail beizumischen. In periodischen Abständen sollte die Notwendigkeit weiterer antidepressiver Therapie überprüft werden. Die Reduktion dieser Medikamente kann dann einsetzen, wenn der Klient begonnen hat, Ziele mit hohem Verstärkerwert anzustreben. Dies ist meist erst nach der Entlassung möglich. Bei erneutem Auftreten von Schmerzen nach Absetzen der Medikation kann in der üblichen Weise der Cocktail verabreicht werden, jedoch mit einer minimalen Menge an aktiven Wirkstoffen. Gleichzeitig sollte mit dem Patienten der Reduktionsplan bis zum vorgesehenen Endpunkt abgestimmt werden.
In der Übungsphase wird der Patient zunächst instruiert, ca. 1 Woche bis an die individuelle Toleranzgrenze zu arbeiten. Sinnvoll ist es, Pausen zu fixierten Zeiten vorzusehen, d. h. es sollten arbeitskontingente und nicht schmerzkontingente Ruhepausen sein. Anschließend werden die täglichen Übungsquoten festgelegt, die unterhalb der

Mittelwerte der Baselinephasen liegen und mit denen der Patient ohne Schwierigkeiten zurechtkommt. Regelmäßige Zuwachsraten werden erfahrungsgemäß vorher mit dem Patienten festgelegt, damit die momentane Verfassung (Stimmung, Schmerz) keinen Einfluß auf das Arbeitsverhalten ausüben kann. Die körperlichen Übungen sollten anhand der Menge und nicht an der benötigten Zeit gemessen werden, z. B. beim Gehen ist die zurückgelegte Entfernung und nicht die Zeitdauer entscheidend. Als Beispiel folgt eine Liste typischer Übungen für Patienten mit Rückenschmerzen: Radfahren am Heimtrainer 0,10 Meilen; Gehen 50 m Runden; Treppensteigen mit bestimmter Stufenzahl; Gymnastik: Becken kreisen, Hüfte strecken – Anzahl der Wiederholungen; Hausarbeit: Kochen, Nähen. Eine Methode, die Motivation und Ausdauer der Patienten zu unterstützen, ist die graphische Darstellung der Leistung bzw. der erreichten Quoten.

Fordyce (1978) legt Wert darauf, den Ehepartner oder andere nahe Bezugspersonen in die Therapie soweit wie möglich miteinzubeziehen. Der Partner soll die unterschiedlichen Verhaltensweisen des Patienten (Schmerzverhalten, Wohlverhalten) diskriminieren lernen und alternative Reaktionen entwickeln und selektiv auf das Verhalten des Patienten reagieren. Beobachtungen naher Bezugspersonen sollten ausführlich mit dem Therapeuten besprochen werden, insbesondere dann, wenn Patienten therapeutisch notwendige Übungen wegen angeblicher Schmerzen oder Verletzungen zu Hause nicht durchführen. Es ist ratsam, Rückfälle als lerntheoretisch verstehbare Phänomene zu akzeptieren. Die Familie soll jedoch keine erneuten Schutzaktionen starten, vielmehr kann versucht werden, den bisherigen Aktivitätslevel beizubehalten.

Neben der Methode des operanten Konditionierens kann insbesondere bei Depressionen zusätzlich eine kognitive Therapie eventuell kombiniert mit einem Selbstbehauptungstraining durchgeführt werden. Fordyce et al. (1982) haben einige *Kontraindikationen* für eine operante Behandlung chronischer Schmerzen zusammengestellt. Folgende Variablen sprechen gegen die Anwendung des operanten Therapieansatzes: Weigerung des Partners, an dem Programm mitteilzunehmen; Weigerung des Patienten, den Medikamentenverbrauch allmählich abzubauen; Sucht bzw. Gewöhnung; krankheitskontingente Entschädigungszahlungen, die eine angenehme Existenz über unbegrenzte Zeit hinweg garantieren; schwere Psychosen.

Therapiestudien über die Wirksamkeit operanter Maßnahmen sind zum Teil schlecht dokumentiert, Kontrollgruppen fehlen; außerdem sind die Angaben über das Aktivitätsniveau vor und nach der Behandlung sowie prä- und post-Messungen der Schmerzen sehr ungenau.

In einer Untersuchung an 25 Patienten ließ sich 74% der Personen deutlich bessern. Dies gilt auch für den Follow-up Zeitraum von 6 Monaten bis 7 Jahren, vor allem was die Medikamentenfreiheit betrifft (Anderson et al. 1977).

Khatami und Rush (1978) belegten in einer pilot-study an 5 ambulanten Patienten den therapeutischen Erfolg einer kombinierten Therapie (kognitiv, soziale Intervention, Stimuluskontrolle), der auch im Follow-up von 6 Monaten und einem Jahr nach Therapieabschluß bestehen blieb. Leider fehlt auch hier der Vergleich mit einer Kontrollgruppe, sodaß nicht entschieden werden kann, ob die positiven Effekte auf die Übungsmaßnahmen zurückzuführen sind.

Fordyce und Mitarbeiter konnten bei 36 Patienten mit Rückenschmerzen, die in einem Behandlungszeitraum von 7 Wochen mit operanten Maßnahmen behandelt wurden, erwünschte Übungseffekte nachweisen (30%iger Rückgang der Schmerzintensität, 40% reduziertes Auftreten während alltäglicher Aktivitäten, Medikamentenrückgang, Anstieg der Zeit außerhalb des Bettes), die auch in dem Katamnesezeitraum von 76 Wochen bestehen blieben (Fordyce et al. 1973).

Weitere operante Ansatzmöglichkeiten untersuchen Cairns und Pasino (1977). Sie stellten einen signifikanten Anstieg des Aktivitätsniveaus (Spazierengehen, Fahrrad fahren) bei 9 Patienten mit Rückenschmerzen aufgrund verbaler Verstärkung und visuellem Feedback (Eintragungen der Aktivitäten auf Patientenkurven) fest im Gegensatz zu Kontrollpersonen.

4. Hypnose

Im Kapitel C, Teil 1 über Schmerzkontrolle werden psychophysiologische Mechanismen der Hypnose sowie das Vorgehen im therapeutischen Setting dargestellt. In diesem Abschnitt werde ich mich darauf beschränken, beispielhaft einige *klinisch-psychologische Hypnosestudien* bei Schmerzpatienten zu diskutieren.

Die klinischen Anwendungsmöglichkeiten der Hypnose bei ganz unterschiedlichen Schmerzpatienten sind sehr vielfältig. In den letzten Jahren ist der therapeutische Einsatz durch eine rapide Verbreitung der Methode in vielen Fachrichtungen der Medizin charakterisiert: Krebspatienten mit »wandernden« Schmerzen aufgrund metastatischer Prozesse, Verbrennungen, Geburtshilfe, Zahnheilkunde, Chirurgie. Milton Erickson (1966) hat eine Reihe interessanter Einzelfälle vorgestellt, bei denen er eine Schmerzfreiheit bei Krebspatienten erreicht hat. Auch Orne (1980) berichtet über die erfolgreiche Anwendung von Hypnose zur Schmerzreduktion bei Krebspatienten. Er schreibt positive Therapieresultate vor allem der Angstverminderung zu, die durch eine vertrauensvolle Arzt-Patientenbeziehung bewirkt werden kann. Sacerdote (1978) beschreibt die Hypnosetechnik als eine Form der kognitiven Umbewertung schmerzhafter Körperstellen (Hypnoplastie). Harding (1967, zit. n. Hilgard 1978) behandelte 90 Migränepatienten mit schweren therapieresistenten Schmerzen in 4 bis 7 Hypnosesitzungen (pro Sitzung 30 Min.). Ergebnisse der Follow-up Untersuchungen von 6 bis 8 Jahren: bei 38% völliger Schmerzrückgang, bei 32% mäßige Besserung, bei 30% keine Besserung der Schmerzen. In einer weiteren Untersuchung mit 200 Patienten berichtet Harding über ähnliche Erfolgsresultate. Bei 132 Kopfschmerzpatienten erzielte Damsbo (1979) bei 31% einen völligen Rückgang der Symptome, bei 36% eine Besserung der Beschwerden. Bennett und Braun (1979) behandelten drei Patienten mit Morbus Raynaud hypnotherapeutisch in Kombination mit Heißwasser-Provokationen und Wärmesuggestionen. Eine Patientin blieb ein halbes Jahr nach Therapieende schmerzfrei, die zweite Patientin zeigte im Zeitraum von zwei Jahren nach der Therapie nur gelegentliche Schmerzen, die durch autohypnotisches Training verschwanden. Die dritte Patientin blieb 4 Jahre nach der Therapie mit Ausnahme gelegentlicher Schmerzattacken schmerzfrei.

Elton et al. (1979) untersuchten in einer Therapievergleichsstudie an 50 chronischen Schmerzpatienten (Spannungskopfschmerz, Migräne, Arthritis, Bauchschmerzen, Kausalgie, Zahnschmerzen, Phantomschmerz) die differentielle Effektivität von Hypnose, EMG-Biofeedback, Plazebo und Verhaltenstherapie. Eine Wartelistengruppe galt als Kontrollgruppe. Die Therapiedauer betrug 12 Wochen mit täglichen therapeutischen Kontakten von 30 Minuten.

In Abb. 70 zeigt sich ein deutlicher *Rückgang der Schmerzen* (subjektive Selbsteinschätzung auf einer Visuell-Analogskala von 1 bis 10), besonders deutlich bei der Hypnosegruppe (89%) und Biofeedback-Gruppe (82%), aber weniger deutlich bei der verhaltenstherapeutischen Interaktionsgruppe (65%) und Plazebogruppe (32%). Die Kontrollgruppe verschlechterte sich.

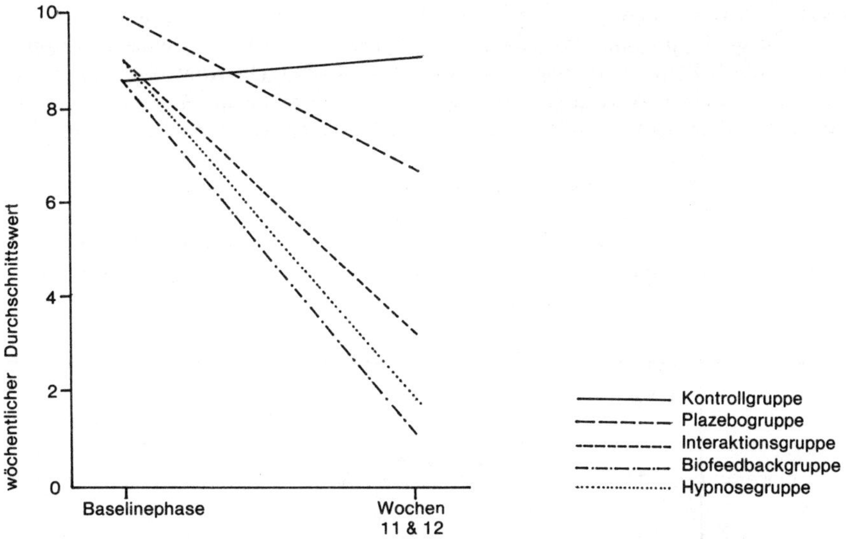

Abb. 70: Differentielle Effektivität in der Schmerztherapie durch unterschiedliche Behandlungsstrategien: Mittelwerte der Baselinephase im Vergleich zu den Mittelwerten aus der 11.–12. Therapiewoche bezüglich der subjektiven Schmerzeinschätzung auf einer Visuell-Analogskala (aus: Elton et al., 1979).

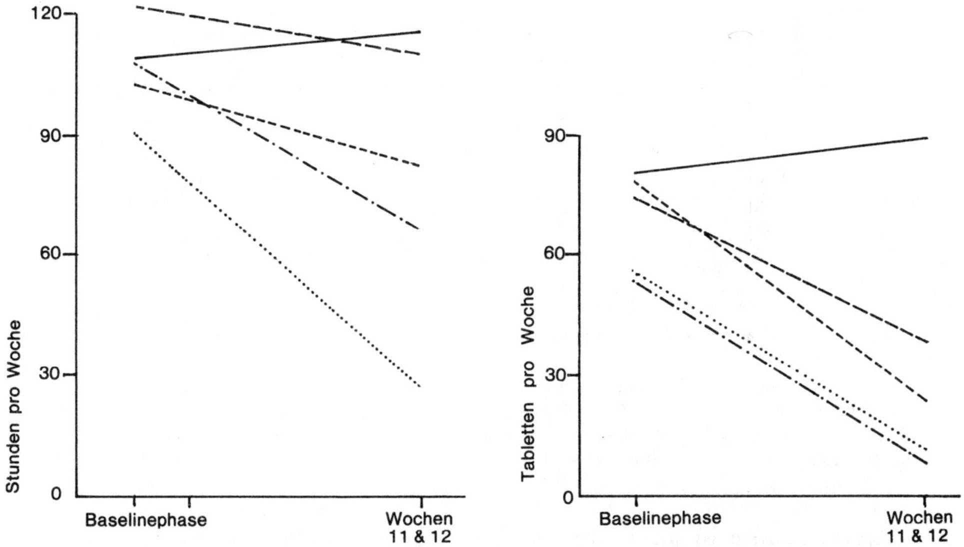

Abb. 71: Links: Reduktion der Schmerzdauer nach 12 Wochen Therapie: Mittelwerte der Baselinephase im Vergleich zu den Mittelwerten aus der 11.–12. Therapiewoche bezüglich der Schmerzstunden pro Woche. Rechts: Reduktion der Medikation nach 12 Wochen Therapie: Mittelwerte der Baselinephase im Vergleich zu den Mittelwerten aus der 11.–12. Therapiewoche (aus: Elton et al., 1979).

In Abb. 71 wird ein deutlicher *Abfall in der Schmerzdauer* (Stunden des Schmerzes pro Woche) bei der Hypnosegruppe (72%) sichtbar im Gegensatz zu allen anderen Gruppen (Biofeedback 37%, Interaktionsgruppe 22%, Plazebo 9%). Die Kontrollgruppe zeigte erneut einen leichten Anstieg (li. Teil der Abb. 71). Werte für die Änderungen in der *Medikation* (Anzahl der Tabletten pro Woche) können aus der Abb. 71 (re. Teil) entnommen werden. Die Hypnose- (81%) und Biofeedback-Gruppe (84%) zeigen wiederum *signifikante Medikamentenreduktionen,* die Interaktionsgruppe immerhin 71%, die Plazebogruppe 48%, die Kontrollgruppe eine Zunahme des Medikamentenkonsums um 10% (re. Teil der Abb. 71). Nach einem Transfer der Kontrollgruppe in die Hypnose- bzw. Biofeedback-Gruppe ergibt sich ein signifikanter Rückgang der Schmerzen (s. Abb. 72).

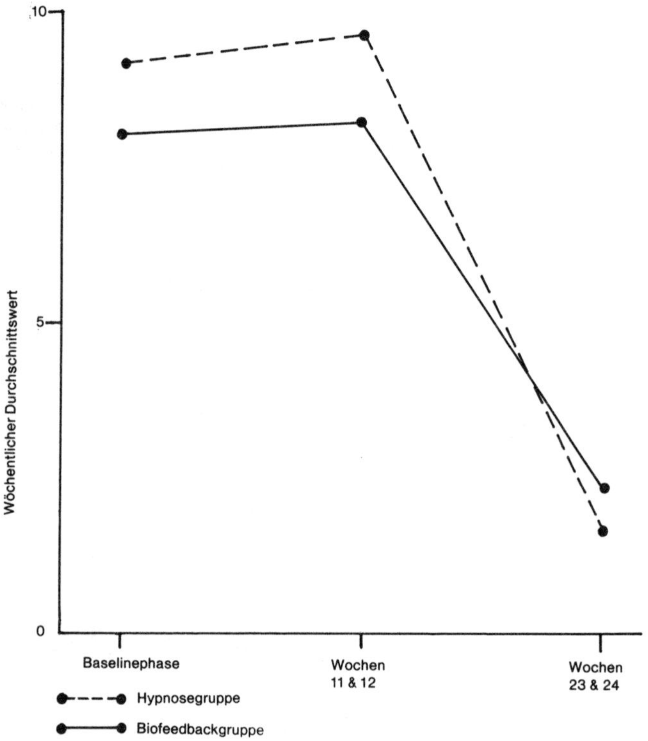

Abb. 72: Signifikante Schmerzreduktion bei der Kontrollgruppe durch Hypnose u. Biofeedback: Mittelwerte für Baselinephase, Kontrollphase (11.–12. Woche) u. Bedingungsumkehr (23.–24. Wo.) bezüglich der subjektiven Schmerzeinschätzung auf einer Visuell-Analogskala (aus: Elton et al., 1979).

Insgesamt gesehen ist der Erfolg der Hypnosegruppe am größten. Im Follow-up Zeitraum von drei Jahren hielt der gute Therapieeffekt bei der Mehrzahl der Patienten an. Günstige Erfolgsaussichten in der hypnotischen Behandlung der Schmerzpatienten sind ausreichende Hypnotisierbarkeit, Motivation zur aktiven Mitarbeit in der Therapie und vor allem im regelmäßigen Heimtraining, das für eine Generalisierung der in der Therapie erlernten Selbstkontrolltechniken eine wesentliche Voraussetzung ist.

5. Entspannung und Desensibilisierung

Wir haben in Kapitel C, Teil 1 über Grundlagen zu Entspannungstechniken darauf hingewiesen, daß Entspannungsverfahren (u. a. progressive Muskelrelaxation nach Jacobson, autogenes Training) über Muskelentspannung und damit verbundener allgemeiner Desaktivierung und Entängstigung Schmerzreaktionen reduzieren oder blockieren können. Darauf weisen laborexperimentelle Daten aus Schmerzuntersuchungen sowie eine Reihe klinischer Studien hin.

Gessel und Alderman (1971) behandelten 11 Patienten mit chronischen Myofacialschmerzen bis zu 27 Sitzungen mit Entspannung. Gute Ergebnisse mit starker Minderung der Gesichtsschmerzen wiesen 6 Patienten auf und zwar diejenigen, die nicht an Depressionen litten. Über die Stabilität der Symptomreduktion lassen sich leider keine Aussagen machen, da keine Nachuntersuchungen durchgeführt wurden.

Grzesiak (1977) berichtet in 4 anekdotischen Fallberichten über schmerzblockierende Entspannungseffekte bei Patienten mit Schmerzen im Bereich der Lendenwirbelsäule und an den Beinen aufgrund von Rückenmarksläsionen. Die Therapieerfolge blieben in 1- und 2-Jahres-Follow-up Untersuchungen bestehen. Diese Daten legen günstige schmerzhemmende Wirkungen durch Entspannungsübungen nahe. Es muß jedoch berücksichtigt werden, daß die experimentellen Kontrollbedingungen (vgl. meine Ausführungen zur Methodik in der Psychotherapieforschung, S. 271) der zitierten Untersuchungen nicht als ausreichend angesehen werden können. Besser kontrollierte Arbeiten liegen jedoch zur Uberprüfung der Effektivität von Entspannung bei Kopfschmerzen vor. In den meisten Studien werden verschiedene therapeutische Strategien (vor allem Biofeedbackvarianten) miteinander verglichen. Ausführliche Übersichtsreferate wurden hierzu unter anderen von Blanchard und Epstein (1977) und Shapiro und Surwit (1976) veröffentlicht.

Übereinstimmende Schlußfolgerungen dieser Autoren bestehen darin, daß die *progressive Muskelrelaxation vor allem Spannungskopfschmerzen signifikant reduziert.* Dies gilt in geringerem Ausmaß auch für die Migräne. Diese Aussagen hinsichtlich des Spannungskopfschmerzes beruhen vorwiegend auf klinischen Daten der Arbeitsgruppe von Budzynski und Stoyva in Denver/Colorado. Budzynski et al. (1973) wiesen in gut kontrollierten Studien (EMG-Biofeedback und Entspannung) nach, daß über eine Entspannung der Stirnmuskulatur auf ca. 0–3 µV eine Reduktion der Schmerzen erreicht werden kann. Die Therapieerfolge bleiben weitestgehend konstant, wenn der Patient im Anschluß an die Therapie zu Hause regelmäßig Entspannungsübungen ausführt. Auch Fichtler und Zimmermann (1973) belegten bei 10 Patienten mit Spannungskopfschmerzen, daß Entspannung allein zu signifikanten Besserungen der Symptome führte. Allerdings fehlt eine adäquate Kontrollgruppe, sodaß diese Arbeit nur als ein Hinweis für die therapeutische Effizienz der Entspannung gewertet werden kann.

Entspannungsmaßnahmen bei schweren Migräneattacken wandte Lutker bereits 1971 erfolgreich an. Dabei wird der Klient aufgefordert, sich bei Entstehen von Spannungszuständen oder bei ersten Anfallsvorzeichen sofort entsprechend der gelernten Methode zu entspannen. Dieses Vorgehen wandten – neben anderen Interventionsverfahren – auch Mitchell und Mitchell (1971) in einem Therapieexperiment bei einer Entspannungsgruppe an. Die Klienten profitierten allerdings nicht von diesem Training: Häufigkeit und Dauer der Schmerzattacken nahmen nicht signifikant ab. Beasley (1976) und Zamani (1974) kamen zu ähnlichen negativen Resultaten.

Da es sich bei den Migränestudien von Mitchell et al. und Zamani um gut kontrollierte Experimente handelt, kann angenommen werden, daß das muskuläre Entspannungstraining bei der Behandlung von Migränekopfschmerzen nicht besonders wirksam ist. Nach unseren Erfahrungen gilt dies nicht bei »kombinierten« Kopfschmerzen (migränöse Anteile und Symptome des Spannungskopfschmerzes, Larbig et al. 1980a; s. auch Budzynski et al. 1973).

Luthe und Schultz (1969) zitieren mehr als 50 Arbeiten, die aber keine kontrollierten Studien darstellen, in denen bei Migräne autogenes Training zur Anwendung kam. Luthe et al. plädieren dafür, autogenes Training präventiv anzuwenden, es bei chronischen Fällen aber eher neben medikamentöser Behandlung als zusätzliche Methode einzusetzen.

Lehmann et al. (1976) induzierten bei Patienten mit vasomotorischen Kopfschmerzen (migränöse Anteile) mittels eines Alpha-EEG-Feedback-Trainings Entspannungszustände. Die Autoren gingen von der Annahme aus, daß eine aktive Entspannung durch willentlich erhöhte Alphaaktivität vasomotorische Kopfschmerzen günstig beeinflussen müßte. Die Ergebnisse waren jedoch enttäuschend: eine Pseudo-Feedback-Kontrollgruppe erreichte ebensoviele Alpha-Anteile im EEG wie die Therapiegruppe mit echtem Feedback. Außerdem erreichte sie ähnliche Besserungsraten wie die Experimentalgruppe (40%ige Verringerung der Kopfschmerzintensität). Es ist daher anzunehmen, daß die Symptombesserung auf Plazebokomponenten beruht. Andreychuk und Skriver (1975) kamen mit einer entsprechenden Versuchsanordnung zu denselben Schlußfolgerungen.

Chesney und Tasto (1975) behandelten Patientinnen mit Menstruationsschmerzen in einer kontrollierten Untersuchung mit einem Entspannungstraining und erzielten signifikante Therapieerfolge bei der spasmodischen Dysmenorrhoe. Patientinnen mit kongestiven Beschwerden profitierten nicht von dem Training.

Eine wesentliche Komponente bei der *Geburtsvorbereitung* ist das Entspannungstraining, das neben Atemübungen, Informationen über den Geburtsvorgang und einer Teilnahme des Ehemannes bei der Geburt schmerzlindernd wirksam sein soll. Nach Scott und Rose (1976, zit. n. Beck et al. 1982) erhalten entsprechend trainierte Frauen weniger Analgetika und Anaesthetika. Insgesamt gesehen zeigen die Studien über die Anwendung psychoprophylaktischer Methoden zur Geburtserleichterung gravierende methodische Mängel, so daß z. Z. keine endgültigen Aussagen über die Effektivität psychologischer Maßnahmen bei der Geburtsvorbereitung gemacht werden können.

Die *systematische Desensibilisierung* (SD) ist eine der effektivsten Therapieverfahren zur Behandlung von Ängsten. Gleichzeitig vermittelt die erfolgreiche Anwendung der SD nach Seligman (1975) das Erleben von Vorhersagbarkeit und Kontrollierbarkeit. Wie bereits an verschiedenen Stellen betont (vgl. Kap. C, Teil 1) stehen Angstreduktion und zunehmende Selbstkontrolle (Kompetenzvertrauen, »self-efficacy« – Bandura 1977) mit effektiver Schmerzregulation im Zusammenhang.

J. Wolpe (1958), der Begründer der SD, ist der Überzeugung, daß durch die Kontiguität von Entspannung und Angstreiz eine Gegenkonditionierung erzielt wird. Angstreize verlieren ihre aversive Qualität. Einzelheiten zur Durchführung der SD sollen hier nicht dargestellt werden (vgl. hierzu Florin und Tunner 1975, Florin 1978). Einige Forscher schlagen vor, ganz auf das Entspannungstraining zu verzichten, da mehrere Arbeiten gezeigt haben, daß eine Durcharbeitung der Angsthierarchien auch ohne Entspannung zu einer Angstreduktion führen kann (Vodde und Gilner 1971). Zur Behandlung von Angst und Schmerz scheint jedoch eine SD kombiniert mit Entspannung aus verschiedenen Gründen günstig zu sein:

Zur Senkung des Aktivierungsniveaus, Muskeltonus und Herstellung optimaler Habituationsbedingungen (Lader und Mathews 1977); zur Förderung der Vorstellungsfähigkeit für furchtbesetzte Szenen oder suggestive schmerzblockierende Vorstellungsbilder; zum Training der Diskriminationsfähigkeit für körpereigene Signale wie Anspannung, ersten Schmerzsignalen und Angst; zum differentiellen Einsatz von Entspannungsreaktionen in alltäglichen Belastungssituationen (Bernstein u. Borkovec 1975). In der Psychotherapieforschung psychosomatischer Schmerzpatienten nimmt die SD einen wichtigen Platz ein (Birbaumer 1980, Larbig et al. 1980a, vgl. experimentelle Therapiestudie in diesem Kapitel).

Eine sorgfältig kontrollierte Einzelfallstudie mit multiplem Baselinedesign an 4 Patienten mit starken Oberbauchschmerzen (Duodenalgeschwüre) stammt von Aleo und Nicassio (1978). In der 1. Therapiephase von 5 Wochen (zweimal wöchentlich 30 Minuten) wurde ein EMG-Biofeedback durchgeführt. In der 2. Phase (sieben Wochen) erfolgte kognitive Desensibilisierung. Die Patienten wurden instruiert, kognitive und autonome (z. B. Entspannung) Strategien bei Konfrontation mit z. T. in vivo dargebotenen Streßsituationen anzuwenden. Die Therapieeffekte wurden auf subjektiv-psychologischer und physiologischer Ebene (Röntgenkontrolle) objektiviert. Es wurden keine Nachuntersuchungen durchgeführt. In der EMG-Phase zeigten sich keinerlei therapeutischen Effekte. Durch die Desensibilisierung heilten bei 3 Patienten die Dünndarmgeschwüre völlig aus, bei einem Patienten ergab sich eine 50%ige Reduktion von Schmerz und Ulkus.

In den kontrollierten Migränestudien von Mitchell u. Mitchell (1971) wurden Patienten mit einer unbehandelten Kontrollgruppe verglichen. Jacobson-Entspannungstraining, systematische Desensibilisierung und Elemente des Selbstbehauptungstrainings (Gefühle ausdrücken) wurden als *»kombinierte Desensibilisierung«* in der Experimentalgruppe angewandt. In der ersten sowie in den 3 nachfolgenden Studien erzielte die »kombinierte Desensibilisierung« im Vergleich zu Entspannung und Desensibilisierung eine signifikante Überlegenheit gegenüber allen anderen Verfahren. Entspannung unterschied sich nicht von den unbehandelten Kontrollgruppen. *Die Selbstbehauptungskomponente scheint die wesentliche Komponente des Therapieprogramms zu sein.* Zum Beispiel wurde in der 3. Studie die Häufigkeit der Migränesymptome um 76%, die Dauer der Anfälle um 50% reduziert.

Die von den Autoren durchgeführten Nachuntersuchungen von 8 Wochen sind zu kurz, um stichhaltige Aussagen zu machen. Nach unseren Erfahrungen ist bei einzelfallstatistisch überprüften Studien mit schweren Migränepatienten mit *Rückfällen und Nachbehandlungen nach Therapieabschluß* öfters zu rechnen (s. Abschnitt: experimentelle Therapiestudie).

Mit einer methodisch gut kontrollierten Studie in einer geburtshilflichen Klinik in Bratislava wurden im Rahmen der psychologischen Schmerzprävention schwangere Frauen mit der SD behandelt (Kondaš und Ščetnická 1972). Die Autoren teilten eine Stichprobe von 40 schwangeren Frauen in 2 parallelisierte (Alter, Erst-, Zweit-, Drittgeburt, Angst, soziale Schicht) Behandlungsgruppen zu je 20 Personen auf. Die Autoren wollten feststellen, ob die SD der traditionellen prophylaktischen Vorbereitung auf die Geburt überlegen ist. In der Gruppe mit herkömmlicher Geburtsvorbereitung fanden Gymnastik und andere Körperübungen, Diskussionen, Informationsvorträge (Physiologie der Geburtsvorgänge) statt. In der Experimentalgruppe wurde keine systematische Information durchgeführt, sondern nur Antworten auf entsprechende Fragen gegeben. Wesentliche Aufgabe dieser Gruppe war es, eine Hierarchie von 20 Vorstellungsbildern über Schwangerschaft und Geburt im entspannten Zustand durchzuarbeiten. Die Frauen begannen mit »leichten« Vorstellungsbildern (z. B. Schwangerschaftsuntersuchung) und arbeiteten sich in der Hierarchie allmählich zu schwereren Szenen vor bis zum Angst-Item mit der höchsten Einstufung (üblicherweise Phasen der Entbindung). Die Ergebnisse belegen die Überlegenheit der SD. Über geringe oder gar keine Schmerzen während der Geburt berichteten 68% der SD-Gruppe, 21% der Kontrollgruppe. Auch die Dauer des Geburtsverlaufes war in der SD-Gruppe geringer.

Verfahren der *Reizüberflutung* (»flooding in vivo« oder in der Vorstellung) mit schneller Darbietung sehr intensiver Angststimuli über längere Expositionszeiten (meist 30–50 Minuten, aber auch bis zu 3–4 Stunden und länger) werden bei phobischen und zwangsneurotischen Patienten angewandt (Florin und Tunner 1975, Marks et al. 1971). Die »natürliche« Anwendung des »flooding« findet in den archaischen Trance- und Besessenheitsritualen bei verschiedenen »Primitivkulturen« statt. Dort gilt das Sichaussetzen extremer Angst- und Schmerzreize als Zeichen der Tapferkeit und Reife (Initiationsriten; vgl. S. 75ff.). Die Anwendung der Reizüberflutung bei chronischen Schmerzpatienten ist auch aus ethischen Gründen in der Regel nicht indiziert. Außerdem besteht die Gefahr zu starker unkontrollierbarer Schmerzanstiege bei plötzlicher Überflutung mit extrem angsterregenden Reizen. Hier empfiehlt sich, wie bereits geschildert eine abgestufte Annäherung an angstauslösende Situationen und Objekte im Sinne der systematischen Desensibilisierung.

6. Biofeedback

Durch den Einsatz verschiedener Biofeedbackverfahren ließ sich ein gewisser Fortschritt in der psychologischen Behandlung von Schmerzpatienten erzielen, da das Bemühen im Vordergrund steht, spezifische Biofeedbackelemente bei der Modifikation spezifischer an der Störung ursächlich beteiligter physiologischer Systeme anzuwenden.
Psychophysiologische Grundlagen des Biofeedbackprinzips wurden im Kap. C, Teil 1 beschrieben. In diesem Abschnitt werden einige klinische Untersuchungen zur Biofeedbacktherapie bei Schmerzpatienten referiert.
Eine vollständige Übersicht der ständig anwachsenden Biofeedback-Literatur kann im Rahmen dieses Beitrags nicht geleistet werden. Es wird auf zusammenfassende Darstellungen verwiesen (Birbaumer und Kimmel 1979, jährlich erscheinende Bände »Biofeedback and Self-control«, Aldine Chicago) und auf die Zeitschrift »Biofeedback and Self-Regulation«.
Dem therapeutischen Einsatz des Alpha-Biofeedback wird keine spezifische Wirkung zugeschrieben, die über die des Plazeboeffektes hinausginge (Birbaumer 1977). Zunehmende Alpha-Aktivität während des Alpha-Trainings geht mit Entspannung und Müdigkeit einher.
An Schmerzpatienten (lumbale Rückenschmerzen, Phantomschmerz) untersuchte Melzack (1974) den Einsatz des Alpha-Biofeedbacks (Frequenzband 8–12 Hz). Es handelte sich um schwere Schmerzpatienten, bei denen alle früheren Therapien (Rhizotomie, Chordotomie, anaesthetische Blockaden, Physiotherapie) erfolglos geblieben waren. Melzack wählte das Alpha-Training aufgrund folgender therapeutischer Wirkungen aus: (a) Intensivierung der Ablenkung von Schmerzen durch Konzentration auf veränderte Körpergefühle und intermittierend auftretende Biofeedbacksignale, (b) suggestive Überzeugung des Therapeuten von der Wirksamkeit des Alpha-Trainings bei der Schmerzreduktion, (c) Entspannung, die mit dem Alpha-Zustand einhergeht, senkt den senorischen Input und damit das Aktivierungs- und Angstniveau, (d) Erlebnisse des erfolgreichen Einsatzes von Selbstkontrollstrategien reduzieren die Schmerzwahrnehmung.
Nach Gannon und Sternbach (1971) werden durch verstärkte Alpha-Produktion meditationsähnliche Zustände erreicht, in denen eine Schmerzkontrolle erleichtert wird. Gannon et al. fanden heraus, daß Patienten nach längerem Alpha-Training den Beginn der Migräne durch Selbsterzeugung eines erhöhten Alpha-Anteiles hinauszögern konn-

ten. Vorhandene Schmerzen ließen sich hingegen nicht modifizieren. Bei 14 Patienten konnte Melzack nachweisen, daß der kombinierte Einsatz von Alpha-Biofeedback und Suggestion eine 44%ige Schmerz- und Medikamentenreduktion im Gegensatz zu Kontrollgruppen (nur Alpha-Training bzw. nur Suggestion) ermöglichte. In einer weiteren Therapiestudie differentieller Effektivitätsüberprüfung verglichen Melzack und Perry (1975) bei 24 Patienten mit somatisch bedingten, medikamentös nicht völlig beherrschbaren Schmerzen Alpha-Feedback, Hypnose und eine Kombination beider Verfahren. Das Hypnosetraining bestand aus Entspannungstechniken und Ich-Stärkungsinstruktionen (sich besser, weniger müde fühlen, unangenehme Dinge überwinden können, ruhiger, entspannter, selbstbewußter sein). Zunehmende Alpha-Produktion wurde verstärkt durch barocke Flötenmusik. Lediglich die Gruppe, die beide Verfahren erhielt, zeigte signifikante Resultate. 58% dieser Patienten gaben eine Schmerzminderung um mehr als 32% an. Diese Hypnosegruppe zeigte eine entsprechende Schmerzverringerung bei 60% der Patienten. Die Gruppenmitglieder aller 3 Gruppen erhöhten die Alpha-Aktivität, die allein jedoch nicht ausreichte zur Schmerzlinderung. Nach 4 bis 6 Monaten waren noch die erfolgreichen Gruppenmitglieder in der Lage, mit der gelernten Methode den Schmerz zu beeinflussen.
Die unterschiedlichen Ergebnisse in der Alpha-Biofeedback-Literatur (s. auch die Untersuchung von Lehmann et al. zum vasomotorischen Kopfschmerz, S. 296) lassen sich zum Teil auf wenig übereinstimmende Definitionen einer erhöhten Alpha-Aktivität zurückführen (quantifizierbarer Alpha-Schwellenwert, Dauer individueller Alpha-Spindeln und Non-Alpha-Phasen, Amplitudenhöhe etc.), sodaß klinische Untersuchungen wenig vergleichbar bzw. replizierbar sind (Lansky et al. 1979).
Die operante Kontrolle der Thetaaktivität (Frequenzband 4–8 Hz) *bei Schmerzpatienten* in einer Feedbackanordnung könnte in der Zukunft ein mögliches Ziel klinisch-experimenteller Untersuchungen werden. Anregungen zu diesen Überlegungen gaben Befunde von Pelletier (1974), Larbig et al. (1981a-c) erhöhter Thetaaktivität in Zuständen von Schmerzkontrolle (s. Feld- u. laborexperimentelle Schmerzuntersuchungen Teil 2). Bisher wird das Theta-Biofeedback bei Patienten mit Schlafstörungen (Bell 1979) oder die instrumentelle Unterdrückung der kortikalen posterioren Thetaaktivität zur Vigilanzerhöhung bei Radarbeobachtern angewendet (Beatty et al. 1974). In laborexperimentellen Untersuchungen zeigten Lutzenberger, Birbaumer und Steinmetz (1974), daß es nicht möglich ist, im Wachzustand den posterioren Thetarhythmus in der Feedbackanordnung zu erhöhen. Es gelang lediglich eine signifikante Erhöhung des frontalen Thetarhythmus. Insgesamt gesehen bleiben in der Thetaforschung noch viele Fragen offen, z. B. die Beurteilung der vermutlich unterschiedlichen Charakteristika frontaler, posteriorer und temporaler Thetaaktivität (Birbaumer 1977).
Das *Temperatur-Feedback-Training* ist bezüglich der Verhinderung oder Kupierung von Schmerzen (hauptsächlich Migränebeschwerden) in einer Vielzahl klinischer Untersuchungen überprüft worden (Smetak 1978). Günstige Resultate zeigten sich auch beim Morbus Raynaud in Kombination mit Hypnose allerdings ohne feedback-spezifische Effekte (Braun 1979, Sanders 1979).
Im folgenden werden 2 bei der Behandlung der Migräne indizierte Biofeedbackverfahren ausführlicher besprochen: das Handtemperaturfeedback und das Vasokonstriktionstraining.
Das *Biofeedback der Handtemperatur* (HET, Handerwärmungstraining) wurde in zahlreichen experimentellen Arbeiten sowie auch in unserer Arbeitsgruppe (Larbig et al. 1980a, Haag 1981) bei Migränepatienten angewandt.
Unter HET werden einzelne oder kombinierte Behandlungstechniken (u. a. autogene Übungen, Entspannungsverfahren, Temperatur-Feedback-Training) zusammengefaßt

zur Verhinderung von Migräneanfällen über eine selbstregulierte willentliche Erhöhung der Hand- bzw. Fingertemperatur. Sargent und Mitarbeiter (1972) wandten dieses Verfahren erstmals an.

Es gibt verschiedene Vorgehensweisen beim HET:

Variante I: Das Autogene Feedback Training (AFT) besteht aus autogenen Wärmeübungen mit entsprechenden Formeln (»Meine Arme und Hände sind schwer und warm« etc.). Die Oberflächentemperatur der Haut wird über ein Temperaturfeedbackgerät mittels Temperaturmeßfühler an Stirn und Finger der dominanten Hand (Temperaturdifferenzwerte) visuell rückgemeldet. In der Therapie und zu Hause wird der Klient angehalten, durch willentliche Handerwärmung Migräneanfälle zu verhindern oder zu blockieren.

Variante II: Das intensive autogene Feedback-Training (IAFT) ist zusätzlich mit einem Streßbewältigungstraining gekoppelt. Hierbei lernt der Patient bei der Wahrnehmung erster körperlicher Signale beginnender Streßreaktionen, sofort mit Handerwärmung und Entspannung zu reagieren.

Variante III: AFT mit klassischer Konditionierung der Handerwärmung und vorausgehendem Abkühlungstraining.

Variante IV: HET mit hypnotischer Entspannung (Vorstellungen von »wärmenden« Szenen, z. B. »Strandszene«).

Variante V: HET ohne Feedback.

Variante VI: HET nur mit Feedback.

Ohne zusätzliche Entspannungsverfahren wird die Handerwärmung bei kontinuierlicher Rückmeldung über das Feedbackgerät geübt.

Welches sind nun die physiologischen Wirkungsprinzipien des HET? Eine spezifische Veränderung des migräneauslösenden neurochemisch-vaskulären Prozesses ist nicht vorstellbar. Auch indirekte physiologische Mechanismen wie Sargent et al. (1972) vermuten, nämlich eine verringerte Durchflußrate im Arteria carotis externa-Gebiet aufgrund einer Erhöhung der Durchblutung der Hand mit Verringerung der pulsatorischen Dehnung der Gefäßwände, ließen sich nicht bestätigen. Die *pulsatorische Gefäßdehnung mit nachfolgenden Oedemen* gilt als die entscheidende Bedingung für den Migräneschmerz. Mathew et al. (1978) fanden keine Änderung der zerebralen Durchblutung bei Änderungen der Handtemperatur durch HET. Vermutlich beruht die Wirkung des HET auf unspezifischer Entspannung und Reduktion des vasokonstriktorisch wirksamen Sympathikotonus (Birbaumer 1980). Weiterhin könnte das HET aufgrund zentralnervöser Desaktivierung eine Änderung *perfektionistischer Einstellungen* bewirken, die gekennzeichnet sind durch zwanghafte leistungsbezogene Willensanstrengungen in verschiedenen Lebensbereichen. Diese sollen nach Meinung verschiedener Autoren (s. u. a. Friedman 1964) charakteristisch für den Migränepatienten sein.

Klinische Arbeiten über das HET bei Migränikern zeigen durchgängig recht gute Resultate, sind jedoch methodisch z. T. unzulänglich durchgeführt. Dies gilt vor allem für die Arbeiten von Sargent et al. (1972) und Pearse et al. (1976). In diesen Untersuchungen fehlen u. a. Kontrollgruppen, Baseline-Daten, präzise Angaben zur Symptomatik, Meßdaten der Handtemperatur, Kontrolle der Plazeboeffekte, spezifische Therapieerfolgskriterien. Trotz methodischer Mängel kann das HET vor allem in Kombination mit Desensibilisierung als erfolgreiches Verfahren zur Behandlung der Migräne angesehen werden. Es bleibt aber unklar, ob nicht Erwartungshaltungen und andere unspezifische Effekte für die Symptombesserung mitverantwortlich sind. Häufig ist beim HET die Kombination von Entspannungstechniken und Biofeedback-Training ökonomischer und effektiver als die einzelnen Behandlungskomponenten getrennt appliziert.

Mehr Klarheit brachten Befunde von Hartje und Diver (1978), die darauf hinwiesen, daß HET nur bei Patienten, die vor Migräneattacken kalte Hände haben, spezifisch wirkt, im Sinne einer vegetativen Stabilisierung. Dies deutet darauf hin, daß eine *differentielle Indikation bei verschiedenen Migräneformen mit einer deutlich verbesserten Effektivität verbunden sein könnte* (Birbaumer 1980).

Mit Hilfe des *Vasokonstriktionstrainings* (VKT; Biofeedback des Plethysmogramms der Arteria temporalis) wird dagegen der vaskuläre Prozeß, der den Migräneanfall auslöst, beeinflußt. Die physiologische Wirkung des VKT wird mit der Hypothese von Wolff (1963) erklärt, der postulierte, daß der Migränekopfschmerz durch eine pulsatorische Dehnung der größeren extrakraniellen Arterien (u. a. der A. temporalis) hervorgerufen wird. Beim VKT soll der Klient lernen, die aufkommende Gefäßdehnung durch eine vasomotorische Gegenregulation zu blockieren. Die Dehnung der Schläfenarterie wird plethysmographisch aufgezeichnet, d. h. das Gefäßvolumen wird gemessen und dem Klienten rückgemeldet. Auf diese Weise erlangt er Selbstkontrolle über den Dehnungszustand des extrakraniellen Gefäßes. Zu diesem Zeitpunkt wird das »externale« Feedback allmählich ausgeblendet und durch eine internale Kontrolle ersetzt. Die erlernte Selbstkontrolle der Vasokonstriktion soll dann bei den ersten Anzeichen einer beginnenden Migräneattacke eingesetzt werden, um eine den meist verordneten Ergotamin-Präparaten entsprechende vasokonstriktorische Wirkung zu erzielen.

Der zeitliche Ablauf des Migräneanfalls läßt sich in 3 Phasen gliedern:

1. Zunehmende vasomotorische Labilität (Pulsvolumen, Blutvolumen)
2. Vaskonstriktion
3. Vasodilatation intra- und extrakranieller Gefäße und Oedeme, die den Schmerz verursachen (Feuerstein et al. 1977).

HET und Desensibilisierung wirken auf Phase 1 und 2 ein, Ergotamine und VKT direkt auf Phase 3.

Vermutlich wäre die Effektivität eines Therapieverfahrens bei gleichzeitiger Beeinflussung der 3 Phasen am größten (Birbaumer 1980).

Bisher wurden aus 3 verschiedenen Laboratorien gut kontrollierte Studien vorgelegt, die die Wirksamkeit des VKT bei der Migräne eindeutig nachwiesen.

Friar und Beatty (1976) teilten 19 Patienten in 2 Gruppen. Die Experimentalgruppe erhielt VKT (akustisches Feedback der Pulsamplitude der A. temporalis der Schmerzseite), die Kontrollgruppe erhielt das Feedback nur vom Zeigefinger der betroffenen Seite. Die Therapie umfaßte 8 Sitzungen in 3 Wochen. Baselinewerte über Intensität und Häufigkeit der Kopfschmerzen und der Pulsamplitude an Finger und Schläfe wurden 30 Tage vor und 30 Tage nach der Behandlung erhoben. Es zeigten sich signifikante Verbesserungen bei der Experimentalgruppe: Reduktion der Schläfenpulsamplitude um ca. 20%, Reduktion der Anfallsfrequenz um 50%, Reduktion der Medikamenteneinnahme um 50%. Die Kontrollgruppe zeigte keine Veränderungen.

Sturgis und Adams (1979) zeigten bei 28 Patienten mit Spannungskopfschmerz und Migräne in einer intraindividuellen Cross-over-Studie, daß VKT bei der Migräne und EMG Biofeedback des Frontalis-Muskels beim Spannungskopfschmerz zu signifikanten Symptomreduktionen führt.

Nach 15 Sitzungen wiesen alle Patienten eine 80%ige Reduktion der Kopfschmerzhäufigkeit auf.

Zamani (1974) behandelte 8 Migränepatienten mit VKT, 6 Patienten mit Entspannungstraining. Lediglich die mit VKT behandelten Klienten zeigten nach 8–16 Sitzungen signifikante Therapieeffekte: Reduktion der wöchentlichen Kopfschmerzdauer von 19,3 auf 3,5 Stunden (82%), Reduzierung der wöchentlichen Anfallsfrequenz um 66%, der

Anfallsdauer um 37%, der Kopfschmerzintensität um 16%, des Medikamentenverbrauchs um 32%.
Abschließend läßt sich zu den 3 referierten Arbeiten sagen, daß sie erstmals den Nachweis erbrachten, daß das *VKT eine valide Therapiemethode für die Behandlung der Migräne ist.* Über die Stabilität der Trainingseffekte lassen sich bisher noch keine Aussagen machen, da keine längerfristigen Nachuntersuchungen durchgeführt wurden.
Die Anwendung des *EMG-Biofeedbacks* ist insbesondere, wie schon erwähnt, durch erfolgreiche Ergebnisse in der Behandlung des Spannungskopfschmerzes bekannt geworden (Budzynski et al. 1973). In verschiedenen Untersuchungen wurde überprüft, ob es sich bei den berichteten Erfolgen möglicherweise um Plazeboeffekte handeln könnte. Budzynksi et al. (1973) verglichen deswegen an unterschiedlichen Patientengruppen die Auswirkungen des wahren, kontingenten Feedbacks mit denen des irrelevanten, nicht kontingenten Feedbacks oder mit Plazebopillen. *In allen Fällen mit erhöhten EMG-Werten erwies sich das kontingente EMG-Feedback als ungleich effektiver als die Plazebo-Bedingungen (u. a. Entspannung allein), so daß die Therapieerfolge auf das EMG-Feedback zurückzuführen sind.* Dies gilt aber wie gesagt nur bei Patienten mit erhöhter EMG-Aktivität (> 5μV), da auch autogenes Training und Jacobson-Training eine Reduktion der Stirnspannung erzielen.
Ergebnisse bei Patienten mit anderen Schmerzsyndromen sind widersprüchlich und beruhen zum Teil auf anekdotischen Berichten oder methodisch mangelhaft durchgeführten Studien. Gentry und Bernal (1977) berichten in zwei systematischen Fallberichten über einen signifikanten Abfall der Schmerzintensität bei Patienten mit Rücken- und Schulterschmerzen. Hauptindikator für die gesamte körperliche Entspannung, die mit einer Schmerzminderung einhergeht, war auch hier der Frontalismuskel, von dem das EMG abgeleitet und rückgemeldet wird. Beck und Kraft (1977) verwandten EMG-Feedback bei 32 Schmerzpatienten (Spannungskopfschmerz, Schulter- und Rückenschmerzen, Kiefergelenksschmerzen). Signifikante Schmerzerleichterung zeigte sich bei 18 Patienten mit Spannungskopfschmerz, einem Patienten mit Schulterschmerzen, leichte Reduktion bei 8 Patienten. Auch hier erwies sich die Überlegenheit des EMG-Feedbacks beim Spannungskopfschmerz.
In der Behandlung postoperativer Schmerzen nach Abdominaloperationen fand man bei der Behandlung mit EMG-Biofeedback lediglich gute Resultate, wenn das EMG von Muskeln rückgemeldet wurde, die in der Operation involviert waren (Madden et al. 1978).
Einige der verschiedenen Spielarten des Biofeedback-Prinzips haben einen über den Plazebo-Effekt hinausgehenden spezifischen Effekt (z. B. EMG-Feedback beim Spannungskopfschmerz und VKT bei der Migräne), der allerdings nur aufgrund strenger Kriterien an das Untersuchungsdesign und klinischer Prüfverfahren belegt werden kann.

7. Akupunktur und transkutane Nervenstimulation

Akupunktur wird in China seit 5000 Jahren zur Behandlung verschiedener Erkrankungen (u. a. arthritische und gastrointestinale Störungen) durchgeführt (Chaves u. Barber 1976).
Seit 1959 wird die Akupunktur zur intraoperativen Schmerzbekämpfung eingesetzt. Zur Akupunktur-Analgesie werden spezifische Körperpunkte durch Nadeln mittels manuel-

ler Drehungen oder elektrischer Stimulation (6–9 Volt Batterien) gereizt. In der traditionellen chinesischen Meridian-Theorie werden einer Vielzahl von Insertionsstellen verschiedene Krankheiten zugeordnet. Spezielle »Nadelungs-Karten« bezeichnen die Punkte für die spezifische analgetische Behandlung bei unterschiedlichen chronischen Schmerzformen oder operativen Eingriffen. Die Meridian-Theorie ist in China umstritten, manche Akupunkteure halten sich nicht an geographische Zuordnungen, sondern verwenden jede beliebige Hautstelle für die chirurgische Analgesie (Chaves et al. 1976). Bis zum Eintritt der Analgesie vergehen in der Regel ca. 20 Minuten. Die hohen chinesischen Erfolgsraten (bis zu 90%) beruhen nach Chaves et al. auf folgenden Faktoren:

1. Patienten werden unter Akupunktur-Anaesthesie operiert, wenn sie *fest von dem analgetischen Effekt der Methode überzeugt sind* und *keine Angst* zeigen. Entgegen vielen westlichen Vorstellungen wird die Akupunktur-Anaesthesie nur bei 10% aller operativen Eingriffe eingesetzt (Schaer 1979). Ängstliche Patienten erhalten die übliche Allgemein-Anaesthesie. Die hohe Erwartung an optimale Akupunktur-Effekte wird ideologisch verstärkt. Hinzu kommt eine in der Sozialisation erworbene sehr verbreitete Einstellung, daß medizinische Interventionen erfolgreich und meist mit geringen oder gar keinen Schmerzen verbunden sind (Chaves et al. 1976).
2. In der Regel wird der Akupunktur-Effekt durch *Lokal-Anaesthesie und Sedativa* verstärkt. Die Mißerfolgsrate bei der Anwendung der Akupunktur wird auf ca. 10% geschätzt. Auf der anderen Seite scheint die Akupunktur-Anaesthesie nur in seltenen Fällen völlige Schmerzfreiheit hervorzurufen.
3. Durch *operative Maßnahmen* hervorgerufene *Schmerzen* werden *meist überschätzt.* Lediglich das Hautorgan ist schmerzempfindlich, Muskulatur, innere Organe und Knochen (mit Ausnahme vom Periost und Endost) hingegen kaum (Lewis 1942). Vor der Ära einer perfektionierten Narkosemedizin wurden selbst große intraabdominelle Eingriffe in Lokal-Anaesthesie durchgeführt, ohne daß starke Schmerzen auftraten (Lennander 1904).
4. *Spezielle Vorbereitungen mehrere Tage vor der Operation mit genauen Informationen über die Technik der Akupunktur* verbessern Vertrauen und positive Einstellungen. Kinder üben an Puppen oder auch an sich selber das Anbringen von Nadeln oder sprechen mit anderen Patienten, die bereits unter Akupunktur-Anaesthesie operiert wurden (Craig 1978). Hinzu kommt eine ausführliche ideologische Indoktrination. Notoperationen ohne Möglichkeit der Vorbereitung werden in der Regel in Allgemein-Narkose durchgeführt (Chaves et al. 1976).
5. Fortwährende Stimulation durch die Nadeln erleichtert die *Ablenkung* von der operativen Prozedur und möglichen Schmerzen.
6. Direkte und indirekte Suggestionen zur Schmerzfreiheit verstärken den Akupunktureffekt.

Experimentelle Überprüfung des Akupunktureffektes an 44 Schmerzpatienten (Kopfschmerzen, Trigeminusneuralgie, Osteoarthritis, Rückenschmerzen) brachten folgende Ergebnisse (Katz et al. 1974): gut hypnotisierbare Personen reagierten günstig auf Akupunktur im Gegensatz zu nicht suggestiblen Personen, akute Schmerzzustände ließen sich wesentlich besser beeinflussen als chronische Schmerzen. Der Rückgang der Schmerzintensität ist abhängig von der Schmerzform (Trigeminusneuralgie 90 bis 100%iger Schmerzrückgang bei zwei von neun Patienten, partieller Rückgang bei 4 Patienten, bei drei Patienten keine Beeinflussung). Während 5 Operationen benötigten zwei Patienten (Zahnextraktion, Tumorexstirpation am Oberschenkel) neben der Akupunktur-Anaesthesie keine unterstützenden Narkotika. Bei drei Patienten (Schulterdislokation, Zahnextraktion, Mandeloperation) wurden geringere Dosen von Analgetika und Lokal-Anaesthesie verabreicht. Die Frage muß offenbleiben, ob die Akupunkturwirkung ein hypnotisches Phänomen ist, auf Plazebowirkungen beruht oder auf anderen spezifischen Mechanismen. Wahrscheinlich ist ein kombiniertes Zusammenwirken aller drei Faktoren. Auch Richter et al. (1975) berichten über den erfolgreichen Einsatz der Akupunktur bei Operationen, Hyodo et al. (1977) bei der Geburtshilfe.

In einer Untersuchung von Schaer (1979) wurden einzelne Wirkfaktoren wie Suggestion, Plazebo, Hypnose ausgeschaltet, indem an bewußtlosen anaesthesierten Patienten die Elektrostimulation durchgeführt wurde. Die Wirkung der Elektroakupunktur ließ sich am signifikant abgesunkenen Minderverbrauch von Anaesthetika im Vergleich zu einer Kontrollperson nachweisen. Nach Melzack (1978) ist die Akupunktur-Betäubung ein Spezialfall der Hyperstimulationsanalgesie (dazu gehört: transkutane Nervenstimulation – TNS, Hinterhornstimulation, Stimulation subkortikaler Hirnstrukturen). Die neurophysiologische Basis der elektrischen Schmerzunterdrückung wird im Sinne der Gate-Control-Theorie erklärt: Akupunktur und transkutane Nervenstimulation *stimulieren dickkalibrige Nervenfasern (A-beta),* die über eine Aktivierung der Substantia gelatinosa-Zellen die T-Zellen hemmen und somit *das Tor für ankommende nociceptive Impulse (Input der A-delta und C-Fasern) schließen.* Neurophysiologische Befunde von Strassburg, Krainich und Thoden (1977) mit fehlenden Schmerzschwellenänderungen unter TNS bei überschwelligen elektrischen Schmerzreizen widersprechen der Gate-Control-Theorie. Die Autoren plädieren für das Konzept der »pattern«-Theorie mit multimodalen Interaktionen auf spinaler und supraspinaler Ebene.

Naloxon antagonisiert analgetische Effekte der Elektroakupunktur (Mayer et al. 1977, Malizia et al. 1978) und TNS (Chapman und Benedetti 1977). Diese Befunde gelten als *indirekte Hinweise für eine Beteiligung des Endorphinsystems bei der Schmerzunterdrückung.*

Dickhaus et al. (1978) konnten nachweisen, daß repetitive Reizung von A-beta-Fasern zu einer spinalen Hemmung nociceptiver Reize führt. Ebenso fand Pauser (1980) an relaxierten Katzen unter *Modellakupunktur* eine deutliche *Hemmung der Gesamtentladung der Hinterhornneurone auf nociceptive Hitzereize* (Erhitzung der Fußsohlenhaut auf 40–52° C). Das Maximum der Hemmung abgeleiteter nociceptiver Aktionspotentiale ist nach 36 Minuten erreicht. Dies entspricht auch der im klinischen Alltag beobachteten Akupunkturanalgesie, die meist erst nach *30–45 Minuten* erreicht wird. Systematisch appliziertes Enkephalin führt ebenfalls zur Hemmung der Entladung nociceptiver Hinterhornneurone. Verabreichung von Naloxon hingegen führt zur sofortigen Zunahme der Entladung. Es ließ sich somit zeigen, daß Elektrostimulation peripherer Nerven zu einer Hemmung der nociceptiven Antwort auf 10–15% des Ausgangswertes führt. Zeitdauer und Ausmaß der Hemmung korrelieren mit klinischen Beobachtungen.

Auch Pomeranz und Chiu (1976, vgl. auch Untersuchungen von Pomeranz S. 59) stellten tierexperimentell an Mäusen fest, daß elektrische Reizung an spezifischen Insertionsstellen der Vorderpfoten (»Hoku-Punkte«) eine 50%ige Verlängerung der Latenz der Reaktion auf schmerzhafte Stimulation bewirkte. Dieser Effekt ließ sich durch Naloxon antagonisieren. Sjölund und Eriksson (1979) erhoben bei chronischen Schmerzpatienten Befunde, aus denen hervorgeht, daß nur die durch akupunkturartige (niederfrequente 2 – 4 Hz) Reizung hervorgerufene Schmerzlinderung durch Naloxon wieder aufgehoben wird. Im Spinalliquor zeigte sich eine signifikante Erhöhung des vorher niedrigen Endorphinspiegels. Durch hochfrequente TNS-Stimulation erzielte Schmerzreduktion war nicht naloxonempfindlich. Dieser Befund steht im Gegensatz zu den oben zitierten Resultaten von Chapman et al. (1977), die vermuten, daß bei der TNS das Endorphinsystem beteiligt ist.

Zusammenfassend ergibt sich, daß dem Akupunktur-Analgesie-Effekt *eine Freisetzung körpereigener schmerzhemmender Endorphine zugrunde liegt.* Ein endgültiger Beweis dieser Hypothese liegt aber erst dann vor, wenn der vermehrte Gehalt von Endorphinen in der Substantia gelatinosa des Hinterhorns nachgewiesen werden kann.
Eine nichtinvasive komplikationslose Methode elektrischer Reizung ist die *transkutane Nervenstimulation (TNS).* Mittels kleiner batteriegespeister Reizgeräte kann die Reizung des schmerzenden Körperareals der dieses Gebiet versorgenden Nervenstränge oder der Gegenseite vom Patienten selbst durchgeführt werden. Man unterscheidet 2 Typen der TNS (Sjölund 1980):
1. Bei der konventionellen Form stimulieren hochfrequente Ströme (10–100 Hz) oberflächlich liegende Nervenfasern. Hauptsächliche Anwendungsgebiete betreffen traumatische und entzündliche Neuralgien und die klassische Dorsalgie.
2. Die akupunktur-ähnliche TNS stimuliert bei Frequenzen von 1–4 Hz. Diese Form eignet sich am ehesten bei Rhizopathien, also Schmerzen im Bereich des Ausbreitungsgebietes einer oder mehrerer Nervenwurzeln.
Die TNS eignet sich zur Unterdrückung akuter, vor allem aber zur Linderung chronischer Schmerzen. *Indikation bei akuten Schmerzen:* Geburtsschmerz, besonders in der Phase der Öffnung des Muttermundes; postoperative Schmerzen; Knochenfrakturschmerzen. *Indikation bei chronischen Schmerzen:* oberflächliche skelettale Schmerzen; Schmerzen in Gelenken, Sehnen, Muskeln, Haut, ZNS; Neuralgien; postakzidentelle Schmerzen. Unwirksam ist die TNS nach Sjölund bei visceralen und psychisch bedingten Schmerzen.
Vorsicht mit der TNS gilt bei Patienten mit synchronen Herzschrittmachern.
Interessant ist, daß bereits die Ägypter und Griechen des Altertums »Elektrostimulation« mittels elektrischer Schläge von elektrischen Fischen bei starken Schmerzen anwandten (Kane und Taub 1975).
Über den therapeutischen Wert der TNS gibt es eine Vielzahl von Untersuchungen mit relativ günstigen Resultaten bei akuten und chronischen Schmerzen. Shealy und Maurer (1974) berichten von 80%igen Erfolgen bei 125 akuten Schmerzzuständen, 25% bei 575 chronischen Schmerzsyndromen. 60% dieser Stichprobe erreichte eine partielle Linderung durch TNS.
Eher kurzfristige Behandlungserfolge gaben zu Spekulationen Anlaß, daß das Wiederauftreten der Schmerzsignale aus der Aktivität anderer Nervenbahnen sich neu formieren könne (Thoden et al. 1979). In einem kontrollierten Therapievergleich von TNS und Akupunktur bei 12 Patienten mit lumbalen Rückenschmerzen zeigte sich eine 33%ige Schmerzlinderung bei 75% der Patienten durch Akupunktur, bei 66% durch TNS. Die durchschnittliche Dauer der Behandlungserfolge betrug 50 Stunden nach Akupunktur und 23 Stunden nach TNS (Fox und Melzack 1976). Längerfristige Erfolge über Tage bis Wochen mit einer Reduktion der Schmerzintensität von 75% konnten bei Patienten mit Schulterarmsyndrom, lumbalen Schmerzen, Phantom- und peripheren Nervenschmerzen erzielt werden (Melzack 1975). Long et al. (1975) faßten die Daten verschiedener amerikanischer Schmerzkliniken zusammen und fanden bei einem heterogenen Krankengut von 3000 Patienten, daß bei ca. 25% TNS als Therapieform ausreicht. Psychiatrische Patienten mit Schmerzsyndromen scheinen von der TNS nicht zu profitieren. In der Geburtshilfe ließen sich Erfolge erzielen. Von 147 Frauen erlebten 44% einen hohen Schmerzrückgang, weitere 44% mittelstarke Erleichterung (Augustinsson et al. 1977). In einer Langzeitstudie (Thoden et al. 1979) an 105 chronischen Schmerzpatienten zeigte sich bei 52,4% eine Schmerzlinderung, die nach drei Jahren auf 42,8% absank. 16,7% der Patienten benötigte keine Schmerzmittel mehr, 78,6% der Patienten gab eine Reduktion der Analgetikaeinnahme während der TNS-Behandlung an. Eine Verbesse-

rung der Alltagsaktivität bei gleichzeitiger Schmerzminderung wurde von 72,9% angegeben. Bezüglich der Prognose ergab sich: akute Schmerzen (bis zu 1 J. Dauer) sowie Postamputationsschmerzen zeigten die besten Therapieresultate.

III. Pharmakotherapie des Schmerzes

Die medikamentöse Therapie steht nach wie vor im Mittelpunkt der Behandlung des Schmerzes. Die gezielte analgetische Therapie begann im 19. Jahrhundert mit der Einführung der Opiumalkaloide. Abgesehen von der Lokalanästhesie, mit der die zentripetale Information peripher blockiert werden kann und der klassischen Allgemeinnarkose, die mit dem Schmerz auch das Bewußtsein ausschaltet, werden heute in der medikamentösen Schmerzbehandlung 2 Medikamentengruppen eingesetzt:
1. Stark wirksame Analgetika vom Typ des Morphins
2. Analgetika mit antipyretischer (und antiphlogistischer) Wirkung.
Keine der derzeit auf dem Markt vertriebenen Präparate erfüllen alle von Pharmakologen geforderten idealen Eigenschaften eines Analgetikums: verläßliche Analgesie, keine Beeinflussung anderer Sinnessysteme, keine Beeinträchtigung vitaler Funktionen (Bewußtsein, Atmung, Kreislauf), schneller Wirkungseintritt und lange Wirkungsdauer, fehlende Suchtauslösung.
Vor allem die Gefahr organischer Schädigung und die mögliche Entwicklung einer Drogenabhängigkeit sprechen gegen einen längerfristigen Medikamentenkonsum.

1. Analgetika

1.1. Stark wirkende Analgetika

Der Prototyp des stark wirksamen Schmerzmittels ist *Morphin* (natürliches Vorkommen im Saft der Mohnkapsel). Die pharmakologischen Verwandten des Morphiums üben weitgehend ähnliche Wirkungen aus, so daß wir uns in der Beschreibung starker Analgetika auf Morphin beschränken.
In diesem Abschnitt werden in erster Linie pharmakologische Effekte besprochen, die für die Schmerzregulation von Relevanz sind. Zur Vertiefung des Studiums wird auf die einschlägigen Pharmakologielehrbücher verwiesen (u. a. Forth et al. 1980, Kuschinsky et al. 1978).
Die Hauptwirkung des Morphins ist der *analgetische Effekt.* Nach Applikation einer normalen Dosis (0,01 g bei einem Erwachsenen) hält die Analgesie ca. 5–6 Stunden an (Kuschinsky et al. 1978). Höhere Dosen rufen narkoseartige Zustände mit Bewußtseinsverlust hervor. Je nach Ausgangsstimmung kann eine Euphorie (auslösender Faktor für Abusus!) oder häufiger bei normalgestimmten Personen eine Dysphorie mit Unruhe und Erregungszuständen ausgelöst werden.
Ein weiterer pharmakologischer Effekt ist die Hemmung des Atemzentrums, die

dosisabhängig auftritt und über eine Herabsetzung der Empfindlichkeit der CO_2-Spannung bzw. der H^+-Ionen-Konzentration im Blut wirksam wird.
Die antitussive Wirkung beruht auf einer Dämpfung der reflektorischen Erregbarkeit des Reflexzentrums zur Auslösung von Husten. Sedativ-hypnotische Wirkungen sind bei der Mehrzahl von Patienten in therapeutischer Dosierung (10 mg) zu beobachten. Das EEG weist eine entsprechende Synchronisierung auf. Zentral erregende Wirkungen beruhen auf einer Wirkung des Brechzentrums. Vagus- (Bradykardie, Tonussteigerung im Darm) und Okulomotorius-Zentrum (Miosis) werden erregt.
Die *Indikation* für *Morphin sind stärkste Schmerzzustände* (z. B. Tumorschmerzen), die durch andere Maßnahmen oder Pharmaka nicht beeinflußt werden können (Kuschinsky et al. 1978). Kontraindikation besteht wegen der atemdepressorischen Wirkung bei Gefährdung der zentralen Atemregulation (durch andere Pharmaka, bei Hirndruck infolge massiver Hirnläsionen). Morphin-Antagonisten werden bei der Morphin-Vergiftung (Koma, Atemlähmung, Miosis) oder iatrogenen Überdosierung verabfolgt. Neben Levallorphan (Lorfan) und Nalorphin empfiehlt es sich, vor allem Naloxon einzusetzen, da es ein reiner Morphinantagonist ist ohne morphinartige (agonistische) Eigenwirkungen. Die Antidote verdrängen aufgrund ihrer konstitutionschemischen Verwandtschaft mit Morphin kompetitiv Morphin vom Rezeptor. Der Wirkungsmechanismus des Morphiums ließ sich nach Entdeckung der Endorphine besser verstehen (vgl. Kap. B. 3 – Neuroendokrinologie des Schmerzes). Es bestehen große Ähnlichkeiten zwischen den Strukturformeln des Morphins mit dem Met-Enkephalin. Es zeigte sich auch, daß die *5 endständigen Aminosäuren dieses Peptides morphinartige Wirkungen besitzen.* Das Alkaloid Morphin vermag aufgrund seiner ähnlichen chemischen Struktur Wirkungen körpereigener Opiate so weit zu imitieren, daß es mit Opiatrezeptoren, an die sich normalerweise körpereigene Substanzen anlagern, interagiert. Wir haben bereits mehrfach darauf hingewiesen, daß die Endorphine nach vermehrter Freisetzung die Schmerzschwelle erhöhen. Opiatrezeptoren kommen außerdem gehäuft im limbischen System vor. Die Wirkung der Endorphine auf affektives Verhalten (u. a. Euphorie, Schmerzreduktion) steht in Analogie zu den Wirkungen des Morphiums und anderen Opiaten. Neurophysiologische Mechanismen der analgetischen Wirkung des Morphins beruhen nach Forth et al. (1980) auf einer Beeinflussung thalamo-kortikaler Projektionen zu den Assoziationsarealen. Die veränderte Schmerzwahrnehmung unter dem Einfluß des Morphins ähnelt sehr stark dem Schmerzerleben nach einer frontalen Lobotomie. Auch nach diesem Eingriff ist der Schmerz lokalisierbar, die affektiv-motivationale Komponente aber deutlich reduziert.
Die *Morphin-Derivate* (u. a. Pethidin – Dolantin; Pentazocin – Fortral; Valoron) wirken qualitativ wie Morphin, erzeugen Analgesie und Euphorie sowie Sucht. Sie können bei Morphinsüchtigen das Morphin vollständig ersetzen (Kreuztoleranz; Kuschinsky et al. 1978). Die analgetisch wirksamste Substanz ist Diamorphin (Heroin). Die Suchtgefährdung ist bei dieser Substanz wesentlich stärker als bei den anderen Morphinderivaten. Deswegen darf es nicht als Pharmakon verwendet werden.

1.2. Schwach wirksame Analgetika

In dieser Gruppe werden folgende Verbindungsklassen zusammengefaßt: Salicylsäure-Derivate, Pyrazol-Derivate, Anilin-Derivate. Die ersten beiden Gruppen haben analgetische, antipyretische (fiebersenkende) und antiphlogistische (entzündungshemmende) Wirkungen. Die Anilin-Derivate haben nur analgetische und antipyretische Effekte.
Die *Salicylate* (u. a. Acetylsalicylsäure – Aspirin) werden häufig kombiniert mit anderen

Analgetika bei Kopf- und Zahnschmerzen oder zur Senkung des Fiebers verwendet. Die analgetische Wirkung ist wesentlich schwächer als die der Opiate. Zum Beispiel wird beim Menschen durch 1,8 g Aspirin die Schmerzschwelle (bestimmt durch elektrische Reizung der Zahnpulpa) um 45% erhöht. Unter den gleichen Bedingungen erhöht 30 mg Codein die Schwelle um 140% (Forth et al. 1980). Die Wirkung von acetylsalicylsäurehaltigen Tabletten beruht z. T. auf Plazeboeffekten (Jurna 1980). Unter Anwendung von Plazebos gibt 30% der Patientinnen mit postpartalen Schmerzen Schmerzfreiheit an. Acetylsalicylsäure führt bei etwa 60% zur Schmerzfreiheit. Der gleiche Effekt, der mit 600 mg Acetylsalicylsäure erreicht wurde, kann auch mit 30 mg Codein (Methylmorphin) erreicht werden.

Ein weiterer Anwendungsbereich der Salicylate ist die rheumatische Erkrankung. Die meist notwendige hohe Dosierung ist mit Nebenwirkungen verbunden: Schwindel, Schwerhörigkeit, Kopfschmerzen, Urtikaria, Asthma, Magenblutungen. Die analgetische Wirkung der Salicylate wird auf subkortikale Angriffspunkte zurückgeführt, insbesondere auf thalamische Schaltstellen aufsteigender Schmerzbahnen. Hohe Salicylsäuredosen erregen hypothalamische Zentren und bewirken damit eine Adrenalinfreisetzung aus dem Nebennierenmark. Nach noch höheren Dosen kommt es zur Kortikosteroidfreisetzung aus der Nebennierenrinde. Auf diesen Eigenschaften beruhen wahrscheinlich die antirheumatisch-analgetischen Wirkungen (Matthies 1973).

Aus der Gruppe der *Pyrazol-Derivate* ist Aminophenazon (Pyramidon) die bekannteste Substanz. Dieses Mittel kann unter bestimmten biochemischen Bedingungen in Dimethylnitrosamin, eine stark cancerogene Substanz umgewandelt werden. Aus diesem Grund wurde Aminophenazon aus dem Handel gezogen.

Metamizol (Novalgin) und *Propyphenazon* sind weitere Pyrazol-Derivate, die eine gute analgetische Wirkung besitzen, jedoch wegen gefährlicher Nebenwirkungen (Knochenmarksdepression), wenn überhaupt, dann sehr vorsichtig verordnet werden können. Bei längerdauernder Anwendung sind daher unbedingt regelmäßige Blutbildkontrollen notwendig.

Phenylbutazon (Butazolidin) ist aufgrund der vorwiegend antiphlogistischen bzw. antirheumatischen Wirkung kein Analgetikum im engeren Sinne. Neben chronisch-entzündlichen Erkrankungen ist die Behandlung des akuten Gichtanfalles eine Indikation. Eine starke Bindung an Plasmaproteine bewirkt eine langsame Elimination mit daraus resultierender Kumulationsgefahr. Daraus erklärt sich u. a. die Häufigkeit der Nebenwirkungen. Bei jedem 10. Patienten muß deswegen die Therapie abgebrochen werden. Neben Nieren- und Leberschäden kann es zu Magen-Darmulcera, Schädigung des Blutbildes und Nierenschäden kommen. Bei intramuskulärer Injektion von Phenylbutazon besteht die Gefahr von Gewebsschädigung und irreversiblen Nervenschäden.

Indomethazin, ein Indolessigsäurederivat, greift hemmend in die Prostaglandin-Biosynthese ein und wirkt nur analgetisch, wenn der Schmerz ein Begleitsymptom einer Entzündung ist.

Die analgetische Wirkung der Pyrazol-Derivate ähnelt der der Salicylate und Anilinderivate. Genauere Mechanismen sind noch nicht aufgeklärt. Vermutlich trägt die Minderung der Erregbarkeit der glatten Muskulatur durch Pyrazole zur analgetischen Wirkung bei. Die Wirkung von Acetylcholin, Adrenalin und Histamin wird am glatten Muskelpräparat abgeschwächt (Matthies 1973). Lokale Schmerzhemmung beruht auf einer Blockade der Freisetzung von Bradykinin (Inoki et al. 1978).

Anilinderivate (Phenacetin, Paracetamol) sind gute Analgetika und Antipyretika. Chronische Zufuhr phenacetinhaltiger Mischpräparate führt zu Vergiftungssymptomen (Anämie, Nierenerkrankungen, u. a. interstitielle Nephritis, möglicherweise auch Nie-

renbeckenkarzinome). Frauen sind häufiger von phenacetinbedingten Nierenschäden betroffen als Männer. Jurna (1980) führt dies darauf zurück, daß zu den häufigsten Gründen für chronische Phenacetin-Einnahme Migräne und dysmenorrhoische Beschwerden zählen. Durchschnittlich betrug nach Untersuchungen in einer westdeutschen Universitätsklinik (Jurna 1980) die Dauer der Einnahme von Phenacetin ca. 20 Jahre bis zur Diagnostik eines Nierenschadens. In dieser Zeit wurden im Durchschnitt 6 kg Phenacetin eingenommen. Die kürzeste Zeit bis zur Ausbildung einer interstitiellen Nephritis betrug 4 Jahre (1 kg Phenacetin!)
Abschließend kann festgestellt werden, daß die gelegentliche Einnahme schwach wirksamer Analgetika unproblematisch ist, die *chronische Zufuhr wegen toxischer Nebenwirkungen gefährlich ist.* Die Analgetika werden meist als *Kombinationspräparate* verwandt: Barbiturate wegen sedierender Effekte, Codein zur Analgesie, Coffein zur Stimmungsaufhellung und Analgesie-verstärkenden Wirkung. Antiphlogistisch wirksame Substanzen haben analgetische Wirkungen über eine Entzündungshemmung, da der Schmerz ein Symptom der Entzündung ist. Die Salicylate, Pyrazolderivate und Indomethazin werden neben bereits erwähnten Anwendungsformen auch bei *schmerzhaften degenerativen Gelenkveränderungen (Arthrosen)* und abakteriell entzündlichen Prozessen z. B. *Myalgien* verwandt. Entzündungshemmende Präparate können in Kombination mit zentralen Muskelrelaxantien (z. B. Benzodiazepine) muskuläre Dauerkontraktionen mit dem typischen Circulus vitiosus Verspannung – Schmerz – Verspannungszunahme durchbrechen.

2. Drogenabhängigkeit (Sucht)

Das umfangreiche medizinische und psychosoziale Problem der Sucht kann im Rahmen dieses Buches nicht speziell erörtert werden. Es ist jedoch naheliegend, im Zusammenhang mit der medikamentösen Schmerztherapie kurz auf Gewöhnung und Sucht einzugehen, da chronische Schmerzen oft den Ausgangspunkt einer »Suchtkarriere« darstellen, die neben zahlreichen toxischen Nebenwirkungen der Schmerzmittel die größte Gefahr bei längerfristigem Medikamentenkonsum ist.
Der für den Mißbrauch von Rausch- und Arzneimittel geprägte Begriff »Sucht« ist wegen seiner Mehrdeutigkeit und Unschärfe von der WHO durch den Begriff der »Drogenabhängigkeit« (drug dependence) ersetzt worden.
Das Verlangen, nicht nur Genußgifte wie Alkohol, Nikotin und Koffein, sondern auch Analgetika, Schlafmittel und psychotrope Pharmaka wiederholt einzunehmen, kann verschiedene Grade erreichen. Bei sogenannter *»psychischer Abhängigkeit«* spricht man von *Gewohnheitsbildung.* Dies bedeutet, daß in vielen Fällen die Menschen imstande sind jederzeit, wenn auch mit gewissen psychischen Schwierigkeiten, die Zufuhr bestimmter Substanzen zu unterlassen. Gewohnheitsbildung ist somit durch folgende Charakteristika definiert:
1. Ein Verlangen (aber nicht Zwang), ständig diese Substanz einzunehmen, um das Gefühl gesteigerten Wohlbefindens zu erzielen.
2. Geringe oder keine Neigung zur Dosissteigerung.
3. Ein gewisser Grad psychischer Abhängigkeit von der Wirkung des Mittels. Es besteht aber keine körperliche Abhängigkeit (Fehlen von Entziehungssymptomen) (Kuschinsky et al. 1978).
Für die Sucht hat die WHO folgende Definition vorgeschlagen:

1. Es besteht ein *überwältigendes Verlangen (Zwang), das Mittel fortgesetzt zu nehmen* und es auf jede Weise in die Hände zu bekommen.
2. Charakteristisch ist die Tendenz, die *Dosis zu erhöhen.*
3. Auffällig ist eine *psychische und physische Abhängigkeit* vom Mittel (Naranjo et al. 1976).

Nach Absetzen der verwendeten Substanz bildet sich ein *Entzugssyndrom.* Es tritt bei Alkohol, Morphin, morphinartig wirkenden Analgetika und bei zentraldämpfenden Pharmaka (Barbiturate, minor tranquilizer) auf. Die Entzugserscheinungen sind den akuten Wirkungen vielfach entgegengesetzt.

Zur Abhängigkeit gehört die Ausbildung der Gewöhnung. Sie beruht auf einer gesteigerten metabolischen Inaktivierung oder auf einer Abnahme der Rezeptorempfindlichkeit (Coper 1980). Von Barbituraten (u. a. Phenobarbital) weiß man, daß sie über eine Enzyminduktion in der Leber ihre eigene Inaktivierung beschleunigen. Trotzdem kann es bei entsprechender Dosierung zur Kumulation kommen. Gewöhnung wird begrifflich von der Gewohnheitsbildung getrennt. Somatische Grundlage der Gewöhnung sind zelluläre Adaptationsprozesse (s. weiter unten), die meist eine pharmakokinetische Ursache haben (Kuschinsky 1978). Gewöhnung kann auch mit dem Begriff der *Toleranzerhöhung* umschrieben werden. *Toleranz* bezeichnet hingegen die Empfindlichkeit des Organismus gegenüber einer bestimmten Substanz, wird aber meist mit Toleranzerhöhung gleichgesetzt. Mit der Gewöhnung hängen die körperlichen Entzugssymptome eng zusammen, da die zellulären Adaptationsprozesse nach Entzug des Opioids quasi »ins Leere stoßen« und erst nach einigen Tagen bis Wochen allmählich abgeschaltet werden (Kuschinsky 1981). Die Entstehung der Drogenabhängigkeit wird begünstigt durch das Phänomen der *Kreuztoleranz.* Dies bedeutet, daß z. B. Morphin durch andere morphinartig wirkende Substanzen ersetzbar ist und auch der Effekt des Ersatzpräparates im Laufe der Zeit abnimmt. Täglich wiederholte Morphin-Injektionen, z. B. zur Schmerzlinderung bei Krebspatienten führen in einigen Wochen zur verminderten Wirksamkeit, d. h. der Patient gewöhnt sich an das Medikament (Toleranzanstieg). Durch Erhöhung der Dosis kann die nachlassende Wirkung zunächst ausgeglichen werden. Schließlich können auch größte Morphin-Dosen keine merkliche Schmerzlinderung mehr bewirken. Diese Toleranz betrifft nicht nur die analgetische Wirkung, sondern erstreckt sich auch auf psychologische Faktoren. Euphorische Stimmung und Entspannung bleiben bei starker Abhängigkeit aus. Ebenso können die gefährlichen Nebenwirkungen wie Atemlähmung selbst bei mehr als dem Hundertfachen der therapeutischen Dosis ausbleiben (Herz 1980).

Parallel zur Toleranzentwicklung entsteht die körperliche Abhängigkeit. Sie wird bei plötzlicher Unterbrechung der Opiat-Zufuhr oder durch Gabe von Opiat-Antagonisten hervorgerufen.

Folgende *Entzugserscheinungen* können auftreten: Erhöhte Schmerzempfindlichkeit, krampfartige Bauchschmerzen, Durchfall, Zittern, Schlaflosigkeit, Angst, Niedergeschlagenheit, Verzweiflung. Die Abstinenzsymptome sind selten lebensbedrohlich und können durch erneute Opioidgaben aufgehoben werden.

Vermutlich spielt das limbische System eine entscheidende Rolle bei der Entstehung süchtigen Verhaltens. Dafür sprechen Ergebnisse von Selbstreizversuchen an Ratten oder Affen im sog. »Belohnungssystem« im Bereich des medialen Vorderhirnbündels (Olds 1977). Gibt man den Tieren die Möglichkeit, sich durch Drücken eines Hebels über in diesen Bereichen eingepflanzte Elektroden selbst zu reizen, so tun dies die Tiere unter Umständen bis zur Erschöpfung. Auch Morphin-Injektionen in die Regionen des Belohnungssystems steigern die Häufigkeit der Selbstreizung.

Nach Entdeckung der Opiat-Rezeptoren versuchte man, die Suchtentstehung mit einer

Änderung der Rezeptoreigenschaften in Zusammenhang zu bringen. Versuche im Laboratorium von Herz et al. in München zeigten, daß eine längere Blockierung der Opiat-Rezeptoren durch Naloxon zu einer Vermehrung der Rezeptoren führt, die von einer erhöhten Empfindlichkeit für Opiate begleitet ist. Herz beobachtete nun, daß es nach Gabe des Opiat-Antagonisten Naloxon zur raschen und *überschießenden Bildung von cyclischem Adenosinmonophosphat (cAMP) kam, katalysiert durch das Enzym Adenylat-Cyclase.* Diese biochemischen Aktivitäten normalisierten sich innerhalb kurzer Zeit. Herz vermutet, daß diese Veränderungen die neurochemische Basis für Prozesse wie Gewöhnung, Abhängigkeit und Entzugserscheinungen bilden. Die anfängliche Hemmung der Adenylat-Cyclase durch Opiate geht allmählich zurück. Die Zellen aktivieren im Rahmen des Gewöhnungsprozesses ihrerseits Adenylat-Cyclase, bis der Gehalt an cAMP normale Werte erreicht. Nach Absetzen des Morphins wird durch Morphin blockierte Adenylat-Cyclase frei, es kommt zur überschießenden Bildung von cAMP, damit zu Entzugserscheinungen. Diese tierexperimentellen Befunde wurden allerdings bisher nur in gezüchteten Tumorzellen, nicht im Gehirn erzielt. Ob die erhöhte Rezeptorempfindlichkeit mit einer Vermehrung der Rezeptoren nach langdauernder Opiat-Einwirkung zusammenhängt, ist unklar (Herz et al. 1979).
Die Entdeckung der Endorphine weckte zunächst Hoffnungen, man könnte neue Schmerzmittel entwickeln, ohne daß eine Abhängigkeit entsteht. Diese Erwartungen wurden nicht bestätigt, da von außen zugeführtes Endorphin ebenfalls zur Abhängigkeit führt. Die berechtigte Frage, ob wir von unseren eigenen Endorphinen abhängig sind, läßt sich verneinen, da die Gabe von Opiat-Antagonisten (Naloxon) keine auffälligen Wirkungen hervorruft. Daraus kann geschlossen werden, daß das Endorphinsystem normalerweise nicht aktiv ist, außerdem aufgrund hoher Metabolisierungsraten phasisch erhöhtes Endorphin schnell abgebaut wird.
Weitere Untersuchungen an Ratten, denen einen Monat lang Morphin-Tabletten unter die Haut gepflanzt wurden, zeigten, daß die Enkephalin- und β-Endorphin-Werte beträchtlich zurückgingen, was möglicherweise für eine Hemmung der Endorphin-Synthese spricht (Herz 1980). Dieser Befund eines Endorphin-Mangels könnte gut das stete Verlangen nach neuen Substanzen bzw. die große *Rückfälligkeit von Opiat-Süchtigen* erklären, die ihren *endogenen Opiat-Mangel durch extern zugeführtes Opiat kompensieren wollen.*
Eine biochemische Hypothese der psychischen Abhängigkeit bzw. *Gewohnheitsbildung* konzentriert sich auf eine *Aktivierung dopaminerger Neurone* (vgl. auch S. 67), die vom Mittelhirn zu den Basalganglien und Kernen des limbischen Systems führen und u. a. für affektive und emotionale Prozesse bedeutsam sind.
Die allgemeinen sozialen Folgen der Sucht von Drogen mit unterschiedlichen Akuteffekten sind einander weitgehend ähnlich: intellektuelle Störungen, mangelnde Realitätsorientierung, Verwahrlosung.
Einige *epidemiologische Angaben* verdeutlichen das soziale Problem der Drogenabhängigkeit. Nach Janz (1974) wurden die Ausgaben für psychotrope Medikamente in der BRD auf eine halbe Milliarde DM geschätzt. Nach Kielholz (1968) nahm die Zahl der Klinikeinweisungen von Medikamentensüchtigen aller psychiatrischen Institutionen der Schweiz von 1955–1964 signifikant zu. Dieser Anstieg betrifft vor allem Schmerz- und Schlafmittelsüchtige sowie Stimulantienabhängige. Kielholz errechnete einen sog. *»Gefahrenindex«*, der das Verhältnis der meistverkauften Medikamente zu den am häufigsten zur Toxikomanie führenden Präparaten umfaßt.
Nach diesem Index gilt folgende Risikoeinstufung: *Amphetamine, Hypnotika, Analgetika, Tranquilizer.*
Die zunehmende Tendenz der Selbstmedikation betrifft häufig kombinierte Analgetika.

In dem Schweizer Krankengut fand man, daß phenacetinhaltige Kombinationspräparate am häufigsten verwendet wurden. Dies widerspricht Behauptungen, vor allem von pharmakologischer Seite, denen zufolge das Mißbrauchspotential der Analgetika nicht so erheblich sei wie das der Hypnotika (Kielholz 1968). Der Autor wies nach, daß bei dem häufigen Abusus kombinierter Analgetika eine deutliche körperliche Abhängigkeit mit Abstinenzsymptomen und Deprivationserscheinungen auftritt, ähnlich der der Barbituratoxikomanie. Auch Abusus von den minor Tranquilizern kann zur Abhängigkeit führen, wenngleich das Mißbrauchspotential (mit Ausnahme von Meprobamat und Chlorthiazol) geringer ist (Sohns und Steinbrecher 1975).

3. Narkose

Mit Hilfe der Narkose werden operativ bedingte Schmerzen ausgeschaltet. Während der Narkose wird durch reversible Hemmung von ZNS-Funktionen ein Zustand der Analgesie herbeigeführt, das Bewußtsein ausgeschaltet und eine Relaxation der Skelettmuskulatur hervorgerufen (Büch et al. 1980). In diesem Zustand können chirurgische Eingriffe ohne Schmerzempfindungen und Abwehrreaktionen durchgeführt werden.
Das Fehlen einer präzisen Narkosedefinition ist bedingt durch das mangelhafte Wissen über die der Narkose zugrundeliegenden Vorgänge. Auch eine ganze Reihe von Narkosetheorien kann nicht darüber hinwegtäuschen, daß der Mechanismus der narkotischen Wirkung bisher nicht bekannt ist.
Es ist wahrscheinlich, daß der reversiblen Ausschaltung der spontanen und reflektorischen Aktivität im ZNS durch Narkotika nicht die Blockade eines spezifischen Rezeptors zugrunde liegt, sondern Veränderungen in den Synapsen anzunehmen sind. Da inerte Gase (z. B. Xenon), die an keiner chemischen Reaktion teilnehmen, narkotisch wirksam sind, müßten Änderungen physikalischer Art in den Nervenzellen ausreichen, um narkotische Effekte auszulösen. Narkotisch reaktionsfähige, d. h. vermutlich chemisch wirksame Substanzen hingegen hemmen möglicherweise enzymatische Prozesse. Zur Erklärung des Wirkungsmechanismus wird neuerdings angenommen, daß sich narkotisch aktive Substanzen in Membranstrukturen von Neuronen einlagern und mit Proteinen komplexe Verbindungen eingehen. Van der Waalssche Kräfte (elektrostatische Anziehung zwischen Ionen, permanenten Dipolen oder polarisierbaren Molekülen – Leuthardt 1963) scheinen für komplexe Bindungen der sogenannten *Klathrate* verantwortlich zu sein. Unter Klathraten versteht man Einschlußverbindungen. Xenon bildet z. B. unter hohem Druck, bei tiefer Temperatur ein Klathrat ($Xe–(H_2O)_{13}$). Derartige Bindungen können sich unter physiologischen Bedingungen nicht bilden (Büch et al. 1980). Kuschinsky et al. (1978) vermuten, daß es keine umfassende Narkosetheorie geben könne, da eine Vielzahl von Narkotika mit ganz unterschiedlicher chemischer Struktur existiert und die Wirkung der Narkotika sich auf verschiedene Regionen des ZNS sowie der Peripherie erstreckt.
Für die praktische Durchführung der Narkose ist die Kenntnis der einzelnen Narkosestadien notwendig:
1. *Stadium der Analgesie:* Anstieg der Schmerzschwelle infolge der Lähmung sensorischer Rindenareale. Das Bewußtsein ist teilweise erhalten. Kleinere Eingriffe können bereits durchgeführt werden wie Zahnextraktionen, Inzisionen, geburtshilfliche Maßnahmen.
2. *Exzitationsstadium:* Durch eine Hemmung übergeordneter motorischer Zentren

werden niedere motorische Zentren des Mittelhirns enthemmt. Bei inzwischen ausgeschaltetem Bewußtsein kommt es zur Hypermotilität und Hyperreflexie.
3. *Stadium der Toleranz:* Kortex, Mittelhirn und Rückenmark sind gehemmt. Der Skelettmuskeltonus ist herabgesetzt, die Reflexe sind abgeschwächt. Es besteht Bewußtlosigkeit; Kreislauf- und Atemzentrum funktionieren noch ausreichend. Operative Eingriffe sind jetzt möglich.
4. *Asphyxiestadium:* Es kommt zum Atemstillstand und zum Versagen der Kreislaufregulation (Lähmung vegetativer Zentren in der Medulla oblongata). Der Zustand ist für den Patienten lebensbedrohlich, sofern nicht die übliche Beatmung erfolgt.

Aufgrund unterschiedlicher Applikationsweise unterscheidet man 2 Gruppen von Narkotika:
1. *Inhalationsnarkotika* (pulmonale Anwendung).
2. *Injektionsnarkotika* (intravenöse Verabreichung).

Folgende Bedingungen müssen bei der Durchführung einer Narkose erfüllt werden (Büch et al. 1980):
1. *Steuerbarkeit:* die Narkose sollte bei Bedarf jederzeit vertieft, abgeflacht oder beendet werden können.
2. *Ausreichende Sicherheitsbreite:* die Dosis zum Erreichen der Analgesie und Bewußtlosigkeit soll um ein Vielfaches niedriger sein als diejenige, durch die vitale Funktionen gelähmt werden.

3.1. Inhalationsnarkotika

Ein ideales Inhalationsnarkotikum sollte folgende Eigenschaften haben (Büch et al. 1980): schnelle pulmonale Aufnahme und Abgabe; starke analgetische Effekte ohne toxische Nebenwirkungen; keine Herz-Kreislaufwirkung; große Sicherheitsbreite; keine lokalen Irritationen an Haut und Schleimhäuten; nicht explosiv. Da kein Narkotikum gleichzeitig alle Anforderungen erfüllt, werden meist mehrere Substanzen kombiniert.

Zu Beginn der Narkose (Einleitungsphase) ist der Partialdruck des Narkosegases im Inhalationsgemisch höher als im Gewebe (z. B. im Gehirn). In der Unterhaltungsphase herrscht in allen Körperkompartimenten (Atemluft, Blut, Gewebe) annähernd der gleiche Partialdruck. In der Abklingphase ist der Partialdruckgradient umgekehrt wirksam im Vergleich zur initialen Phase, d. h. der Partialdruck im Gehirn ist höher als in der Ausatmungsluft. Die Inhalationsnarkotika sind sehr unterschiedlich wasser-, blut- und lipoidlöslich. Narkotika mit geringer Löslichkeit im Blut (niedriger Löslichkeitskoeffizient) haben eine kurze Einleitungszeit, d. h. es kommt zum schnellen Partialdruckausgleich im Gegensatz zu Gasen mit hohen Koeffizienten. Je schlechter die Lipoidlöslichkeit ist, desto höher muß der Partialdruck sein, damit schnell das Gleichgewicht zwischen den Kompartimenten erreicht wird, um die notwendige Konzentration im ZNS zu erzielen.

Zur Einschätzung des Narkoserisikos (1 Todesfall auf 100000 Narkosen, Kuschinsky 1980) ist die Berücksichtigung der bereits erwähnten Sicherheits- oder *Narkosebreite* notwendig, die definiert wird durch den Quotienten aus der letalen Konzentration und der Konzentration, die zur Erhaltung des Toleranzstadiums notwendig ist. Die sehr kleine Narkosebreite liegt um 1,5; dies bedeutet, bei Erhöhung der Konzentration um den Faktor 1,5 (50%) ist bereits die letale Dosis erreicht. Vergleichsweise seien einige Quotienten anderer Substanzen genannt: Morphin ca. 10, Atropin ca. 200, Digitoxin ca. 2,0 (Kuschinsky et al. 1978).

Am Beispiel der *Sauerstoff-Lachgas-Halothan-Kombinations-Narkose* werden einige Narkotika im einzelnen dargestellt.
Diese Kombinations-Narkose ist in der modernen Anaesthesie eine der gebräuchlichsten Narkoseformen.
Halothan (Fluothan) ist ein halogenhaltiger Kohlenwasserstoff, der physikochemisch dem Chloroform nahesteht, ein wegen starker Nebenwirkungen (u. a. negativ inotrope Wirkung auf das Herz, hypotone Blutdruckkrisen, Leberschädigung) obsoletes Narkotikum. Halothan ist ein stark wirksames Anästhetikum. Die Narkose tritt relativ schnell (hohe Lipidaffinität) und subjektiv angenehm ein. Es wirkt kaum analgetisch. Schmerzfreiheit wird erst nach Ausschaltung des Bewußtseins erreicht. Zur Aufrechterhaltung des Toleranzstadiums genügt 0,5–1,2 Vol%. Die Abflutung erfolgt rasch, so daß auch nach längeren Halothan-Narkosen ca. 5–10 Minuten nach Beendigung der Zufuhr das Bewußtsein wiedererlangt wird.
Nebenwirkungen: Höhere Konzentrationen müssen vermieden werden, da tödliche Zwischenfälle (Herzstillstand) auftreten können. Außerdem kann es zur Leberschädigung kommen. Infolge Parasympathikusstimulation und Sympathikusblockade entsteht eine Bradykardie. Die Atemdepression ist zu vernachlässigen, da der Patient kontrolliert beatmet wird.
Halothan eignet sich gut als Kombinationsnarkotikum zusammen mit Lachgas (Stickoxydul) und Barbituraten. Die analgetische Potenz des Stickoxyduls addiert sich zu der des Halothans, das nun zur Narkoseunterhaltung in niedrigeren Konzentrationen (0,7–1,0 Vol%) angeboten werden kann als bei alleiniger Sauerstoff-Halothan-Narkose.
Lachgas (N_2O) ist ein inertes anorganisches Gas, dessen narkotische Kraft gering ist. Es ist jedoch relativ stark analgetisch wirksam. Ein tiefes Toleranzstadium kann nicht ohne ein zusätzliches Narkotikum oder Muskelrelaxans erreicht werden. Aufgrund der geringen Löslichkeit im Blut flutet Stickoxydul sehr rasch an, wird nach Beendigung der Zufuhr wieder schnell und vollständig eliminiert. Es ist im Vergleich zu anderen Inhalationsnarkotika am wenigsten toxisch und auch frei von Nebenwirkungen. Wegen seiner analgetischen Wirkungen eignet es sich sehr gut als Kombinationsnarkotikum und wird zusammen mit Äther, Halothan oder Barbituraten verwendet.

3.2. Injektionsnarkotika

Bei der oben erwähnten O_2/N_2O-Halothan-Narkose hat sich häufig zur Narkoseeinleitung ein kurzwirksames *Thiobarbiturat (Thiopental-Natrium-Trapanal)* bewährt. Bei alleiniger Verwendung eines Inhalationsnarkotikums wird meist ein Exzitationsstadium durchlaufen, das sehr unangenehm und für den Patienten gefährlich sein kann (Verletzung aufgrund der Hypermotilität, Aspiration von Erbrochenem, Arrhythmien). Zusätzliche Gabe eines Injektionsnarkotikums bewirkt ein Überspringen des unangenehmen Exzitationsstadiums. Es wird sofort das Toleranzstadium erreicht. Geschwindigkeitsbestimmend für die schnelle Penetration der Blut-Hirn-Schranke ist die extrem hohe Lipidaffinität der Barbiturate. Das schnelle Abklingen der Barbituratnarkose beruht nicht auf beschleunigter metabolischer Inaktivierung, sondern auf einer *Umverteilung im Organismus.* Dies ist auch der Grund, warum alleinige Barbiturat-Narkosen (»intravenöse Narkose«) von Nachteil sind. Diese Rück- oder Umverteilungsphänomene sind für geringe oder überhaupt keine Steuerbarkeit der Narkose verantwortlich. Die Narkosedauer ist somit von außen nicht weiter beeinflußbar. Nachinjektion zur Verlängerung der Narkose ist somit wegen der Kumulation riskant.

3.3. Muskelrelaxation

Als weiteres Adjuvans eines kombinierten Narkoseverfahrens kann ein Muskelrelaxans angewendet werden. Aufgrund der Lähmung der Skelettmuskulatur empfiehlt sich die Verwendung von Relaxantien nur bei Intubationsnarkose. Die Hauptindikation ist die notwendige Muskelerschlaffung (»Abwehrspannung«) während der Operation, so daß hohe Konzentrationen von Narkotika bei gleichzeitiger Verwendung von Muskelrelaxantien dafür nicht notwendig sind.

Die Wirkungsweise der Muskelrelaxantien beruht auf einer Hemmung der neuromuskulären Übertragung an der Skelettmuskulatur. Man unterscheidet 2 Typen von Relaxantien: *stabilisierende* (nicht depolarisierende) und *depolarisierende Relaxantien.* Der 1. Typ (d-Tubocurarin, Neostigmin) verhindert durch kompetitive Blockade der Acetylcholinrezeptoren an der motorischen Endplatte eine Depolarisation der subsynaptischen Membran. Der 2. Typ (Suxamethonium – Succinylcholin) verursacht durch eine Komplexbindung mit dem Acetylcholinrezeptor eine lang anhaltende Depolarisation, die sich in unkoordinierten vorübergehenden faszikulären Zuckungen äußert.

Suxamethonium wirkt am kürzesten. Die lähmende Dosis ist nach ca. 10 Minuten (0,03–0,15 g i. v.) abgeklungen, da dieser Ester schnell von der unspezifischen Cholinesterase hydrolysiert wird.

Nebenwirkungen: Gelegentlich Bronchospasmus, Tachykardie, Blutdruckabfall.

Abschließend wird betont, daß das dargestellte *kombinierte Narkoseverfahren bei entsprechender Indikation eine optimale Narkose darstellt.* Thiopental-Natrium eignet sich als injizierbares Narkotikum zur Narkoseeinleitung, Stickoxydul ist aufgrund seiner analgetischen Wirkung ein ideales Kombinationsnarkotikum, Succinylcholin ist für die Vornahme der endotrachealen Intubation und für kürzere operative Eingriffe das Relaxationsmittel der Wahl, Halothan eignet sich zur Kombination wegen der starken narkotischen Wirkung. Nach der Einleitung wird die weitere Unterhaltung der Narkose mit einem Gemisch aus 30 Vol% Sauerstoff, 70 Vol% Stickoxydul und 1 Vol% Halothan weitergeführt.

4. Neuroleptanalgesie

Durch kombinierte Anwendung eines starken Analgetikums mit einem Neuroleptikum kann ein Narkosezustand, der dem Stadium 1 entspricht, erzeugt werden. Es besteht völlige Analgesie mit nachfolgender Amnesie, vegetative Dämpfung und psychische Indifferenz. Der Patient reagiert aber noch auf Reize. Bei höherer Dosierung kann Bewußtlosigkeit herbeigeführt werden.

Die Analgesie wird meistens durch *Fentanyl* (i. v. Gabe), einem der potentesten synthetischen Analgetika (Morphinderivat) erzeugt. Dessen Wirkung hält nur 20–30 Minuten an und ist deshalb gut steuerbar. Es besteht wie bei Morphin die Gefahr der Atemdepression. Bei chronischer Anwendung sind Gewohnheitsbildung und Sucht zu erwarten.

Für die vegetative Desaktivierung wird *ausschließlich* Droperidol (Dehydrobenzperidol) vom Typ der Butyrophenone bzw. Haloperidol verwendet.

Der Vorteil der Neuroleptanalgesie besteht darin, daß der Patient während der Operation ansprechbar bleibt (wichtig bei Hirn- und Innenohroperationen). Weitere Indikationen sind höheres Alter, Leber- und Nierenschaden, wiederholte Narkosen in kurzen Zeitabständen (Büch und Rummel 1980).

5. Lokalanästhesie

Lokalanästhetika blockieren örtlich begrenzt reversibel die Fortleitung des Aktionspotentials über afferente Nervenfasern und sensible Endorgane. Dadurch wird die Schmerzempfindung bei erhaltenem Bewußtsein ausgeschaltet. Verschiedene Nervenfasertypen reagieren unterschiedlich auf die blockierende Wirkung der Lokalanästhetika. Dünne Fasern, in erster Linie schmerzleitende C-Fasern, werden früher als die dicken motorischen Fasern ausgeschaltet.

Nach Einwirkung eines Lokalanästhetikums auf einen sensiblen Nerven verschwinden die Empfindungen in folgender Reihenfolge: *Schmerz, Kälte bzw. Wärme, Berührung und Druck.* Nach Abklingen des anästhetischen Effektes normalisieren sich die Empfindungen in umgekehrter Reihenfolge, zuletzt die Schmerzempfindung.

Folgende Eigenschaften sind von einem klinisch erfolgreichen Lokalanästhetikum zu fordern: es muß gewebsfreundlich sein, ausreichend lange halten, reversibel sein und rasch inaktiviert werden (Büch und Rummel 1980).

Über den *Wirkungsmechanismus* ist folgendes bekannt: in Anwesenheit des Lokalanästhetikums erfolgt durch die ankommende Erregungswelle keine Depolarisation der Nervenmembran. Die für eine Depolarisation notwendige schlagartige starke Zunahme der Natriumpermeabilität mit einem Einstrom von Natrium-Ionen in die Zelle sowie einem nachfolgenden Ausstrom von Kalium-Ionen findet nicht statt. Die Lokalanästhetika erschweren bzw. hemmen diesen Natriumeinstrom und damit die Schmerzimpulssendung zum Gehirn, indem sie die Membran quasi für die Ionenverschiebungen abdichten (Büch und Rummel 1980). Die Membran wird in einem polarisierten Zustand gehalten. Daraus resultiert eine verminderte Erregbarkeit bzw. völlige Unerregbarkeit der Nervenmembran.

Man unterscheidet drei Arten der Lokalanästhesie:

1. *Oberflächenanästhesie:* (Schleimhäute, Wundflächen). Das Pharmakon diffundiert von der Oberfläche zu den sensiblen Rezeptoren und sensiblen Nervenverzweigungen.
2. *Leitungsanästhesie:* Es wird eine Blockade am afferenten Nervenstamm angelegt. Die Spinalanästhesie ist ein Spezialfall der Leitungsanästhesie.
3. *Infiltrationsanästhesie:* Das Lokalanästhetikum wird in das Gewebe injiziert und gelangt an sensible Endorgane und afferente Nervenäste.

Vasokonstriktorische Zusätze (Katecholamine) bewirken eine verlängerte lokale Wirkung durch Anämie im Operationsgebiet. Gleichzeitig wird verhindert, daß das Lokalanästhetikum in gefährlicher Konzentration in die Blutbahn gelangt.

Ausgehend vom *Cocain,* das u. a. wegen der suchterzeugenden Wirkung nicht mehr benutzt wird, gibt es einige synthetische Lokalanästhetika, die eine ähnliche Struktur wie das Cocain-Molekül haben. Am häufigsten wird *Procain* (Novocain) verwendet. Im Gewebe wird es schnell abgebaut, ist somit relativ ungiftig und nur von kurzer Wirkung. *Lidocain* (Xylocain) breitet sich schneller im Gewebe aus und wird langsamer abgebaut. Es wirkt länger als Procain und wird als Oberflächenanästhetikum verwendet.

Ein sehr effektives Oberflächenanästhetikum ist *Tetracain* (Pantocain). Es ist 10 mal wirksamer als Procain und dementsprechend stärker toxisch.

Nebenwirkungen: Hemmende Wirkungen auf das Herz (atrioventrikulärer Block mit Kammerstillstand); erregende Wirkung auf das ZNS (Tremor, Ruhelosigkeit, klonische Krämpfe); allergische Reaktionen bis zum anaphylaktischen Schock.

6. Hypnotika und Tranquilizer

Die Psychopharmakotherapie bei Angst und chronischen Schmerzen besteht aus Hypnotika und vor allem Tranquilizern. Zusätzlich werden Neuroleptika verwendet, sofern sie unterhalb der »neuroleptischen Schwelle« (Beginn sichtbarer extrapyramidaler Bewegungsstörungen, Haase 1972) dosiert werden.

a) *Hypnotika:* Zur schlecht abgrenzbaren Gruppe der Hypnotika gehören die Alkohole (u. a. Äthanol, Chloralhydrat), Carbaminsäurederivate, Harnstoffderivate (Monoureide, Barbitursäurederivate) und Piperidinderivate (z. B. Glutethimid).

Hypnotika wirken in schwachen Dosen sedativ, in mittlerer Dosierung schlaffördernd (Kuschinsky und Lüllmann 1978). In geringer Dosierung haben sie einen allgemein beruhigenden, gelegentlich euphorisierenden Effekt und werden vorwiegend gegen Schlafstörungen z. B. aufgrund von Schmerzen verwandt. Schmerz, Angst, unspezifische Erregungsanstiege, Leistungsbereitschaft und motorische Aktivität werden reduziert (Debus und Janke 1977). Tierexperimentelle Befunde sprechen für eine Reduktion der Häufigkeit von Vermeidungsreaktionen in Gegenwart schmerzhafter Reize bei Applikation von Barbituraten und Äthanol. Barbiturate blockieren in höheren Dosen das Auftreten klassisch konditionierter Reaktionen auf Strafreize. Die Resistenz gegenüber Extinktionen wird erhöht durch Verminderung aversiver Auswirkungen des Nichtbelohntwerdens (Gray 1971). Unter der Barbituratwirkung scheint der unkonditionale Stimulus weniger aversiv erlebt zu werden (Gray 1977). Die hypnotische und narkotische Wirkung der Barbiturate hängt vom Vorliegen der freien, nicht dissoziierten Säure ab (Kuschinsky und Lüllmann 1978).

b) *Tranquilizer:* Die sogenannten »minor tranquilizer« (Beruhiger; Synonym: Anxiolytika, Ataraktika, Sedativa) lassen sich in verschiedene Substanzklassen gliedern: Glykollderivate (Meprobamat), Diphenylmethanderivate (Hydroxyn) und die Benzodiazepinderivate (u. a. Chlordiazepoxid, Diazepam, Oxazepam), die die wichtigste Gruppe darstellt (Linden und Manns 1977). Zielsymptome für die therapeutische Anwendung der Tranquilizer: Angst, Schmerzen z. B. durch Muskelverspannungen, hypochondrische Beschwerden, Unruhe etc. Sie bewirken eine Dämpfung von Angst- und Spannungszuständen, ohne die Müdigkeit von Hypnotika hervorzurufen (Kuschinsky und Lüllmann 1978). Bedeutsam sind gelegentliche paradoxe Wirkungen, die sich in einer Zunahme von Angst, Erregung und Aggressivität äußern (Debus und Janke 1977).

Tierexperimentelle Befunde (bei Ratten) über den Einfluß der Benzodiazepine (Oxazepam) auf bestimmte Lernparameter zeigen einen deutlichen Anstieg der durch Strafreize unterdrückten Verhaltensmuster. Der Reaktionsanstieg kann als direkter Index für die Angstreduktion angesehen werden, die sich u. a. in der Unterdrückung angstgetönter Erwartung bzw. Bedrohung durch Strafreize auswirkt. Weiterhin bewirken die Benzodiazepine eine Reduktion passiver Vermeidungsreaktionen in Vermeidungsexperimenten bei Ratten (Gray 1977).

c) *Neurochemische Ergebnisse und Interpretation der Wirkung:* Die präparatinduzierten autonomen Effekte der Hypnotika und Tranquilizer beruhen auf noch weitgehend unbekannten biochemischen und neurophysiologischen Veränderungen, die durch eine faszinierende experimentell teilweise gesicherte *»Frequenz-Spezifitäts-Hypothese«* von Gray (1977) (an der Ratte entwickelt) erklärt werden. Er sieht die Anti-Angst-Wirkung der Pharmaka in einem antagonistischen Effekt auf das sogenannte *»behaviorale-Inhibitions-System« (BIS),* dessen Funktion sich in hippocampaler Theta-Aktivität (Frequenz von 7,7 Hz) manifestiert. Die hippocampale Thetaaktivität umfaßt 1. fixierte Aktionsmuster (Essen, Trinken etc.) – entsprechende Thetafrequenz unter 8 Hz; 2.

operant aufrechterhaltenes Verhalten – Frequenz unter 7 Hz (aktive Vermeidung, Annäherungsverhalten auf Belohnung). Bei einer Frequenz zwischen 7–8 Hz werden sich überlappende Komponenten beider Verhaltensweisen gehemmt, d. h. das BIS ist wirksam. Das »BIS« wird durch Strafreize (Pun-CSs), frustrierende Nichtbelohnung (Rew-CSs) und neue Reize aktiviert und bewirkt eine Unterdrückung operanten Verhaltens, eine Zunahme von Orientierungsreaktionen und einen Anstieg des Arousals. Die Inhibition der Barbiturate und Benzodiazepine äußert sich in einer selektiven Blockade dieser drei Funktionsbereiche.

Das anatomische Substrat des BIS sind limbische Strukturen, mediales Septum, Hippocampus, N. raphé, Locus coeruleus. Biochemisch beruht der Benzodiazepineffekt auf einer Inhibition des noradrenergen Inputs vom Locus coeruleus auf den Hippocampus und das Septum. Das noradrenerge System ist für den hippocampalen 7,7 Hz-Thetarhythmus verantwortlich. Darüber hinaus vermutet Gray, daß die Benzodiazepine auch das serotoninerge System hemmen, das für die Theta-Aktivität über und unter 7 Hz verantwortlich ist. In experimentellen Untersuchungen an Ratten wurden in die »Schrittmacherzellen« des medialen Septums, die für die hippocampale Theta-Aktivität verantwortlich sind, Elektroden implantiert. In Vermeidungsexperimenten zeigte sich z. B. eine Abnahme passiver Vermeidungsreaktionen auf Strafreize in der »shuttle box« nach Gabe von Benzodiazepinpräparaten im Gegensatz zu Kontrollgruppen ohne Tranquilizerapplikation. Der psychopharmakologische Effekt manifestierte sich in einem Frequenzanstieg der hippocampalen Theta-Aktivität im Bereich von 7,7 Hz (Gray 1977). Gray vermutet, daß der inhibitorische Benzodiazepineffekt nicht nur in einer selektiven Anhebung der 7,7 Hz-Thetaschwelle liegt, sondern gleichzeitig mit einer Schwellenänderung benachbarter Frequenzbereiche einhergeht, die durch das serotonerge System getriggert werden. Tierexperimente an Ratten mit Serotoninantagonisten (z. B. p-Chlorophenylalanin, PCPA), die Schwellenänderungen der Thetafrequenzen von 7–9 Hz zeigten (»theta-driving curves«), regten diese Hypothese an. Diese Spekulationen Grays erklären nicht die Widersprüche, die sich aus der möglicherweise gleichzeitigen Benzodiazepinhemmwirkung so gegensätzlicher Systeme wie des noradrenergen »Verstärkungssystems« und des cholinerg-serotonergen »Bestrafungssystems« ergeben.

Kunze et al. (1975) diskutieren als weiteren zentralnervösen Basismechanismus eine *Hemmung der Prostaglandinsynthese durch Tranquilizer.*

Bevorzugte Angriffspunkte zentral dämpfender Substanzen sind Synapsen. Möglicherweise wird sowohl die Freisetzung von Neurotransmittern (präsynaptische Hemmung), als auch die Erregbarkeit der postsynaptischen Membran gehemmt (Herz 1980).

Es wird heute vermutet, daß z. B. die Tranquilizer und Hypnotika sich aufgrund ihrer hydrophoben Eigenschaften in die Membranen einlagern. Dadurch wird die Ionenpermeabilität und somit die Erregbarkeit herabgesetzt. Es wurden für die Gruppe der Benzodiazepine (z. B. Valium) spezielle Rezeptoren nachgewiesen. Es scheint nicht ausgeschlossen, daß man auch für andere Tranquilizer eines Tages endogene Liganden findet (vgl. Opiat-Rezeptoren S. 57).

Therapiefördernde Einflüsse der Hypnotika und Tranquilizer beruhen auf einer Reduktion autonomer Erregung mit schnellerer Habituation an aversive Stimuli sowie einer Abnahme passiver Vermeidungsreaktionen. Entscheidende Nachteile bestehen in einer starken Antriebsverminderung mit Hemmung von Lernvorgängen, allgemeiner Leistungsbeeinträchtigung und emotionaler Dämpfung. Dies kann zur mangelhaften Einsicht in Lernvorgänge und unzureichenden Auseinandersetzung mit Umweltreizen führen, so daß lediglich ein geringer oder gar kein Transfer auf Postpräparatbedingungen besteht (Debus und Janke 1977). Generelle Gefahren bei Anwendung der Pharmaka sind der häufige Mißbrauch auf Grund der suchterzeugenden Potenz der Hypnotika und der

Gewohnheitsbildung bei Tranquilizern (Peters und Seidel 1970, Kielholz 1968). Im Zusammenhang mit der Sucht zeigt sich wie bei den Opiaten auf zellulärer Ebene beim Entzug eine gesteigerte Aktivität der Adenylat-Cyclase. Diese Tatsache kann dafür verantwortlich sein, daß die Entzugserscheinungen denen bei den Opiaten ähnlich sind (Herz 1980).

IV. Experimentelle Therapiestudie bei chronischen Schmerzpatienten*

1. Einleitung

Die einleitenden Kapitel über Grundlagen zur Entstehung und Aufrechterhaltung chronischen Schmerzverhaltens zeigen mit hinreichender Evidenz die gleichrangige ätiologische Bedeutung physiologischer, psychologischer und sozialer Determinanten auf. Das 3-Ebenenmodell menschlichen Verhaltens kann sowohl zur Verdeutlichung der differentiellen Ätiologie, als auch zur Beschreibung unterschiedlicher Schmerzkontrollstrategien herangezogen werden. In Kap. C, Teil 1 wurden verschiedene Möglichkeiten der Schmerzregulation auf den 3 Verhaltensebenen diskutiert. Ebenso weisen die Daten aus den feld- und laborexperimentellen Untersuchungen auf verschiedene Schmerzbewältigungsmechanismen auf den 3 Ebenen hin. So haben wir gesehen, daß *gesteigerte körperliche Aktivität mit intensiver Ausdrucksmotorik* z. B. bei den rituellen Tänzen der Feuerläufer *(Verhaltensebene), zentralnervöse Desaktivierung (Thetaaktivität)* des Fakirs während der Schmerzdemonstrationen und *Blutdruckanstiege (physiologische Ebene)* sowie *selektive Aufmerksamkeitsstrategien (kognitive Ebene) schmerzinhibitorische Funktionen haben.*

Schließlich wurde in den letzten Abschnitten dieses Kapitels gezeigt, daß ganz unterschiedliche Therapieansätze zur Schmerzbehandlung auf 3 verschiedenen Ebenen ablaufen: Biofeedback, Akupunktur, transkutane Nervenstimulation und Pharmakotherapie vorwiegend auf der physiologischen Ebene, Hypnose, Selbstinstruktionstraining (Schmerzimpfung), Psychoanalyse auf der kognitiven Ebene sowie operante Maßnahmen (Aktivität, Sport) und Sozialtraining auf der Verhaltensebene.

Auch bei der im folgenden dargestellten Psychotherapiestudie stehen »ebenenspezifische« psychologische Verfahren im Vordergrund.

Die Darstellung der experimentellen Psychotherapiestudie bei chronischen Schmerzpatienten in diesem Kapitel dient vorwiegend zur Illustration der *Anwendung verschiedener ebenenspezifischer Schmerzkontrollstrategien* (s. Tab. 16) im psychotherapeutischen Setting, die bereits in diesem Kapitel sowie in Kap. C, Teil 1 ausführlich dargestellt wurden.

Anhand der kontrollierten Therapiestudie soll gezeigt werden wie schwierig es ist, die komplexen, z. T. miteinander eng zusammenhängenden Schmerzreduktionsprinzipien

* Dieses Projekt wurde von der DFG unterstützt: Az Bi 195/4–11. Die Untersuchung wurde unter der Leitung von Herrn *Birbaumer* und in Zusammenarbeit mit Herrn *Haag*, Herrn *Lutzenberger*, Herrn *Holz*, Fr. *Vollmer* und Fr. *Wildgruber* durchgeführt.

zu isolieren, getrennt anzuwenden und differentiell am Therapieerfolg zu überprüfen. Dieser Versuch, die enge Verwobenheit von Schmerzkontrollmechanismen in einem psychotherapeutischen Zusammenhang aufzuzeigen sowie die Praxis psychotherapeutischen Vorgehens bei Schmerzpatienten zu demonstrieren, steht im Vordergrund dieses Kapitels.
Neben der Objektivierung (Quantifizierung) spezifischer Wirkfaktoren soll gezeigt werden, auf welche Weise unspezifische Wirkfaktoren kontrolliert werden können, die wie wir bereits gesehen haben (vgl. S. 274) bei allen psychotherapeutischen Verfahren eine entscheidende Rolle spielen.

Tab. 16: Psychotherapeutische Schmerzkontrollstrategien (TNS = transkutane Nervenstimulation)

Kognitive Ebene	Schmerzimpfung (Turk – Meichenbaum)
	Stoptraining schmerzverstärkender Gedanken
	positive Selbstinstruktionen (z. B. auch bei Depression – Hilflosigkeitseinstellungen)
	Aufmerksamkeitsablenkung Externe Aufmerksamkeitsablenkung Interne Aufmerksamkeitsablenkung Somatisierung Imaginative Unaufmerksamkeit Imaginative Transformation sensorische Fokussierung
	Kausalattribution – Fehlattribution
	covert desensitization
Verhaltensebene	Allgemeine Bewegungsübungen – Dauerlauf
	Gezieltes Körpertraining
	Modellernen – Videofeedback
	Basic emotions – Ausdrucksmotorik
	Ausagierendes Rollenspiel
	Ablenkung auf soziale Ereignisse
	Kontingenzänderung in der Familie
	Flexibilitätstraining – Aggressionsausdruck
Physiologische Ebene	Entspannung (Jacobson) – differentielle Desaktivierung
	Biofeedbackvarianten – Wechsel von externer auf interne Attribution
	Medikamentenreduktion – Schmerzcocktail Wechsel von medikamentöser auf psychologische Attribution Wechsel von schmerz- auf zeitkontingente Medikation
	Meditation – Yoga-Praktiken
	Akupunktur, TNS, Physiotherapie

Weitere Gründe zur Durchführung dieser Studie, die für die hiesige Darstellung nur von untergeordneter Bedeutung sind, waren u. a.:

1. Der Nachweis *differentieller Effektivität* (welche therapeutische Technik bewirkt welche Effekte bei wem bzw. welcher Störungsform, London 1972) deutlich voneinander abgrenzbarer psychologischer Verfahren aus dem Bereich der Verhaltensmodifikation, deren Wirksamkeit bei verschiedenen chronischen Schmerzformen entsprechend dem Literaturüberblick der vorigen Abschnitte vielfach belegt ist.
2. Die Erprobung eines *einzelfallorientierten Vorgehens* mit quantitativ *dokumentierter Plazebo- und Erfolgskontrolle* (im Sinne einer kontrollierten Therapiestudie, s. S. 271).
3. Erfahrung in der Anwendung *autoregressiver Einzelfallstatistik (ARIMA-Modelle)* für präzisere Aussagen über Effektivität und Indikation psychotherapeutischen Vorgehens bei schweren Schmerzsyndromen.
4. *Kosten* und *Ökonomie* psychotherapeutischer Verfahren.

2. Design

19 Schmerzpatienten wurden im Laufe von 3 Jahren 3 verschiedenen Behandlungsverfahren (kognitive Therapie, social skill training, autonome Therapie) zugeordnet und behandelt. Die Patienten wurden uns meist von niedergelassenen Ärzten der näheren Umgebung und den Kliniken überwiesen.
In unabhängigen Ratings von 4 Therapeuten wird auf der Grundlage umfangreicher diagnostischer Daten die »optimale Therapie« bestimmt. Zusätzlich erhält der Patient eine der beiden anderen Therapien, wobei die Reihenfolge der Therapien zufällig ist oder von den Erfordernissen des Versuchsplanes bestimmt wird (AB- bzw. BA-Anordnung; s. Tab. 17). Jede der beiden Therapieformen dauert 12 Doppelstunden mit einer Gesamtdauer von ca. 6–8 Monaten (einschließlich einer 4-wöchigen Pause zwischen den beiden Therapien und Urlaubszeiten).

Tab. 17: Versuchsplan (Cross-over)

1. Therapie (12 Sitzungen à 90 Minuten)	indizierte Therapie	nicht indizierte Therapie
2. Therapie (12 Sitzungen à 90 Minuten)	nicht indizierte Therapie	indizierte Therapie

3. Diagnostik

Voraussetzung für eine spezifische Indikationsstellung ist ein umfassendes diagnostisches Instrumentarium, das die wesentlichen Komponenten aller 3 Verhaltensebenen erfassen soll. Gleichzeitig sollte jedoch die Diagnostik möglichst ökonomisch anwendbar sein, um den Klienten nicht zu sehr zu belasten, da zur Therapiekontrolle die diagnostischen Daten mehrfach erhoben werden (s. Tab. 18): vor Beginn der 1. Therapie, nach Abschluß der 1. Therapie und 2. Therapie, zum Follow-up Zeitpunkt ½ Jahr und zum 2. Follow-up 1½ Jahre nach Therapieabschluß. Neben der bereits erwähnten

Bedeutung für die objektive Treatmentzuweisung liefert die Diagnostik auch zahlreiche Anhaltspunkte für therapeutische Interventionen, beispielsweise offensichtlich werdende Verhaltensdefizite, irrationale Einstellungen oder unkontrollierte Erregungszustände. Dies betrifft insbesondere täglich erhobene Baselinedaten, die aber auch zur Verlaufskontrolle entsprechend den Prinzipien einzelfallstatistischer Methoden (ARIMA-Modelle) ausgewertet werden.

Tab. 18: Zeitpunkte und Methode diagnostischer Messungen

Meßzeitpunkt	**Diagnostische Messungen**
I Tagebuchdaten 40 Tage vor Therapiebeginn	Erstinterview, psychophysiologische Untersuchung, Fragebogen, Verhaltenstest, Tagebuchnotizen
II nach 1. Therapiephase	psychophysiologische Untersuchungen, Fragebogen, Verhaltenstest
III nach 2. Therapiephase	wie bei II Ende der Tagebuchnotizen
IV ein halbes Jahr nach III	wie bei II wiederum 40 Tage Tagebuchnotizen
V 1 Jahr nach IV	wie bei IV

Bereits 40 Tage vor Beginn der 1. Therapie werden vom Klienten *tägliche Baselinedaten* erhoben (s. Tab. 15). In der 1. diagnostischen Sitzung (Verhaltensanalyse) wird mit dem Patienten Sinn und Vorgehensweise täglicher Tagebuchaufzeichnungen besprochen. Die Schmerzen (z. B. Kopfschmerzen), deren Dauer und Intensität (Skala 1–10: 1 = ganz leichter Schmerz, 10 = extremster Schmerz), mögliche Begleitsymptome sowie möglicher Anlaß und Ort des Auftretens sollen sorgfältig eingetragen werden. Weiterhin soll das Ausmaß und die Art der täglichen Medikamenteneinnahme, die Stimmung (−5 = sehr depressiv, +5 = sehr gute Stimmung) und Therapieerwartung (−5 = hoffnungslos, +5 = sehr optimistisch) zur Plazebokontrolle notiert werden. Wir haben die Erfahrung gemacht, daß diese *täglichen Notizen* aufgrund der angeregten Selbstbeobachtung nach initialer Sensibilisierung (Symptomverschlechterung) über aktivierte Selbstkontrollmechanismen bereits *therapeutische Effekte* haben, sodaß die Beschwerden abnehmen. Diese Wirkung beruht u. a. darauf, daß der Patient zu diskriminieren lernt, daß seine Schmerzen oder die depressive Stimmung nicht immer gleich schwer ist, daß es Variationen gibt, die subjektiv unterschieden werden können und diese meist mit Aktivitäten kovariieren, die unternommen oder vermieden wurden. Daraus resultiert eine eher psychologische Verursachungsattribution, die zu Selbstkontrollversuchen motiviert.
Darüber hinaus können die Tagesprotokolle als wichtiges die Therapie begleitendes Diagnostikum benutzt werden um Ereignisse, die zu verstärkten Schmerzen oder negativen Stimmungsschwankungen führen, leichter zu identifizieren. Dadurch kann mittels gezielter Hilfestellung dem Klienten die Bewältigung belastender Situationen ermöglicht werden. Weiterhin können dem Patienten anhand der wöchentlichen Durchschnittswerte Fortschritte verdeutlicht werden.
Das wesentliche diagnostische Instrument ist das halbstandardisierte *verhaltensanalytische Erstinterview,* das in der Regel 1 ½–2 Stunden dauert und den ersten Kontakt mit dem Klienten bildet (Schulte 1974).

Nach dieser 1. diagnostischen Sitzung werden dem Klienten folgende Fragebögen zur Beantwortung nach Hause mitgegeben:
1. Der *Lebensfragebogen* (nach Lazarus, modifiziert durch D. Zimmer) erweitert und vertieft wesentliche, bereits im Interview angesprochene Bereiche (Familie, Kindheit, Partnerschaft, Sexualität, Selbstbeschreibung etc.).
2. Mit Hilfe des *Selbstbehauptungsfragebogens* kann ermittelt werden, in welchem Ausmaß der Klient in der Lage ist, seine berechtigten sozialen Interessen durchzusetzen.
3. Der Fragebogen zur *Angst vor negativer Bewertung* (Watson und Friend) bringt Hinweise über Selbstsicherheit, Abhängigkeit von Bewertungen der Umwelt und Ängste vor sozialen Kontakten.
4. Der Fragebogen zu *bevorzugten Bewältigungsmechanismen* wurde in unserer Arbeitsgruppe entwickelt und dient dazu, körperliche Reaktionen des Klienten in vorgegebenen Streßsituationen (schwierige Aufgabe, starker Ärger, Enttäuschung und peinliche Situation), die üblicherweise auftreten, zu identifizieren. Außerdem sollen typische Bewältigungsstrategien, die in diesen Situationen angewendet werden, erfaßt werden.
5. Der Fragebogen zur *Überprüfung irrationaler Einstellungen* enthält 10 häufige irrationale Einstellungen (nach Ellis 1962), die emotionale Erregung und unangepaßtes Verhalten verursachen.
6. Fragebögen zur *Therapieerwartung* werden ebenfalls zu den 5 diagnostischen Erhebungszeitpunkten vorgegeben sowie nach jeder 4. Therapiesitzung, um unspezifische Plazeboeffekte zu objektivieren.
7. *Depressionsfragebogen nach Beck.*
8. *Risikoliste zur Abschätzung der Suizidalität* (nach Pöldinger).
9. *Therapeutenfragebogen:* Einschätzung des Therapeuten bezüglich Wirksamkeit der Therapie, wie gut ist das therapeutische Zwischenziel erreicht worden, Zufriedenheit mit letzter Sitzung, Sympathie zum Patienten, Therapieerwartung des Therapeuten.

In der 2. Diagnostiksitzung (Dauer ca. 2 Std.) wird mit dem Klienten eine 10-minütige *soziale Verhaltenssituation* durchgespielt und auf Video aufgezeichnet. Der Klient soll über 1 von 10 vorgegebenen Themen mit 2 Therapeuten diskutieren und entschieden eine eigene Meinung vertreten. Hierbei soll das Vorliegen oder Defizit verschiedener sozialer Fertigkeiten über unabhängige Beobachtungsratings erfaßt werden.

In der 2. Sitzung wird der Patient außerdem einer psychophysiologischen Untersuchung unterzogen. Folgende Parameter werden abgeleitet und polygraphisch registriert: Hautleitfähigkeitsniveau, Hautleitfähigkeitsreaktion, Rheoplethysmogramm vom Finger abgeleitet, Atmung.

Der Versuchsablauf gliedert sich in folgende Phasen:
1. *Entspannung* (Baseline der tonischen Erregung).
2. *Habituationsexperiment*, in dem 10 Töne (75 dB) in unregelmäßiger Reihenfolge dargeboten werden.
3. *Klassische Konditionierung* des Hautwiderstandes mit 10 Durchgängen von Tongeräuschpaarungen (CS und UCS – 110 dB).
4. *Extinktion* mit 10 Durchgängen nur mit CS-Darbietung.
5. *Entspannung*.
6. Vorstellungen *aversiver* und *neutraler* Szenen.
7. *Entspannung*.

Danach wird dem Klienten ein Fragebogen zur Erhebung der autonomen Wahrnehmung (APQ = autonomous perception questionnaire nach Mandler und Sarason) vorgelegt. Zum Abschluß erfolgt ein kurzes *Biofeedbackexperiment* mit Hilfe eines EMG-Feedbackgerätes (maximale Aktivierung und Desaktivierung des M. frontalis) und Handtemperatur-Gerätes (maximale Erniedrigung und Erhöhung der Temperatur).

3.1. Das Ratingsystem

Die 4 Therapeuten bewerten das gesamte diagnostische Material unabhängig voneinander und je nach der Maximalpunktezahl wird die primäre (»beste«) und sekundäre Therapie bestimmt. Die einzelnen diagnostischen Maße sind unterschiedlich gewichtet (s. Tab. 18a):
- Interview (5 Punkte)
- Soziale Situation (3 Punkte)
- Lebensfragebogen (1 Punkt)
- Bewältigungsmechanismen (1 Punkt)
- Irrationale Einstellungen (1 Punkt)
- Selbstbehauptungsfragebogen (1 Punkt)
- Angst vor negativer Bewertung (1 Punkt)
- Habituation (1 Punkt)
- Klassische Konditionierung (1 Punkt)
- Tonische Erregung (1 Punkt)
- Aversive Vorstellung (1 Punkt)
- Biofeedback (1 Punkt)
- APQ (1 Punkt)

Tab. 18a: Beispiel für das Therapeutenrating:

Diagnostikum	**Kriterium**	**Rating**
Interview und Lebensfragebogen	Muskuläre Verkrampfung, Angst, rasche Erregung perfektionistische Einstellung Selbstsicherheitsmangel, Aggressionshemmung	autonom kognitiv social skill
Soziale Situation	Unsichere Meinungsäußerung, fehlende Ausdrucksmotorik gesteigerte Atmung, Schwitzen extreme Einstellungen	social skill autonom kognitiv
APQ	starke physiologische Reaktionen (vor allem bei der Konditionierung und aversiven Vorstellung)	autonom

4. Therapie

Es wurde weiter oben bereits erwähnt, daß die medikamentöse Schmerztherapie nach wie vor das dominierende Verfahren darstellt. Die hier dargestellten psychologischen Interventionsverfahren haben jedoch nicht die bereits diskutierten gravierenden Nachteile pharmakologischer Therapien (Nebenwirkungen, Kontraindikationen, Suchtgefährdung). Psychologische Verfahren haben überdies den Vorzug, den Klienten zu einer *aktiven selbst mitgesteuerten Verhaltensmodifikation* anzuleiten.
Voraussetzung für eine psychologische Therapie chronischer Schmerzen ist eine umfassende medizinische Untersuchung zur Abklärung des Ausmaßes der Beteiligung organi-

scher Faktoren, die meist mehrfach durchgeführt wurde, da die Patienten eine lange »medizinische Karriere« hinter sich haben.
Die eventuell vorliegende Medikation oder Behandlung anderer organischer Probleme soll vom jeweiligen Arzt weitergeführt werden. Im Laufe der Therapie wird jedoch in gemeinsamer Absprache mit dem Arzt und Patienten eine allmähliche Medikamentenreduktion abgesprochen.
Unabhängig davon, welche der 3 Therapieformen durchgeführt werden, lernen die Klienten in den ersten Sitzungen ein *Entspannungstraining*, das an unserer Abteilung routinemäßig angewendet wird und eine Kombination autogener Instruktionen, des Jacobson-Trainings und meditativer Formeln (Benson-Technik) darstellt.
Außerdem sind bei fast allen Klienten Ratschläge zur *Änderung der Lebensführung* notwendig, die sich auf die Empfehlung bestimmter sportlicher Aktivitäten, einer veränderten Ernährungsweise (z. B. Diätetik), Rhythmisierung des Tagesablaufes und auf Freizeit- und Urlaubsgestaltung beziehen.
Ein weiteres sehr wichtiges Problem der ersten Therapiesitzungen ist die oft mangelhafte psychologische Attribution der Schmerzpatienten, die aufgrund der langen Karriere durch das Gesundheitssystem sowie durch spezifische Abwehrmechanismen vorwiegend organisch fixiert sind (vgl. S. 103ff.). Durch ausführliche Gespräche wird versucht, im Patienten ein Verständnis für die psychologischen und physiologischen Bedingungen seiner Schmerzen zu wecken, als notwendige Voraussetzung für die weitere Therapie. Außerdem wird dem Patienten ein Attributionstext mit nach Hause gegeben. Auch im Verlaufe der gesamten Therapie spielt die Attribution eine große Rolle. Die *alexithymen Einstellungen* und *organischen Fixierungen* sind meist mit medizinischen Behandlungserwartungen verknüpft (Massage, Medikamente, erneute diagnostische Eingriffe). Daraus resultieren meist eine starke Passivität mit einer negativen Therapieerwartung und Hilflosigkeitseinstellungen gegenüber den therapeutischen Interventionen. In diesem Zusammenhang standen die Therapeuten häufig vor der kaum lösbaren Aufgabe, einerseits verständnisvoll und hilfsbereit auf das Klageverhalten einzugehen – damit aber lernpsychologisch gesehen das Schmerzverhalten zu verstärken – andererseits aber so schnell als möglich den Patienten zur Eigenaktivität und Verantwortlichkeit gegenüber der Therapie zu motivieren.

4.1. Autonome Therapie (Training viszeraler Selbstkontrolle)

Autonome Verfahren bieten häufig bei somatisch orientierten Patienten einen günstigen Therapieeinstieg aufgrund der *»Körpernähe«* dieser Verfahren (z. B. verschiedene Varianten der Biofeedbackverfahren). Auch Birk (1973) weist darauf hin, daß somatisch orientierte Therapien als Katalysator für eine psychologische Therapie dienen können.
Ich will dieses sowie auch die beiden anderen Verfahren nur kurz skizzieren und an jeweils 1 Fallbeispiel demonstrieren, da sie bereits in den entsprechenden Kapiteln (Kap. C, Teil 1, sowie die ersten Abschnitte dieses Kapitels) ausführlich abgehandelt wurden.
Das Hauptziel dieser Therapie ist ein *kontingent* auf *schmerz- und erregungsauslösende Reize erfolgender Einsatz der Entspannungsreaktion zur Desaktivierung des betroffenen somatischen Systems.* Mit der Technik der Desensibilisierung werden die Klienten dazu gebracht, mittels Vorstellung belastender Situationen oder durch Konfrontation mit in vivo-Situationen einen Erregungszustand zu induzieren, der subjektiv (Handzeichen) oder objektiv (Biofeedback) angezeigt wird. Die kontingent folgende Entspannung soll die Aktivierung zum Ausgangsniveau reduzieren.

Es wurde nur Temperatur-, EMG- und PGR-Feedback verwendet, wobei die Biofeedbackprozedur nicht zur viszeralen Kontrolle des spezifischen betroffenen Körpersystems angewendet wurde, sondern lediglich zur Vertiefung der Entspannung.

1. Fallbeispiel (Migräne)

Die Patientin Dr. ist 26 Jahre alt. Im Alter von 13 Jahren trat die Migräne zum ersten Mal auf und verstärkte sich seit den letzten 3 Jahren zunehmend. Zu Therapiebeginn hatte die Patientin bis zu 2 Migräneanfälle pro Woche und stand deshalb unter sehr starker Medikation.
In der autonomen Therapie kam neben dem Entspannungstraining ein Temperatur-Feedback-Training – z. T. gekoppelt mit einer Desensibilisierung zur Anwendung. Die Klientin wurde gegenüber Situationen desensibilisiert, die sie zwischen den wöchentlichen Therapiesitzungen als streßhaft und migräne-auslösend erlebt hatte. Auf die Erstellung einer systematischen Angsthierarchie wurde verzichtet, da die Problembereiche sehr unterschiedliche Angststimuli enthielten.
In der folgenden Therapiesequenz (4. Sitzung) geht es darum, daß die Patientin in der vergangenen Woche das Bedürfnis hatte auszugehen, jedoch auf Wunsch ihres Partners zuhause blieb. Sie fühlte sich dabei gezwungen, den Forderungen des Ehemannes nachzugeben und war nicht in der Lage, eigene Bedürfnisse und Emotionen in dieser Situation auszudrücken. Dies führte zu starken Verspannungen besonders im Nackenbereich und zu aggressiven Gefühlen gegenüber dem Partner. Im Laufe dieses Abends trat dann eine schwere Migräneattacke auf.
Diese schmerzauslösende Situation wurde der Patientin im entspannten Zustand dargeboten, jedoch bereits so modifiziert, so daß diese Szene eher ihren Bedürfnissen entsprach: »Stellen Sie sich vor, Sie möchten gerne ausgehen, Ihr Partner bittet Sie aber, zuhause zu bleiben. Sie versuchen, Ihre Bedürfnisse Ihrem Partner gegenüber auszudrücken und mit ihm eine Regelung zu treffen.«
Die Klientin erhält die Instruktion, sich diese Situation so intensiv wie möglich vorzustellen und sofort beim Auftreten von Erregungsanzeichen die Vorstellung abzubrechen und sich zu entspannen. Die Patientin wurde an ein Temperatur-Feedbackgerät angeschlossen, das über sensible Fühler, an Finger und Stirn angebracht, den Temperaturunterschied zwischen Stirn- und Handbereich in Grad-Fahrenheit anzeigt.
In der 1. Vorstellungsszene erhält die Klientin kein Feedback. Die Handtemperatur beträgt vor der Vorstellung 94,0 ° F. Die Klientin bricht sehr bald die Vorstellung ab aufgrund starker körperlicher Reaktionen (Herzklopfen, Pulsieren im Kopf, Verkrampfungen in Armen und Beinen). Während der Vorstellung sank die Handtemperatur um 0,6 ° F ab. Auf die Entspannungsinstruktion erhöhte sich die Handtemperatur innerhalb von 3 Minuten um 1,4 ° F.
Bei einer nochmaligen Vorstellungsübung erhält die Patientin über Kopfhörer akustisches Feedback der Handtemperaturänderung. Während der Vorstellung sinkt die Temperatur von 93,2 ° F um 0,5 ° F ab. Als stärkstes Erregungszeichen gibt die Patientin ein Beklemmungsgefühl im Brustbereich an.

Die Szenen zeigen, daß Belastungssituationen zu Temperaturerniedrigungen führen können. Die einzelnen Erregungsanzeichen sollen für den Klienten zum diskriminativen Reiz für den Einsatz einer differentiellen Entspannungsreaktion werden. Mit Hilfe der Entspannung kommt es zur Erhöhung der Handtemperatur als Zeichen allgemeiner Desaktivierung.
In weiteren Desensibilisierungsdurchgängen geht es bei der Patientin um die stark angstauslösende Thematik der Medikamentenreduktion. Es stellt sich heraus, daß bereits derartige Kognitionen zu muskulären Verspannungen führen können. Es wird in ähnlicher Weise vorgegangen, wobei während der Vorstellung, »in den nächsten 12 Stunden keine Medikamente zur Kupierung eines Migräneanfalls zur Verfügung zu haben«, sich die Handtemperatur erniedrigte.

4.2. Kognitive Therapie

Der kognitive Therapieansatz (s. entsprechende Therapiekapitel in diesem Buch) ist relativ eklektisch und besteht aus einer Reihe von verschiedenen Strategien. Wir verwendeten vorwiegend Elemente des Selbstinstruktionstrainings von Meichenbaum (1977) bzw. Ansätze aus dem von Bullinger und Turk (1982) weiterentwickelten Programm der Schmerzimpfung. Ein weiteres wichtiges Therapieelement ist die verhaltenstherapeutische Modifikation des von Ellis (1962) vorgeschlagenen Verfahrens der rational emotiven Therapie.

Das therapeutische Vorgehen besteht im wesentlichen aus der Ermittlung *irrationaler und störungsspezifischer Einstellungen.* Gemeinsam mit dem Klienten werden alternative Einstellungen im Sinne von kurzen Selbstinstruktionen erarbeitet, die in Vorstellungsübungen beim Auftreten irrationaler, schmerzverstärkender Einstellungen und Gedanken diese Vorstellung zusammen mit der Entspannungsreaktion blockieren.

Als migränetypische Einstellung gilt z. B. die Vorstellung, »daß es für jedes menschliche Problem eine absolut richtige, perfekte Lösung gibt, und daß es eine Katastrophe sei, wenn diese perfekte Lösung nicht gefunden wird.« (Ellis 1962). Ellis geht hierbei von der Annahme aus, daß derartige irrationale Grundideen zu emotionalen Problemen führen, die sich in einem klinischen Symptom manifestieren können.

2. Fallbeispiel (Migräne)

Bei der 41-jährigen verheirateten Patientin traten Migränebeschwerden erstmals vor 10 Jahren auf. Weitere Beschwerden sind depressive Verstimmungen, Schwindelgefühle und hyperventilationstetanische Anfälle. Die Patientin schildert sich selbst als übermäßig ehrgeizig, perfektionistisch, ruhelos und getrieben, die Zeit mit Arbeiten auszufüllen.

In der 3. Therapiesitzung berichtete die Klientin über einen Migräneanfall, den sie in der letzten Woche erlitten hatte. Mit der Klientin werden die mit der Auslösesituation in Zusammenhang stehenden irrationalen Einstellungen ermittelt. Vor dem Migräneanfall sei sie vollkommen überarbeitet gewesen und habe sich in der Verantwortung für die Sauberhaltung ihres Haushaltes hineingesteigert. Mit der Patientin werden rationale, beruhigende Selbstinstruktionen erarbeitet, die verhindern sollen, immer wieder in die hektische und zwanghafte Sauberhaltung ihres Haushaltes zu verfallen. U. a. wurde folgende Selbstinstruktion erarbeitet: »Ich habe den Küchenboden erst vor einer Stunde geputzt; auch wenn er jetzt wieder Flecken hat, ist es ausreichend, wenn ich ihn morgen wieder putze.«

In den folgenden Übungen stellt sich die Klientin die kritische Situation vor (schmutziger Küchenboden) und verbalisiert dabei auftretende Gedanken (ich muß die Flecken wegputzen etc.). Bei Auftreten von Erregungsanzeichen (z. B. starkes Atmen) setzt die Patientin Gedankenstop ein sowie beruhigende Selbstinstruktionen (ich habe bereits den Boden geputzt, er ist ausreichend sauber).

Nach dieser Übung berichtet die Patientin, daß ihr während der Vorstellungssituation ihre starke emotionale Erregung zu Bewußtsein gekommen sei. Diese emotionalen Reaktionen werden für die Klientin zum Signal, die irrationalen zwanghaften Kognitionen zu blockieren.

4.3. Social skill Training

Mit Hilfe des Sozialtrainings soll der Klient lernen, seinen Gefühlen situationsadäquaten Ausdruck zu verleihen, sein Verhaltensrepertoire an flexiblen Verhaltensstrategien zu erweitern, um das folgende Ziel aller 3 Therapieverfahren zu erreichen: eine *zunehmende Übereinstimmung zwischen autonom-emotionalen Änderungen, subjektiven Reaktionen und Ausdrucksänderungen.* Das Training enthält wesentliche Elemente aus dem

Selbstbehauptungstraining und seinen Varianten wie Kommunikationstraining, strukturierte Lerntherapie (Goldstein 1973), Flexibilitätstraining (Tunner und Oelkers 1975), Ausdruckstraining (Argyle 1975), Rollenspiel und dem operanten Fordyce-Programm (1978). Dieses Programm betont einen systematischen Aktivitätsaufbau zur Stimmungsverbesserung und Schmerzreduktion. Damit soll auch erreicht werden, durch adäquate motorische Reaktionen die Kontrolle des Klienten in problematischen Situationen zu erhöhen, um der Depression und Hilflosigkeit entgegenzuwirken.
Eine besondere Rolle spielt die *audiovisuelle Rückmeldung* des Klientenverhaltens mittels Video-Recorders.
Folgende Prinzipien werden von uns bei der Durchführung des Sozialtrainings angewandt:

- Training möglichst einfacher, elementarer sozialer Situationen wie Begrüßen, Lob annehmen, Lob geben, Kritik annehmen, selber Kritik üben. Im Verlaufe der Therapie sollen die Szenen zunehmend komplexer werden. Folgende Ausdruckselemente sollen in diesen Situationen geübt werden: Blickkontakt, Körperhaltung, Lächeln, Mimik, Gestik, Stimmstärke.
- Häufige Wiederholung identischer Szenen (behavior rehearsal).
- Modellgeben durch Therapeuten.
- Selektive soziale Verstärkung.
- Sich vergewissern, daß das eingeübte Verhalten von der Umwelt des Klienten nicht bestraft wird.
- Rollenspiele, später zunehmend in-vivo-Situationen.

3. Fallbeispiel (Spannungskopfschmerz)

Ein 19-jähriger Schüler mit Spannungskopfschmerzen seit dem 13. Lebensjahr, der bislang medikamentös behandelt wurde, erhält ein Social skill Training. Der Klient schildert sich im Erstinterview als ehrgeizig und häufig unzufrieden mit seinen schulischen Leistungen. Besonders belastend erlebt er Situationen mit erhöhtem Leistungsdruck, z. B. bei Klassenarbeiten. Außerdem beschreibt er sich als zurückhaltend, etwas kontaktscheu und wenig durchsetzungsfähig. Aggressiven Auseinandersetzungen gehe er grundsätzlich aus dem Wege.
Am Anfang der Therapie werden elementare Situationen wie *Begrüßung* im Rollenspiel geübt. Besonders beim Begrüßen war den Therapeuten aufgefallen, daß die Stimme des Klienten auffallend monoton und leise war. Einzelne Übungsszenen, in denen verschiedene für den Lebenskreis des Klienten wichtige Personen gespielt werden (Lehrer, Freunde, Eltern), werden anhand von Video-Aufnahmen zurückgemeldet und gemeinsam besprochen. Dabei zeigte sich, daß mit zunehmender Lautstärke der Stimme sich auch die Stimmodulation verbessert.
In weiteren Übungen werden mit dem Klienten alternative Sitzhaltungen durchprobiert, da er in der Therapie fast ausschließlich eine in sich geschlossene Sitzhaltung mit über der Brust verschränkten Armen einnahm. Der Patient wurde instruiert, auch im Alltag (Schule, zu Hause) auf häufigeren Wechsel der Sitzhaltungen zu achten, um muskulären Verspannungen entgegenzuwirken.
In einer anderen Übungsszene wird *»Telefonieren«* geübt, da der Klient bei Telefongesprächen Bitten oder Forderungen nicht durchsetzen kann. Durch häufige Wiederholungen mit regelmäßigem Video-Feedback, nach dem Verbesserungsvorschläge erarbeitet werden, ändert sich das anfänglich reservierte Verhalten mit eintöniger Stimmodulation. Schließlich gelingt es dem Patienten, bei den letzten Übungsdurchgängen klar eine Therapiestunde abzusagen. Dabei gibt er offen Gefühlen der Überforderung Ausdruck (»ich schaffe es heute nicht mehr«) und geht auf den Gesprächspartner ein.
Aufgrund des Defizites adäquaten emotionalen Ausdrucksverhaltens (Gefühle adäquat mit entsprechenden biologisch-sozialen Begleitreaktionen auszudrücken) wurde gegen Ende des Sozialtrainings der Ausdruck verschiedener Grundemotionen (Ekman und Friesen 1975) wie Freude, Überraschung, Neugierde, Ekel, Haß, Furcht und Angst geübt.

In einem ersten Schritt soll der Klient zunächst die jeweilige Emotion non-verbal durch die entsprechende Mimik ausdrücken, anschließend kurz verbal. Mittels Modellernen führt der Therapeut bestimmte Gefühlszustände vor, um die damit verbundenen charakteristischen mimischen Merkmale zu verdeutlichen (z. B. Überraschung: Augenbrauen hochgezogen, Augen und Mund weit geöffnet).
In einer der letzten Therapiesitzungen geht es darum, *Gefühle des Ärgers* oder der *Wut* offen zu äußern. Es handelt sich um einen konkreten Vorfall, bei dem der Klient von einem Freund einen verliehenen Kassetten-Rekorder in defektem Zustand zurückerhielt. Dem Klienten gelingt es lediglich unterschwellig, seinen Ärger auszudrücken (»ist schon gut, ich werde eben meine Konsequenzen ziehen«). Um die Situation zu vereinfachen, übt der Klient die Szene allein, mit Hilfe non-verbaler Ausdruckselemente (Gestik), ehe es ihm im Rollenspiel allmählich gelingt, adäquater (Gestik, Mimik, Stimmstärke) seinen Ärgergefühlen Ausdruck zu verleihen.

5. Ergebnisse

5.1. Stichprobe

Von Mai 1977 bis Juli 1980 wurden insgesamt 19 Klienten, davon 26% Männer und 74% Frauen, im Rahmen dieser Studie behandelt. Das Durchschnittsalter der Klienten betrug 34 Jahre (s. auch Tab. 26).

Tab. 18b: Familienstand:

Von den 19 Klienten waren

6	ledig	32%
13	verheiratet	68%

Ausbildungsstand und Beruf:

Akademiker	6	32%
Abitur (Studenten, Hausfrauen)	5	26%
Kaufleute, Angestellte	6	32%
Volksschulabschluß	2	10%

Anamnesedauer:
Die Dauer der Schmerzen betrug bei den Klienten im Durchschnitt mehr als 13 Jahre! Einen Überblick über Schmerzformen, Ausmaß der Störung, Alter und Geschlecht gibt die folgende Übersicht:

Zusammenfassung der Schmerzformen

	Anzahl der Fälle	
Migräne	11	47%
Herzneurose	2	10%
Multiple chronische Schmerzen (einschließlich vasomotorische Kopfschmerzen)	4	20%
Spannungskopfschmerz	2	10%

Die Übersicht zeigt, daß mehr als die Hälfte der Patienten unter Migräne litt.
Die Schwere der Symptomatik wurde von den Klienten vor Beginn der Therapie nach folgenden 5 vorgegebenen Schmerzgraden eingestuft:

mittelschwer	5
sehr schwer	9
extrem schwer	3
total unerträglich	2

Entsprechend den subjektiven Angaben litten die meisten Klienten an sehr schweren Schmerzen.

Bisher entstandene Behandlungskosten:
Die meisten der Klienten befanden sich wegen ihrer Erkrankung zeitweise in ambulanter oder stationärer medizinischer Behandlung. Durch diagnostische Untersuchungen und Behandlungen entstanden den Krankenkassen erhebliche Kosten, die wir bei unseren Klienten zusammengestellt haben.
Durchschnittlich waren pro Patient unserer Studie Kosten von ca. 12.000 DM entstanden.
Beispielsweise ließen sich bei einer 27-jährigen Migränepatientin (DR) folgende Kosten errechnen, bevor sie in unsere Behandlung kam:

Medikamente: Cafergot PB (bis zu 5× tägl.) und andere Antimigränemittel seit 5 Jahren (365 × 5 × 1 DM)	1.825,–
Krankenhausaufenthalte: insgesamt 8 Wochen in den letzten 5 Jahren	11.200,–
1 Laparotomie ohne Ergebnis	2.000,–
	15.025,– DM

5.2. Einzelfallstatistisch ausgewertete Therapien*

Bei allen 19 Klienten wurden beide Therapiephasen (insgesamt 24 Sitzungen zu je 90 Minuten) abgeschlossen und 37 Therapien einzelfallstatistisch (ARIMA) ausgewertet.
Die 37 Therapiephasen setzen sich zusammen aus 14 skill Therapien, 11 autonomen Therapien und 12 kognitiven Therapien (s. Tab. 19).

Tab. 19:

1. Therapien waren:	Von den 18 indizierten Therapien waren:
7 autonom	5 als 1. Therapie
6 kognitiv	13 als 2. Therapie
5 skill	
2. Therapien waren:	**Von den indizierten Therapien waren:**
4 autonom	5 autonom
6 kognitiv	7 kognitiv
5 skill	6 skill

Die Tab. 19a zeigt die ARIMA-Ergebnisse von 37 Therapien im Vergleich zur Baselinephase. Die mittleren z-Werte (signifikant ab 1.96) belegen eine signifikante Reduktion der Medikamente, besonders deutlich nach Abschluß der 2. Therapie, eine signifikante Verbesserung der Stimmung, einen signifikanten Anstieg der Therapieerwartung besonders deutlich in der 1. Therapie sowie eine signifikante Reduktion der Beschwerden (Schmerzzustände).

* Für die einzelfallstatistische Auswertung danke ich sehr *Werner Lutzenberger* und *Clive Reuben.*

Tab. 19a: Mittlere z-Werte von allen 19 Patienten von der Baselinephase (BL), nach der 1. Therapie (TH I) und nach der 2. Therapie (TH II). Mittlere z-Werte = Summe der z-Werte geteilt durch Quadratwurzel aus N (Anzahl der Klienten). Signifikant ab 1.96. Negatives Vorzeichen bei Beschwerdenreduktion, Medikamentenreduktion = Therapieerfolg. Positives Vorzeichen bei Stimmung und Erfolgserwartung = Therapieerfolg.

	BL	TH I	TH II
Medikamente	+16.75	−7.58	−18.53
Stimmung	−10.48	+2.49	+14.83
Therapieerwartung	+3.26	+9.14	+4.24
Beschwerden	+5.10	+0.06	−7.44

In Tabelle 20 wird die relative Häufigkeit (%) signifikanter Erfolge nach den einzelnen Therapiephasen dargestellt. Nach Abschluß beider Therapien zeigt sich bei 58% der Klienten eine signifikante Medikamentenreduktion, bei 42% eine Verbesserung der Stimmung und bei nur 32% eine signifikante Reduktion der Beschwerden.

Tab. 20: Patientenzahl mit signifikanten Verbesserungen in Prozent.

	TH I	TH II
Medikamentenreduktion	42%	58%
Stimmungsverbesserung	11%	42%
Schmerzreduktion	16%	32%

Die Effekte sind in allen 3 Parametern (Schmerzreduktion, Stimmungsverbesserung, Medikamentenreduktion) nach Abschluß der 2. Therapie signifikant stärker als nach der 1. Therapie (s. Tab. 20).

Dies spricht dafür, daß die *Dauer der Therapie* bei den chronischen Schmerzformen eine wesentliche Determinante für den Therapieerfolg nach Abschluß beider Therapiephasen ist.

Aus Tab. 21 ist ersichtlich, daß die Effekte bei den indizierten Therapien mit Ausnahme der Schmerzreduktion in den anderen 3 Parametern Medikamentenreduktion, Stimmungsverbesserung und Therapieerwartung deutlich ausgeprägter sind, als im Vergleich zu den nicht indizierten Therapien.

Tab. 21: Therapieeffekte bei indizierten und nicht indizierten Therapien der Gesamtstichprobe (n = 19). N = Anzahl der Patienten mit signifikanten Therapieeffekten, z-Wert ist signifikant ab 1.96.

		Schmerz-reduktion	**Medika-menten-reduktion**	**Stimmung**	**Therapie-erwartung**
indizierte Therapie	signifikante Effekte bei n =	6	9	7	6
	z-Wert	−9.80	−21.15	+18.12	+16.42
nicht indizierte Therapie	signifikante Effekte bei n =	5	5	4	6
	z-Wert	−8.63	−15.77	+10.95	+12.93

Besonders deutlich sind die Effekte wieder bei der Medikamentenreduktion und Stimmung. Die Verminderung der Schmerzen ist wesentlich geringer bei der Gesamtstich-

probe (vgl. Tab. 19a). Der deutliche Indikationseffekt wird allerdings durch den therapieförderlichen Faktor der Therapiedauer überlagert, da in der 2. Therapiephase 12 indizierte Therapien zur Anwendung kamen im Vergleich zu nur 6 indizierten Therapien in der 1. Therapie.
Die statistisch ermittelten therapeutischen Effekte sind unabhängig von der Therapieerwartung (s. Tab. 19a), die in der *2. Therapie deutlich zurückging*, nachdem sie in der 1. Therapiephase im Vergleich zur Grundphase signifikant angestiegen war.
Die *Stimmungsverbesserung, die signifikant während des gesamten Therapieverlaufes zunahm, hat sicherlich einen wesentlichen Anteil an den Therapieerfolgen.*
Dieser Anstieg der Stimmung ist umso erstaunlicher, da der Parameter Schmerzreduktion nicht in diesem Ausmaß die Effekte zeigt.
Die günstigen Therapieeffekte auf die Stimmung spiegeln sich auch in den Ergebnissen diagnostischer Kontrollmessungen anhand des Beckschen Depressionsfragebogens (s. Tab. 22). Aus der Tabelle geht hervor, daß z. B. Beck 2 (nach Therapie 1) im Vergleich zu Beck 1 (vor Therapie 1) bezüglich der depressiven Items signifikant abgenommen hat ($p<0.09$). Statistisch signifikante Reduktionen in den Depressionsscores zeigen sich vor allem bei *zunehmender Therapiedauer* sowie während der Katamnesezeit im Vergleich zu den Scores, die während der Baselinephase gemessen wurden. Bei den Follow-up Zeitpunkten sind allerdings die vorliegenden Patientenzahlen noch sehr klein, so daß die statistischen Aussagen vorsichtig interpretiert werden müssen.

Tab. 22: Ergebnisse des Beck-Fragebogens während des gesamten Therapiezeitraumes zu verschiedenen Meßzeitpunkten. 1 = Messung vor Therapie 1; 2 = Messung nach Therapie 1; 3 = Messung nach Therapie 2; 4 = 1. Follow-up; 5 = 2. Follow-up

Beck	1:2	1:3	1:4	1:5	2:3	3:4	4:5
n	15	13	5	3	14	6	4
p	<0.09	<0.01	<0.014	<0.15	<0.03	<0.3	<0.5

Die Ergebnisse im Beck-Fragebogen sprechen ebenfalls dafür, daß der Zeitfaktor bei den positiven Therapieresultaten eine wichtige Rolle spielt.
In den Abb. 73–76 sind beispielhaft die Verlaufskurven der Tagebuchdaten bezüglich Schmerzen, Medikation, Stimmungslage und Erfolgserwartung dargestellt.

Zusammenfassende Beurteilung aller ARIMA-Daten

1. In allen Therapien *zeigte sich eine signifikante* Verbesserung *eines oder mehrerer Parameter* (Beschwerden, Medikamenteneinnahme, Stimmung, Erfolgserwartung).
2. Die *indizierten Therapien* waren mit Ausnahme der Schmerzreduktion bei allen anderen Parametern *erfolgreicher als die nicht indizierten.*
3. Die *2. Therapie* zeigte mit Ausnahme der Erfolgserwartung *stärkere Effekte als die 1. Therapie.*
4. Bezüglich der Schmerz- und Medikamentenreduktion waren keine Unterschiede in den 3 Therapiearten festzustellen (s. Tab. 23).

Tab. 23: Verteilung signifikanter Parameter bei den 3 Therapieformen. n = Anzahl der Therapie hinsichtlich signifikanter Parameter; M = Medikamentenreduktion; S = Stimmung; T = Therapieerwartung; Z = Schmerzsymptomatik.

	kognitiv				**social skill**				**autonom**			
	M	S	T	Z	M	S	T	Z	M	S	T	Z
n	5	4	4	3	5	5	4	4	5	2	3	3

Insgesamt zeigt sich eine relativ hohe Gleichverteilung.
5. Hinsichtlich Therapieerwartung und Stimmung waren kognitive und social skill Therapien erfolgreicher als autonome Therapien.
6. Kognitive und social skill Verfahren schnitten etwas besser ab als autonome Therapien (nicht signifikant).
7. Das Sozialtraining erwies sich als etwas erfolgreicher als die anderen beiden Therapien (nicht signifikant).
8. Insgesamt sind die Effekte der Medikamentenreduktion bei allen Therapien am deutlichsten ausgeprägt.

Tab. 24: Vorzeichenbedeutung (ARIMA-Verlaufskurven, s. Abb. 73–76)

	positives Vorzeichen	*negatives Vorzeichen*
Schmerzen	Zunahme	Abnahme
Medikamente	vermehrte Einnahme	geringere Einnahme
Therapieerwartung	höhere Erwartung	geringere Erwartung
Stimmung	Verbesserung	Verschlechterung

Legende zu den ARIMA-Verlaufskurven (Abb. 73–76)
BL = Baseline (mindestens 40 Tage)
TH I = 1. Therapiephase
TH II = 2. Therapiephase
P = Pause
Unterstrichen ist die indizierte Therapieform. Angegeben sind die z-Werte (signifikant ab 1.96) für die einzelnen Abschnitte gegenüber der Baseline.

Abb. 73: ARIMA-Verlaufskurve einer 27-jährigen Patientin mit Spannungskopfschmerzen. Gesamter Meßzeitraum (Baselinephase, 2 Therapien, Pause) 309 Tage. Es zeigt sich eine signifikante Reduktion der Schmerzen nach Abschluß der 1. (autonomes Verfahren) und 2. Therapie (Skill-Training), im Vergleich zur Baseline (BL). Die Kopfschmerzen wurden nach der 2. Therapie am stärksten reduziert. (Z = –4.44).

Abb. 74: ARIMA-Verlaufskurven bei der 27-jährigen Patientin mit Spannungskopfschmerz. Erst in der 2. Therapie (Skill-Training) zeigt sich eine signifikante Besserung der Therapieerfolgserwartung (Z = +9.04) und der Stimmung (Z = +9.04) im Vergleich zur Baseline (BL).

Abb. 75: ARIMA-Verlaufskurve einer 40-jährigen Migränepatientin. Nach einer signifikanten Zunahme der Migränebeschwerden nach der 1. Therapie (kognitive Interventionen) und einer nicht signifikanten Zunahme der Magenschmerzen zeigt sich nach Abschluß der 2. Therapie (Skill-Training) eine signifikante Reduktion (Z = −2.23) der Migräne sowie eine signifikante Verschlechterung (Z = +2.09) der Magenbeschwerden im Vergleich zu Baselinewerten (BL). Zum 1. Follow-up Zeitpunkt (FU) ½ Jahr nach Therapieabschluß zeigt sich eine nicht signifikante Verschlechterung der Migräne (Z = +1.18) und eine signifikante Verschlechterung der Magenschmerzen (Z = +3.56).

Abb. 76: ARIMA-Verlaufskurven der 40-jährigen Migränepatientin. Nach der 1. Therapie und zur 1. Follow-up Untersuchung wurde eine signifikante Verbesserung der Stimmungslage (Z = +9.04) sowie eine signifikante Reduktion der Medikamente (Z = −5.29 nach Therapie 2; Z = −2.65 bei FU) erzielt. Gesamt-Zeitraum der Therapieerfolgskontrollmessungen: 465 Tage.

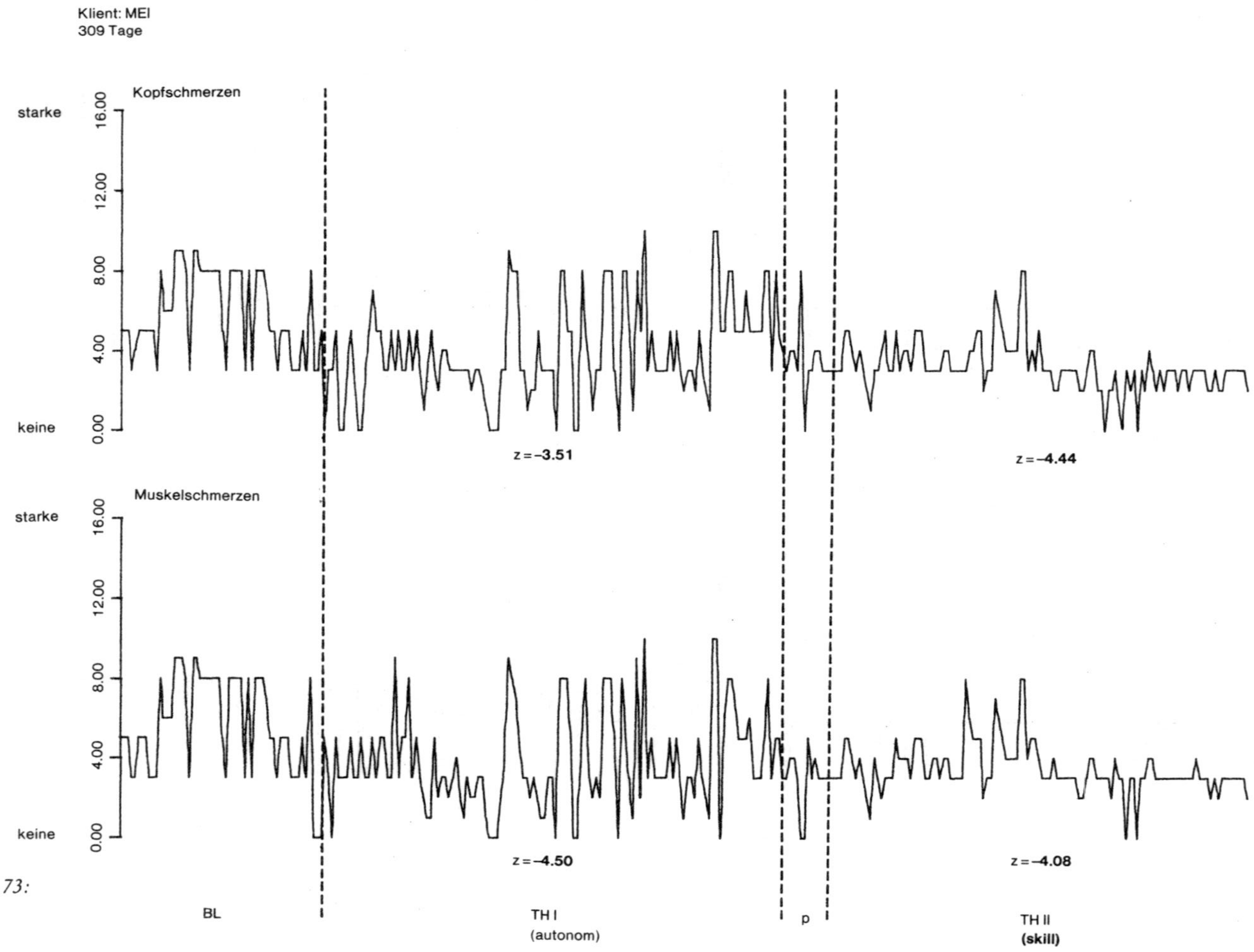

Klient: MEI
309 Tage
Kopfschmerzen
starke
keine
16.00
12.00
8.00
4.00
0.00
z = –3.51
z = –4.44
Muskelschmerzen
starke
keine
16.00
12.00
8.00
4.00
0.00
z = –4.50
z = –4.08
BL
TH I
(autonom)
p
TH II
(skill)

Abb. 73:

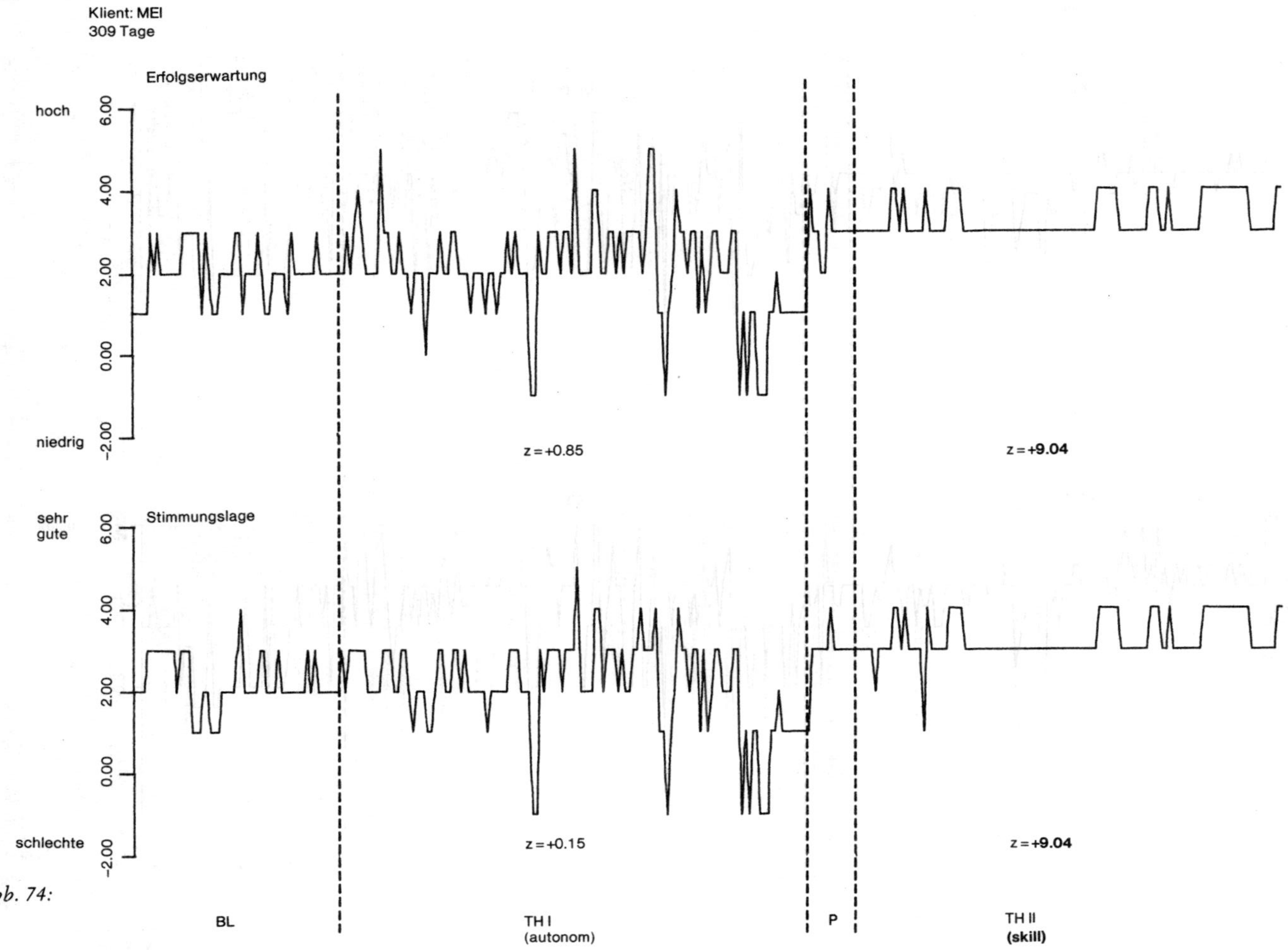

Klient: MEI
309 Tage
Erfolgserwartung
hoch
niedrig
6.00
4.00
2.00
0.00
-2.00
z = +0.85
z = +9.04
Stimmungslage
sehr gute
schlechte
6.00
4.00
2.00
0.00
-2.00
z = +0.15
z = +9.04
BL
TH I
(autonom)
P
TH II
(skill)

Abb. 74:

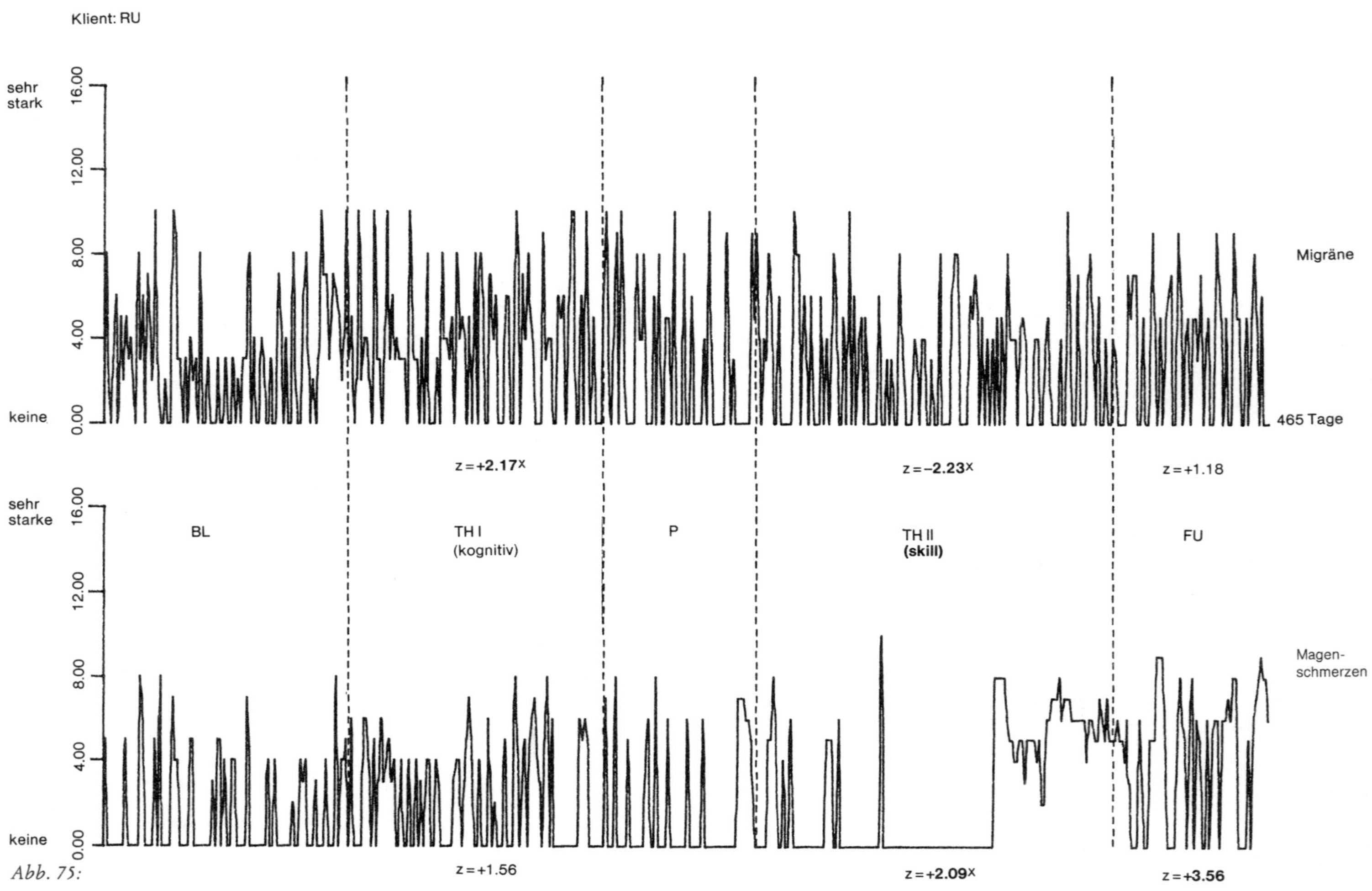
Klient: RU
sehr stark
16.00
12.00
8.00
4.00
0.00
keine
Migräne
465 Tage
z=+2.17x
z=−2.23x
z=+1.18
sehr starke
16.00
12.00
8.00
4.00
0.00
keine
BL
TH I (kognitiv)
P
TH II (skill)
FU
Magen-schmerzen
z=+1.56
z=+2.09x
z=+3.56

Abb. 75:

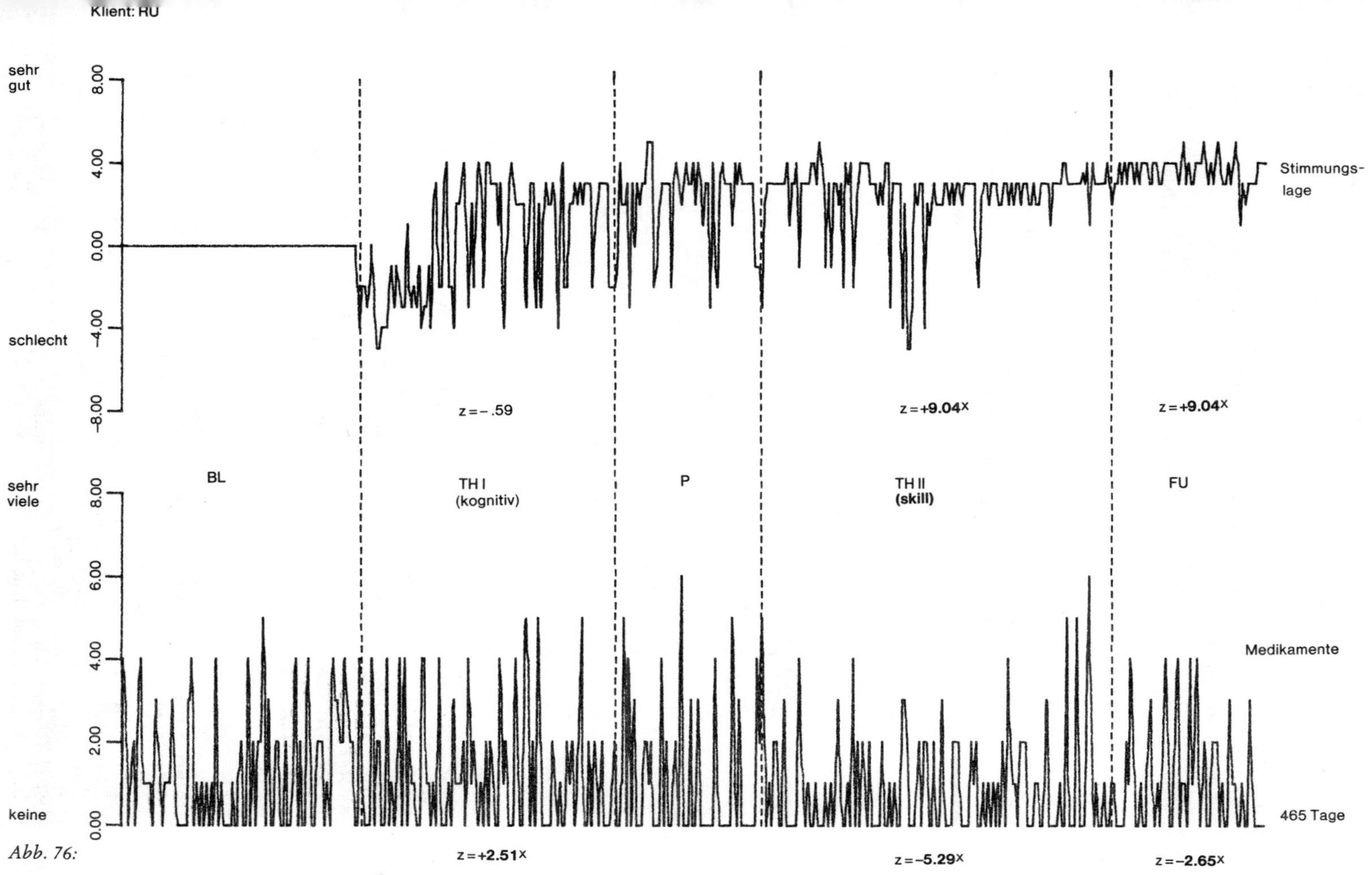

Klient: RU
sehr
gut
8.00
4.00
0.00
-4.00
-8.00
schlecht
Stimmungs-
lage
z = – .59
z = +9.04x
z = +9.04x
BL
TH I
(kognitiv)
P
TH II
(skill)
FU
sehr
viele
8.00
6.00
4.00
2.00
0.00
keine
Medikamente
465 Tage
z = +2.51x
z = –5.29x
z = –2.65x

Abb. 76:

Von 9 Patienten liegen Nachuntersuchungen 1 ½ Jahre nach Therapieabschluß vor (s. Tab. 25). Bei 3 Patienten zeigte sich eine signifikante Schmerzreduktion, bei 4 Patienten signifikante Stimmungsverbesserungen. Auch hier ist das dominierende Ergebnis die signifikante Medikamentenreduktion bei 6 Klienten über einen Zeitraum von 1 ½ Jahren nach Therapieabschluß. Jene Patienten, die durch die Therapie keine Besserung erreichten, zeigen auch in den Nachuntersuchungen eher eine Verschlechterung.

Follow-up II

Tab. 25: 2. Nachuntersuchung (Follow-up II) 1,5 Jahre nach Therapieabschluß. M = Medikamentenreduktion; S = Stimmung; T = Therapieerwartung; Z = Schmerzreduktion. Unterstrichen sind die z-Werte bei signifikanter Besserung bzw. Reduktion. Positives Vorzeichen bei Stimmung und Therapieerwartung = Besserung. Negatives Vorzeichen bei Schmerzen und Medikamente = Reduktion.

	M	S	T	Z
BL	−0.10	−0.45	+2.57	+2.56
DR	−9.04	–	+0.49	−9.04
KÖ	−5.04	–	−0.19	−0.67
LA	−9.04	+2.59	−9.04	−1.43
NO	−5.09	–	–	−3.31
PE	+3.50	–	–	−0.88
RU	−2.65	−9.04	+3.46	+1.18
FR	–	+9.04	−0.54	−0.93
KL	−9.04	+9.04	−9.04	−2.00

Tab. 26:

Patient	Störungsform	Symptomschwere	Alter	Geschlecht
1. BA	Migräne	extrem schwer	37	w
2. BL	Migräne, Depression	sehr schwer	39	w
3. DR	Migräne, Unterbauchschmerzen	fast unerträglich	27	w
4. EN	Migräne	total unerträglich	40	w
5. FR	Herzneurose	mittelschwer	28	m
6. FRO	Vasomotorische Kopfschmerzen, Schulterschmerzen	sehr schwer	41	m
7. KLE	Migräne	mittelschwer	43	w
8. KÖ	Migräne	sehr schwer	33	w
9. KÜ	Multiple chronische Schmerzen	extrem schwer	22	w
10. LA	Migräne	extrem schwer	36	w
11. MEH	Vasomotorische Kopfschmerzen	sehr schwer	55	m
12. MEI	Spannungskopfschmerz	sehr schwer	27	w
13. NO	Migräne, Blasenschmerzen	sehr schwer	26	w
14. PE	Migräne, Tetanie, Depression	mittelschwer	40	w
15. RA	Migräne, Kreislaufstörungen	sehr schwer	32	w
16. RAU	Vasomotorische Kopfschmerzen	sehr schwer	32	w
17. RU	Migräne, Magenschmerzen	mittelschwer	40	w
18. SCH	Herzneurose	mittelschwer	31	m
19. ST	Spannungskopfschmerz	sehr schwer	18	m

6. Diskussion

Die Verwendung der autoregressiven Einzelfallstatistik (ARIMA-Modelle) ermöglicht präzisere Aussagen über Effektivität und Indikationsstellung bei schweren chronifizierten Schmerzsyndromen als etwa multiple Mittelwertsvergleiche oder Varianzanalysen. Für die Gesamtstichprobe der 19 Schmerzpatienten ergab sich hinsichtlich der *Schmerzintensität bei 32% der Klienten eine signifikante Reduktion, bei knapp 60% der Patienten eine signifikante Medikamentenreduktion ohne gleichzeitige Zunahme der Schmerzen.* Bezüglich der Therapieeffekte ergaben sich bei den 3 Therapieformen nur geringe Unterschiede. Dieses Ergebnis steht im Gegensatz zu den Resultaten der Gesamtstichprobe von 36 psychosomatischen Patienten der Therapiestudie zur differentiellen Psychotherapie-Indikation, die bessere Therapieeffekte bei autonomen Verfahren (Handtemperaturfeedback und Desensibilisierung) und Sozialtraining als bei kognitiver Therapie erreichte (Haag et al. 1982b). Außerdem liegt bei der Gesamtbewertung der Therapieerfolge die signifikante Symptomreduktion bei knapp 50% der Patienten (bisher 31 Patienten statistisch erfaßt) höher, als die Ergebnisse bei den 19 Patienten dieser Stichprobe. Die Bedeutung der therapeutischen Effekte wird allerdings verstärkt, wenn man berücksichtigt, daß es sich bei dieser Studie um Patienten mit subjektiv *sehr schweren – total unerträglichen Schmerzen* handelte (insgesamt 14 Patienten) mit einer *durchschnittlichen Anamnesedauer von mehr als 13 Jahren.* Somit ist diese Therapiestudie nicht mit anderen psychotherapeutischen Untersuchungen an Schmerzpatienten oder psychosomatischen Patienten vergleichbar, in denen meist leichtere Beschwerden zur Behandlung kamen.
Die relativ geringen Unterschiede hinsichtlich der 3 Therapiearten legen Überlegungen nahe, daß die therapeutischen Effekte möglicherweise durch gemeinsame oder ähnliche Wirkmechanismen zustande kommen, Spekulationen, die wir bereits ausführlich im allgemeinen einführenden Kapitel zur Psychotherapie des Schmerzes diskutiert haben.
In dieser Therapiestudie läßt sich jedoch klar belegen, daß *unspezifische Therapieeffekte* aufgrund der Ergebnisse der Plazebokontrollen (tägliche Aufzeichnungen der Therapieerwartung und Therapiehoffnung) *in keinem Zusammenhang mit den Therapieresultaten* (Medikamentenreduktion, Schmerzreduktion, Stimmungsverbesserung) *stehen.* Vielmehr zeigt sich, daß die deutlichen Anstiege der Therapieerwartung in der 1. Therapiephase im Vergleich zur Baselinephase in der 2. Therapiephase sehr deutlich abfallen und fast wieder das Baselineniveau erreichen, während die Therapieerfolge gerade während und nach der 2. Therapie erzielt wurden. Dieses Ergebnis wurde auch in der umfangreicheren Psychosomatikstudie gefunden (Haag et al. 1982b). Die besseren Therapieerfolge im 2. Therapieabschnitt sprechen eindeutig für einen *Zeitfaktor* (Behandlungsdauer) als wesentliche therapieförderliche Determinante. Gleichzeitig ist ein »carry-over«-Effekt in Rechnung zu stellen, d. h. daß therapeutisch günstige Wirkungen der 1. Therapie den Therapieerfolg, der durch die 2. Therapie erzielt wurde, verstärkt haben. Von den diagnostischen Instrumenten erwies sich lediglich das verhaltensanalytische Interview als wesentliche Entscheidungsgrundlage für eine »Verschreibung« (Goldstein und Stein 1976) der besten Therapieform (s. hierzu die Ergebnisse in Haag et al. 1982b).
Die Ergebnisse der Beckschen Depressionsskalen sprechen ebenfalls für den Einfluß der therapeutisch positiven Langzeiteffekte.
Die signifikanten Verbesserungen der Stimmung bei 42% der Patienten nach Abschluß der 2. Therapie sind als Hinweis zu bewerten, daß die Schmerzreduktion (Symptombeseitigung) nicht die depressiven Reaktionen im Sinne einer Symptomverschiebung

verstärkt. Vielmehr weist die gleichzeitige stabile Besserung der Schmerzen und Stimmung auf einige bereits in Kap. B, Teil 1 (Depression) erörterte mögliche gemeinsame Wurzeln von Schmerz und Depression hin, die durch dieselben therapeutischen Strategien positiv beeinflußt werden.

Die deutliche Medikamentenreduktion bzw. das völlige Absetzen der Medikamente bei einigen Patienten läßt vermuten (dies wird auch durch das klinische Eindrucksurteil der Therapeuten bestätigt), daß die Patienten im Laufe der Therapie wieder zunehmend *Vertrauen in selbstregulative Fähigkeiten zurückgewinnen* und es riskieren, im Alltag Belastungen mit geringerer Medikation oder fehlender Medikamenteneinnahme zu begegnen. Aktives »challenge«-Training (s. Hardiness-Charakteristiken S. 37) im Sozialtraining oder in kognitiven Übungen war darauf ausgerichtet, den Klienten Strategien an die Hand zu geben, die sie befähigen, auch ohne Medikamente mit täglichen Schwierigkeiten besser fertig zu werden (s. Fallbeispiel kognitive Therapie S. 327).

Das zunehmende Kontrollerleben (self-efficacy), das mit verstärkter innerer Selbstkontrollattribution einhergeht, ist zweifellos ein allen wirksamen psychologischen Verfahren zugrundeliegender Faktor, der bei dauerhaftem Heimtraining zu langfristigen Erfolgen führt, was durch erste Follow-up Resultate bei einigen Patienten bereits ersichtlich ist (s. Tab. 25).

Diese gesteigerten Möglichkeiten psychophysiologischer Schmerzregulation könnten mit einer Aktivierung neurochemischer schmerzhemmender Systeme (u. a. Endorphine) verbunden sein, die möglicherweise verstärkt im Streß phasisch aktiviert werden, sofern nicht eine generelle zu starke zentralnervöse Blockade durch verschiedene pharmakologische Schmerzmittel vorliegt (s. Abschnitt Streß und Endorphine S. 61). Dies stimmt zum mindesten mit den Ergebnissen kontrollierter Doppelblindstudien zum Handerwärmungstraining überein, denen zufolge die Wirksamkeit auch auf unspezifische psychologische Variablen (»technisches Plazebo«) zurückgeht. Der wesentliche therapeutische Mechanismus des Biofeedbacktrainings scheint in dem Erlebnis der *unmittelbaren Kontrolle* einer Körperfunktion zu liegen (vgl. auch Abschnitt über Biofeedback S. 90 und S. 298 ff.), spielte allerdings in dieser Therapiestudie bei 19 Schmerzpatienten eine geringere Rolle als bei der Gesamtstichprobe, die bessere Ergebnisse aufgrund des Einsatzes von Handerwärmungstraining mit Desensibilisierung aufwies (Haag et al. 1982b).

Inzwischen wurden neue Psychotherapiestudien geplant, in denen nachweislich effektivere Verfahren (u. a. Vasokonstriktionstraining bzw. Pulsamplitudenbiofeedback der A. temporalis bei Migränepatienten, kombiniertes klinisch-psychologisches Bewältigungstraining mit kognitiven und skill-Elementen, Dopplersonographie-Feedback) zur Anwendung kommen sollen (s. erste Ergebnisse bei Haag et al. 1982b).

Abschließend wird darauf hingewiesen, daß zwar vor allem, was die Schmerzreduktion betrifft, die therapeutischen Resultate nur in geringem Ausmaß die Wirkung von Erwartungseffekten übersteigen, die therapeutische Effizienz der verwendeten Verfahren jedoch auf spezifische Wirkfaktoren zurückgeführt werden dürfte. In bisherigen Psychotherapiestudien zeigten sich bei Plazebokontrollgruppen (z. B. Wartelistengruppen) z. T. ähnliche Besserungsraten wie in dieser Studie.

Das wesentliche Ergebnis dieser psychotherapeutischen Untersuchung ist allerdings die *signifikante Medikamentenreduktion bei knapp 60% der Klienten*, die auf den Einsatz der beschriebenen verhaltenstherapeutischen Therapien zurückzuführen ist. Aussagen über mögliche Langzeiteffekte sind bisher bei einigen Klienten möglich (s. ARIMA-Verlaufskurven Abb. 73–76). Bei ersten Follow-up Untersuchungen 1 ½ Jahre nach Therapieabschluß zeigt sich auch hier bei der Mehrzahl der nachuntersuchten Patienten vor allem eine signifikante Reduktion der Medikamenteneinnahme. Die relativ schwa-

chen psychotherapeutischen Therapieeffekte beruhen zu einem Teil auf der Verwendung eines *kontrollierten Untersuchungsdesigns mit einer sehr strengen zeitreihenanalytischen statistischen Methodik (ARIMA-Modelle), die zu viel schärferen Aussagen über die therapeutische Effizienz psychologischer Interventionen führt* als bei bisher benutzten inferenzstatistischen und varianzanalytischen Verfahren. Ein weiterer Grund für die Effektschwäche der verwendeten psychologischen Strategien ist der geringe Einfluß der Plazebo- bzw. Erwartungseffekte auf den Therapieerfolg. Wie bereits beschrieben, sinken diese Effekte nach einem Anstieg in der 1. Therapiephase in der 2. Therapiephase fast wieder auf Baselineniveau ab.
Die Ergebnisse der Therapiestudie belegen, daß die Anwendung psychologischer Verfahren mit erheblichen ökonomischen Vorteilen und ohne negative Nebenwirkungen wie bei der Medikation verbunden ist. Damit wurde demonstriert, daß theoretisch und experimentell erarbeitete Schmerzkontrollprinzipien für die praktische Bearbeitung psychosomatischer Schmerzzustände von Bedeutung sind.

7. Zusammenfassung

Die experimentelle Psychotherapiestudie zur Behandlung chronischer Schmerzpatienten steht im Zusammenhang mit der theoretischen Erörterung ebenenspezifischer Schmerzkontrollstrategien (s. Kap. C, Teil 1 zur Schmerzkontrolle) und mit Befunden aus Feldbeobachtungen und Laborexperimenten zur psychophysiologischen Schmerzregulation und soll die praktische Anwendung verschiedener Schmerzkontrollmaßnahmen demonstrieren.
An 19 Klienten mit überwiegend extrem schwer eingestuften Schmerzen wurde eine kontrollierte einzelfallorientierte Therapiestudie zum Nachweis differentieller Effektivität autonomer (physiologische Ebene), social skill (Verhaltensebene) und kognitiver Therapien (psychologisch-subjektive Ebene) durchgeführt. Alle 3 Interventionstechniken enthalten wesentliche schmerzkontrollierende Elemente, die sich ebenfalls in der Literatur zur Psychotherapie der Schmerzen, sowie aufgrund von Beobachtungen im Feld und systematischer Schmerzexperimente im Labor, wie in den früheren Kapiteln dargestellt, als effektiv bei der Schmerzregulation erwiesen haben (u. a. zentralnervöse Desaktivierung, motorische Aktivität, Aufmerksamkeitsänderung).
Die Studie sollte weiterhin Erfahrungen vermitteln in der Anwendung autoregressiver Einzelfallstatistik (ARIMA-Modelle) sowie Aussagen gestatten über Kosten und Ökonomie diagnostischer und psychotherapeutischer Verfahren.
Zwei der genannten Therapieformen werden mittels eines unabhängigen Therapeutenratings aufgrund des vorliegenden diagnostischen Materials ausgewählt. Somit erhält jeder Patient die »optimale« indizierte und eine weniger geeignete Therapie (2×12 Doppelstunden) in zufälliger Reihenfolge »verschrieben«. Alle Patienten erlernen zusätzlich das Entspannungstraining nach Jacobson und erhalten Ratschläge zur Lebensführung.
Zur besseren Kontrolle der Therapieverlaufseffekte werden diagnostische Erhebungen an 5 Meßzeitpunkten erhoben sowie auf vorgefertigten Tagebuchblättern täglich Schmerzen (Intensität, Dauer), Medikation, Stimmung und Therapiehoffnung eingetragen. Die Diagnostik erfolgt im Sinne der Dreiebenen-Konzeption emotionalen Verhaltens (Interview, Fragebögen, Verhaltenstest, psychophysiologische Laboruntersuchung).
Anhand von 3 Fallbeispielen wird das unterschiedliche therapeutische Vorgehen bei den 3 Verfahren demonstriert.
Die statistischen Ergebnisse belegen eine deutliche substantielle Reduktion der Medikamenteneinnahme bei knapp 60% der Klienten, eine signifikante Reduktion der Schmerzen bei 32% und eine signifikante Stimmungsverbesserung bei 42% der Patienten. Bezüglich der Frage einer differentiellen Indikation ergab sich ein etwas besseres »Abschneiden« des Sozialtrainings und kognitiver

Verfahren im Gegensatz zu autonomen Verfahren. Der wesentliche Faktor für den Therapieerfolg ist die Therapiedauer. Auch in den ersten Nachuntersuchungen 1 ½ Jahre nach Therapieabschluß zeigten sich insbesondere signifikante Effekte bei der Medikamentenreduktion. Im Vordergrund des Therapieerfolges steht die Abnahme oder das Absetzen der Medikation. Dies spricht dafür, daß im Laufe der Therapie, besonders in der 2. Phase, die Patienten zunehmend regulative Selbstkontrolltechniken anwenden (*Wechsel extern medizinische Attribution – interne Selbstkontrollattribution*) und allmählich auf Medikamente verzichten lernen. In allen Fällen erfolgte die Änderung der Medikation im Einvernehmen mit dem behandelnden Arzt.
Das gegenläufige Verhalten der Anstiege des Parameters Therapieerwartung (in Therapie 1) und der anderen Parameter (in Therapie 2), in der die Therapieerwartung fast auf Baselineniveau absinkt, spricht deutlich für spezifische Therapieeffekte beim Zustandekommen der beschriebenen Erfolge. Für die geringen Therapieeffekte sind u. a. 2 Faktoren verantwortlich:
1. Geringe Erwartungseffekte.
2. Strenge statistische Methodik (ARIMA-Modelle) mit entsprechend schärferen Aussagen über die therapeutische Effektivität verschiedener Schmerzkontrollstrategien.

H. Schlußbemerkung

In der Einleitung wurde auf das gesundheitspolitische Problem Schmerz hingewiesen. Die große Zahl chronischer Schmerzpatienten, sowie der enorme Mißbrauch von Medikamenten macht die weitere Entwicklung und Überprüfung effektiver psychotherapeutischer Strategien auf der Basis interdisziplinärer Zusammenarbeit von grundlagenorientierter theoretischer und klinischer Medizin und Psychologie dringend notwendig. Das Ziel der experimentellen Schmerzforschung ist letztlich immer, spezifische Schmerzkontrollmechanismen zu identifizieren, die in praktikable psychologische Interventionsmethoden zur Schmerzreduktion integriert werden können.

Die in diesem Buch diskutierten Arbeiten versuchen zu demonstrieren, daß Schmerzbewältigungsmechanismen nur dann umfassend analysiert werden können, wenn sowohl psychologisch-kognitive Prozesse, motorisches und soziales Verhalten als auch physiologische Mechanismen in die Analyse miteinbezogen werden.

Bisher vorliegende Untersuchungsergebnisse zur psychologischen Behandlung von Schmerzpatienten zeigen vielfältige, z. T. recht erfolgreiche Behandlungsansätze. Bei gezielter und auf den Ergebnissen einer funktionalen Problemanalyse fußenden Indikationsstellung könnten in einigen Fällen durch psychologische Therapieverfahren die therapeutischen Effekte verbessert werden.

Die weiteren Fortschritte der Schmerzforschung hängen von den Ergebnissen experimenteller, grundlagenorientierter Untersuchungen, sowie kontrollierter Psychotherapiestudien ab.

Die in der Einleitung betonte integrative Schmerzforschung befindet sich noch in den Anfängen und es bleibt zu hoffen, daß die durch dieses Buch aufgeworfenen Fragen eine Herausforderung zur Erforschung weiterer Schmerzprobleme darstellen.

Literaturverzeichnis

Aaronson, B. S. 1973. Ascid trance, hypnotic trance, just trance. American Journal of Clinical Hypnosis, 16 (2), 110–117.

Abramson, L. Y., Seligman, M. E. P. & Teasdale, I. D. 1978. Learned helplessness in humans: Critique and reformulation. In: Huesmann, L. R. (Ed.) Learned helplessness as a model of depression. Journal of Abnormal Psychology. Special Issue 87, 1–230.

Ádám, G. 1980. Perception, consciousness, memory. Reflections of a Biologist. New York/London: Plenum Press.

Ader, R. & Friedman, S. B. 1964. Social factors affecting emotionality and resistance to disease in animals. Differential housing, emotionality and walker – 256 carcinosarcoma in the rat. Psychological Reports 15, 535–541.

Adey, W. R., Kado, R. T. & Walter, D. O. 1967. Computer analysis of EEG data from Gemini Flight GT-7. Aerospace Medicine 38, 345–359.

Adler, R. 1979. Schmerz. In: v. Uexküll, Th. (Hrsg.): Lehrbuch der Psychosomatischen Medizin. München: Urban & Schwarzenberg. S. 498–508.

Akil, H. & Liebeskind, I. C. 1975. Monoaminergic mechanisms of stimulation – produced analgesia. Brain Research 94, S. 279–296.

Akil, H., Watson, S. I., Berger P. A. & Barchas, J. D. 1978. Endorphins, β-LPH, and ACTH: Biochemical, pharmacological and anatomical studies. In: Costa, E. & Trabucchi, M. (Eds.) The Endorphins. New York: Raven Press, S. 125–139.

Akil, H. & Watson, S. I. 1982. The role of endogenous opiates in pain control. In: Kosterlitz, H. W. & Terenius, L. Y. (Hrsg.) Pain and society. Dahlem Konferenzen, Weinheim: Verlag Chemie. S. 201–221.

Akpinar, S., Ulett, G. A. & Itil, T. M. 1971. Hypnotizability predicted by digital computeranalyzed EEG pattern. Biological Psychiatry 3, 387–392.

Aleo, S. & Nicassio, P. 1978. Autoregulation of duodenal ulcer disease: A preliminary report of four cases. In: Proceedings of the Biofeedback Society of America. Ninth Annual Meeting, Albuquerque. S. 278–281.

Alexander, F. 1950. Psychosomatic Medicine: Its Principles and Applications. New York: Norton.

Almay, B. G. L., Johannsson, F., von Knorring, L., Terenius, L. & Wahlström, A. 1978. Endorphins in chronic pain. I. Differences in CSF endorphin levels between organic and psychogenic pain syndromes. Pain 5, 153–162.

Amir, S. & Amit, Z. 1978. The pituitary gland mediates acute and chronic pain responsiveness in stressed and non-stressed rats. Life Sciences 24, 439–448.

Amir, S., Brown, Z. W. & Amit, Z. 1979. The role of endorphins in stress: evidence and speculations. Neuroscience & Biobehavioral Reviews 4, 77–86.

Anand, B. K., Chhina, G. S. & Singh, B. 1961. Some aspects of electroencephalographic studies in yogis. Electroencephalography & Clinical Neurophysiology 13, 452–456.

Anderson, T. P., Cole, T. M., Gullickson, G., Hudgens, A. & Roberts, A. H. 1977. Behavior modification of chronic pain: A treatment program by a multidisciplinary team. Journal of Clinical Orthopedics 129, 96–100.

Andreychuck, Th. & Skriver, Ch. 1975. Hypnosis and biofeedback in the treatment of migraine headache. Int. J. Clin. Exp. Hypn. 23 (3), 172–183.

Apley, I., & Mackeith, R. 1968. The child and his symptoms. Oxford: Blackwell.

Andersen. P. & Andersson, S. A. 1968. Physiological Basis of the Alpha-Rhythm. New York: Appleton-Century-Crofts.

Anliker, I. 1963. Variations in alpha voltage of the EEG and time perception. Science 140, 1307–1309.

Antonovsky, A. 1979. Health, Stress, and Coping. Jossey-Bass.

Argyle, M. 1975. Bodily communication. London: Methuen.

Arndt, J. O., Freye, E. & Schenk, G. K. 1981. Opiate receptors in the medulla and their possible importance for the control of sleep and wakefulness. Journal of Physiology (London). Im Druck.

Auerbach. S. M., Kendall, P. C., Cuttler, H. F. & Levitt, N. R. 1976. Anxiety, locus of control, type of preparatory information, and adjustment to dental surgery. Journal of Consulting and Clinical Psychology 44, 809–818.

Augustinsson, L. E., Bohlin, P., Bundsen, P., Carlsson, C. A., Forssman, L., Sjoberg, P. & Tyreman, N. O. 1977. Pain relief during delivery by transcutaneous electrical nerve stimulation. Pain 4, 59–65.

Averill, I. R. 1973. Personal control over aversive stimuli and its relationship to stress. Psychological Bulletin, 80, 286–303.
Avia, M. D. & Kanfer, F. H. 1980. Coping with aversive stimulation: the effects of training in a self-management context. Cognitive Research and Therapy 4, 73–81.
Bahnson, C. B. 1979. Das Krebsproblem in psychosomatischer Dimension. In: Uexküll, Th. v. (Hrsg.) Lehrbuch der psychosomatischen Medizin. München/Wien/Baltimore: Urban & Schwarzenberg, S. 685–698.
Bandura, A. 1969. Principles of behavior modification. New York: Holt, Rinehart & Winston.
Bandura, A. 1977. Towards a unifying theory of behavioral change. Psychological Review 84, 191–215.
Banquet, I. P. 1973. Spectral analysis of the EEG in meditation. Electroencephalography and Clinical Neurophysiology 35, 143–151.
Barabasz, A. 1979. Isolation, EEG-Alpha, and hypnotizability in antarctica. In: Burrows, G. D., Collison, D. R. & Dennerstein, L. (Eds.) Hypnosis 1979. Elsevier, North-Holland Biomedical Press, 9–24.
Barber, T. X. & Cooper, B. 1972. Effects on pain of experimentally induced and spontaneous distraction. Psychological Reports 31, 647–651.
Barber, T. X., Spanos, N. P. & Chaves, I. F. 1974. Hypnosis, imagination, and human potentialities. New York: Pergamon Press.
Barber, T. X. & Ham, M. W. 1974. Hypnotic phenomena. Morristown: General learning press.
Barfield, R. I. & Sachs, B. D. 1968. Sexual behavior: Stimulation by painful electric shock to the skin in male rats. Sience 161, 392.
Barolin, G. S. 1969. Migräne. Wien: Facultas.
Beach, F. A. 1942. Analysis of factors involved in the arousal, maintenance, and manifestation of sexual excitement in male animals. Psychosomatic Medicine 4, 173–198.
Beatty, I., Greenberg, A., Diebler, W. P. & O'Hanlon, I. F. 1974. Operant control of occipital theta rhythm affects performance in a radar monitoring task. Science 1983, 871–873.
Beck, E. C., Dustman, R. E. & Beir, E. G. 1966. Hypnotic suggestions and visually evoked potentials. Electroenceph. Clin. Neurophysiol. 20, 397–400.
Beck. A. T. 1970. Cognitive therapy: nature and relation to behavior therapy. Behavior therapy 1, 184–200.
Beck, N. C., Geden, E. A. & Brouder, G. T. 1982. Geburtsvorbereitung und Schmerz. In: Keeser, W., Pöppel, E. & Mitterhusen, P. (Hrsg.) Schmerz. Fortschritte der Klinischen Psychologie. München: Urban & Schwarzenberg. S. 392–413.
Beecher, H. K. 1956. Relationship of significance of wound to the pain experienced. Journal of the American Medical Association 161, 1609.
Beecher, H. K. 1959. Measurement of subjective responses. Quantitative effects of drugs. New York: Oxford University Press.
Bell, I. S. 1979. The use of EEG-theta-biofeedback in the treatment of a patient with sleep-onset insomnia. Biofeedback and Self-Regulation Vol. 4,3, 229–236.
Benedetti, C. 1979. Neuroanatomy and biochemistry of antinociception. In: Bonica, J. J. & Ventafridda, V. (Eds.) Advances in Pain Research and Therapy. Bd. 2 New York: Raven Press. S. 31–44.
Bennett, G. & Braun, M. D. 1979. Hypnotherapy for Raynaud's disease. In: Burrows, G. D., Collison, D. R. & Dennerstein, L. (Eds.) Hypnosis 1979. Amsterdam: Elsevier/North-Holland Biomedical Press. S. 141–148.
Benoit, O. & Adrien, I. 1975. PGO activity as a criterion of paradoxical sleep: A critical review. In: Lairy, G. & Salzarulo, P. (Eds.) The Experimental Study of Human Sleep: Methodological Problems. Amsterdam: Elsevier.
Benson, H. 1974. The Relaxation Response. New York: Holt.
Bercle, B. & Fauchamps, A. 1975. Importance of humoral mediators for the pathogenesis and treatment of migraine. In: Barolin, G. S., Saurugg, D. & Hemmer, W. (Eds.) Kopfschmerz. München: Lehmann. S. 55–74.
Bergin, A. E. 1971. The evaluation of therapeutic outcomes. In: Bergin, A. E. & Garfield, S.L. (Eds.) Handbook of Psychotherapy and Behavior Change. New York: Wiley. S. 217–270.
Berger, H. 1930. Über das Elektroenkephalogramm des Menschen. 3. Mitt. Archiv f. Psychiat. 40, 160–179.
Berka, C. & Sandman, C. A. 1980. Human auditory evoked responses vary as a function of cardiovascular events. Society for Psychophysiological Research 20th Annual Meeting. October Vancouver (Abstract).
Berkowitz, B. A., Ngai, S. H. & Finck, A. D. 1976. Nitrous oxide »analgesia«: resemblance to opiate action. Science 194, 967.

Bergum, B. O. & Lehr, D. J. 1964. Monetary incentives and vigilance. Journal of Experimental Psychology 67, 197–198.
Berlyne, D. E. & Nicki, R. M. 1966. Effects of the pitch and duration of tones on EEG desynchronisation. Psychonomic Science 4, 401–402.
Bermant, G., Lott, D. & Andersson, L. 1968. Temporal characteristics of the coolidge effect in male copulatory behavior. Journal of Comparative Physiological Psychology 65, 447–452.
Bernstein, D. A. & Borkovec, T. D. 1975. Entspannungstraining, Handbuch der progressiven Muskelentspannung. München: Pfeiffer.
Besson, I. M., Conseiller, C., Hamann, K. F. & Maillard, M. C. 1972. Modifications of dorsal horn cell activities in spinal cord after intraarterial injections of bradykinin. Journal of Physiology 221, 189–205.
Bevan, W., Avant, L. L. & Lankford, H. G. 1967. Influence of interpolated periods of activity and inactivity upon the vigilance decrement. Journal of Applied Psychology 51, 352–356.
Birbaumer, N. 1970. Präventive Alpha-Inhibition und Angstindikatoren. Stud. Psychol. (Praha) 12, 179–187.
Birbaumer, N. 1975. Physiologische Psychologie. Berlin/Heidelberg/New York: Springer.
Birbaumer, N. 1977a. Psychophysiologie der Angst. München: Urban & Schwarzenberg.
Birbaumer, N. 1977b. Operant enhancement of EEG-Theta activity. In: Beatty, I. & Legewie, H. (Eds.) Biofeedback and Behavior. Plenum Press. S. 135–145.
Birbaumer, N. 1980. Psychosomatische Störungen. In: Wittling, W. (Hrsg.) Handbuch der Klinischen Psychologie Bd. 5, Hamburg: Hoffmann & Campe. S. 139–176.
Birbaumer, N. & Kimmel, H. D. 1979. Biofeedback and Self-Regulation. Hillsdale, New Jersey: Lawrence Erlbaum Associates, Publishers.
Birbaumer, N., Elbert, T., Rockstroh, B., Lutzenberger, W. & Larbig, W. 1980. Hirnströme lenken die Rakete ins Tor. Forschung, Mitteilungen der DFG 4, 16–17.
Birbaumer, N., Lang, P. J., Simons, R., Miller, G., Lutzenberger, W., Elbert, T. & Rockstroh, B. 1981. International replication in psychophysiology: Slow cortical potentials in anticipation. Psychophysiology. In Press.
Birk, L. (Ed.) 1973. Biofeedback: Behavioral Medicine. New York: Grune & Stratton.
Bishop, G. H. 1946. Neural mechanisms of cutaneous sense. Physiol. Rev. 26, 77.
Blanchard, E. B. & Epstein, L. H. 1977. The clinical usefulness of biofeedback. In: Hersen, M., Eisler, R. M. & Miller, P. M. (Hrsg.). Progress in Behavior Modification, Vol. 4. New York: Academic Press, 163–241.
Blitz, B. & Dinnerstein. A. I. 1971. Role of attentional focus in pain perception. Manipulation of response to noxious stimulation by instruction. Journal of Abnormal Psychology 77, 42–45.
Bobey, M. R. & Davidson, P. O. 1970. Psychological factors affecting pain tolerance. Journal of Psychosomatic Research 14, 371–376.
Börnert, D. 1974. Leitfaden der Biotelemetrie. Jena: VEB Fischer.
Boethius, J., Lindblom, U., Meyerson, B. A. & Widén, L. 1976. Effects of multifocal brain stimulation on pain and somatosensory functions. In: Zottermann, Y. (Ed.) Sensory Functions of the Skin. Oxford: Pergamon Press, S. 531–548.
Bonica, J. J. (Ed.) 1974. Advances in Neurology. Vol. 4. New York: Raven Press.
Bonica, J. J. & Albe-Fessard, D. (Eds.) 1976. Advances in Pain Research and Therapy. Vol. 1. New York: Raven Press.
Bonica, J. J. & Buttler, S. H. 1978. The management and functions of pain centers. In: Swerdlow, M. (Ed.) Relief of Intractable Pain. Elsevier: North-Holland Biomedical Press.
Bonvallet, M., Dell, P. & Hiebel, G. 1953. Sinus carotidien et activité électrique cérébrale. Comptes rendus des séances société de biologie et de ses filiales. 1947, 1166–1169.
Bourguignon, E. 1980. Institutionalisierte Ausnahmezustände. In: Pfeiffer, W. M. & Schoene, W. (Hrsg.) Psychopathologie im Kulturvergleich. Stuttgart: Enke. S. 102–115.
Box, G. E. P. & Jenkins, G. M. 1970. Time Series Analysis. Forecasting and Control. San Francisco: Holden Day.
Bräutigam, W., Christian, P. 1973. Psychosomatische Medizin. Ein kurzgefaßtes Lehrbuch für Studenten und Ärzte. Stuttgart: Thieme.
Brehm, I. W. 1966. A Theory of Psychological Reactance. New York: Academic Press.
Brehm, S. 1976. The Application of Social Psychology to Clinical Practice. New York: Wiley.
Bremer, F. 1935. Cerveau isolé et physiologie du sommeil. C. R. Soc. Biol. (Paris) 118, 1235–1241.
Brener, I. 1974. A general model of voluntary control applied to the phenomena of learned cardiovascular change. In: Obrist, P., Black, A., Brener, I. & DiCara, L. (Eds.). Cardiovascular Psychophysiology. Chicago: Aldine. S. 365–391.

Broadbent, D. E. 1957. Immediate memory and simultaneous stimuli. Quarterly Journal of Experimental Psychology 9, 1–11.
Broadbent, D. E. 1970. Stimulus set and response set: two kinds of selective attention. In: Mostofsky, D. J. (Ed.) Attention: Contemporary Theory and Analysis. New York: Appleton-Century-Crofts. S. 51–60.
Broughton, R. 1975. Biorhythmic variations in consciousness and psychological functions. Canadian Psychological Review 16, 217–239.
Brown, B. B. 1971. Awareness of EEG-subjective activity relationship detected within a closed feedback system. Psychophysiology 7, 451–464.
Brown, R. A., Fader, K. & Barber, T. X. 1973. Responsiveness to pain. Stimulus specificity versus generality. Psychol. Records 23, 1–7.
Bruner, I. S. 1973. Organization of early skilled action. Child development 44, 1–29.
Budzynski, T. H., Stoyva, J. M., Adler, C. S. & Mullaney, D. I. 1973. EMG-biofeedback and tension headache: a controlled outcome study. Psychosomatic Medicine 35, 484–496.
Budzynski, T. H. 1976. Biofeedback and the Twilight States of Consciousness. In: Schwartz, G. E. & Shapiro, D. (Eds.). Consciousness and Self-Regulation. Vol. 1. London: Wiley. S. 361–385.
Büch, H. P. & Büch, U. 1980. Narkotika, Narkose. In: Forth, W., Henschler, D. & Rummel, W. (Hrsg.) Allgemeine und spezielle Pharmakologie und Toxikologie. Mannheim: B. I.-Wissenschaftsverlag. S. 374–394.
Büch, H. P. & Rummel, W. 1980. Lokalanästhetika. Lokalanästhesie. In: Forth, W., Henschler, D. & Rummel, W. (Hrsg.) Allgemeine und spezielle Pharmakologie und Toxikologie. Mannheim: B.-I. Wissenschaftsverlag. S. 395–401.
Bullinger, M. & Turk. D. 1982. Selbstkontrolle: Strategien zur Schmerzbewältigung. In: Keeser, W., Pöppel, E. & Mitterhusen, P. (Hrsg.) Schmerz. Fortschritte der Klinischen Psychologie. München: Urban & Schwarzenberg. S. 241–283.
Burgess, P. R. & Perl, E. R. 1967. Myelinated afferent fibres responding specifically to noxious stimulation of the skin. Journal of Physiology 190, 541.
Burke, M. 1973. Among the Dervishes. London: The Octagon Press Ltd.
Burrows, G. D., Collison, D. R. & Dennerstein, L. 1979. Hypnosis 1979. Amsterdam, Elsevier/North-Holland Biomedical Press.
Buschan, G. 1940. Feuerlaufen. Deutsche Med. Wschr. 32, 885–887.
Cairns, D. & Pasino, I. A. 1977. Comparison of verbal reinforcement and feedback in the operant treatment of disability due to chronic low back pain. Behavior Therapy 8, 621–630.
Calhoun, I. B. 1962. Population density and social pathology. Scientific American 206, 139–148.
Calne, D. B. 1978. Pain and analgesic mechanisms. In: Lipton, M. A., Di Mascio, A. & Killam, K. F. (Eds.) Psychopharmacology: a Generation of Progress. New York: Raven Press. S. 777–791.
Campell. H. I. 1965. Correlative Physiology of the Nervous System. London: Academic Press.
Cannon, W. B. 1929. Bodily Changes in Pain, Hunger, Fear, and Rage. New York: Appleton.
Cannon, W. B. 1942. »Voodoo« death. American Anthropologist 44, 139–148.
Cannon, J. T., Liebeskind, J. C. & Frenk, H. 1978. Neural and neurochemical mechanisms of pain inhibition. In: Sternbach, R. A. (Ed.) The Psychology of Pain. New York: Raven Press. S. 27–47.
Carmel, P. W. & Starr, A. 1963. Acoustic and nonacoustic factors modifying middle-ear muscle activity in waking cats. Journal of Neurophysiology 26, 598–616.
Carmon, A., Mor, I. & Goldberg, I. 1976. Application of laser to psychophysiological study of pain in man. In: Bonica, J. J. & Albe-Fessard, D. (Eds.) Advances in Pain Research and Therapy. Vol. 1, New York: Raven Press. 375–380.
Carstens, E., Yokota, T. & Zimmermann, M. 1979. Inhibition of spinal neuronal responses to noxious skin heating by stimulation of mesencephalic periaqueductal gray in the cat. Journal of Neurophysiology 42, 558–568.
Casey, K. L. 1971. Escape limited by bulboreticular stimulation in the cat. International Journal of Neuroscience 2, 29–34.
Caspers, H. 1979. Kongreß: Motivation, motor, and sensory processes of the brain: electrical potentials, behavior, and clinical use. Ulm. Vortragsmanuskript.
Caspers, H. & Speckmann, E.-J. 1976. Allgemeine Physiologie der Erregungsbildung und Erregungsübertragung im peripheren vegetativen Nervensystem. In: Sturm, A. & Birkmayer, W. (Hrsg.). Klinische Pathologie des vegetativen Nervensystems. Stuttgart: Fischer. S. 220–261.
Chapman, C. R., Gehrig, I. D. & Wilson, M. E. 1975. Acupuncture, pain, and signal detection theory. Science 189, 65.

Chapman, C. R. & Benedetti, C. 1977. Analgesia following transcutaneous electrical stimulation and its partial reversal by a narcotic antagonist. Life Sciences 21, 1945.
Chapman, C. R. 1982. Verfahren der Signal Erkennungstheorie und des evozierten Potentials bei der Schmerzwahrnehmung. In: Keeser, W., Pöppel, E. & Mitterhusen, P. (Hrsg.). Schmerz. Fortschritte der Klinischen Psychologie Bd. 27. München: Urban & Schwarzenberg. S. 149–190.
Chapman, C. R. 1981. The measurement of pain in man. In: Kosterlitz, H. W. & Terenius, L. Y. (Eds.) Pain and Society. Dahlem Konferenzen. Verlag Chemie, Weinheim.
Chatrian, G. E., Bergamini, L., Dondey, M., Klass, D. W., Lennox-Bruchthal, M. & Petersén, I. 1974. A glossary of terms most commonly used by clinical electroencephalographers. Electroencephalography and Clinical Neurophysiology 37, 538–548.
Chatrian, G. E., Canfield, R. C. Knauss, T. A. & Lettich, E. 1975. Cerebral responses to electrical tooth pulp stimulation in man. Neurology 25 (8), 745–757.
Chaves, I. F. & Barber, T. X. 1976. Acupuncture analgesia: a six-factor theory. In: Weisenberg, M. & Tursky, B. (Eds.) Pain. New Perspectives in Therapy and Research. New York/London: Plenum Press. S. 43–65.
Chaves, I. F. & Barber, T. X. 1974. Hypnotism and surgical pain. In: Barber, T. X. & Spanos, N. P. (Eds.) Hypnosis, Imagination, and Human Potentials. New York: Pergamon Press.
Chen, A. C. N., Chapman, C. R. & Harkins, S. W. 1979. Brain evoked potentials are functional correlates of induced pain in man. Pain 6 (3), 365–374.
Cherry, C. 1957. On Human Communication. New York: Wiley.
Chertok, L. & Kramarz, P. 1959. Hypnosis, sleep and electroencephalography. J. Nerv. Ment. Dis. 128, 227–238.
Chesney, M. & Tasto, D. 1975. The effectiveness of behavior modification with spasmodic and congestic dysmenorrhea. Behavior Research and Therapy 13, 245–253.
Clark, W. C. & Yang, J. C. 1974. Acupunctural analgesia? Evaluation by signal detection theory. Science 184, 1096–1098.
Clemens, W. I. & MacDonald, D. F. 1976. Relationship between heart beat discrimination and heart rate control. Psychophysiology 13, 176.
Coe, M. R. 1957. Fire-walking and related behaviors. The Psychological Record 7, 101–110.
Cohen, D. B. 1979. Sleep & Dreaming. Origins, Nature & functions. Oxford: Pergamon Press.
Cohen, F. & Lazarus, R. 1973. Active coping processes, coping dispositions and recovery from surgery. Psychosomatic Medicine 35, 375–389.
Cohen, H. D., Rosen, R. C. & Goldstein, L. 1976. Electroencephalographic laterality changes during human sexual orgasm. Archives of Sexual Behavior 5, 189–199.
Collier, H. O. I., Roy, A. C. 1974. Morphin-like drugs inhibit the stimulation by E prostaglandines of cyclic AMP formation by rat brain homogenate. Nature 248, 24–27.
Collison, D. R. 1979. An approach to hypnotherapy: my method. In: Burrows, G. D., Collison, D. R. & Dennerstein, L. (Eds): Hypnosis 1979. Amsterdam, New York, Oxford: Elsevier North-Holland Biomedical Press. S. 79–86.
Colm, M. L., Colm M. & Taylor, P. 1978. Guanosin 3', 5'-monophospate: a central nervous system regulator of analgesia. Science 199, 319–322.
Coper, H. 1980. Psychopharmaka. Pharmakotherapie von Psychosen und psychoreaktiven Störungen. In: Forth, W., Henschler, D., & Rummel, W. (Hrsg.) Allgemeine und spezielle Pharmakologie und Toxikologie. Mannheim: B. I.-Wissenschaftsverlag. S. 447–465.
Corteen, R. S. & Wood, B. 1972. Anatomic response to shock-associated words in an unattended channel. Journal of Experimental Psychology 94, 308–313.
Costa, E. & Trabucchi, M. (Eds.) 1978. The Endorphins. New York: Raven Press.
Cox, B. M., Ophein, K. E., Teschemacher, H., Goldstein, A. 1975. A peptide-like substance from pituitary that acts like morphine. Life Sciences 16, 1777–1782.
Crabbe, I. G. & Rigter, H. 1980. Learning and the development of alcohol-tolerance and dependence. Trends in Neurosciences 3 (1), 20–23.
Craig, K. D. 1978. Social modeling influences on pain. In: Sternbach, R. A. (Ed.) The Psychology of Pain. New York: Raven Press. S. 73–109.
Craig, K. D. 1982. Ontogenetische und kulturelle Einflüsse beim Schmerz. In: Keeser, W., Pöppel, E. & Mitterhusen, P. (Hrsg.) Schmerz. Fortschritte der Klinischen Psychologie. München: Urban & Schwarzenberg. S. 377–391.
Creutzfeldt, O. D., Grünewald, G., Simonova, O. & Schmitz, H. 1969. Changes of the basic rhythms of the EEG during the performance of mental and visuomotor tasks. In: Evans, C. R. & Mulholland, T. B. (Eds.) Attention in Neurophysiology. London: Butterworths, 148–168.
Crowley, W. R., Rodriguez-Sierra, I. F. & Komisaruk, B. R. 1977. Monoaminergic mediation of the antinociceptive effect of vaginal stimulation in rats. Brain Research 137, 67–84.

Csontos, K., Rust, M., Höllt, V., Mahr, W., Kromer, W. & Teschemacher, H. J. 1979. Elevated plasma β-endorphin levels in pregnant women and their neonates. Life Sciences 25, 855.
Dahme, B. 1977. Zeitreihenanalyse und psychotherapeutischer Prozeß. In: Petermann, F. Methodische Grundlagen Klinischer Psychologie. Weinheim: Beltz, 169–192.
Dallenbach, K. M. 1939. Pain: History and present status. American Journal of Psychology 52, 418–431.
Damsbo, A. M. 1979. Tension headache treated with hypnosis. In: Burrows, G. D., Collison, D. R. & Dennenstein, L. (Eds.) Hypnosis 1979. Amsterdam: Elsevier/North-Holland Biomedical Press. S. 157–164.
Das, N. N. & Gastaut, H. 1975. Variations de l'activité électrique du cerveau, du coeur, et des muscles squelettiques au cours de la méditation et de l'extase yogique. Electroencephalography and Clinical Neurophysiology Suppl. 6, 211–219.
David, E. & Reeh, P. W. 1979. Subliminal perception in pain. Pflügers Archiv 382, 51.
Davidson, J. M. 1976. The physiology of meditation and mystical states of consciousness. Perspectives in Biology and Medicine 19, 345–380.
Davidson, J. M. 1980. The psychobiology of sexual experience. In: Davidson, J. M. & Davidson, R. J. (Eds.) The Psychology of Consciousness. New York: Plenum Press. S. 271–332.
Davidson, P. O. & Bobey, M. J. 1970. Repressor-sensitizer differences on reported exposures to pain. Perceptual and Motor skills 31, 711–714.
Davidson, P. O. & McDougall, C. E. A. 1969a. The generality of pain tolerance. J. Psychosomatic Res. 13, 83–89.
Davidson, P. O. & McDougall, C. E. A. 1969b. Personality and pain tolerance measures. Perceptual and Motor Skills 28, 787–790.
Davidson, R. J. & Schwartz, G. E. 1976. The psychobiology of relaxation and related states: a multi-process theory. In: Mostofsky, D. I. (Hrsg.) Behavior Control and Modification of Physiological Activity. New Jersey: Prentice-Hall. S. 399–442.
Davidson, R. J. & Goleman, D. J. 1977. The role of attention in meditation and hypnosis: A psychobiological perspective on transformation of consciousness. International Journal of Clinical and Experimental Hypnosis 25 (4), 291–308.
Davis, H., Osterhammel, R. A., Weir, C. C. & Gjerdingen, D. B. 1972. Slow vertex potentials: interactions among auditory, tactile, electric and visual stimuli. Electroenceph. Clin. Neurophysiol. 33, 537–545.
Debus, G. & Janke, W. 1978. Psychologische Aspekte der Psychopharmakotherapie. In: Pongratz, L. J. & Wewetzer, K.-H. (Hrsg.) Handbuch der Psychologie. Bd. 8, 2. Halbband: Klinische Psychologie. Göttingen: Hogrefe S. 2161–2227.
Deikman, A. J. 1966. De-automatization and the mystic experience. Psychiatry 29, 324–338.
Delaunoy, J., Gerono, A. & Rousseau, J. 1978. Experimental production of postimperative negative variation in normal subjects. In: Otto, D. A. (Eds.) Multidisciplinary Perspectives in Event-Related Brain Potential Research. U. S. Environmental Protection Agency, Cincinnati. S. 355–357.
Dement, W. C. & Kleitman, N. 1957. Cyclic variations in EEG during sleep and their relations to eye movement, body, motility, and dreaming. Electroenceph. Clin. Neurophysiol. 9, 673–690.
Denny-Brown, D., Meyer, I. S., Horenstein, S. 1952. The significance of perceptual rivalry resulting from parietal lesion. Brain 75, 433–471.
Deutsch, J. A. & Deutsch, D. 1963. Attention: some theoretical considerations. Psychological Review 70, 80–90.
Dewan, A. 1967. Occipital alpha rhythm, eye position, and accomodation. Nature 241, 975–977.
Diamond, S. 1964. Depressive headaches. Headache 4, 255–258.
Dickhaus, H., Panser, G. & Zimmermann, M. 1978. Hemmung im Rückenmark, ein neurophysiologischer Wirkungsmechanismus bei der Hypalgesie durch Stimulationsakupunktur. Wiener Klin. Wschr. 90, 59–64.
Diekhoff, G. M. 1976. Effects of feedback in a forced-choice GSR detection task. Psychophysiology 13, 22–26.
Diener, C. J. & Dweck, C. S. 1978. An analysis of learned helplessness: Continuous change in performance, strategy, and achievement cognitions following failure. Journal of Personality and Social Psychology 36, 451–462.
Dimond, S. I. 1980. Neuropsychology. London: Butterworths.
Doering, S. G. & Entwisle, D. R. 1975. Preparation during pregnancy and ability to cope with labor and delivery. American Journal of Orthopsychiatry 45, 825–837.
Donchin, E. 1978. Cognitive psychophysiology. In: Callaway, E., Tueting, P. & Koslow, S. H. (Eds.) Event-related Brain Potentials in Man. New York: Academic Press. S. 349–411.

Dudel, I. 1980. Funktion der Nervenzellen. In: Schmidt, R. F. & Thews, G. (Hrsg.). Physiologie des Menschen. Berlin: Springer. S. 2–32.
Dworkin, B. R., Filewich, R. I., Miller, N. E., Craigmyle, N. & Pickering. T. G. 1979. Baroreceptor activation reduces reactivity to noxious stimulation: implications for hypertension. Science 205, 1299–1301.
Economo von, C. 1926. Die Pathologie des Schlafes. In: Bethe, A., Bergmann-Embden, G. & Ellinger, A. (Hrsg.). Handbuch der normalen und pathologischen Physiologie. Bd. 17. Berlin: Springer.
Eibl-Eibesfeldt, I. 1970. Liebe und Haß. München: Piper.
Ekman, T. & Friesen, W. 1975. Unmasking the Face: A Guide to Recognizing Emotion from Facial Expressions. New York: Prentice-Hall.
Elbert, T., Birbaumer, N., Lutzenberger, W. & Rockstroh, B. 1979. Biofeedback of slow cortical potentials: self-regulation of central-autonomic patterns. In: Birbaumer, N. & Kimmel, H. D. (Eds.) Biofeedback and Self-Regulation. Erlbaum Pub. Ass., Hillsdale, N. J. S. 321–337.
Elbert, T. 1978. Biofeedback langsamer kortikaler Potentiale. München: Minerva.
Eliade, M. 1975. Schamanismus und archaische Ekstasetechnik. Frankfurt: Suhrkamp.
Ellingson, R. I., Lathrop, G. H., Danahy, T. & Nelson, B. 1973. Variability of visual evoked potentials in human infants and adults. Electroenceph. Clin. Neurophysiol. 34, 113–124.
Ellis, A. 1962. Reason and Emotion in Psychotherapy. New York: Lyle Stuart.
Elson, B. D., Hauri, P. & Cunis, D. 1977. Physiological changes in Yoga meditation. Psychophysiology 14, 52–57.
Elton, D., Burrows, G. D. & Stanley, G. V. 1979. Hypnosis in the management of chronic pain. In: Burrows, G. D., Collison, D. R. & Dennerstein, L. (Eds.). Hypnosis. Amsterdam: Elsevier/ North-Holland Biomedical Press. S. 113–120.
Endler, N. S., Mc Hunt, J. & Rosenstein, A. J. 1962. An S-R Inventory of Anxiousness. Psychological Monographs: General and Applied, Vol. 76, No. 17. Whole No. 536.
Engel, L. G. 1959. Psychogenic pain and the pain prone patient. American Journal of Medicine 26, 899–918.
Engel, G. L. & Schmale, A. H. 1972. Conservation-withdrawal: A primary regulatory process for organismic homeostasis. Presented at Ciba Foundation Symposium. In: Physiology, Emotion, and Psychosomatic Illness. London 57–85.
Engstrom, D. R. 1976. Hypnotic susceptibility, EEG-Alpha, and self-regulation. In: G. E. Schwartz & D. Shapiro (Eds.). Consciousness and self-regulation. Vol. 1 London, Wiley, 173–221.
Erdelyi, M. H. 1974. New look at the new look: Perceptual defense and vigilance. Psychological review 81, 1–25.
Erickson, M. H. 1966. The interpersonal hypnotic technique for symptom correction and pain control. American Journal of Clinical Hypnosis 8, 198–209.
Evangelu, I. 1971. I Goiteia toy Mysterioy. Athen: Dodoni.
Evans, F. I. 1974. The placebo response in pain reduction. In: Bonica J. J. (Ed.). Advances in Neurology. Vol. 4, New York: Raven Press. S. 289–300.
Eysenck, H. J. 1952. The effects of psychotherapy: an evaluation. Journal of Consulting Psychology 16, 319–324.
Eysenck, H. J. 1960. The structure of human personality. New York: Wiley.
Eysenck, H. J. & Eysenck, S. B. G. 1969. Personality structure and measurement. San Diego: Knapp.
Fechner, G. T. 1860. Elemente der Psychophysik. Leipzig: Breitkopf & Härtel.
Fehm, H. L. & Voigt, K. H. 1979: Psychoneuroendokrinologie. In: von Uexküll, T. (Hrsg.) Lehrbuch der Psychosomatischen Medizin. München: Urban & Schwarzenberg. S. 149–169.
Fenwich, F. B. C., Donaldson, S., Bushman, I., Gillis, L. G. & Fenton, G. W. 1975. EEG and metabolic changes during transcendental meditation. Electroencephalography and Clinical Neurophysiology 39, 220–221.
Fetz, F. 1973. Mentale Trainingsmethoden. Leibesübungen, Leibeserziehung (Österr.) 2, 26.
Feuerstein, M. & Adams, H. E. 1977. Cephalic vasomotor feedback in the modification of migraine headache. Biofeedback & Self-Regulation 2, 241–254.
Field, M. J. 1960. Search for security. Evanton: Northwestern University Press.
Figge, H. H. 1973. Zur Entwicklung und Stabilisierung von Sekundärpersönlichkeiten im Rahmen von Besessenheitskulten. Confin. psychiat. 16, 28–37.
Florin, I. 1978. Entspannung – Desensibilisierung. Stuttgart: Kohlhammer.
Florin, I. & Tunner, W. 1975. Therapie der Angst. München: Urban & Schwarzenberg.
Foenander, G., Burrows, G. D., Debenham, P. & Hjorth, R. 1977. The electroencephalogram, alpha activity, and hypnosis. Austr. J. Clin. Hypnosis 5, 86–104.

Foenander, G. & Burrows, G. D. 1979. Bilateral EEG-alpha activity in hypnosis. In: Burrows, G. D., Collison, D. R. & Dennerstein, L. (Eds.). Hypnosis 1979. Amsterdam: Elsevier/North-Holland Biomedical Press. S. 319–333.
Fordyce, W. E., Fowler, R. S., Lehmann, J. F., Delateur, B. J., Sand, P. L. & Trieschmann, R. B. 1973. Operant conditioning in the treatment of chronic pain. Archives of Physical Medicine and Rehabilitation 54, 399–408.
Fordyce, W. E. 1976. Behavioral Methods for Chronic Pain and Illness. St. Louis: Mosby.
Fordyce, W. E. 1978. Learning processes in pain: In: Sternbach, R. A. (Ed.) The Psychology of Pain. New York: Raven Press. S. 49–72.
Fordyce, W. E. & Steger, J. C. 1982. Chronischer Schmerz. In: Keeser, W., Pöppel, E. & Mitterhusen, P. (Hrsg.). Schmerz. Fortschritte der Klinischen Psychologie, Bd. 27. München: Urban & Schwarzenberg. S. 296–349.
Forth, W., Henschler, D. & Rummel, W. 1980. Allgemeine und spezielle Pharmakologie und Toxikologie. Mannheim: B. I. Wissenschaftsverlag.
Foulkes, D. & Vogel, G. 1965. Mental activity at sleep onset. Journal of Abnormal Psychology 70, 231–243.
Fox, E. J. & Melzack, R. 1976. Transcutaneous electrical stimulation and acupuncture: comparison of treatment for low-back pain. Pain 2, 141–148.
Frank, J. D. 1973. Persuasion and Healing. Baltimore: John Hopkins University Press.
Fratta. W., Yang, H. Y., Hong, I. & Costa, E. 1977. Stability of metenkephalin content in brain structures of morphine dependent or foot shock-stressed rats. Nature 268, 452–453.
Frazer, J. G. 1927. The Golden Bough Part IV. Adonis Attis Osiris. London: MacMillan and Co. Ltd.
Frederickson, R. C. A. 1977. Enkephalin pentapeptides – a review of current evidence for a physiological role in vertebrate neurotransmission. Life Sciences 21, 23–42.
Freud, A. 1964. Das Ich und die Abwehrmechanismen. München: Kindler.
Freud, S. 1940. Das Ich und das Es. In: Gesammelte Werke, Bd. 13. London: Imago Publishing Co. S. 237–289.
Freud, S. 1940. Jenseits des Lustprinzips. In: Gesammelte Werke, Bd. 13. London: Imago Publishing Co. S. 3–69.
Freud, S. 1941. Analyse der Phobie eines fünfjährigen Knaben. In: Gesammelte Werke, Bd. 7. London: Imago Publishing Co. S. 243–377.
Freud, S. 1942. Psychische Behandlung (Seelenbehandlung). In: Gesammelte Werke, Bd. 5. London: Imago Publishing Co. S. 289–315.
Freud, S. 1947. Aus der Geschichte einer infantilen Neurose. In: Gesammelte Werke, Bd. 12. London: Imago Publishing Co. S. 29–157.
Freud, S. 1948. Hemmung, Symptom und Angst. In: Gesammelte Werke, Bd. 14. London: Imago Publishing Co. S. 111–205.
Freud, S. 1948. Das Unbehagen in der Kultur. In: Gesammelte Werke, Bd. 14. London: Imago Publishing Co. S. 421–506.
Freud, S. 1952. Studien über Hysterie. In: Gesammelte Werke, Bd. 1. London: Imago Publishing Co. S. 75–312.
Frey, M. v. 1894. Beiträge zur Physiologie des Schmerzsinns. Berichte über die Verhandlung der Königlich Sächsischen Gesellschaft der Wissenschaften zu Leipzig. Mathematische-Physikalische Klasse, 46, 185–196.
Friar, R. & Beatty, J. 1976. Migraine: Management by trained control of vasoconstriction. Journal of Consulting and Clinical Psychology 44, 46–53.
Friedman, A. P. 1964. Migraine and tension headaches: A clinical study of 2000 cases. Neurology 4, 773.
Friedman, M. & Rosenman, R. H. 1974. Type A Behavior and Your Heart. New York: Knopf.
Friedmann, S. B., Mason, I. W. & Hamburg, D. A. 1963. Urinary 17-hydroxycorticosteroid levels in parents of children with neoplastic disease. Psychosomatic Medicine 25, 365–376.
Fromm, E. & Shor, R. E. 1972. Hypnosis. Research Developments and Perspectives. Chicago: Aldine-Atherton.
Gabler, H. 1976. Aggressive Handlungen im Sport. Schorndorf: Hofmann.
Gabler, H. 1979. Zur Praxis der Psychologie im Rahmen einer Bundesligafußballmannschaft – ein Tätigkeitsbericht. In: Gabler, H., Eberspächer, H., Hahn, E., Kern, I. & Schilling, G. Praxis der Psychologie im Leistungssport. Berlin: Bartels & Wernitz. S. 444–452.
Gabler, H. & Larbig, W. 1982. Grenzerfahrungen im Hochleistungssport unter Berücksichtigung psychophysiologischer Prozesse. Sportwissenschaft, Jahrgang 10. In Vorbereitung.
Gaillard, A. 1976. Effects of warning-signal modality on the CNV. Biological Psychology 4, 139–154.

Gaillard, A. 1978. Slow Brain Potentials Preceding Task Performance. Amsterdam: Academische Pers.
Galbraith, G. D., Cooper, L. M. & London, P. 1972. Hypnotic susceptibility and the sensory evoked potentials. J. Comp. Physiol. Psychol., 509–514.
Gale, A., Coles, M. & Boyd, E. 1971. Variations in visual input and the occipital EEG: II. Psychonomic Science 23, 99–100.
Gannon, L. & Sternbach, R. A. 1971. Alpha enhancement as a treatment for pain: a case study. Journal of Behavior Therapy and Experimental Psychiatry. Vol. 2, 209.
Ganong, W. 1974. Medizinische Physiologie. Berlin: Springer.
Garcia-Austt, E. 1963. Influence of the states of awareness upon sensory evoked potentials. In: Hernández-Péon (Ed.) The Physiological Basis of Mental Activity. Amsterdam: Elsevier.
Gardner, W. J., Licklider, I. C. R. & Weisz, A. Z. 1960. Suppression on pain by sound. Sience 135, 32–33.
Gauer, O. H. 1960. Kreislauf des Blutes. In: Rosemann, H.-U. (Hrsg.). Lehrbuch der Physiologie des Menschen. 1. Band. München: Urban & Schwarzenberg. S. 65–186.
Gazzaniga, M. S., Bogen, J. E. & Sperry, R. W. 1965. Observations on visual perception after disconnection of the cerebral hemispheres in man. Brain 88, 221–236.
Geer, J. H., Davison, G. C. & Gatchel, R. J. 1970. Reduction of stress in humans through non-veridical perceived control of aversive stimulation. Journal of Personality and Social Psychology 16, 731–738.
Gellhorn, E. 1967. Principles of Autonomic-Somatic Integrations. Minneapolis: Univ. of Minnesota Press.
Gentry, W. D. & Bernal, G. 1977. Chronic pain. In: Williams, R. & Gentry, W. D. (Eds.) Behavioral Approaches to Medical Treatment. Cambridge/Mass.: Ballinger. S. 173–182.
Gessel, A. & Alderman, M. 1971. Management of myofascial pain dysfunction syndrome of the temporomandibular joint by tension control training. Psychosomatics 12, 302–309.
Gibson, A., Ginsburg, M., Hall, M. & Hart, S. L. 1979. The effect of opioid drugs and of lithium on steroidogenesis in rat adrenal cell suspension. British Journal of Pharmacology 65, 671–676.
Girodo, M. & Wood, D. 1979. Talking yourself out of pain: the importance of believing that you can. Cognitice Therapy and Research 3, 23–33.
Glass, D. C. & Singer, I. E. 1972. Urban Stress. New York: Academic Press.
Glass, D. C. 1977. Behavior Patterns, Stress, and Coronary Disease. New York: Wiley.
Glenn, J. F. & Oatman, L. C. 1977. Effects of visual attention on the latency of auditory evoked potentials. Experimental Neurology 57, 34–40.
Goba, H. K. 1979. Guided self-hypnosis. In: Burrows. G. D., Collison, D. R. & Dennerstein, L. (Eds.) Hypnosis 1979. Amsterdam: Elsevier/North-Holland Biomedical Press. S. 71–78.
Goff, W. R., Allison, T., Shapiro, A. & Rosner, B. S. 1966. Cerebral somatosensory responses evoked during sleep in man. Electroenceph. Clin. Neurophysiol. 21, 1–9.
Goldfried, M. R. & Trier, C. 1974. Effectiveness of relaxation as an active coping skill. Journal of Abnormal Psychology 83, 348–355.
Goldfried, M. R. & Davison, G. C. 1976. Clinical Behavior Therapy. New York: Holt.
Goldscheider, A. 1894. Über den Schmerz in physiologischer und klinischer Hinsicht. Berlin: Hirschwald.
Goldstein, A. P. 1973. Structured Learning Therapy. New York: Academic Press.
Goldstein, A. P. & Stein, N. 1976. Prescriptive Psychotherapies. New York: Pergamon Press.
Goleman, D. J. & Schwartz, G. E. 1976. Meditation as an intervention in stress reactivity. J. Consul. Clin. Psychol. 44, 456–466.
Goleman, D. 1977. The Varieties of the Meditation Experience. New York: Dutton.
Gordon, H. W. & Bogen, J. E. 1974. Hemispheric lateralization of singing after intracarotid sodium amobarbitone. Journal of Neurosurgery and Psychiatry 37, 727–738.
Gottlieb, H., Strite, H., Koller, R., Madorsky, A., Hockersmith, V., Kleeman, M. & Wagner, I. 1977. Comprehensive rehabilitation of patients having chronic low back pain. Archives of Physical Medical Rehabilitation 58, 101–108.
Granit, R. 1955. Centrifugal and antidromic effects on ganglion cells of the retina. Journal of Neurophysiology 18, 388–411.
Granit, R. & Henatsch, H. D. 1956. Gamma control of dynamic properties of muscle spindles. Journal of Neurophysiology 19, 356–366.
Gray, J. A. 1971. Angst und Streß. München: Kindler.
Gray, J. A. 1977. Drug effects on fear and frustration: possible limbic site of action of minor tranquilizers. In: Iversen, L. L., Iversen, S. D. & Snyder, S. H. (Eds.) Handbook of Psychopharmacology. Vol. 8: Drugs, Neurotransmitters, and Behavior. New York: Plenum Press. S. 433–527.

Greist, J. H., Klein, M. H., Eischens, R. R., Faris, J., Gurman, A. S. & Morgan, W. P. 1978. Running through your mind. In: Carruthers, M. & Mellett, P. (Eds.) The Coming Age of Psychosomatics. Oxford: Pergamon Press. S. 259–295.
Greven, J. 1979. Prostaglandine. Medizinische Klinik 74, 597–601.
Griggs, R. & Stunkard, A. 1964. The interpretation of gastric motility: Sensitivity and bias in the perception of gastric motility. Archives of General Psychiatry 11, 82–89.
Grimm, L. & Kanfer, F. 1976. Tolerance of aversive stimulation. Behavior Therapy 7, 593–601.
Grzesiak, R. 1977. Relaxation techniques in treatment of chronic pain. Archives of Physical Medicine and Rehabilitation 58, 270–272.
Guillemin, R., Vargo, T., Rossier, J., Minick, S., Ling, N., Rivier, L., Valo, W. & Bloom, F. 1977. Beta-endorphins and adrenocorticotropes are secreted concomitantly by the pituitary gland. Science 197, 1367.
Günther, W. 1980. Untersuchungen zur Wirksamkeit mentaler Trainingsverfahren grobmotorischer Bewegungen bei der Rehabilitation zentralmotorisch Behinderter. Unveröffentlichte Dissertation. Fakultät für Sozial- und Verhaltenswissenschaften. Universität Tübingen.
Gurlitt, W. 1928. Von echten und falschen Fakiren. Kosmos 25, 8–10.
Haag, G., Larbig, W. & Birbaumer, N. 1982a. Psychologische Verfahren zur Behandlung der essentiellen Hypertonie. In: Vaitl, D. (Hrsg.). Essentielle Hypertonie. Heidelberg: Springer. S. 203–223.
Haag, G., Gerber, W. D., Birbaumer, N., Mayer, K., Lutzenberger, W. & Schroth, G. 1982b. Differentielle Indikation zur Psychotherapie der Migräne. In: Huber, H. (Hrsg.). Migräne. Fortschritte der Klinischen Psychologie. München: Urban & Schwarzenberg. S. 205–232.
Haase. H.-J. 1972. Therapie mit Psychopharmaka und anderen psychotropen Medikamenten. Stuttgart: Schattauer.
Hadjiminas, J. 1971. Effect of local temperature changes on vascular resistance. The dog. J. Physiol. 217, 29–30.
Hagbarth, K. E. & Kerr, D. I. B. 1954. Central influences on spinal afferent conduction. Journal of Neurophysiology 17, 295–307.
Haider, M., Spong P. & Lindsley, D. B. 1964. Attention, vigilance, and cortical evoked potentials in humans. Sience 145, 180–182.
Haider, M., Groll-Knapp, E. & Studynka, G. 1968. Orientierungs- und Bereitschaftspotentiale bei unerwarteten Reizen. Experimental Brain Research 5, 45–54.
Halcomb, C. G. & Kirk, R. E. 1965. Organismic variables as predictors of vigilance behavior. Percept. Mot. Skills 21, 547–552.
Halder, P., Junkers, G. & Latka, H. 1972. Die Stanford-Skala zur Erfassung der hypnotischen Suszeptibilität. Diagnostica 18, 141–159.
Halder, P. 1976. Eine Pilot-Study zur Standardisierung der deutschen Form der Stanford-Profil-Skalen (SPS) zur Erfassung der hypnotischen Suszeptibilität. Medizinische Psychologie 1, 77–90.
Handwerker, H. O. 1979. Psychometrie experimentell-induzierter Schmerzempfindungen. Vortrag auf der 4. Tagung der Gesellschaft zum Studium des Schmerzes für Deutschland, Österreich und die Schweiz, e. V. am 27. 10. 79 in München.
Handwerker, H. O., Iggo, A. & Zimmermann, M. 1975. Segmental and suprasegmental actions on dorsal horn neurons responding to noxious and non-noxious stimuli. Pain 1, 147–165.
Handwerker, H. O. & Zimmermann, M. 1976. Schmerz und vegetatives Nervensystem. In: Sturm, A. & Birkmayer, W. (Hrsg.). Klinische Pathologie des vegetativen Nervensystems. Bd. 1. Stuttgart: Fischer. S. 468–497.
Hård, E. & Larsson, K. 1968. Effects of mounts without intromission upon sexual behavior in male rats. Animal Behaviour 16, 538–540.
Hardy, J. B., Wolff, H. G. & Goodell, H. 1952. Pain Sensations and Reactions. Baltimore: Williams & Wilkins.
Hare, R. D. & Schalling, D. 1978. Psychopathic Behaviour. New York: Wiley.
Harkins, S. W. & Chapman, C. R. 1978. Cerebral evoked potentials to noxious dental stimulation: Relationship to subjective pain report. Psychophysiology 15 (3), 248–252.
Harter, M. R. & Salmon, L. E. 1972. Intra modality selective attention and average evoked responses randomly presented patterns.Electroenceph. Clin. Neurophysiol. 32, 605–613.
Hartig, M. 1975. Probleme und Methoden der Psychotherapieforschung. München: Urban & Schwarzenberg.
Hartje, I. C. & Diver, C. E. 1978. Variation of hand temperature as a correlate to migraine severity. In: Proceedings of The Society of America, Ninth Annual Meeting. Albuquerque. S. 36–39.
Hassler, R. 1960. Die zentralen Systeme des Schmerzes. Acta Neurochir. 8, 353–423.
Heath, R. G. 1972. Pleasure and brain activity in man. The Journal of Nervous and Mental Disease 154, 3–18.

Hebert, R. & Lehmann, D. 1977. Theta bursts: An EEG pattern in normal subjects practicing the transcendental meditation technique. Electroencephalography and Clinical Neurophysiology 42, 397–405.
Heider, F. 1958. The psychology of interpersonal relations. New York: Wiley.
Heigl, F. 1972. Indikation und Prognose in Psychoanalyse und Psychotherapie. Göttingen: Vandenhoeck & Ruprecht.
Heinbecker, P., Bishop, G. H. & O'Leary, J. 1933. Pain and touch fibres in peripheral nerves. Arch. Neurol. Psychiat. 29, 771–789.
Henry, J. P. & Stephens, P. M. 1977. Stress, Health, and the Social Environment. New York/Heidelberg/Berlin: Springer.
Herkner, W. 1980. Attribution – Psychologie der Kausalität. Berlin/Stuttgart/Wien: Huber.
Hernández-Peón, R., Scherrer, H. & Jouvet, M. 1956. Modification of electric activity in cochlear nucleus during attention in unasthetized cats. Science 123, 331–332.
Hernández-Peón, R. & Donoso, M. 1957. Subcortial photically evoked activity in the human waking brain. Excerpta Med. (Amst.) 10, 155.
Hernández-Peón, R. & Donoso, R. 1959. Influence of attention and suggestion upon subcortical evoked electrical activity in the human brain. In: The First International Congress of the Neurological Sciences, Bruxelles, Vol. III. New York: Macmillan.
Hernández-Peón, R. 1961. Reticular mechanisms of sensory control. In: Rosenblith, W. A. (Ed.) Sensory Communication. New York: Wiley. S. 497–520.
Hernández-Peón, R. 1966. Physiological mechanisms in attention. In: Russel, R. W. (Ed.). Frontiers in Physiological Psychology. New York: Academic Press.
Herz, A. 1980. Biochemische und pharmakologische Aspekte der Drogensucht. Spektrum der Wissenschaft, 79–89.
Herz, A. 1982. Endorphine und Schmerz. In: Keeser, W., Pöppel, E. & Mitterhusen, P. (Hrsg.). Schmerz. Ausgewählte Kapitel aus Theorie und Praxis. Fortschritte der Klinischen Psychologie. Bd. 27. München: Urban & Schwarzenberg. S. 69–82.
Herz A. & Teschemacher, H. J. 1971. Activities and sites of antinociceptive action of morphin-like analgesics. Adv. Drug. Res. 6, 79–118.
Herz, A. & Bläsig, J. 1979. Die Opiatsucht: Neue Forschungsperspektiven. Nervenarzt 50, 205–211.
Hess, W. R. 1974. Über Wechselbeziehungen zwischen psychischen und vegetativen Funktionen. Arch. Neurol. Psychiat. 15, 260.
Heyden, S. 1974. Risikofaktoren für das Herz. Boehringer Mannheim.
Hiedl, P., Struppler, A. & Gessler, M. 1979. TNS-evoked long loop effects. Applied Neurophysiology 42, 153–159.
Hilgard, E. R. & Hilgard, I. R. 1975. Hypnosis in the Relief of Pain. Kaufmann. Low Altos California.
Hilgard, E. R. 1978. Hypnosis and pain. In: Sternbach, R. A. (Ed.) The Psychology of Pain. New York: Raven Press. S. 119–240.
Hillyard, S. A. 1973. The CNV and human behavior. Electroenceph. Clin. Neurophysiol. 38, 161–171.
Hillyard, S., Squires, K., Bauer, J. & Lindsley, P. 1971. Evoked potential correlates of auditory signal detection. Science 172, 1357–1360.
Hillyard, S. A., Hink, R. F., Schwent, V. C. & Picton, T. W. 1973. Electrical signs of selective attention in the human brain. Science 182, 177–180.
Hillyard, S. A., Picton, T. W. & Regan, D. 1978. Sensation, perception and attention. In: Callaway, E., Tueting, P. & Koslow, S. H. (Eds.) Event-Related Brain Potentials in Man. New York/San Francisco/London: Academic Press. S. 223–321.
Hillyard, S. A. & Picton, R. W. 1979. Event-related brain potentials and selective information processing in man. In: Desmedt, J. E. (Ed.) Conscious Perception and Cerebral Event-Related Potentials. Basel: Karger. S. 1–52.
Hillyard, S. A. & Woods, D. L. 1979. Electrophysiological analysis of human brain function. In: Gazzaniga, M. S. (Ed.) Handbook of Behavioral Neurobiology. Vol. 2 Neuropsychology. New York/London: Plenum Press. S. 345–378.
Hink, R. F., Van Voorhis, S.T., Hillyard, S. A. & Smith, T. S. 1977. The division of attention and the human auditory evoked potential. Neuropsychologia 15, 597–605.
Hink, R. F., Hillyard, S. A. & Benson, P. I. 1978. Event-related brain potentials and selective attention to acoustic and phonetic cues. Biological Psychology 6, 1–16.
Hirai, T. 1974. Psychophysiology of Zen. Igaku Shoin, Lt. Tokyo.
Hiroto, D. S. 1980. Ort der Kontrolle und gelernte Hilflosigkeit. In: Herkner, W. Attribution. Psychologie der Kausalität. Bern/Stuttgart/Wien: Huber. S. 157–169.

Hodes, R. & Suzuki, J. I. 1965. Comparative thresholds of cortex vestibular systems and reticular formation in wakefulness, sleep, and rapid eye movement periods. Electroenceph. Clin. Neurophysiol. 18, 239–248.
Hoffmann, N. 1976. Depressives Verhalten. Salzburg: Müller.
Hollander, X. 1972. The happy hooker. New York: Dell.
Hollmann, W. & Hettinger, T. 1980. Sportmedizin – Arbeits- und Trainingsgrundlagen. Stuttgart/New York: Schattauer.
Holroyd, K., Andrasik, F. & Westbrock, T. 1977. Cognitive control of tension headache. Cognitive Therapy and Research 1, 121–133.
Horan, J. J., Hackett, J. G., Buchanan, G., Stone, C. & Demchik-Stone, D. 1977. Coping with pain: a component analysis of stress inoculation. Cognitive Therapy and Research 1, 211–221.
Horney, K. 1952. Der neurotische Mensch unserer Zeit. Stuttgart: Kilpper.
Hosobuchi, Y. & Li, C. H. 1978. The analgesic activity of human β-endorphins in man. Communications in Psychopharmacology 2 (1), S. 33–37.
Hubel, D. H., Henson, C. O., Rupert, A. & Galambos, R. 1979. »Attention« units in the auditory cortex. Science 129, 1279–1280.
Huber, H. P. 1978. Kontrollierte Fallstudie. In: Pongratz, L. J. (Hrsg.) Klinische Psychologie. 2. Hbd. (Handbuch der Psychologie Bd. 8). Göttingen: Hogrefe. S. 1153–1199.
Hughes, J., Smith, T. W., Kosterlitz, H. W., Fothergill, C. A., Morgan, B. A. & Morris, H. R. 1975. Identification of two related pentapeptides from the brain with potent agonistic activity. Nature 258, 577–579.
Huttenlocher, P. R. 1960. Effects of state of arousal on click responses in the mesencephalic reticular formation. Electroenceph. Clin. Neurophysiol. 12, 819–827.
Hyodo, M. & Gega, O. 1977. Use of acupuncture anesthesia for normal delivery. Am. J. Clin. Med. 5 (1), 63–69.
Iggo, A. (Ed.) 1972. Somatosensory System. Handbook of Sensory Physiology, Vol. II. Berlin: Springer.
Iggo, A. 1982. Segmental neurophysiology of pain control. In: Kosterlitz, H. W. & Terenius, L. Y. (Eds.) Pain and Society. Dahlem Konferenzen. Weinheim: Verlag Chemie.
Inoki, R., Hayashi, T., Kudo, T. & Matsumoto. K. 1978. Effects of aspirin and morphine on the release of a bradykinin-like substance into the subcutaneous perfusate at the rat paw. Pain 5, 53–63.
Ishihara, T. & Yoshii, N. 1972. Multivariate analytic study of EEG and mental activity in juvenile delinquents. Electroencephalography and Clinical Neurophysiology 33, 71–80.
Ishihara, T. & Yoshii, N. 1972. Theta rhythm in the mid-frontal region during mental work. Electroencephalography and Clinical Neurophysiology 35, 701.
Ismail, A. & Trachtman, L. 1973. Jogging the imagination. Psychology Today 6, 79–82.
Jacobson, E. 1938. Progressive relaxation. Chicago: University Press.
James, W. 1890. The principles of psychology. Vol. 1. New York: Dover Publications, Inc.
Jane, J. A., Smirnov, G. D. & Jasper, H. H. 1962. Effects of distraction upon simultaneous auditory and visual evoked potentials. Electroenceph. Clin. Neurophysiol. 14, 344–358.
Janis, J. 1958. Psychological Stress. New York: Wiley.
Janz, H. W. 1974. Das Alkohol- und Drogenproblem als Aufgabe der Gesundheitserziehung. Suchtgefahren 3, 221–233.
Jasper, H. H. 1969. Neurochemical mediators of specific and non-specific cortical activation. In: Evans, C. R. & Mulholland, T. B. (Eds.) Attention in Neurophysiology. London: Butterworths. S. 377–395.
Jensen, J. A. 1979. Clinical medical hypnotic treatment of physiological disease – a holistic approach. In: Burrows, G. D., Collison, D. R. & Dennerstein, L. (Eds.) Hypnosis 1979. Amsterdam: Elsevier/North-Holland. S. 231–238.
Jeschke, D., Haasis, R. & Caesar, K. 1972. Frühmobilisation von Herzinfarktkranken und prognostischer Index. Verh. Dtsch. Inn. Med. 78, 1044.
Jeschke, D. 1973. Bewegungstherapie bei frischem Myokardinfarkt. Sportwissenschaft 4, 361–373.
Jessell, T. M. & Iversen, L. L. 1977. Opiate analgesics inhibit substance P release from rat trigeminal nucleus. Nature 268, 549–551.
John, E. R. 1980. Multipotentiality: A statistical theory of brain function – evidence and implications. In: Davidson, J. M. & Davidson, R. J. (Eds.) The Psychobiology of Consciousness. New York/London: Plenum Press. S. 129–146.
Johnson, L. C. 1970. A psychophysiology for all states. Psychophysiology 6, 501–516.
Johnson, J. E. 1973. Effects of accurate expectations about sensations on the sensory and distress components of pain. Journal of Personality and Social Psychology 27, 261–275.

Johnson, W. G. & Turin, A. 1975. Biofeedback treatment of migraine headache: A systematic case study. Behavior Therapy 6, 394–397.

Johnston, V. S. & Holcomb, P. J. 1980. Probability learning and the P3 component of the visual evoked potential in man. Psychophysiology 17, 396–400.

Jouvet, M. 1969. Biogenic amines and the states of sleep. Science 163, 32–41.

Jovanovic, U. J. 1979. Audio-video-polygraphy during hypnosis: a contribution to the verification of hypnotic states. In: Burrows, G. D., Collison, D. R. & Dennerstein, L. (Eds.). Hypnosis 1979. Amsterdam: Elsevier/North-Holland Biomedical Press. S. 105–122.

Jung, C. G. 1976. Die Archetypen und das kollektive Unbewußte. Gesammelte Werke Bd. 9. Olten/Freiburg: Walter.

Jurna, J. 1980 Analgetika. Schmerzbekämpfung. In: Forth, W., Henschler, D. & Rummel, W. (Hrsg.). Allgemeine und spezielle Pharmakologie und Toxikologie. Mannheim: B. I.-Wissenschafts-Verlag. S. 425–446.

Kahneman, D. 1973. Attention and Effort. Englewood Cliffs, N. J.: Prentice Hall.

Kane, K. & Taub, A. 1975. A history of local electrical analgesia. Pain 1, 125–138.

Kanfer, F. H. & Seidner, M. 1973. Self-control: factors enhancing the tolerance of noxious stimulation. Journal of Personality and Social Psychology 25, 381–389.

Kanfer, F. H. 1977. Selbstmanagement-Methoden. In: Kanfer, F. H. & Goldstein, A. P. (Hrsg.). Möglichkeiten der Verhaltensänderung. München: Urban & Schwarzenberg. S. 350–406.

Karasu, T. 1979. Psychotherapy of the medical ill. American Journal of Psychiatry 136, 1–11.

Karlin, L. 1970. Cognition, preparation, and sensory-evoked potentials. Psychol. Bull. 73, 122–136.

Karlin, R. & Morgan, D. 1979. High and moderate hypnotizables: a study of brain function differences in a plateaued sample exposed to cold pressor pain. In: Burrows, G. D., Collison, D. R. & Dennerstein, L. (Hrsg.). Hypnosis 1979. Elsevier/North-Holland Biomedical Press. S. 17–24.

Kasamatsu, A. & Hirai, T. 1969. An electroencephalographic study on the zen meditation. (Zazen). In: Tart, C. T. (Ed.) Altered States of Consciousness. New York: Wiley. S. 489–501.

Kasch, F. 1976. The effects of exercise on the aging process. The Physician and Sportsmedicine 4, 64–68.

Katz, N. W. 1978. Hypnotic inductions as training in cognitive self-control. Cognitive Therapy and Research 4, 365–369.

Katz, R. L., Kao, C. Y., Spiegel, H. & Katz, G. J. 1974. Pain acupuncture, hypnosis. In: Bonica, J. J. (Ed.) Advances in Neurology. Vol. 4. New York: Raven Press. S. 819–825.

Kadzin, A. E. & Wilson, G. T. 1978. Evaluation of Behavior Therapy: Issues, Evidence and Research Strategies. Cambridge, Ma: Ballinger.

Keele, C. A. & Armstrong, D. 1964. Substances Producing Pain and Itch. London: Edward Arnold LTD.

Keeser, W. 1979. Zeitreihenanalyse in der Klinischen Psychologie. Ein empirischer Beitrag zur Box-Jenkins Methodologie. Unveröffentlichte Dissertation, München.

Keeser, W. 1981. Neuropsychologie des Schmerzes. In: Beckmann, D., Davies-Osterkamp, S. & Scheer, J. (Hrsg.). Medizinische Psychologie in Forschung und Praxis. Im Druck.

Keiser, S. 1952. Body ego during orgasm. Psychoanal. Quart. 21, 153–166.

Kendall, P. C., Williams, L., Pechak, T. F., Graham, L. C., Shisslak, K. & Herzoff, N. 1979. The Palo Alto medical psychology project: cognitive-behavioral patient education interventions in catheterization procedures. Journal of Consulting and Clinical Psychology 47, 49–59.

Keren, G. 1976. Some considerations of two alleged kinds of selective attention. Journal of Experimental Psychology 105, 349–374.

Keßler, B. H. & Roth, W. L. 1980. Verhaltenstherapie: Strategien, Wirkfaktoren und Ergebnisse. In: Wittling, W. (Hrsg.). Handbuch der Klinischen Psychologie. Hamburg: Hoffmann & Campe, Bd. 2. S. 246–287.

Khatami, M. & Rush, A. 1978. A pilot study of the treatment of outpatients with chronic pain: symptom control, stimulus control, and social system intervention. Pain 5, 163–172.

Kielholz, P. 1968. Gesamtschweizerische Enquête über die Häufigkeit des Medikamentenmißbrauchs. Schweiz. Ärztetg. 49, 1077.

Kleitman, N. 1969. Basic-rest-activity cycle in relation to sleep and wakefulness. In: Kales, A. (Hrsg.) Sleep: Physiology and Pathology. Philadelphia: Lippincott. 33–38.

Kobasa, S. C., Hilker, R. R. J. & Maddi, S. R. 1979. Who stays healthy under stress? Journal of Occupational Medicine 21, 595–598.

Koch, E. 1931. Die reflektorische Selbststeuerung des Kreislaufs. Dresden.

Koella, W. 1973. Physiologie des Schlafes. Stuttgart: Kohlhammer.

Koepchen, H. P. 1972. Kreislaufregulation. In: Gauer, O. H., Kramer, K. & Jung, R. (Hrsg.). Physiologie des Menschen. Bd. 3. München: Urban & Schwarzenberg. S. 327–400.
Koeppen, S. 1957. Krankheiten aus physikalischen Ursachen. Klinik der Gegenwart 5, 377–417.
Kondaš, O. & Ščetnická, B. 1972. Systematic desensitization as a method of preparation for childbirth. Journal of Behavior Therapy and Experimental Psychiatry 3, 51–54.
Konishi, S. & Otsuka, M. 1974. The effects of substance P and other peptides on spinal neurons of the frog. Brain Research 65, 397–410.
Konstantinidis, K. 1953. Paratirisis is tin Pyrovasian ton anastenaridon kai i pithani exigisis tis akaias. Etaireia thrakikon Meleton 16, Athen.
Kornhuber, H. & Deecke, L. 1965. Hirnpotentialänderungen bei Willkürbewegungen und passiven Bewegungen des Menschen: Bereitschaftspotential und reafferente Potentiale. Pflügers Archiv d. ges. Physiol. 284, 1–17.
Kosambi, D. D. 1967. Living in prehistory in India. Scientific American 216, 105–114.
Kranidiotis, P. 1956. Ta anastenaria os psychosomatikon phenomenon. Arch. Thrakischer Schätze, 11.
Kripke, D. K. 1974. Ultradian rhythms in sleep and wakefulness. In: Weitzman, E. D. (Eds.). Advances in Sleep Research. Vol. 1. New York: Flushing. S. 305–325.
Kroeber, A. L. 1948. Anthropology. Harcourt.
Kubie, L. S. & Margolin, S. 1944. The process of hypnotism and the nature of the hypnotic state. American Journal of Psychiatry 100, 611–622.
Kuhar, M. J., Pert, C. B. & Snyder, S. H. 1973. Regional distribution of opiate receptor binding in monkey and human brain. Nature 245, 447–450.
Kunze, H., Bohnke, E. & Bahrke, G. 1975. Effects of psychotropic drugs on prostaglandin biosynthesis in vitro. Journal of Pharmacy Pharmacology 27, 880–881.
Kuretas, D. 1969. Ta anastenaria (psychophysiologiki ermineia). Athen: Sandoz.
Kuschinsky, K. 1981. Zur Pharmakologie von Opioiden. Deutsches Ärzteblatt 6, 225–229.
Kuschinsky, G. & Lüllmann, H. 1978. Kurzes Lehrbuch der Pharmakologie und Toxikologie. Stuttgart: Thieme.
LaBerge, D. 1975. Acquisition of automatic processing in perceptual and associative learning. In: Rabbit, P. M. A. & Dornic, S. (Hrsg.) Attention and performance. London: Academic Press.
Labhardt, F. 1980. Schmerz als Stressor. In: von Eiff, A. W. (Hrsg.). Streß. Stuttgart: Thieme. S. 141–153.
Lacey, B. & Lacey, J. 1974. Studies of heart rate and other bodily processes in sensorimotor behavior. In: Obrist, P., Black, A., Brener, J. & DiCara, L. (Eds.). Cardiovascular Psychophysiology. Chicago: Aldine. S. 538–564.
Lader, M. H. & Mathews, A. M. 1977. Ein physiologisches Modell der phobischen Angst und der Desensibilisierung. In: Birbaumer, N. (Hrsg.) Psychophysiologie der Angst. München: Urban & Schwarzenberg. S. 125–135.
Lambley, P. 1976. The use of assertive training and psychodynamic insight in the treatment of migraine headache. A case study. Journal of Nervous and Mental Disease 163, 61–64.
Lance, J. W. 1969. The mechanism and management of migraine. London: Butterworths.
Lang, P. J. & Melamed, B. G. 1969. Case report: Avoidance conditioning therapy of an infant with chronic ruminative vomiting. Journal of Abnormal Psychology 74, 1–8.
Lang, P. J., Melamed, B. G. & Hart, J. A. 1970. A psychophysiological analysis of fear modification using an automated desensitization procedure. Journal of Abnormal Psychology 76, 220–234.
Langen, D. 1978. Möglichkeiten einer Hypnosetherapie unter gleichzeitiger Berücksichtigung der Selbstversenkungsmethode. In: Pongratz, L. J. (Hrsg.) Handbuch der Psychologie. Klinische Psychologie, Bd. 8, Halbbd. 2. Göttingen: Hogrefe, S. 2144–2160.
Lansing, R. W., Schwartz, E. & Lindsley, D. B. 1959. Reaction time and EEG activation under alert and nonalert conditions. Journal of Experimental Psychology 58, 1–7.
Larbig, W. 1980a. Schmerzforschung und Schmerzbehandlung. In: Wittling, W. (Hrsg.) Handbuch der Klinischen Psychologie Bd. 6. Hamburg: Hoffmann & Campe. S. 289–340.
Larbig, W. 1980b. Psychologische Theorien zur Genese von Verhaltensstörungen. In: Wittling, W. (Hrsg.). Handbuch der Klinischen Psychologie Bd. 3. Hamburg: Hoffmann & Campe. S. 150–175.
Larbig, W. 1980c. Feuerlaufen – Langadas/Griechenland. Psychologisches Institut der Universität Tübingen. Super 8 mm-Film (13 Min).
Larbig, W., Haag, G., Birbaumer, N. & Lutzenberger, W. 1980a. Verhaltensmodifikation bei psychosomatischen Störungen. Erste Ergebnisse einer kontrollierten Studie. Therapiewoche 30, 2262–2266.
Larbig, W., Haag, G., Vollmer, M., Lutzenberger, W. & Birbaumer, N. 1980b. Die Anwendung

differentieller Streßbedingungen in der klinischen Psychosomatik. In: v. Eiff (Hrsg.) Streß. Stuttgart: Thieme. S. 124–132.
Larbig, W., Haag, G., Wildgruber, C. & Birbaumer, N. 1980c. Indikation in der Verhaltensmodifikation psychosomatischer Störungen. Praxis der Psychotherapie und Psychosomatik 25, 1–7.
Larbig, W. & Birbaumer, N. 1980d. Angst. In: Wittling, W. (Hrsg.) Handbuch der Klinischen Psychologie, Bd. 4. Hamburg: Hoffmann & Campe. S. 182–243.
Larbig, W. 1981a. Feld- und Laboruntersuchungen zur kortikalen Streß- und Schmerzregulation bei griechischen Feuerläufern. Unveröffentl. Manuskript, Univ. Tübingen.
Larbig, W., Elbert, T., Lutzenberger, W., Rockstroh, B., Schnerr, G. & Birbaumer, N. 1981a. EEG and slow brain potentials during anticipation and control of painful stimulation. Electroenceph. Clin. Neurophysiol. In press.
Larbig, W., Haag, G. & Birbaumer, N. 1981b. Schmerzregulation und Psychosomatik: Erste Experimente und Feldforschung an Feuerläufern. In: Zander, W. (Hrsg.) Experimentelle Forschungsergebnisse in der Psychosomatischen Medizin. Vandenhoeck & Ruprecht. Göttingen. S. 59–68.
Larbig, W., Lutzenberger, W., Elbert, T., Rockstroh, B. & Birbaumer, N. 1981c. EEG and slow cortical potentials related to laboratory pain and EEG correlates of pain during firewalking in Greece. Pain, Supplement 1, 3rd. World Congress on Pain of the International Association For The Study of Pain, September 1981 in Edinburgh.
Larbig, W. 1981b. Kranksein und Todeserleben bei chronisch kranken Kindern. In: Biermann, G. (Hrsg.) Handbuch der Kinderpsychotherapie Bd. 4, München: Reinhardt. S. 597–609.
Larbig, W., Schnerr, G., Rigas, V. A. & Birbaumer, N. 1982. Thetaaktivität und Schmerzkontrolle. In: Keeser, W. G. J., Pöppel, E. & Mitterhusen, P. (Hrsg.). Schmerz. Ausgewählte Kapitel aus Theorie und Praxis. Fortschritte der Klinischen Psychologie. Bd. 27. München: Urban & Schwarzenberg. S. 83–112.
Larsson, K. 1963. Non-specific stimulation and sexual behavior in the male rat. Behaviour 20, 110–114.
Lasagna, L., Mosteller, F., von Felsinger, J. M. & Beecher, H. K. 1954. A study of the placebo response. American Journal of Medicine 16, 770–779.
Lasagna, L. 1955. Placebos. Scientific American 193, 68–71.
Lavine, R., Buchsbaum, M. S. & Poncy, M. 1976. Auditory analgesia: somatosensory evoked response and subjective pain rating. Psychophysiology 13 (2), 140–148.
Lazarus, R. S., 1966. Psychological stress and the coping process. New York: McGraw-Hill.
Lazarus, A. 1978. Multimodale Verhaltenstherapie. Frankfurt: Fachbuchhandlung für Psychologie. Verlagsabteilung.
Lazarus, R. S., Averill, J. R. & Opton, E. M. 1977. Ansatz zu einer kognitiven Gefühlstheorie. In: Birbaumer. N. (Hrsg.) Psychophysiologie der Angst. München: Urban & Schwarzenberg. S. 182–207.
Lee, R. B. 1968. The sociology of kung bushman trance performance. In: Prince, R. (Ed.) Trance and possession states. Proceedings Second Annual Conference. R. M. Bucke Memorial Society. Montreal. 35–54.
Legalos, C. 1977. Aversive behavior therapy for chronic stomach pain: a case study. Pain 4, 67–72.
Lehmann, D., Lang, W. & Debruyne, P. 1976. Kontrolliertes EEG-Alpha-Feedback-Training bei Gesunden und Kopfschmerzpatientinnen. Arch. Psychiat. Nervenkr. 221, 331–343.
Lenk, H. 1970. Leistungsmotivation und Mannschaftsdynamik. Schorndorf: Hoffmann.
Lennander, K. G. 1904. Weitere Beobachtungen über Sensibilität in Organ und Gewebe und über lokale Anaesthesie. Deutsche Zeitschrift für Chirurgie 73, 297–350.
Leuthardt, F. 1963. Lehrbuch der physiologischen Chemie. Berlin: Gruyter.
Lévi-Strauss, C. 1969. Strukturale Anthropologie. Bd. 1, Frankfurt: Suhrkamp.
Levine, F. M., Tursky, B. & Nichols, D. C. 1966. Tolerance for pain, extraversion, and neuroticism: Failure to replicate results. Perceptual and Motor Skills 23, 847–850.
Levine, J. D., Gordon, N. C. & Fields, H. L. 1978. The mechanism of placebo analgesia. Lancet 2 (8091), 654–657.
Levine, J. D., Gordon, N. C. & Fields, H. L. 1979. Naloxone dose dependently produces analgesia and hyperalgesia in postoperative pain. Nature 278, 740–741.
Lewinsohn, P. M. 1974. Clinical and theoretical aspects of depression. In: Calhoun, K. S., Adams, H. E. & Mitchell, K. M. (Eds.) Innovative treatment methods in psychopathology. New York: Wiley, 63–120.
Lewinsohn, P. M. & Libet, J. 1972. Pleasure events, activity schedules, and depression. Journal of Abnormal Psychology 79, 291–295.
Lewis, T. 1942. Pain. New York: Macmillan.

Lewis, J. L. 1970. Semantic processing of unattended messages using dichotic listening. Journal of Experimental Psychology 23, 22–44.
Liebeskind, J. C., Mayer, D. J. & Akil, H. 1974. Central mechanisms of pain inhibition: studies of analgesia from focal brain stimulation. In: Bonica, J. J. International Symposium on Pain. Advances in Neurology, Bd. 4. New York: Raven Press. S. 261–273.
Liebhart, E. H. 1974. Attributionstherapie. Beeinflussung herzneurotischer Beschwerden durch Externalisierung kausaler Zuschreibungen. Zeitschr. Klin. Psychologie 5, 287–306.
Lienert, A. 1973. Verteilungsfreie Methoden in der Biostatistik. Meisenheim: Hain.
Lim, R. K. S. 1968. Neuropharmacology of pain and analgesia. In: Lim, R. K. S., Armstrong, D. & Pardo, E. G. (Eds.) Pharmacology of pain. Oxford: Pergamon Press. S. 169–217.
Linden, M. & Manns, M. 1977. Psychopharmakologie für Psychologen. Salzburg: O. Müller.
Lipowski, Z. J. 1970. Physical illness, the individual, and the coping process. Psychiat. Med. 1, 91–102.
Lloyd, M. A. & Appel, J. B. 1976. Signal detection theory and the psychophysiology of pain: An introduction and review. Psychosomatic Medicine 38, 79–94.
Locke, S. & Yakolev, P. 1965. Transcallosal connections of the cingulum of man. Archives of Neurology 13, 471–476.
Loftis, J. & Ross, L. 1974. Retrospective misattribution of arousal upon the acquisition and extinction of a conditioned emotional response. Journal of Personality and Social Psychology 30, 673–682.
London, P. 1972. The end of ideology in behavior modification. Am. Psychol. 27, 913–920.
Long, D. M. & Hagfors, N. 1975. Electrical stimulation in the nervous system: The current status of electrical stimulation of the nervous system for relief of pain. Pain 1, 109–123.
Lorenz, K. 1963. Das sogenannte Böse. Zur Naturgeschichte der Aggression. Wien: Borotha-Schoeler.
Loveless, N. 1975. The effect of warning interval on signal detection and event-related slow potentials of the brain. Perception and Psychophysics 17/6, 565–570.
Loveless, N. E. 1979. Event-related slow potentials of the brain as expression of orienting function. In: Kimmel, H. D., van Olst, E. & Orlebeke, J. (Eds.). The orienting reflex in humans. Hillsdale: L. Erlbaum Ass., 77–100.
Low, M., Borda, R., Frost, J. & Kellaway, P. 1966. Surface negative slow potential shifts associated with conditioning in man. Neurology (Minneap.) 16, 771–782.
Luborsky, L., Docherty, J. P. & Penick, S. 1973. Onset conditions for psychosomatic symptoms; A comparative review of immediate observation with retrospective research, Psychosomatic Medicine 35, 187–204.
Luborsky, L., Singer, B. & Luborsky, L. 1975. Comparative studies of psychotherapies: Is it true, that »everybody« has won and all must have prizes? Archives of General Psychiatry 32, 995–1008.
Luderer, H. J. 1974. Methodologische, psychophysische und neurophysiologische Aspekte des Schmerzproblems. Inauguraldissertation. Heidelberg.
Ludwig, A. 1968. Altered states of consciousness. In: Prince, R. (Ed.) Trance and possession states. Proceedings Second Annual Conference. R. M. Bucke Memorial Society. Montreal. S. 69–95.
Lukas, J. H. 1980. Human auditory attention: the olivocochlear bundle may function as a peripheral filter. Psychophysiology 17, 444–452.
Luria, A. R. 1973. The frontal lobes and the regulation of behavior. In: Pribram, K. H. & Luria, A. R. (Eds.) The psychophysiology of the frontal lobes. New York: Academic Press.
Luthe, W. & Schultz, J. H. 1969. Autogenic therapy. Bd. 2: Medical applications. New York: Grune & Stratton.
Luthe, W. 1970. Autogenic training. Vol. 1–6. New York: Grune & Stratton.
Lutker, E. R. 1971. Treatment of migraine headache by conditioned relaxation: A case study. Behavior Therapy 2, 592–593.
Lutzenberger, W. 1977. Zur Anwendung der Zeitreihenanalyse bei der Quantifizierung von Interventionseffekten. Unveröffentlichter Forschungsbericht. Psychologisches Institut. Arbeitsbereich Klinische und Physiologische Psychologie. Universität Tübingen.
Lutzenberger, W., Birbaumer, N. & Steinmetz, P. 1976. Simultaneous biofeedback of heart rate and frontal EMG as a pretraining for the control of EEG-theta activity. Biofeedback & Self-Regulation 1, 395–410.
Lutzenberger, W., Elbert T., Rockstroh, B. & Birbaumer, N. 1981. Slow cortical potentials in subjects with high or low scores on a questionnaire measuring physical anhedonia and body image distortion. Psychophysiology 18, 371–380.
Lynn, R. & Eysenck, H. J. 1961. Tolerance for pain, extraversion, and neuroticism. Perceptual and Motor Skills 12, 161–162.

Mackworth, J. F. 1969. Vigilance and habituation. Harmondsworth: Middlesex, Penguin.
Madden, J., Akil, H., Patrick, R. L. & Barchas, J. 1977. Stressinduced parallel changes in central opioid levels and pain responsiveness in the rat. Nature 265, 358–360.
Madden, C., Singer, G., Peck, C. & Nayman, J. 1978. The effect of EMG-biofeedback on postoperative pain following abdominal surgery. Anaesth. Intensive Care 6, 333–336.
Mahoney, M. J. 1974. Kognitive Verhaltenstherapie. München: Pfeiffer.
Mains, R. E., Eipper, B. A. & Ling, N. 1977. Common precursor to corticotropins and endorphins. Proc. Nat. Acad. Sci. 74, 3014–3018.
Maixner, W., Long, J. P. & Gebhart, G. F. 1981. Factors influencing the altered pain perception in the spontaneously hypertensive rat. Abstract. 3rd. World Congress on Pain of the IASP. Edinburgh, Pain, Supplement 1.
Malan, D. H. 1973. The outcome problem in psychotherapy research. A historical review. Archives of General Psychiatry 29, 719–729.
Malizia, E., Andreucci, G., Cerbo, R. & Colombo, G. 1978. Effect of naloxone on the acupuncture – elicited analgesia in addicts. In: Costa, E. & Trabucchi, M. (Eds.) The endorphins. New York: Raven Press. S. 361–362.
Mandler, G., Mandler, J. M. & Uviller, E. T. 1958. Autonomic feedback: The perception of autonomic activity. Journal of Abnormal and Social Psychology 56, 367–373.
Mandler, G. 1975. Mind and emotion. New York: Wiley.
Marchiafava, P. L. & Pompeiano, O. 1964. Pyramidal influences on spinal cord during desynchronized sleep. Arch. Ital. Biol. 102, 500–529.
Marks, J. M. 1973. Reduction of fear: Towards a unifying theory. Canadian Psychiatric Association 18, 9–12.
Marks, J. M., Boulougouris, J. & Marset, P. 1971. Flooding versus desensitization in phobic disorders. British Journal of Psychiatry 119, 353–375.
Marsh, J. T., Lavender, J. F., Chang, S. S. & Rasmussen, A. F. 1963. Poliomyelitis in monkeys: Decreased susceptibility after avoidance stress. Science 140, 1414.
Marsh, J. T., Worden, F. G. & Hicks, L. 1962. Some effects of room acoustics on evoked auditory potentials. Science 137, 280–282.
Marsh, J. T. & Worden, F. G. 1964. Auditory potentials during acoustic habituation: cochlear nucleus, cerebellum, and auditory cortex. Electroenceph. Clin. Neurophysiol. 17, 685–692.
Masters, W. H. & Johnson, V. E. 1966. Human sexual response. Boston: Little Brown.
Mathew, R. J., Largen, J., Claghorn, J. L., Dobbins, K. & Meyer, J. S. 1978. Relationship between volitional alteration in skin temperature and regional cerebral blood flow in normal subjects. In: Proceedings of the Biofeedback Society of America. Ninth Annual Meeting. Albuquerque 40–42.
Matthies, H. 1973. Zentrales Nervensystem. In: Hauschild, F. (Hrsg.) Pharmakologie und Grundlagen der Toxikologie. Leipzig: Thieme. S. 620–837.
Maulsby, R. L. 1971. An illustration of emotionally evoked theta rhythm in infancy: hedonic hypersynchrony. Electroenceph. Clin. Neurophysiol. 31, 157–165.
Mayer, D. J. & Price, D. D. 1976. Central nervous system mechanisms of analgesia. Pain 2, 379–404.
Mayer, D. J., Price, D. D. & Rafii, A. 1977. Antagonism of acupuncture analgesia in man by the narcotic antagonist naloxone. Brain Research 121, 368.
McCallum, C. 1969. The contingent negative variation as a cortical sign of attention in man. In: Evans, C. & Mulholland, T. (Eds.) Attention in Neurophysiology. London: Butterworth, 40–63.
McGinty, D. J. & Harper, R. M. 1972. Unit activity of dorsal raphé neurons during sleep and wakefulness. Psychophysiology 9, 124.
McGlashan, T. H., Evans, F. J. & Orne, M. T. 1969. The nature of hypnotic analgesia and placebo response to experimental pain. Psychosomatic Medicine 31, 227–246.
McNicol, D. 1972. A primer of signal detection theory. London: George Allen & Unwin.
Mednick, S. A. & Hutchings, B. 1978. Genetic and psychophysiological factors in asocial behavior. In: Hare, R. D. & Schalling, D. (Hrsg.). Psychopathic behaviour: Approach to research. New York: Wiley, 239–254.
Meichenbaum, D. 1977. Cognitive – behavior modification. New York: Plenum.
Meltzoff, J. & Kornreich, M. 1970. Research in psychotherapy. New York: Atherton Press.
Melzack, R. 1974. Psychological concepts and methods for the control of pain. In: Bonica, J. J. (Ed.). Advances in Neurology Vol. 4. New York: Raven Press. S. 275–280.
Melzack, R. & Wall, P. D. 1965. Pain mechanisms: a new theory. Science 150, 971–979.
Melzack, R. & Casey, K. L. 1968. Sensory, motivational, and central control determinants of pain: a new conceptual model. In: Kenshalo, D. (Ed.) The skin senses. Springfield: C. C. Thomas.
Melzack, R. 1975. Prolonged relief of pain by brief, intense transcutaneous somatic stimulation. Pain 1, 357–373.

Melzack, R. 1978. Das Rätsel des Schmerzes. Stuttgart: Hippokrates.
Melzack, R. & Torgerson, W. 1971. On the language of pain. Anesthesiology 34, 50–59.
Melzack, R. & Perry, C. 1975. Self-regulation of pain: The use of alpha-feedback and hypnotic training for the control of chronic pain. Experimental Neurology 46, 452–464.
Mendell, L. M. & Wall, P. D. 1964. Presynaptic hyperpolarisation: a role for fine afferent fibres. Journal of Physiology 172, 274–294.
Mense, S. 1981. Mögliche Mechanismen myogener Kopfschmerzen. Autoreferat. Arbeitsgespräch: Muskelverspannung und Kopfschmerz, Bad Homburg.
Merskey, H. & Spear, F. G. 1967. Pain: psychological and psychiatric aspects. Baltimore: The Williams & Wilkens Co.
Messner, R. 1978. Grenzbereich Todeszone. Köln: Kiepenheuer & Witsch.
Miller, G. J. & Miller, N. E. 1975. Plasma high-density-lipoprotein concentration and development of ischaemic heart disease. Lancet I, 16.
Mitchell, K. R. & Mitchell, D. M. 1971. Migraine: An exploratory treatment application of programmed behavior therapy techniques. Journal of Psychosomatic Research 15, 135–157.
Mitchell, K. R. & White, R. G. 1977. Behavioral self-management: an application to the problem of migraine headaches. Behavior Therapy 8, 213–221.
Moldofsky, H. & Chester, W. J. 1970. Pain and mood patterns in patients with rheumatoid arthritis: a prospective study. Psychosomatic Medicine 32, 309.
Monacada, S., Ferreira, S. H. & Vane, J. R. 1975. Inhibition of prostaglandin biosynthesis as the mechanism of analgesia of aspirin-like drugs in the dog knee joint. European Journal of Pharmacology 31, 250–260.
Monat, A., Averill, J. R. & Lazarus, R. S. 1972. Anticipatory stress and coping reactions under various conditions of uncertainty. Journal of Personality and Social Psychology 24, 237–253.
Moray, N. 1959. Attention in dichotic listening: affective cues and the influence of instruction. Quarterly Journal of Experimental Psychology 11, 56–60.
Moray, N. 1970. Attention. Selective processes in vision and hearing. New York: Academic Press.
Morgan, W. P. & Horstman, D. H. 1978. Psychometric correlates of pain perception. Perceptual and Motor Skills 47, 27–39.
Morgan, C. M. 1979. Hypnotic susceptibility, EEG theta and alpha waves, and hemispheric specificity. In: Burrows, G. D., Collison, D. R. & Dennerstein, L. (Eds.). Hypnosis 1979. Amsterdam: Elsevier/North-Holland Biomedical Press, 181–188.
Mosovich, A. & Johnson, V. E. 1954. Studies on EEG and sex function orgasm. Dis. Nerv. Syst. 15, 218–220.
Morell, F. 1967. Electrical signs of sensory coding. In: Quarton, C. G. (Ed.) The Neurosciences: A Study Program. New York: Rockefeller Univ. Press.
Morgan, A. H., MacDonald, H. & Hilgard, E. R. 1974. EEG-Alpha: Lateral asymmetry related to task and hypnotizability. Psychophysiology 11, 275–282.
Moskowitz, H. & De Pry, D. 1968. Differential effect of alcohol on auditory vigilance and divided attention tasks. Quarterly Journal of Studies on Alcohol 29, 54–63.
Mulholland, T. B. & Peper, E. 1971. Occipital alpha and accommodative vergence, pursuit tracking, and fast movements. Psychophysiology 8 (5), 556–575.
Murray, J. B. 1971. Psychology of the pain experience. Journal of Psychology 78, 193–206.
Näätänen, R. 1975. Selective attention and evoked potentials in humans- a critical review. Biological Psychology 2, 237–309.
Naitoh, P., Pasnau, R. O. & Kollar, E. J. 1971. Psychophysiological changes after prolonged deprivation of sleep. Biological Psychiatry 3, 309–320.
Naranjo, P., Kuemmerle, P.-H., Hitzenberger, G. & Spitzy, K.-H. 1976. Pharmakodynamik und unerwünschte Nebenwirkungen. In: Kuemmerle, P.-H., Garrett, E. R. & Spitzy, K. H. (Hrsg.) München: Urban & Schwarzenberg. S. 97–115.
Nauta, W. J. H. 1971. The problem of the frontal lobe: a reinterpretation. Journal of Neurophysiology 30, 17–22.
Neisser, U. 1967. Cognitive psychology. New York: Appleton Century Crofts.
Nemiah, J. C. & Sifneos, P. E. 1970. Affect and fantasy in patients with psychosomatic disorders. In: Hill, O. W. (Ed.). Modern trends in psychosomatic medicine, 2. London: Butterworths, 26–34.
Netter, P. 1980. Suggestibilität und Medikamentenwirkung. Medizinische Psychologie 6, 195–213.
Nicol, T. & Bibley, D. L. J. 1960. The effect of various steroids on the phagocytic activity of the reticuloendothelial system. In: Heller, J. H. (Hrsg.) Reticuloendothelial structure and function. New York: Ronald Press.
Niebeling, H. G. 1980. Einführung in die Elektroencephalographie. Berlin: Springer.

Nisbett, R. E. & Schachter, S. 1966. Cognitive manipulation of pain. Journal of Personality and Social Psychology 2, 227–236.
Norman, D. A. 1976. Memory and attention. New York: Wiley.
Notermans, S. L. 1966. Measurement of pain threshold determined by electrical stimulation and its clinical application. Neurology 16, 1701–1086.
Oatman, L. C. 1971. Role of visual attention on auditory evoked potentials in unanesthetized cats. Experimental Neurology 32, 341–356.
Olds, J. 1977. Drives and reinforcements. New York: Raven.
Orme-Johnson, D. W. 1973. Autonomic stability and transcendental meditation. Psychosomatic Medicine 35, 341–349.
Orne, M. T. 1980. Hypnotic control of pain: toward a clarification of the different psychological process involved. In: Bonica, J. J. (Ed.). Pain. New York: Raven, 155–172.
Ornstein, R. E. 1972. The psychology of consciousness. San Francisco: Freeman.
Pagano, R. R., Rose, R. M., Stivers, R. M. & Warrenberg, S. 1976. Sleep in transcendental meditation. Science 191, 308–310.
Paul, G. L. 1966. Insight vs. desensitization in psychotherapy. Stanford: Stanford University Press.
Pauser, G. 1980. Akupunktur beim Nacken-Schulter-Arm-Syndrom. Therapeutische Aspekte und Grundlagenforschung. In: Kocher, R., Gross, D. & Kaeser, H. E. (Hrsg.). Nacken-Schulter-Arm-Syndrom. Stuttgart: Fischer. S. 192–199.
Pearse, B. A., Walters, E. D., Sargent, J. D. & Meers, M. 1976. Intensive biofeedback for treatment of migraine headache. Paper presented to Sixth Annual Research Meeting, February 1975, Monterrey, California.
Pelletier, K. R. 1974. Neurological, psychophysiological and clinical parameters of alpha, theta and the voluntary control of bleeding and pain. Proceedings of the Biofeedback Research Society, 5th Annual Meeting, Colorado Springs.
Pelletier, K. R. & Peper, E. 1977. Developing a biofeedback model: alpha EEG feedback as a means for pain control. The Internat. Journal of Clin. and Exp. Hypnosis. Vol. XXV, 4, 361–371.
Peper, E. & Ancoli, S. 1977. The two endpoints of an EEG continuum of meditation – alpha/theta and fast beta. Biofeedback and Self-Regulation 2 (3), 289–290.
Pert, C. B. & Snyder, S. 1973. Opiate receptor: Demonstration in nervous tissue. Science 179, 1011–1014.
Peters, U. H. & Seidel, M. 1970. Medikamentenmißbrauch und Sucht bei Diazepam. Arzneimittelforschung 20, 876–877.
Petrie, A. 1960. Some psychological aspects of pain and the relief of suffering. Ann. N. Y. Acad. Sci. 86, 13–27.
Pfeiffer, W. M. 1966. Konzentrative Selbstentspannung durch Übungen, die sich aus der buddhistischen Atemmeditation und aus der Atemtherapie herleiten. Zschr. f. Psychother. u. Medizin. Psychol. 16, 172–181.
Pfeiffer, W. M. 1971. Transkulturelle Psychiatrie. Stuttgart: Thieme.
Pflug, B. & Tölle, R. 1971. Therapie endogener Depressionen durch Schlafentzug. Nervenarzt 42, 117–124.
Piaget, J. & Inhelder, B. 1951. Psychologie der frühen Kindheit. In: Katz, D. (Hrsg.) Handbuch der Psychologie. Basel: Schwabe.
Pickel, V. M., Joh, T. H., Reis, D. J., Leemann, S. E. & Miller, R. J. 1979. Electron microscopic localization of substance P and enkephalin in axon terminals related to dendrites of catecholaminergic neurons. Brain 160, 387.
Picton, T. W., Campbell, K. B., Baribeau-Braun, J. & Proulx, G. B. 1978. The neurophysiology of human attention: a tutorial review. In: Requin, J. (Ed.). Attention and Performance. Hillsdale: Lawrence Erlbaum Assoc. 429–467.
Picton, T. W. & Woods, D. L. 1975. Human auditory evoked sustained potentials. Electroenceph. Clin. Neurophysiol. 38, 543–544.
Pines, M. 1980. Psychological hardiness. The role of challenge in health. Psychology Today 14, 34–44.
Pinsky, J. J. 1978. Chronic, intractable, benign pain: a syndrome and its treatment with intense short-term group psychotherapy. Journal of Human Stress 4, 17–21.
Ploeger, A. 1966. Zeiterleben in einer Extremsituation. Zschr. f. Psychother. u. Medizin. Psychol. 16, 13–20.
Plotkin, W. B. 1976. On the self-regulation of the occipital alpha rhythm control strategies, states of consciousness, and the role of physiological feedback. Journal of Experimental Psychology 105, 66–99.

Poeck, K. 1974. Neurologie. Berlin: Springer.
Pomeranz, B. 1978. Do endorphins mediate acupuncture analgesia. In: Costa, E. & Trabucchi, M. (Eds.) The endorphins. New York: Raven Press, 351–359.
Pomeranz, B. & Chiu, D. 1976. Naloxone blockade of acupuncture analgesia: Endorphins implicated. Life Sciences 19, 1757–1762.
Posner, M. J. 1975. Psychobiology of attention. In: Gazzaniga, M. & Blakemore, C. (Eds.) Handbook of Psychobiology. New York: Academic Press, 441–480.
Pribram, K. H. & McGuinness, D. 1975. Arousal, activation, and effort in the control of attention. Psychological Review 82, 116–149.
Price, D. D. & Dubner, R. 1977. Neurons that subserve the sensory-discriminative aspects of pain. Pain 3, 307–338.
Prill, H. J. 1966. Schmerzbeeinflussung durch autogenes Training in der Geburtshilfe. Psychother. Psychosom. 14, 429–436.
Prince, R. 1968. Trance and possession states. Proc. Sec. Ann. Conf. R. M. Bucke Memorial Society. Montreal.
Rachman, S. 1971. The effects of psychotherapy. Oxford: Pergamon Press.
Rahe, R. H. & Arthur, R. J. 1968. Life change patterns surrounding illness experience. Journal of Psychosomatic Research 11, 191–195.
Rawcliffe, D. H. 1959. Illusions and delusions of the supernatural and the occult. New York.
Rebert, C., McAdam, D., Knott, J. & Irwin, D. 1967. Slow potential change in human brain related to level of motivation. Journal of Comparative and Physiological Psychology 63, 20–23.
Rechtschaffen, A. & Kales, A. 1968. A manual of standardized terminology, techniques and scoring system. U. S. Dep. Health, Education and Welfare, Nat. Inst. Health, Publ. Nr. 204, Nachdruck.
Rechtschaffen, A., Molinari, S., Watson, R. & Wincor, M. Z. 1971. Extraocular potentials: a possible indicator of PGO activity in the human. Psychophysiology 7, 336.
Rein, H. & Schneider, M. 1960. Einführung in die Physiologie des Menschen. Berlin: Springer.
Reubi, J. C. 1980. Biochemie des Schmerzes. Über einige Neurotransmitter des Schmerzsystems: Biochemische Aspekte und Interaktionen. In: Kocher, R., Gross, D. & Kaeser, H. E. (Hrsg.) Nacken-Schulter-Arm-Syndrom. Stuttgart: Fischer. S. 294–297.
Reynolds, D. V. 1969. Surgery in the rat during electrical analgesia induced by focal brain stimulation. Science 164, 444–445.
Richter, H. E. & Beckmann, D. 1973. Herzneurose. Stuttgart: Thieme.
Richter, J. A., Baum. M. & Kunkel, R. 1975. Clinical experience with electrical acupuncture analgesia in 125 patients undergoing open heart surgery. Acupuncture Electrother. Res. Int. 1, 143–156.
Riley, V. 1975. Mouse mammary tumors: Alteration of incidence as apparent function of stress. Science 189, 465–467.
Ritter, W., Vaughan, H. & Costa, L. 1968. Orienting and habituation to auditory stimuli. Electroenceph. Clin. Neurophysiol. 25, 550–556.
Rockstroh, B. 1978. Psychophysiologische Reaktionsverläufe bei Vermeidungs- und Fluchtverhalten. Dissertation, Universität Tübingen.
Rockstroh, B., Elbert, T., Lutzenberger, W. & Birbaumer, N. 1979. Slow cortical potentials under conditions of uncontrollability. Psychophysiology 16, 374–380.
Rodin, J. & Langer, E. I. 1980. Langzeitwirkungen einer kontrollfördernden Intervention bei alten Menschen. In: Herkner, W. (Hrsg.) Attribution. Psychologie der Kausalität. Bern/Stuttgart/Wien: Huber. S. 335–345.
Rohracher, H. 1967. Die Arbeitsweise des Gehirns und die psychischen Vorgänge. München: Barth.
Rohrbaugh, I. W., Syndulka, K. & Lindsley, D. B. 1976. Brain wave components of the contingent negative variation in humans. Science 191, 1055–1057.
Rollmann, G. B. 1977. Signal detection theory measurement of pain. A review and critique. Pain 3, 187–211.
Rosemann, H.-U. 1962. Lehrbuch der Physiologie des Menschen. Bd. 1. München: Urban & Schwarzenberg.
Rosenfeld, J. P. 1977. The meaning of operantly conditioned changes in evoked responses. In: Schwartz, G. E. & Beatty, J. (Eds.) Biofeedback. Theory and Research. New York: Academic Press. S. 371–387.
Rosenfeld, J. P., Heinricher, M. M. & Dowman, R. 1980. Operantly controlled evoked potentials in central pain pathways: effects on nociception. Proceedings of the Biofeedback Society of America. 11th. Annual Meeting. Colorado Springs, March 7–11.
Ross, L., Rodin, J. & Zimbardo, P. G. 1969. Toward an attribution therapy: the reduction of fear

through induced cognitive-emotional misattribution. Journal of Personality and Social Psychology 12, 279–288.
Rossier, J., French, E. D., Rivier, C., Ling, N., Guillemin, R. & Bloom, F. E. 1977. Foot-shock induced stress increases β-endorphin levels in blood but not brain. Nature 270, 618–620.
Rossier, J., Guillemin, R. & Bloom, R. 1978. Foot-shock induced stress decreases Leu^5-enkephalin immunoreactivity in rat hypothalamus. European Journal of Pharmacology 48, 465–466.
Rotenberg, M. 1978. Psychopathy and differential insensitivity. In: Hare, R. D. & Schalling, D. (Eds.) Psychopathic Behavior: Approaches to Research. New York: Wiley. S. 187–196.
Rotter, J. B. 1966. Generalized expectancies for internal versus external control of reinforcement. Psychol. Monographs 80 (1, Whole No. 609).
Sacerdote, P. 1978. Teaching self-hypnosis to patients with chronic pain. Journal of Human Stress 4, 18–21.
Sainsbury, P. & Gibson, J. F. 1954. Symptoms of anxiety and tension and accompanying physiological changes in the muscular system. Journal Neurol. Neurosurg. Psychiat. 17, 216–224.
Sanders, A. F. 1971. Psychologie der Informationsverarbeitung. Bern: Huber.
Sanders, S. H. 1979. Behavioral assessment and treatment of clinical pain: appraisal of current status. In: Hersen, M., Eisler, R. M. & Miller, P. M. (Eds.) Progress in Behavior Modification. Vol. 8, 1979. New York: Academic Press. S. 249–291.
Sandman, C. A., Swanson, J. M., Berka, C. & Isenhart, R. 1980. Phase-locked relationships between cardiovascular events and the brain. Society for Psychophysiological Research. 20th Annual Meeting. October, Vancouver (Abstract).
Sano, H. 1977. Influence of intensity-varied electrical stimulation of a tooth and 30% N_2O premixed gas inhalation on somatosensory evoked potentials (SEPs). Japan. J. Dental Anesthesiology 5 (1), 9–21.
Sargent, J. D., Green, E. E. & Walters, E. D. 1972. The use of autogenic feedback training in a pilot study of migraine and tension headache. Headache 12, 120–124.
Schachtel, E. G. 1959. »Methamorphosis«. New York: Basic Books.
Schachter, S. & Singer, J. E. 1962. Cognitive, social and physiological determinants of emotional state. Psychological Review 69, 379–399.
Schacter, D. L. 1976. The hypnagogic state: a critical review of the literature. Psychological Bulletin 83, 452–481.
Schacter, D. L. 1977. EEG theta waves and psychological phenomena: a review and analysis. Biological Psychology 5, 47–82.
Schaefer, H. & Blohmke, M. 1977. Herzkrank durch psychosozialen Stress. Heidelberg: Hüthig.
Schaer, H. 1979. Akupunktur-Analgesie/Anaesthesie: Placebo für Arzt und Patient? Schweizer Med. Wschr. 109, 865–869.
Schalling, D. & Levander, S. 1964. Ratings of anxiety-proneness and responses to electrical pain stimulation. Scandinavian Journal of Psychology 6, 1–9
Schalling, D. 1971. Tolerance for experimentally induced pain as related to personality. Scand. J. Psychol. 12, 271–281.
Scharankov, E. 1947. Nestinarstvo (Feuergehen). Sofia: Medizin. Staatsverlag.
Scherrer, H. & Hernández-Peón, R. 1955. Inhibitory influence of the reticular formation upon synaptic transmission in nucleus gracilis. Fed. Proc. 14, 132.
Schiefenhövel, W. 1980. Verarbeitung von Schmerz und Krankheit bei den Eipo, Hochland von West-Neuguinea. In: Davis-Osterkamp, S. & Pöppel, E. (Hrsg.) Emotionsforschung. Göttingen: Vandenhoeck & Ruprecht. S. 219–234.
Schmidt, R. F. 1980. Somato-viscerale Sensibilität: Hautsinne, Tiefensensibilität, Schmerz. In: Schmidt, R. F. & Thews, G. (Hrsg.) Physiologie des Menschen. Berlin: Springer. S. 229–255.
Schmidt, R. F. 1981. Schmerz und Motorik. Autoreferat. Arbeitsgespräch: Muskelverspannung und Kopfschmerz. Bad Homburg.
Schnerr, G. 1980. Pyrovasie – Meteora, Griechenland, Psychologisches Institut, Universität Tübingen, Super 8mm-Film.
Schofield, W. 1964. Psychotherapy: the purchase of friendship. Englewood Cliffs. New York: Prentice-Hall.
Schrör, K. 1980. Periphere biochemische Mechanismen der Schmerzentstehung – die Bedeutung von Prostaglandinen für den myokardialen Ischämieschmerz. In: Kocher, R., Gross, D. & Kaeser, H. E. (Hrsg.) Nacken-Schulter-Arm-Syndrom. Stuttgart: Fischer. S. 310–322.
Schulte, D. 1976. Diagnostik in der Verhaltenstherapie. München: Urban & Schwarzenberg.
Schultz, J. H. 1974. Das autogene Training. Konzentrative Selbstentspannung. Stuttgart: Thieme.
Schulz, R. 1978. Körpereigene Opiate-Endorphine. Deutsches Ärzteblatt 40, 2255–2260.
Schuman, M. 1980. The psychophysiological model of meditation and altered states of conscious-

ness: a critical review. In: Davidson, J. M. & Davidson, R. J. (Eds.) The Psychobiology of Consciousness. New York: Plenum Press. S. 333–378.
Schwartz, G. E. 1979. Disregulation and systems theory: A biobehavioral framework for biofeedback and behavioral medicine. In: Birbaumer, N. & Kimmel, H. D. (Eds.) Biofeedback and Self-Regulation. Hillsdale: Lawrence Erlbaum. S. 19–48.
Schwartz, J. C., Pollard, H., Klorens, C., Malfroy, B., Gros, G., Pradelles, Ph. & Dray, F. 1978. Endorphins and endorphin receptors in striatum: relationships with dopaminergic neurons. In: Costa, E. & Trabucchi, M. (Eds.). The Endorphins. New York: Raven Press. S. 245–264.
Schwent, V., Hillyard, S. A. & Galambos, R. 1976. Selective attention and the auditory vertex potential I. Effects of stimulus delivery rate. Electroenceph. Clin. Neurophysiol. 40, 604–614.
Scott, D. & Barber, T. X. 1977. Cognitive control of pain: four serendipitous results. Perceptual and Motor Skills 44, 569–570.
Scott, J. & Huskisson, E. C. 1976. Graphic representation of pain. Pain 2, 175–184.
Selbach, H. 1976. Das Kippschwingungsprinzip. In: Sturm, A. & Birkmayer, W. (Hrsg.) Klinische Pathologie des vegetativen Nervensystems, Bd. 1. Stuttgart: Fischer. S. 299–332.
Seligman, M. E. P. 1975. Helplessness. San Francisco: Freeman.
Selye, H. 1950. The Physiology and Pathology of Exposure to Stress. Montreal: Acta.
Selye, H. 1956. The Stress of Life. New York: MacGraw-Hill.
Shannon, C. E. & Weaver, W. 1949. The Mathematical Theory of Communication. Urbana/USA.
Shapiro, A. K. 1960. A contribution to a history of the placebo effect. Behavioral Science 5, 109–135.
Shapiro, D. & Surwit, R. 1976. Learned control of physiological function and disease. In: Leitenberg, H. (Hrsg.). Handbook of Behavior Modification and Behavior Therapy. Englewood Cliffs, N. J.: Prentice-Hall. 74–123.
Shealy, C. N. & Maurer, D. 1974. Transcutaneous nerve stimulation for control of pain. A preliminary technical note. Surg. Neurol. 2, 45.
Sicuteri, F., Franciullacci, M., Franchi, G. & Del Bianco, P. L. 1965. Serotonin-bradykinin potentiation on the pain receptors in man. Life Sciences 4, 309–316.
Sicuteri, F., Anselmi, B. & Del Bianco, P. L. 1973. 5-hydroxytryptamine supersensitivity as a new theory of headache and central pain: A clinical pharmacological approach with p-chlorophenylalanine. Psychopharmacologia 29, 347–356.
Sicuteri, F., Anselmi, B., Curra di, C., Michelacci S. & Sassi, A. 1978. Morphine-like factors in CSF of headache patients. In: Costa, E. & Trabucchi, M. (Eds.) The Endorphins. New York: Raven Press. 363–366.
Sigrist, J., Dittmann, K., Rittner, K. & Weber, J. 1980. Soziale Belastungen und Herzinfarkt. Stuttgart: Enke.
Sinclair, D. C. 1955. Cutaneous sensation and the doctrine of specific nerve energies. Brain 78, 584.
Sittenfeld, P., Budzynski, T. H. & Stoyva, J. 1975. Differential shaping of EEG theta rhythms. Biofeedback and Self-Regulation 1, 31–46.
Sjölund, B. H. 1980. Neurotransmitters of antinociceptive system and transcutaneous nerve stimulation (TNS). Florentine Headache Week, International Congress Headache 1980.
Sjölund, B. H. & Eriksson, M. 1979. Endorphins and analgesia produced by peripheral conditioning stimulation. In: Bonica, J. J., Liebeskind, I. C. & Albe-Fessard, D. G. (Hrsg.) Advances in pain research and therapy. New York: Raven Press. S. 587–592.
Skinner, B. F. 1963. Behaviorism at fifty. Science 140, 951–958.
Skinner, B. F. 1971. Beyond freedom and dignity. New York: Knopf.
Skinner, I. E. & Yingling, C. D. 1977. Central gating mechanisms that regulate event-related potentials and behavior. A neural model for attention. In: Desmedt, I. E. (Ed.) Progr. Clin. Neurophysiol. Vol. 1. Basel: Karger 28–68.
Sloane, R. B., Staples, F. R., Cristol, A. H., Yorkston, N. I. & Whipple, K. 1976. Patient characteristics and outcome in psychotherapy and behavior therapy. Journal of Consulting & Clinical Psychology 44, 330–339.
Smetak, G. 1978. Migräne. Theoretische Überlegungen zu Genese und psychologischer Therapie. Unveröff. Diplomarbeit. Univ. Tübingen, Psycholog. Institut.
Smith, G. M. & Beecher, H. K. 1969. Experimental production of pain in man: sensitivity of a new method to 600 mg aspirin. Clinical Pharmacology and Therapeutics 10, 213–216.
Sokolov, E. N. 1963. Perception and the conditioned reflex. Oxford: Pergamon Press.
Solms, H. & Steinbrecher, W. 1975. Allgemeine Probleme um Mißbrauch und Abhängigkeit von Medikamenten, Drogen und Genußmitteln. In: Steinbrecher, W. & Solms, H. (Hrsg.) Sucht und Mißbrauch. Stuttgart: Thieme. S. 3–50.
Solomon, G. F. 1963. Stress and antibody response in rats. Int. Arch. Allergy 35, 97–104.

Spanos, N., Horton, C. & Chaves, I. 1975. The effects of two cognitive strategies on pain threshold. Journal of abnormal Psychology 84, 677–681.
Spear, F. G. 1967. Pain in psychiatric patients. Journal of Psychosomatic Research 11, 187–193.
Sperry, R. W. 1952. Neurology and the mind-brain problem. American Scientist 40, 291–312.
Spiegel, H. & Spiegel, D. 1978. Trance and treatment – clinical uses of hypnosis. New York: Basic Books Inc.
Spiegel, E. A. & Wycis, H. T. 1966. Present status of stereoencephalotomies for pain relief. Confinia Neurologica 27,7.
Spielberger, C. D., Gorsuch, R. L. & Lushene, R. E. 1970. The State-Trait Anxiety Inventory (STAI) (Test manual for form X). Consulting Psychologist Press, Palo Alto.
Spielberger, C. D. 1975. The measurement of state and trait anxiety: conceptual and methodological issues. In: Levi, L. (Hrsg.) Emotions – their parameters and measurement. New York: Raven Press. S. 713–725.
Spitz, R. A. 1967. Vom Säugling zum Kleinkind. Stuttgart: Klett.
Squires, N. K., Squires, K. C. & Hillyard, S. A. 1975. Two varieties of long-latency positive waves evoked by unpredictable auditory stimuli in man. Electroenceph. Clin. Neurophysiol. 38, 387–401.
Squires, N. K., Donchin, E., Squires, K. C. & Grossberg, S. 1977. Bisensory stimulation: Inferring decision-related processes from the P300 component. Journ. of Experimental psychology: Human Percept. and Perform. 23, 299–315.
Staub, E., Tursky, B. & Schwartz, G. 1971. Self-control and predictability: their effects on reactions to aversive stimuli. Journal of Personality and Social Psychology 18, 157–162.
Stein, L. 1972. Neurochemistry of reward and punishment: some implications for the etiology of schizophrenia. In: Brady, I. V. & Nauta, W. I. H. (Hrsg.) Principles, practices, and positions in neuropsychiatric research. Oxford: Pergamon Press.
Stein, L. & Belluzzi, D. 1978. Brain endorphins and the sense of well-being: a psychobiological hypothesis. In: Costa, E. & Greengard, M. (Hrsg.) Advance in Biochemical Psychopharmacology. Bd. 18: Costa, E. & Trabucchi, M. (Hrsg.) The endorphins. New York: Raven Press. S. 299–311.
Stephenson, I. B. P. 1978. Reversal of hypnosis-induced analgesia by naloxone. Lancet 2, 991–992.
Sternbach, R. A. 1968. Pain: A psychophysiological analysis. New York: Academic Press.
Sternbach, R. A. 1974. Pain patients. Traits and treatment. New York: Academic.
Sternbach, R. A. 1978. The psychology of pain. New York: Raven.
Sternbach, R. A. 1982. Psychologische Verfahren bei der Behandlung von Schmerz. In: Keeser, W. G. I., Pöppel, E. & Mitterhusen, P. (Hrsg.) Schmerz. Fortschritte der Klinischen Psychologie. Bd. 27. München: Urban & Schwarzenberg. S. 284–295.
Sternbach, R. A. & Tursky, B. 1965. Ethnic differences among housewives in psychophysical and skin potential responses to electric shock. Psychophysiology 1, 241–246.
Sternbach. R. A., Murphy, R. W., Timmermans, G., Greenhoot, I. H. & Akeson, W. H. 1974. Measuring the severity of clinical pain. In: Bonica, J. J. (Hrsg.) Advances in Neurology, Vol. 4, Pain, New York: Raven Press. 281–288.
Stevens, S. S. 1975. Psychophysics. New York: Wiley.
Stone, T. W. & Taylor, D. A. 1977. Microiontophoretic studies of the effects of cyclic nucleotides on excitability of neurons in the rat cerebral cortex. Journal of Physiology (London) 266, 523–543.
Strassburg, H. M., Krainick, I. U. & Thoden, U. 1977. Influence of transcutaneous nerve stimulation (TNS) on acute pain. Journal of Neurology 217, 1–10.
Strotzka, H. 1975. Psychotherapie: Grundlagen, Verfahren, Indikationen. München: Urban & Schwarzenberg.
Struppler, A. & Hiedl, P. 1976. Anatomie der schmerzleitenden und schmerzverarbeitenden Systeme des Menschen. In: Frey, R. & Gerbershagen, H. U. Stuttgart, New York: Fischer. S. 1–10.
Sturgis, E. & Adams, H. E. 1979. Use of cephalic vasomotor and electromyogram feedback in the treatment of migraine, muscle contraction, and combined headaches. In: Birbaumer, N. & Kimmel, H. D. (Hrsg.) Biofeedback and Self-Regulation. Hillsdale, New Jersey: Lawrence Erlbaum. S. 413–423.
Stüttgen, G. & Schaefer, H. 1974. Funktionelle Dermatologie. Berlin/Heidelberg/New York: Springer.
Sutton, S., Tueting, P., Zubin, I. & John, I. 1967. Information delivery and the sensory evoked potential. Science 155, 1436–1439.
Sweeney, D. R. & Fine, B. I. 1965. Pain reactivity and field dependence. Perceptual and Motor Skills 21, 757–758.

Szasz, T. 1957. Pain and Pleasure. London: Tavistock Press.
Tart, C. T. 1980. A systems approach to altered states of consciousness. In: Davidson, I. M. & Davidson, R. I. (Hrsg.) The psychobiology of consciousness. New York: Plenum Press, S. 243–269.
Tebecis, A. K., Provins, K. A., Farnbach, R. W. & Pentony, P. 1975. Hypnosis and the EEG: a quantitative investigation. Journal of Nervous and Mental Disease 161, 1–15.
Tecce, J. J. 1972. Contingent negative variation (CNV) and psychological processes in man. Psychological Bulletin 77, 73–286.
Tecce, J., Savignano-Bowman, I. & Mainbresse, D. 1976. Contingent negative variation and the distraction – arousal hypothesis. Electroenceph. & Clin. Neurophysiol. 41, 277–286.
Tenen, S. S. 1967. The effects of p-chlorophenylalanine, a serotonin depletor on avoidance acquisition, pain sensitivity and related behavior in the rat. Psychopharmacologia 10, 204–219.
Terenius, L. 1975. The effects of peptides and amino acids on dihydro-morphine binding to the opiate receptor. J. Pharm. Pharmacol. 27, 540–451.
Terenius, L. 1980. Biochemical assessment of chronic pain. In: Kosterlitz, H. W. & Terenius, L. (Hrsg.). Pain and society. Dahlem Konferenzen. Weinheim: Verlag Chemie.
Terenius, L., Wahlström, A., Lindström, L. & Widerlör, E. 1976. Increased CSF levels of endorphins in chronic psychosis. Neuroscience Letters 3, 157.
Terenius, L. 1978. Significance of endorphins in endogenous antinociception. In: Costa, E. & Trabucchi, M. (Ed.) The Endorphins. New York: Raven Press. S. 321–332.
Thoden, U., Gruber, R. P., Krainich, I. U. & Huber-Mück, L. 1979. Langzeitergebnisse transkutaner Nervenstimulation bei chronisch neurogenen Schmerzzuständen. Nervenarzt 50, 179–184.
Thomas, E. S. 1934. The fire walk. Proceedings of the Society for Psychical Research. Vol. XLII, 292–309.
Thompson, K. F. 1979. The case against relaxation. In: Burrows, G. D., Collison, D. R. & Dennerstein, L. (Eds.): Hypnosis 1979. Amsterdam, Elsevier/North-Holland. Biomedical Press. S. 41–45.
Timmermanns, G. & Sternbach, R. 1974. Factors of human chronic pain – an analysis of personality and pain variables. Science 184, 806–807.
Toman, W. 1978. Ziele der Psychotherapie. In: Pongratz, L. I. (Hrsg.) Klinische Psychologie. 2. Hbd. (Handbuch der Psychologie, Bd. 8) Göttingen: Hogrefe. S. 1820–1848.
Travis, L. E. 1937. Brain, potentials, and the temporal course of consciousness. Journal of Experimental Psychology 21, 302–309.
Travis, T. A., Kondo, C. Y. & Knott, I. R. 1976. Heart rate, muscle tension, and alpha production of transcendental meditators, and relaxation controls. Biofeedback and Self-Regulation Vol. 1., Nr. 4, 387–394.
Treisman, A. 1964. Selective attention in man. Brit. Med. Bull. 20, 12–16.
Tseng, L. F., Loh, H. H. & Li, C. H. 1976. β-endorphin as a potent analgesic by intravenous injections. Nature 263, 239–240.
Tunner, W. & Oelkers, C. 1975. Das Flexibilitätstraining: Ein Programm zur Behandlung der Selbstunsicherheit. Prax. Psychother. 4, 172.
Tunner, W., Büttermann, M., Münzel, K. & Wildgruber, C. 1978. Kausale Attribution und Probehandlung – eine Therapiestudie zur Kombination der Methoden. Zeitschrift für Klin. Psychologie 7, 207–229.
Turk, D. C. 1977. Cognitive-behavioral techniques for the control of pain. (pain manual) Unpublished manuscript, Yale University.
Turk, D. 1978. Cognitive behavioral techniques in the management of pain. In: Foreyt, I. & Rathjen, D. (Hrsg.) Cognitive behavior therapy. New York. Plenum Press. S. 199–232.
Turk, D. C. & Genest, M. 1979. Regulation of pain: the application of cognitive and behavioral techniques for prevention and remediation. In: Kendall, P. C. & Hollon, S. D. (Eds.). Cognitive-behavioral interventions. Theory, research and procedures. New York, San Francisco, London: Academic Press. S. 287–318.
Turk, D., Meichenbaum, D. H. & Berman, W. H. 1979. Application of Biofeedback for the Regulation of Pain: A critical review. Psychological Bulletin 86 (6), 1322–1338.
Tursky, B. 1974. Physical, physiological, and psychological factors that affect pain reaction to electric shock. Psychophysiology 11 (2), 95–112.
Unesthal, L.-E. 1979. Hypnotic preparation of athletes. In: Burrows, G. D., Collison, D. R. & Dennerstein, L. (Hrsg.) Hypnosis 1979. Amsterdam: Elsevier/North-Holland Biomedical Press. S. 301–309.
Vaitl, D. 1979. Entspannungstechniken. In: Pongratz, L. I. (Hrsg.) Handbuch der Psychologie, Bd. 8 (2). Klinische Psychologie, Göttingen: Hogrefe. S. 2104–2143.

Valins, S. & Ray, A. A. 1967. Effects of cognitive desensitization on avoidance behavior. Journal of Personality and Social Psychology 7, 345–350.
Vane, I. R. 1976. Prostaglandines as mediators of inflammation. Advances in Prostaglandin Thromboxane Research 2. S. 791.
Velden, M. 1980. Messung experimentell induzierter Schmerzen mit Hilfe der Signal-Entdeckungs-Theorie. Medizinische Psychologie 6, 152–162.
Venables, P. H. 1975. Psychophysiological studies of schizophrenic pathology. In: Venables, P. H. & Christie, M. J. (Hrsg.) Research in Psychophysiology. New York: Wiley. S. 282–324.
Vertes, R. P. & Miller, N. E. 1976. Brain stem neurons that fire selectively to a conditioned stimulus for shock. Brain Research 103, 229–242.
Villablanca, S. 1965. The electrocorticogram in the chronic cerveau isolé cat. Electroenceph. Clin. Neurophysiol. 19, 576–586.
Villablanca, S. 1966. Behavioral and polygraphic study of »sleep« and »wakefulness« in chronic decerebrate cats. Electroenceph. Clin. Neurophysiol. 21, 562–577.
Vodde, T. W. & Gilner, F. H. 1971. The effects of exposure to fear stimuli on fear reduction. Behavior Research and Therapy, 169–175.
Vogel, P. E. 1969. Zur Technik der EKG-Telemetrie unter schwierigen Bedingungen. Elektromedizin 14, 64.
Vogel, W., Broverman, D. M. & Klaiber, E. L. 1968. EEG and mental abilities. Electroencephalography and Clinical Neurophysiology 24, 166–175.
Vogel, G. W., Traub, A. C., Ben-Horin, P. & Meyers, G. M. 1968. REM deprivation. II. The effects on depressed patients. Arch. Gen. Psychiat. 18, 301–311.
Voigt, H. 1979. Sozialpsychologische Probleme bei der längerfristigen Betreuung von Wettkampfmannschaften. In: Gabler, H., Eberspächer, H., Hahn, E., Kern, I. & Schilling, G. Berlin: Bartels & Wernitz. S. 413–428.
Walcher, W. 1969. Die larvierte Depression. Wien: Hollinek.
Walk, R. D. 1956. Self-ratings of fear in a fear-involving situation. Journal of Abnormal and Social Psychology 52, 171–178.
Walker, I. 1977. The amateur scientist. Scientific American 237, 126–131.
Wallace, R. K. 1970. Physiological effects of transcendental meditation. Science 167, 1751–1754.
Walter, W. G. 1950. Normal rhythms, their development, distribution and significance. In: Hill, D. & Parr, G. (Hrsg.) Electroencephalography: A symposium on its various aspects. New York: MacMillan, S. 203–212.
Walter, W. G., Cooper, R., Aldridge, V. I., McCallum, W. C. & Winter, A. L. 1964. Contingent negative variation: an electrical sign of sensori-motor association and expectancy in the human brain. Nature 203, 380–384.
Watson, I. B. & Rayner, R. 1920. Conditioned emotional reactions. Journal of Experimental Psychology 3, 1–14.
Weber, E., Voigt, K. H. & Martin, R. 1978. Concomitant storage of ACTH- and endorphin-like immunoreactivity in secretory granules of anterior pituitary corticotrophs. Brain Research 157, 385–390.
Weil, I. L. 1974. A neurophysiological model of emotional and intentional behavior. Springfield: Thomas.
Weiner, B. 1974. Achievement motivation as conceptualized by an attribution theorist. Morristown: General Learning Press.
Weiner, H. 1977. Psychobiology and human disease. Amsterdam: Elsevier.
Weisenberg, M. 1982. Schmerz und Schmerzkontrolle. In: Keeser, W., Pöppel, E. & Mitterhusen, P. (Hrsg.) Schmerz. Fortschritte der Klinischen Psychologie. Bd. 27. München: Urban & Schwarzenberg. S. 191–240.
Weitzenhoffer, A. M. & Hilgard, E. R. 1967. Revised Stanford profile scales of hypnotic susceptibility form I and II. Consulting Psychologist Press, Palo Alto.
Wetterer, E. 1979. Bau und Funktionen des Gefäßsystems. In: Keidel, W. D. (Hrsg.) Kurzgefaßtes Lehrbuch der Physiologie. Stuttgart: Thieme.
Whatmore, G. B. & Ellis, R. M. 1962. Further neurophysiological aspects of depressed states; an electromyographic study. Arch. Gen. Psychiat. 8, 104–112.
White, R. 1976. Strategies of adaption: an attempt at systematic description. In: Moos, R. (Ed.) Human adaption: Coping with life crises. Lexington: Heath Co.
Whittridge, D. & Walsh, E. 1963. The physiological basis of the electroencephalogram. In: Hill, D. & Parr, G. (Hrsg.) Electroencephalography, New York: McMillan.
Wickelgren, W. A. 1968. Effects of state of arousal on click evoked responses in cats. J. Neurophysiol. 31, 757–768.
Wieck, H. H. 1965. Zur Lokalisation zyklothymer Mißempfindungen. Med. Welt, 2452–2454.

Wilkinson, R. T. 1961. Interaction of lack of sleep with knowledge of results, repeated testing and individual differences. Journal of Experimental Psychology 62, 263–271.
Williams, R. & Gentry, D. 1977. Behavioral approaches to medical treatment. Cambridge, Mass: Ballinger.
Winson, I. 1972. Interspecies differences in the occurrence of theta. Behavioral Biology 7, 479–487.
Witkin, H. A. 1965. Psychological differentiation and forms of pathology. Journal of Abnormal Psychology 70, 317–336.
Witzleb, E. 1980. Funktionen des Gefäßsystems. In: Schmidt, R. F. & Thews, G. (Hrsg.) Physiologie des Menschen. Berlin: Springer. S. 434–499.
Wolff, H. G. 1963. Headache and other headpain. New York: Oxford Univ. Press.
Wolff, B. B. 1978. Behavioral measurement of human pain. In: Sternbach, R. A. (Hrsg.) The psychology of pain. New York: Raven Press. S. 129–168.
Wolpe, J. 1958. Psychotherapy by reciprocal inhibition. Stanford: Stanford University Press.
Wolpe, J. 1967. Behavior therapy and psychotherapeutic goals. In: Mahrer, A. R. (Hrsg.) The goals of psychotherapy. New York: Appleton-Century-Crofts. S. 129–144.
Woolfolk, R. L. 1975. Psychophysiological correlates of meditation. Archives of General Psychiatry 32, 1326–1333.
Wundt, W. 1911. Grundzüge der Physiologischen Psychologie, Bd. 3, Leipzig: Engelmann.
Xenakis, C., Larbig, W., Tsarouchas, E. & Ballis, T. 1977. Zur Psychophysiologie des Feuerlaufes. Arch. Psychiat. Nervenkr. 223, 309–322.
Xenakis, C., Larbig, W. & Schulze, G. 1978. Pyrovasie. Feuerläufer in Griechenland. Film 321, 16 mm. Magnetton, 11 Min. Mediothek Zentralbibliothek Klinikum Steglitz, Freie Universität Berlin.
Xenakis, C. & Holtmann, W. 1979. Zur Psychophysiologie des Feuerlaufes II. Arch. Psychiat. Nervenkr. 227, 39–47.
Younger, I., Adriance, W. & Berger, R. I. 1975. Sleep during transcendental meditation. Perceptual and Motor Skills 40, 953–954.
Zamani, R. 1974. Treatment of migraine headache through operant conditioning of vaso-constriction of the extracranial temporal artery (biofeedback), and through deep muscle relaxation. Dissertation Abstracts International, Vol. 35, Dec.
Zamir, N. & Shuber, E. 1980. Altered pain perception in hypertensive humans. Brain Research 201, 471–474.
Zborowski, M. 1952. Cultural components in responses to pain. Journal of Social Issues 8, 16–30.
Zimmermann, M. 1968. Dorsal root potentials after c-fiber stimulation. Science 160, 896–898.
Zimmermann, M. 1979. Peripheral and central nervous mechanisms of nociception, pain, and pain therapy: Facts and hypotheses. In: Bonica, J. J., Liebeskind, J. C. & Albe-Fessard, D. G. (Hrsg.) Advances in pain research and therapy. New York: Raven Press. S. 3–32.
Zottermann, Y. (Ed.) 1976. Sensory functions of the skin in primates. Oxford: Pergamon Press.
Zuckerman, M. 1964. Development of a sensation-seeking scale. Journal of Consulting Psychology 28, 477–482.

Abbildungen

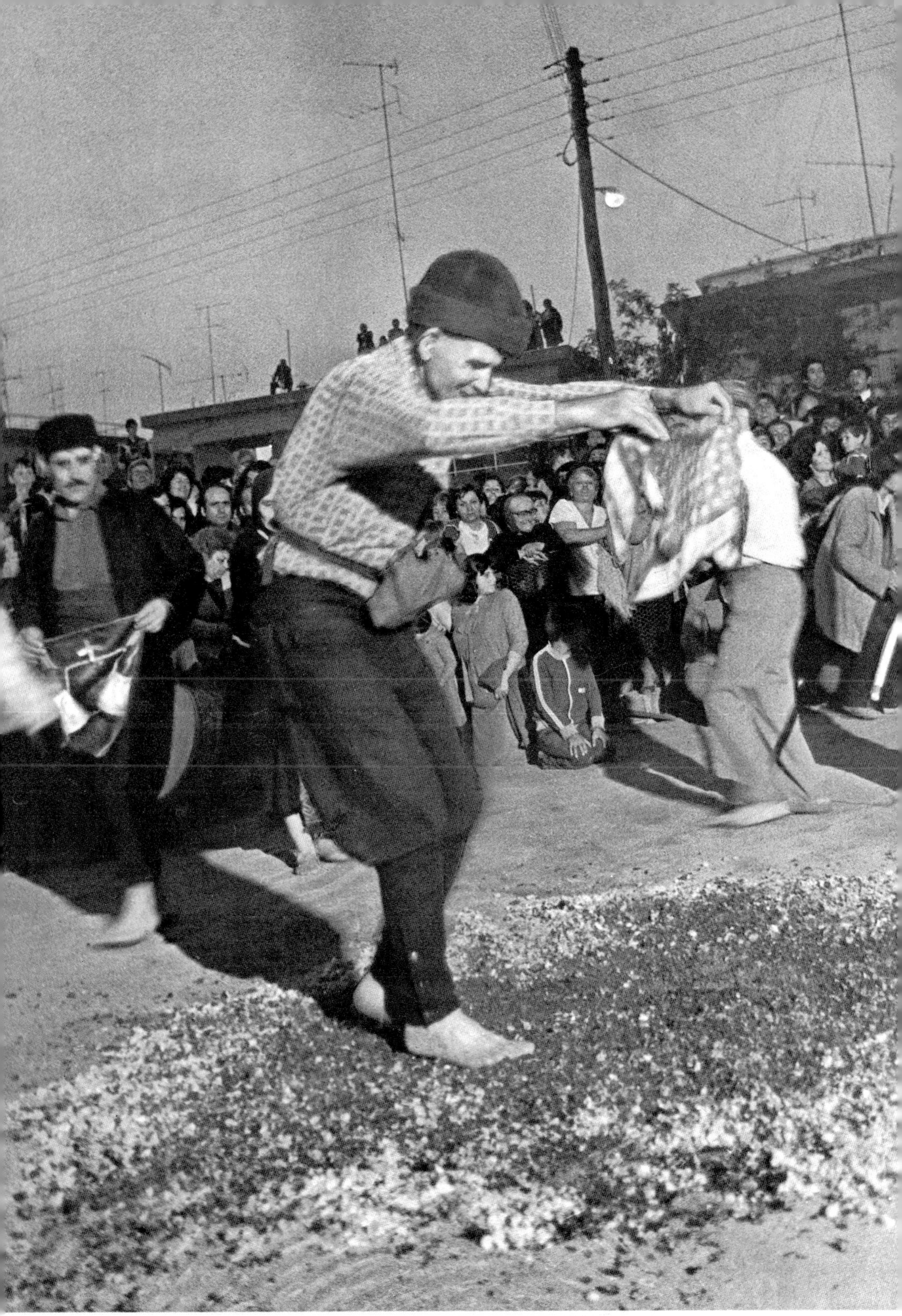

Abb. 25: Pyrovat Diogenes während des Feuertanzes.
Abb. 26 (folg. Seite): Pyrovaten beim Tanz um das Feuer.
Abb. 27 (folg. Seite): Pyrovaten während des Feuertanzes.

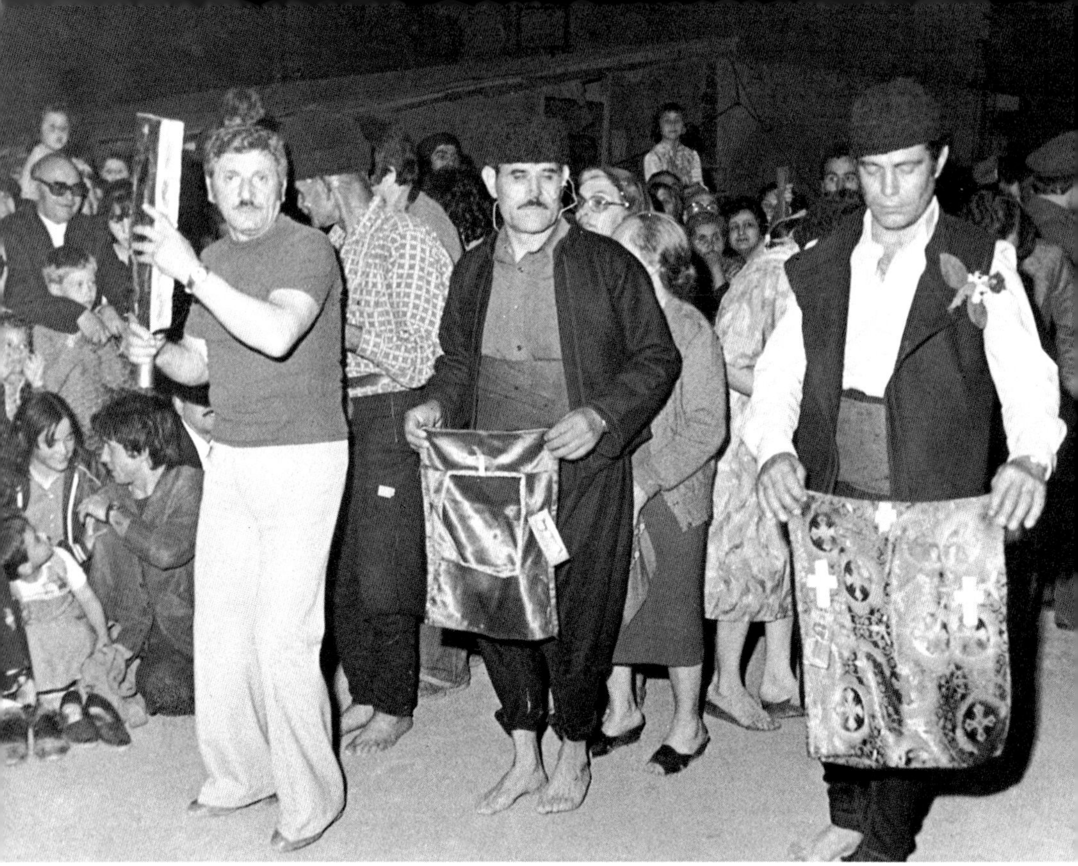

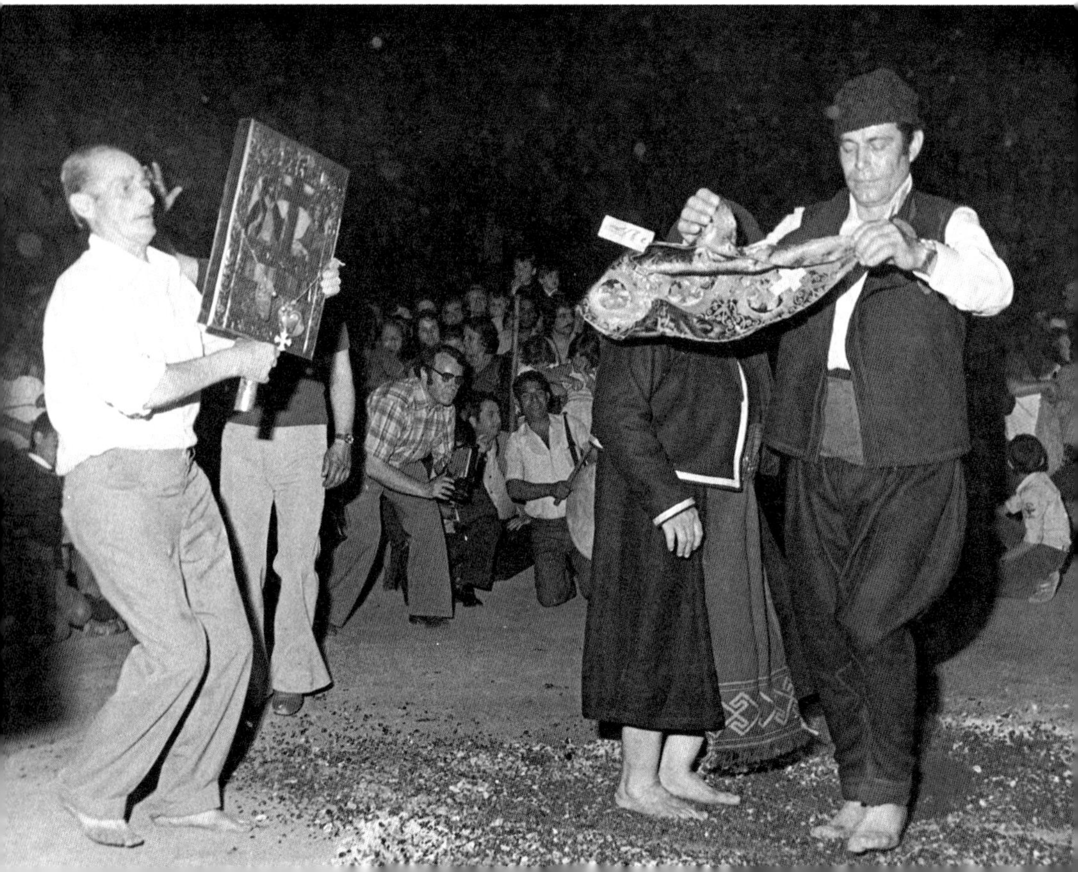

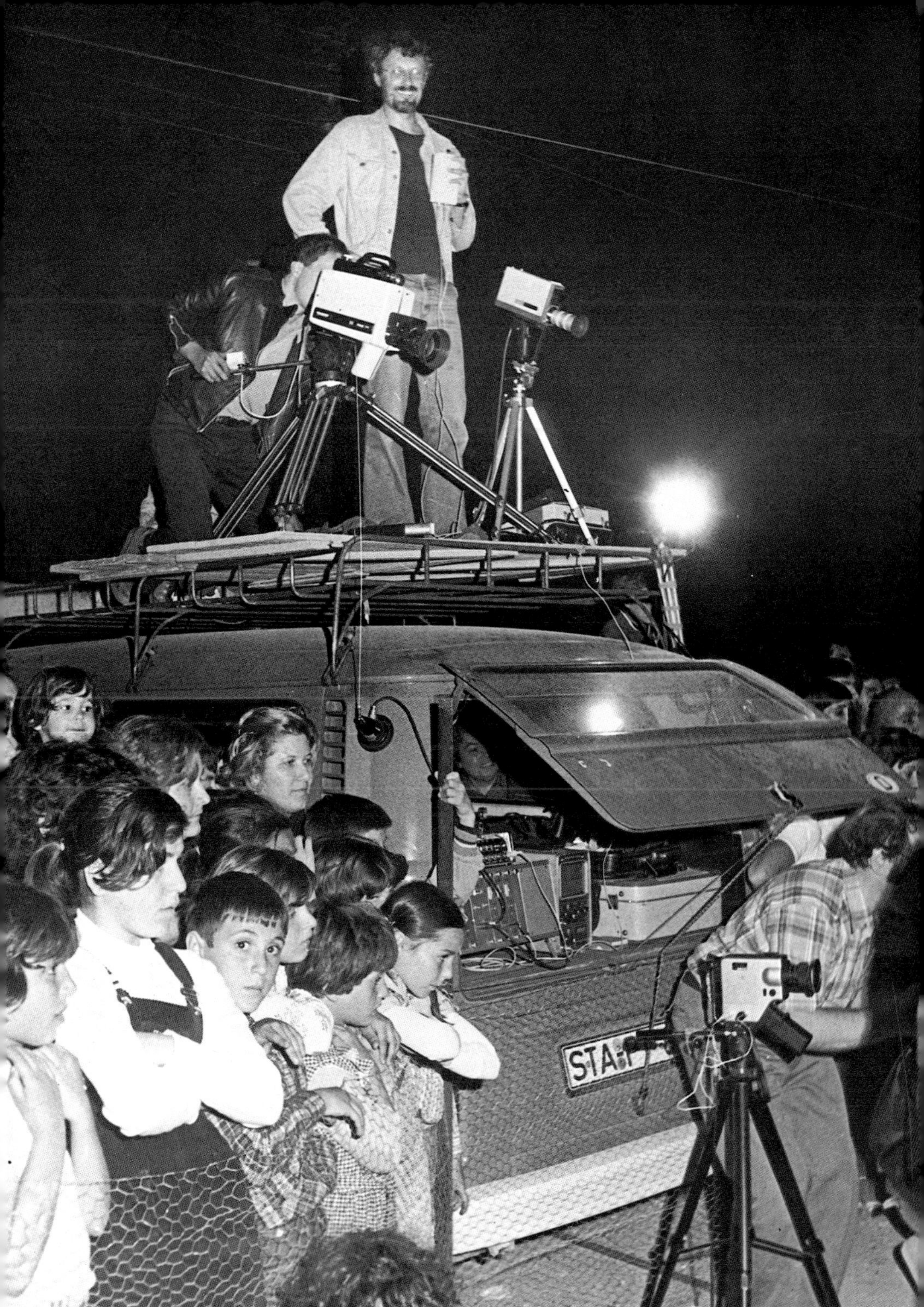

Abb. 33: Apparativer Aufbau während der Tyrorasie. Im Heckteil des VW-Busses befindet sich der stationäre Teil der Telemetrieanlage (Demodulator, Oscilloskop, Tonband, Antenne). Auf dem Dach befinden sich Videokameras u. Scheinwerfer. Der Autor hält ein Gerät mit Drucktaste. Ein entsprechender Knopfdruck wird auf das Tonband übertragen u. markiert die »on-« und »off«-Zeitpunkte des Glutkontaktes.

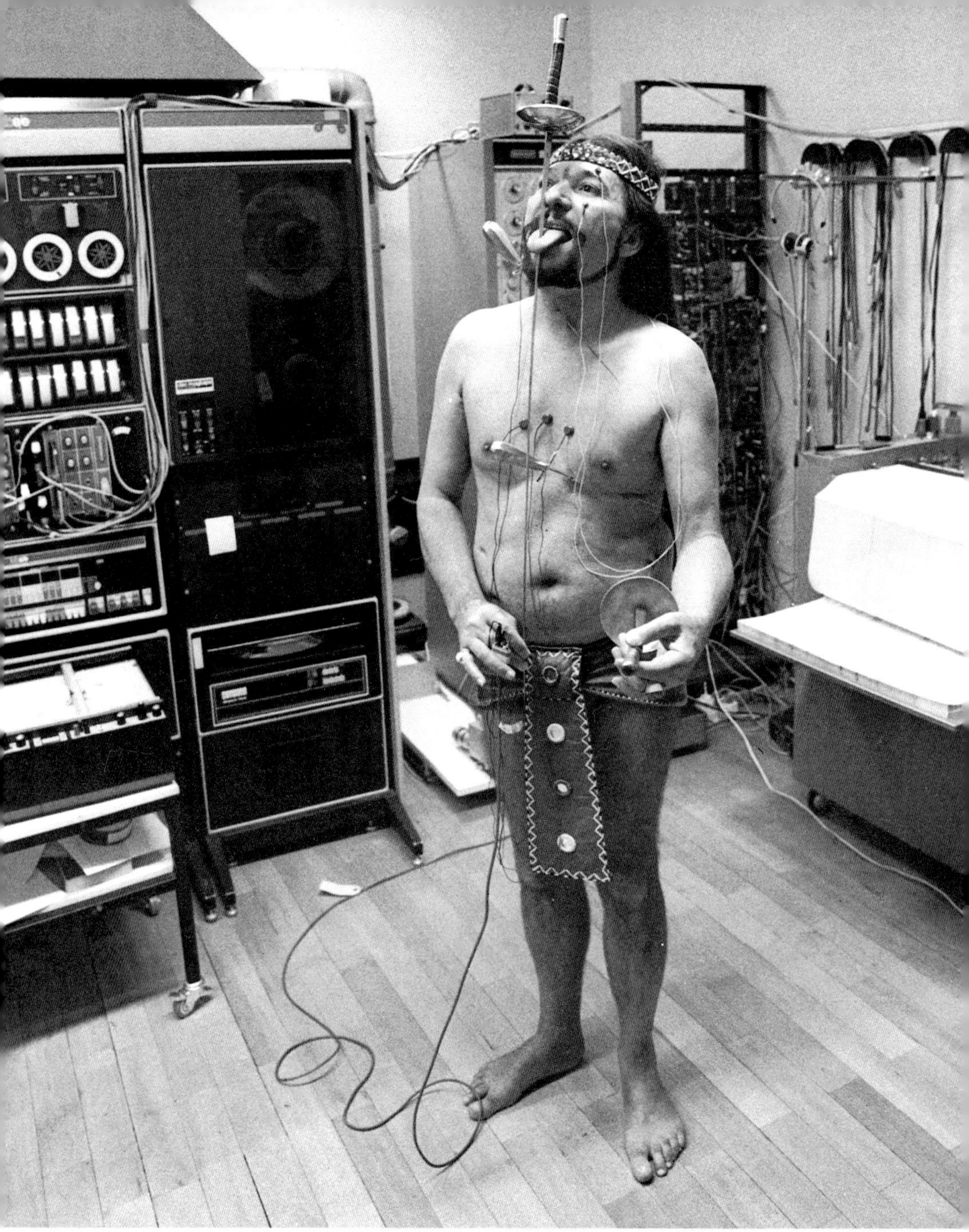

Abb. 43: »In-vivo«-Schmerzdemonstration des Fakirs. Ober- u. unterhalb des li. Auges sind die vertikalen EOG-Elektroden sichtbar. Der Fakir befindet sich in einem tranceartigen Zustand (Erläuterungen s. Text).

Sachverzeichnis